全国普通高等教育医学类系列教材

核 医 学

（第二版）

陈绍亮 主 编

科学出版社

北 京

内 容 简 介

本书在第一版的基础上,力图反映核医学的基本理论和最新的进展与特色,全书包括绪论在内共二十一章,涵盖了核物理基础、核医学仪器、放射性药物、辐射防护、体外标记免疫分析及受体放射分析、放射性核素显像和放射性核素功能测定基础知识等核医学的基本内容,也对核医学在临床的运用作了深入浅出的阐述。对核医学的最新进展作了总结。

本书可供高等医学院校核医学的教材,也可供教师、科研人员参考使用。

图书在版编目(CIP)数据

核医学 / 陈绍亮主编. —第二版. —北京:科学出版社,
2009
全国普通高等教育医学类系列教材
ISBN 978 - 7 - 03 - 025611 - 9

Ⅰ. 核… Ⅱ. 陈… Ⅲ. 原子医学-医学院校-教材
Ⅳ. R81

中国版本图书馆 CIP 数据核字(2009)第 168143 号

责任编辑:潘志坚 / 责任校对:刘珊珊
责任印制:刘 学 / 封面设计:殷 靓

科学出版社 出版
北京东黄城根北街 16 号
邮政编码:100717
http://www.sciencep.com

南京展望文化发展有限公司排版
江苏省句容市排印厂印刷
科学出版社发行 各地新华书店经销

*

2004 年 1 月第 一 版 开本:889×1194 1/16
2009 年 11 月第 二 版 印张:22 1/4
2013 年 1 月第四次印刷 字数:684 000
定价:39.00元

全国普通高等教育医学类系列教材

《核医学》(第二版)编委会名单

主 编 陈绍亮

编 委 (以姓氏笔画为序)

马庆杰(吉林大学中日联谊医院) 　马宏星(同济大学附属同济医院)

王卫东(无锡第一人民医院) 　王雪梅(内蒙古医学院附属医院)

方圣伟(浙江大学附属第二医院) 　左书耀(山东青岛大学医学院附属医院)

左传涛(复旦大学附属华山医院) 　冯 珏(河北医科大学第二医院)

吕中伟(同济大学附属第十人民医院) 　朱汇庆(复旦大学附属华山医院)

朱建华(复旦大学药学院) 　朱瑞森(上海交通大学附属第六人民医院)

刘文平(苏州大学附属第一医院) 　刘兴党(复旦大学附属华山医院)

刘保平(郑州大学第一附属医院) 　刘增礼(苏州大学附属第二医院)

关晏星(南昌大学第一附属医院) 　杜雪梅(大连医科大学附属第一医院)

李广宙(潍坊医学院) 　李小东(天津医科大学附属第二医院)

李亚明(中国医科大学附属第一医院) 　李红梅(河北医科大学)

李林法(浙江大学医学院附属第一医院) 　李建国(重庆医科大学附属第一医院)

李 娟(宁夏医学院) 　李雪娜(中国医科大学附属第一医院)

李 彪(上海交通大学医学院附属瑞金医院) 　李蓓蕾(复旦大学附属中山医院)

吴翼伟(苏州大学附属第一医院) 　何 薇(复旦大学附属华东医院)

张世益(包头医学院第一附属医院) 　张延军(大连医科大学附属第一医院)

张 宏(浙江大学附属第二医院) 　张 琦(温州医学院)

陆汉魁(上海交通大学附属第六人民医院) 　陈绍亮(复旦大学附属中山医院)

陈　萍（广州医学院第一附属医院海印分院）　　陈　跃（泸州医学院附属医院）

金　刚（哈尔滨医科大学第二临床医学院）　　赵　军（复旦大学附属华山医院）

赵春雷（浙江大学附属第二医院）　　赵晋华（上海交通大学附属第一人民医院）

赵　娟（复旦大学附属华山医院）　　赵　葵（浙江大学医学院附属第一医院）

段　东（重庆医科大学附属第一医院）　　侯桂华（山东大学医学院）

秦永德（新疆医科大学一附院）　　袁耿彪（重庆医科大学附属第二医院）

奚　望（浙江大学附属第二医院）　　郭　睿（上海交通大学医学院附属瑞金医院）

章英剑（复旦大学附属肿瘤医院）　　董孟杰（浙江大学医学院附属第一医院）

蒋宁一（中山大学孙逸仙纪念医院）　　韩建奎（山东大学医学院）

韩星敏（郑州大学第一附属医院）　　覃伟武（广西医科大学第一附属医院）

管一晖（复旦大学附属华山医院）　　管丽丽（重庆医科大学附属第一医院）

谭　建（天津医科大学总医院）　　樊　卫（中山大学附属肿瘤医院）

第 二 版 前 言

高等医学院校新世纪教材(科学版)《核医学》自 2004 年出版以来,经广大医学院校临床医学专业师生作为核医学教学用书和研究生、临床各科医生作为参考书使用,取得了很好的效果。正如本书第一版前言所提到的,近年来临床核医学发展迅速,涉及范围日益广泛和深入,知识和技术更新快速,内容含量明显增加,在医学领域的重要性也日益提高。为了反映核医学近年来的发展,也为了让医学生和医学工作者在较短的时间内掌握和应用核医学的方法来诊断和治疗疾病,了解核医学能为各个临床科室解决哪些问题,并了解核医学今后的发展方向,在医学实践中运用核医学,我们组织全国医学院校近 60 名具有多年教学经验的核医学工作者,共同编写了这本《核医学》第二版。

《核医学》第二版更新了原版本 90%以上的内容,力图反映核医学的基本理论和 21 世纪的最新进展和特色。与第一版相同,第二版的写作尽量突出"新、深、精、少"原则,以"科学性、先进性、针对性、实用性"为目标。以好的编写风格,好的编写模式,博采众长,介绍核医学的基本原理和最新的技术及方法,使本书既能适合学生学习,又能有效地解决核医学工作中的实际问题。《核医学》第二版含绪论在内共二十一章。前面二十章为核医学的基本内容,每章后面附有思考题,以便学生掌握基本概念和知识。最后一章系核医学的新进展,包括分子影像、小动物显像和核医学的新方法等,供学生学习时参考,我们期望本书的读者对我们的努力作出评价。

陈绍亮

复旦大学附属中山医院

2009 年 8 月

目　录

第四章 辐 射 防 护

第五章 体外标记免疫分析及受体放射分析

第六章 放射性核素显像和放射性核素功能测定基础知识

第七章 中枢神经系统

第八章 内 分 泌 系 统

第九章 心 血 管 系 统

第十章 消 化 系 统
124

第十一章 肝 胆 显 像
137

第十二章 呼 吸 系 统
156

第十三章 骨、关节系统
171

第十四章 血液和淋巴系统
188

第十五章 泌尿系统显像和功能测定
198

第十六章 肿瘤显像
213

第十七章 炎症显像
248

第十八章 儿科核医学
259

第十九章 放射性核素治疗
272

第二十章 核医学新进展
305

选择题答案
346

绪　论

第一节　核医学的定义与内容

核医学(nuclear medicine)是研究核技术在医学诊断、治疗和科学研究中的应用及其理论的学科。它是一门边缘学科,涉及多个学科领域,是医学与核物理、电子学、化学、生物学、计算机技术等相关学科相结合的产物,是集医学诊断、治疗以及医学科学研究为一体的临床医学学科。

随着医学事业和核技术的迅速发展,特别是近年来电子计算机技术、核电子学、核药学、细胞杂交瘤技术、分子生物学和加速器微型化等现代科学技术的迅速发展和渗透,使核医学成为一门涉及面广,整体性较强的综合性学科。它通常以应用和研究的范围分为基础核医学(basic nuclear medicine)和临床核医学(clinical nuclear medicine)两大部分。临床核医学的内容包括疾病诊断和治疗两大方面。诊断核医学又可根据是否将放射性药物引入体内分为体外诊断核医学和体内诊断核医学。后者在检查过程中通过成像的方法来诊断疾病的称为放射性核素显像(radionuclide imaging),区别于非影像的功能检查法。因此临床核医学包含体外分析、功能测定、核素成像和核素治疗四大范畴。

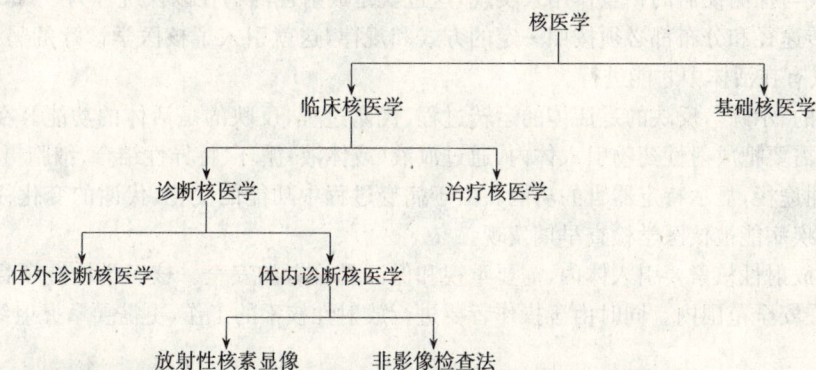

图 0-1-1　核医学的范畴和分类

体外诊断核医学以标记免疫分析为代表,其本质是放射配体结合分析,是以竞争性抑制为基础的,可用于在体外测定血液、尿液及其他体液中的微量激素、药物、肿瘤标志物含量,具有灵敏度高、特异性强等特点。目前在临床上广泛用于内分泌、肿瘤疾病的诊断和药物浓度监测。

核素功能测定是放射性核素体内诊断法的一种,其基本原理是放射性核素示踪法。放射性核素示踪剂被引入体内后,在体内某些特定器官的摄取、浓聚、分布、排泄过程可通过放射性仪器探测并加以记录,以时间-放射性曲线或百分比的形式反映这些器官的功能状态。临床上常用来进行甲状腺功能测定,肾功能测定等。功能测定和放射性核素显像多数使用发射 γ 射线的放射性药物。

放射性核素显像是临床核医学最重要、最丰富的内容,它的原理是特定器官或组织选择性地摄取、浓集某种放射性药物,于是该器官或组织成为"放射源",它所发射的射线被放射性成像仪器所探测并形成核医学影像。由于这些器官或组织选择性摄取、浓集放射性药物的过程与其功能、代谢和血流状况直接相关,所以核医学影像除了提供解剖图像外,更特异的是能提供生理、代谢的影像,因而有"功能影像"之称。

核素治疗通过放射性核素发射的射线,在病灶局部产生电离生物效应,从而破坏或抑制病变组织。治疗核医学分为内照射治疗和外照射治疗两类。进行内照射治疗的前提是放射性药物必须选择性地高度浓聚在病变部位,且多数选择射程很短的 β 或 α 粒子。甲状腺功能亢进、甲状腺癌转移灶等都可用放射性核素治疗。

基础核医学又可称为实验核医学,包括放射性药物学、放射性核素示踪技术、放射性核素动力学分析、体外放射分析、活化分析、放射自显影以及稳定性核素分析等,既是核医学的理论基础,又为临床核医学提供了技术手段。

临床核医学发展十分迅速,逐步发展形成了心血管核医学(核心脏病学)、内分泌核医学、神经核医学、肿瘤核医学、消化核医学、呼吸核医学、造血系统核医学、泌尿核医学、治疗核医学等系统学科,并与相应的临床学科有着密切的联系。

第二节　核医学的必备物质条件

实施核医学检查和治疗有两个必备的物质条件,一是灵敏而精确的核仪器,二是适当的放射性药物或放射性试剂。核医学的发展就是通过核仪器和核药物的不断完善而发展起来的。有关核仪器和核药物本书将有专章介绍。

第三节　核医学的特点

首先,我们强调一下"核"的概念。所谓"核"指的是"原子核"。伴随着原子核的核衰变放射性核素发射出射线。因此核医学有别于其他医学影像成像的原理和方法。

第二,要理解"示踪"原理在核医学诊疗中的重要性。能被"示踪"要符合两方面的条件。第一方面是作为一种标志,便于检测,便于跟踪,便于显示,便于了解其运转途径和分布。这一方面可以通过放射性核素发出的射线与探测仪器的相互作用来实现,这也就是放射性药物在以往统称为"示踪剂"的原因。第二方面是其运转途径和分布都必须按照一定的方式和规律,这就引入了核医学诊疗的另一个,也就是最主要的特点:只有在活体中才能进行。

第三,所谓的"示踪",反映的是活体的运转过程、代谢过程,反映的是活体的功能。在核医学的许多诊疗过程中,都需要把放射性药物引入体内,通过血液(或体液)循环、特异性结合、细胞摄取、离子交换等生理、生化、代谢途径,显示特定器官的功能。由于病变过程中功能的变化、代谢的变化往往早于形态的变化,因此一些疾病能被核医学检查早期发现。

最后,由于放射性核素要引入体内,需要重视和保证受检者的安全。核医学检查项目患者所受的辐射剂量都控制在安全范围内。同时由于操作者要进行放射性核素的工作,更需要掌握射线防护等专门技术知识。

第四节　核医学的简要发展历史

严格或者确切地说,核医学直到 1938 年后才初显端倪。该年 Hertz、Hamilton 和 Soley 用放射性碘作甲状腺功能检查。直到 1951 年 Mayneord 和 Cassen 发明闪烁扫描机,开始形态学的检查。1957 年 Anger 发明了 γ 照相机,能一次成像。而 1959 年 Yalow 和 Berson 发明放射免疫测定,开创了微量物质测定的新时代。

经过几十年的努力,核医学得以进步和发展到现阶段,离不开放射性药物的研制和放射性仪器的不断发展。$^{99}Mo-^{99m}Tc$ 发生器和一大批新的放射性药物研制成功推动了核医学的快速发展。而目前的显像仪器,从只能进行平面显像的 γ 相机发展到能做断层显像的发射型计算机断层仪(emission computed tomography, ECT),后者又包括单光子发射型计算机断层仪(single-photon emission computed tomography, SPECT)和正电子发射型计算机断层仪(positron emission computed tomography, PET),并且进展到与放射科穿透型计算机断层仪(computed tomography, CT)融合在一个机器上的 SPECT-CT 和 PET-CT。还有专供进行小动物成像的小动物 SPECT 和 PET,及小动物 SPECT-CT 和 PET-CT。核医学进入分子影像的新时代,核医学的进展已经使其成为医学现代化的标志。

我国的核医学事业起步于 20 世纪 50 年底末,经过 50 余年的发展,逐渐缩短了与先进国家的差距,为疾病的诊断和治疗做了不少工作和贡献。

第五节　学习临床核医学的方法

学习临床核医学,可以从以下几个方面着手。

一、掌 握 基 础

(1) 复习掌握核物理的有关基础知识,如了解核的不稳定性、衰变规律和射线种类及其特性,掌握核素,半衰期、放射性活度等概念。

(2) 了解核医学成像仪器和探测仪器。

(3) 了解放射性药物的特点并熟悉有关放射性药物。

二、善 于 学 习

(1) 首先弄清原理和方法学,了解其特点。

(2) 结合生理、生化、病理及解剖知识解释所观察到的变化。

(3) 掌握正常的影像特征,并了解异常变化。

(4) 多利用书本中的例图,加深理解和印象。

三、善 于 联 系

(1) 对各个系统的疾病的检查方法,要联系正在学习的或已经学习的内科基础和内、外科知识。

(2) 在理解的基础上掌握有关的核医学检查和治疗的临床适应证。

四、勤 于 比 较

学会与 CT、MRI、B 超等影像学资料比较,理解各种影像方法的长处和不足,善于取长补短,综合应用。

期望通过学习临床核医学,使医学生在以后的临床实践中记得核医学可以诊断和治疗什么疾病,什么时候应该选用核医学方法,是否首选。也希望医学生通过临床核医学的学习,能理解边缘学科是如何形成的,具有哪些特点。扩展思路,利于今后在科研、医学实践中学会如何借鉴其他新的科学技术来促进医学研究和实践的发展。

(陈绍亮)

思考题

一、问答题

1. 核医学是研究什么的,它的特点是什么?

2. 临床核医学包含哪四大范畴?

3. 临床核医学与哪些基础知识相关?

4. 核医学发展的关键是什么?

5. 核医学的发射型计算机断层仪(ECT)和放射科的穿透型计算机断层仪(CT)有什么异同?

6. 发射型计算机断层仪(ECT)包括哪些仪器?

二、多选题

1. 临床核医学包含

   A. 功能测定、核素成像和核素治疗   B. 体外分析、核素成像和核素治疗

   C. 体外分析、功能测定、核素成像   D. 体外分析、功能测定、核素成像和核素治疗

   E. 功能测定、核素成像和核素治疗

2. 核医学是研究

   A. 医学诊断的学科   B. 医学治疗和科学研究的学科

   C. 医学诊断、治疗和科学研究的学科   D. 核技术在医学诊断、治疗的学科

   E. 核技术在医学诊断、治疗和科学研究的学科

3. 实施核医学检查的必备条件是

A. 核仪器和医生   B. 放射性药物和患者

C. 核仪器和放射性药物   D. 医生和患者

E. 核仪器,放射性药物和患者

4. 核医学影像反映的是

A. 放射性药物在活体的运转、代谢过程和器官功能

B. 放射性药物的运转、代谢过程和器官功能

C. 放射性药物体外的运转、代谢过程和功能

D. 放射性药物的活体功能

E. 组织解剖结构

第一章 核物理基础

第一节 原子核物理基础知识

一、原 子 结 构

自然界中的物质都由元素组成,组成元素的基本单位是原子(atom),原子结构与元素的性质有密切关系。所有的原子都是由原子核(atomic nucleus)和核外电子(electron)组成(图 1-1-1)。

原子核由质子(proton)和中子(neutron)组成,带正电荷的质子和电中性的中子统称为核子(nucleon)。核子之间有一种强大的短程引力,称为核力(nuclear force),核力能使核子结合在一起。带正电荷的质子之间又存在着一种静电斥力。原子核中的静电斥力与核力是否平衡,关系到核素的稳定性。

核外电子按照电子层半径由小到大的排列顺序,在一定的轨道上围绕原子核高速旋转。不同的原子有不同

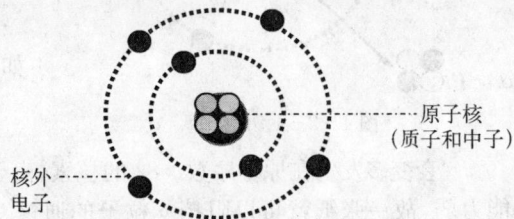

图 1-1-1 原子结构

核外电子数和电子层数,一般用 n 表示核外电子层数,n 的数值越大电子层的能级越高。用 K、L、M、N、O、P、Q 等符号表示从内向外不同能级的电子层。如 $n=1$,$n=2$,分别表示 K、L 电子层,L 电子层半径大于 K 层,所以,L 层的电子能级比 K 层电子高。

通常用 $^A_Z X_N$ 表达原子核的结构,X 代表元素符号,A 表示原子核的质量数,Z 表示核内质子数,N 表示核内中子数。因为元素符号 X 确定了每种核素的化学性质和核内质子数、原子序数,故可将原子核结构直接简写为 $^A X$,例如:$^{18}_9 F_9$ 和 $^{131}_{53} I_{78}$ 可以分别简写为 ^{18}F 和 ^{131}I。

二、核素、同位素和同质异能素

1. 核素   质子数、中子数及核能态均相同的一类原子称之为一种核素(nuclide)。如 ^{15}O、^{11}C、^{89}Sr 分别属于不同的核素。

2. 同位素   具有相同的质子数、原子序数和化学性质,而中子数不同的一类核素互称为同位素(isotope)。如 ^{131}I、^{125}I、^{124}I、^{123}I 互为碘元素的同位素。

3. 同质异能素   核内质子数、中子数均相同,而核能态不同的一类核素称之为同质异能素(isomer)。如 $^{99m}_{43}Tc$ 和 $^{99}_{43}Tc$ 二者质子数和中子数完全相同,但所处的核能态不同。前者为激发态("m"表示激发态),后者为基态,它们互称为同质异能素。

三、稳定性核素与放射性核素

核素分为稳定性核素和放射性核素两种类型。核素原子核的稳定性又取决于核内中子数与质子数的比例,两者之比基本相同时原子核处于稳定状态。当核内中子数或质子数过多时,原子核处于不稳定状态。因此,稳定性核素和放射性核素与核内中子数和质子数的比例有关。

1. 稳定性核素   原子核不能自发地发生核衰变,处于稳定状态的核素,称为稳定性核素(stable nuclide)。

2. 放射性核素   不稳定状态的原子核,经过核内结构或能级调整,自发地释放出射线同时转变为另一种原子核,这种核素称为放射性核素(radionuclide)。放射性核素分为天然和人工生产两种类型,人工生产的放射性核素多数由核反应堆、回旋加速器及核素发生器中获得。

第二节　放射性核素的核衰变类型

　　放射性核素的原子核自发地释放出射线转变成为另一种核素的过程,称之为核衰变。衰变前的核素原子核称母核,衰变后转变为另一种核素的原子核称为子核。放射性核素的核衰变可分为以下几种类型。

一、α 衰变

　　核衰变时释放出 α 粒子的衰变称为 α 衰变(alpha decay)。经过 α 衰变后的母核(X)失去 2 个中子和2 个质子,相当于一个氦核($_2^4$H)(图 1-2-1)。因此,衰变后产生的子核(Y)质量数减少 4,原子序数减少 2,同时释放出衰变能(Q),单位用电子伏(eV),还可用千电子伏(keV)或百万电子伏(MeV)表示。α 衰变的反应式如下:

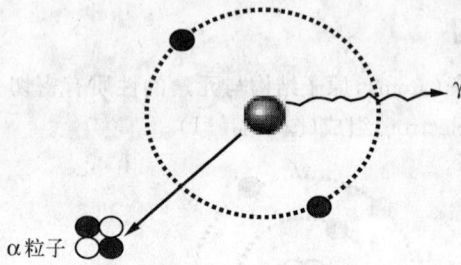

图 1-2-1　α 衰变

$$_Z^A X \rightarrow _{Z-2}^{A-4} Y + _2^4 H + Q$$

如,

$$_{92}^{238} U \rightarrow _{90}^{234} P + _2^4 H + Q$$

　　α 衰变多发生在原子序数>82 的核素,由于 α 粒子带有电荷,电离能力强,但其质量大,射程短,穿透能力弱,故一张纸就可以阻挡 α 粒子的通过。鉴于 α 粒子的这一物理特性,核医学领域试验将[211]At、[212]Bi 等释放 α 粒子的核素引入肿瘤细胞内治疗疾病。

二、β 衰变

　　核衰变中仅发生原子序数改变,而质量数不变的核衰变方式为 β 衰变(beta decay)。β 衰变包括 β⁻衰变、β⁺衰变和电子俘获三种核衰变方式。

　　1. β⁻衰变　　核衰变时释放出 β⁻粒子的衰变被称为 β⁻衰变(negative beta decay)。这种衰变常发生于中子过多的核素,由于核内的一个中子转化为质子,同时释放出 β⁻粒子、反中微子(antineutrino,$\bar{v}$)和能量,使原子核内的中子和质子达到平衡(图 1-2-2)。β⁻衰变后子核的质量数不变,原子序数增加 1。β⁻衰变的反应式如下:

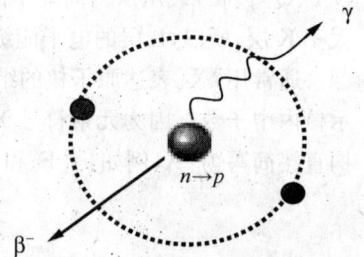

图 1-2-2　β⁻衰变

$$_Z^A X \rightarrow _{Z+1}^A Y + \beta^- + \bar{v} + Q$$

如,

$$_{15}^{32} P \rightarrow _{16}^{32} S + \beta^- + \bar{v} + 1.71\,MeV$$

　　β⁻粒子与负电子相同,带有 1 个负电荷,有较强的电离能力。与 α 粒子相比,电离能力弱于 α 粒子,但穿透能力大于 α 粒子。目前,临床治疗大多用释放 β⁻粒子的放射性核素。例如[89]Sr 用于多发性骨转移灶疼痛的治疗。

　　2. β⁺衰变　　核衰变时释放出 1 个正电子的衰变称为 β⁺衰变(positive beta decay),β⁺衰变又称为正电子衰变。这种衰变多发生于核内质子过多的核素,衰变时核内 1 个质子转变为 1 个中子,同时释放出 1 个正电子、1 个中微子和能量(图 1-2-3)。正电子衰变后母核与子核的质量数不变,原子序数减少 1。正电子衰变的反应式如下:

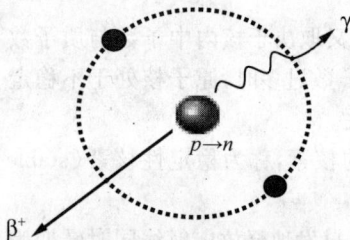

图 1-2-3　β⁺衰变

$$_Z^A X \rightarrow _{Z-1}^A Y + \beta^+ + \bar{v} + Q$$

如,

$$^{18}_{9}F \rightarrow ^{18}_{8}O + \beta^{+} + \bar{\nu} + 0.66 \text{ MeV}$$

正电子衰变只发生于人工生产的放射性核素,天然的核素不发生正电子衰变。

由于核衰变释放出的正电子不能长时间存在,正电子瞬间又与物质中的负电子结合发生湮没辐射(见本章第四节)。核医学显像设备 PET(正电子发射型计算机断层)或 PET－CT 就是利用 β^{+} 衰变与湮没辐射这一物理现象作为成像探测的基础。

3. 电子俘获　原子核衰变时从核外 K 层轨道俘获 1 个电子,使核内的 1 个质子转变成为 1 个中子,同时释放出 1 个中微子的过程称之为电子俘获(electron capture,EC)(图 1-2-4)。电子俘获后产生的子核的质量数不变,但原子序数减少 1。衰变反应式如下:

$$^{A}_{Z}X + e^{-} \rightarrow ^{A}_{Z-1}Y + \nu + Q$$

如:

$$^{125}_{53}I + e^{-} \rightarrow ^{125}_{52}Te + \nu + Q$$

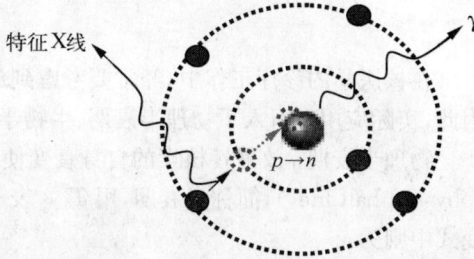

图 1-2-4　电子俘获

电子俘获发生时,因为内层轨道的电子缺失,外层电子向内层轨道跃迁补充内层电子空缺,外层电子多余的能量则以特征 X 射线释放。若电子跃迁后多余的能量不以特征 X 射线释放,而将能量传递给更外层电子,使其脱离原子核的束缚成为自由电子,此电子称为俄歇电子(Auger electron)。

四、γ 衰 变

1. γ 衰变　处于高能态或激发态的原子核跃迁到低能态或基态时,释放出 γ 光子的过程称为 γ 衰变(gamma decay);又称为 γ 跃迁(gamma transition)或同质异能跃迁(isomeric transition,IT)(图 1-2-5)。经 γ 衰变后的子核与衰变前母核的质量数、原子序数均相同,只有核素的能量状态发生变化。γ 衰变的反应式如下:

$$^{Am}_{Z}X \rightarrow ^{A}_{Z}Y + \gamma$$

如,

$$^{99m}_{43}Tc \rightarrow ^{99}_{43}Tc + \gamma$$

γ 光子是一种不带电的光子流,电离能力较 α 射线和 β^{-1} 射线弱,穿透能力较之为强。因此,释放 γ 光子的核素适合于放射性核素脏器显像和功能诊断。

2. 内转换　高能态或激发态的原子核向低能态或基态跃迁时,所释放的能量不是 γ 光子,而是将多余的能量直接传递给核外电子,使之脱离轨道成为自由电子的过程称内转换(internal conversion),该自由电子称为内转换电子(internal conversion electron)(图 1-2-5)。

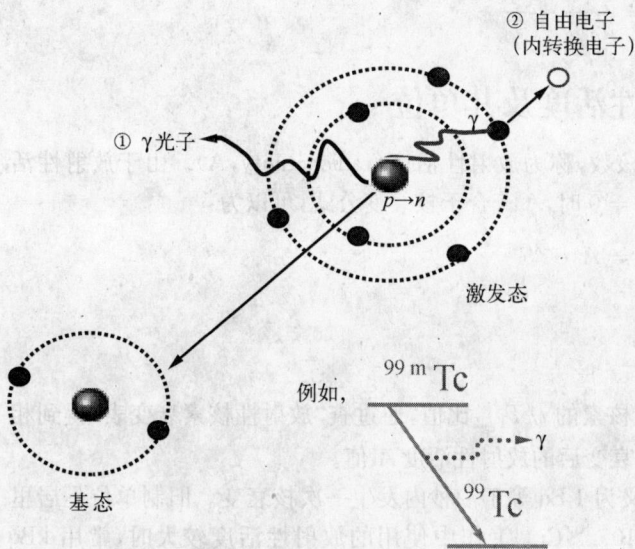

图 1-2-5　① γ 衰变和② 内转换

第三节　核衰变规律

一、核衰变公式与衰变常数

任何放射性核素都在不停地自发地进行核衰变,但是原子核的衰变不是同时发生的,也不受周围环境因素的影响,而是遵循指数规律衰减。这种衰变规律可用公式表达:

$$N = N_0 e^{-\lambda t}$$

式中，N 是经过衰变时间 t 后的原子核数；N_0 为衰变前的初始原子核数；e 是自然对数的底；t 是原子核衰变持续的时间；λ 是衰变常数。

衰变常数(decey constant)，表示某种放射性核素在单位时间内衰变的原子核数占当时存在的核总数的百分比。自然界中每一种放射性核素的衰变常数是各自不相同的，λ 值的大小反映核衰变的速率，λ 值越大其核衰变的速率越快。

二、半 衰 期

在核医学的诊疗工作中，经常要考虑到放射性核素自身衰变和生物代谢等因素对所得结果的影响。因此，实际应用中引入了物理半衰期、生物半衰期和有效半衰期等指标。

物理半衰期：放射性核素的自身衰变使原子核数减少到原始值一半所需要的时间，称为物理半衰期(physical half life,)，简称半衰期，用 $T_{1/2}$ 表示。设 $t = T_{1/2}$ 时，衰变后的原子核数为 $N = N_0/2$，代入衰变式中则为：

$$N_0/2 = N_0 e^{-\lambda T_{1/2}}$$

即

$$T_{1/2} = \frac{\ln 2}{\lambda} \approx \frac{0.693}{\lambda}$$

每一种放射性核素都有各自的物理半衰期，时间长短不一，通常将 $T_{1/2} < 10\,\text{h}$ 的放射性核素称为短半衰期核素。

生物半衰期：放射性核素引入生物体后，经过组织器官的代谢或排泄使核素原始量减少到一半所需要的时间，称为生物半衰期(biological half life)，用 T_b 表示。由于核素自身的衰变及生物代谢或排泄的共同作用使体内放射性核素减少一半所需要的时间，称为有效半衰期(effective half life)，用 T_e 表示。它们之间有如下关系：

$$\frac{1}{T_e} = \frac{1}{T_{1/2}} + \frac{1}{T_b}$$

三、放射性活度及其单位

放射性核素在单位时间内发生衰变的原子核数，称为放射性活度(radioactivity，A)。由于放射性活度(A)与原子核数、衰变常数成正比。因此，当 $t = 0$ 时，A 符合于核衰变公式，可以为：

$$A = A_0 e^{-\lambda t}$$

将上式代入，则为：

$$A = A_0 e^{-0.693}$$

为了工作方便，可以预先计算出某种放射性核素的 $t/T_{1/2}$ 比值，通过查"放射性核素衰变表"得到相应的 $e^{-\lambda t}$ 数值，再乘以 A_0，即可得知经过时间 t 衰变后的放射性活度 A 值。

放射性活度单位是贝可(Becquerel，Bq)，定义为 1 Bq 等于一秒内发生一次核衰变。旧制单位是居里(curie，Ci)，1 Ci=3.7×10^{10} Bq，1 Bq≈0.27×10^{-10} Ci。工作中使用的放射性活度较大时，常用 kBq(10^3)、MBq(10^6)、GBq(10^9)、TBq(10^{12})。

现在有的单位仍然使用旧制活度单位 Ci。当使用放射性活度较小时，旧制单位常用 mCi(10^{-3})、μCi(10^{-6})等表示。新旧单位的换算关系：1 mCi=3.7×10^7 Bq；1 μCi =3.7×10^4 Bq。

比放射性活度(specific activity)指单位质量物质中的放射性活度，常简称比活度。用 Bq/g 或 Ci/g 表示。单位溶液中的放射性活度称为比放射性浓度，简称比浓度。用 Bq/l、Ci/l 表示。临床诊疗中以使用比放射性浓度较多。

第四节　射线与物质的相互作用

自然界中的射线与物质相互作用时，能够产生一系列不同的物理作用和生物效应。在医学领域中，人们常利用带电粒子与物质的相互作用所产生的生物效应,治疗疾病和进行有效的放射性防护。

一、带电粒子与物质的相互作用

(一)电离与激发

1. 电离 带电粒子(α、β粒子)使物质原子中的电子脱离轨道形成自由电子和失去电子后的原子成为正离子的过程,称为电离(ionization)。电离过程中产生的自由电子又可以使其他原子发生电离,这种现象称为次级电离。

2. 激发 当带电粒子作用于物质的原子时,将能量传递给轨道电子使其从低能态跃迁到高能态的现象,称激发(excitation)。被激发的原子退回到基态时,将多余的能量以特征 X 射线或俄歇电子的方式释放出来。

带电粒子通过物质发生电离时,在单位路径上形成的离子对数,称为电离密度(ionization density)。电离密度是用来表示带电粒子电离能力大小的一个指标,与带电粒子的速度、电量大小,和物质的密度、作用时间等有密切的关系。若带电粒子的电量大,速度慢,作用时间长则产生的电离密度大。反之,电离密度小。

(二)湮没辐射

衰变中释放出的正电子经过介质将能量耗尽时,与物质中的自由电子结合后自身消失,瞬间转化为两个方向相反、能量各为 0.511 MeV 的 γ 光子(图 1-4-1),这一过程称为湮没辐射(annihilation radiation)。

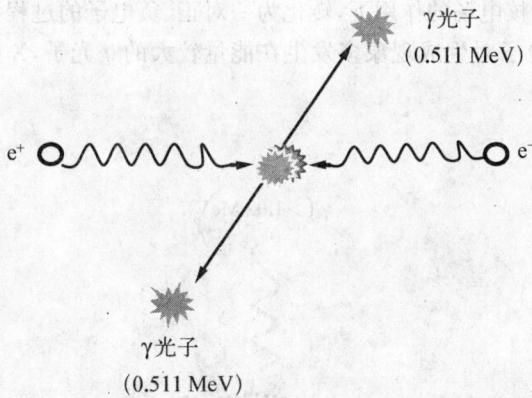

图 1-4-1 湮没辐射

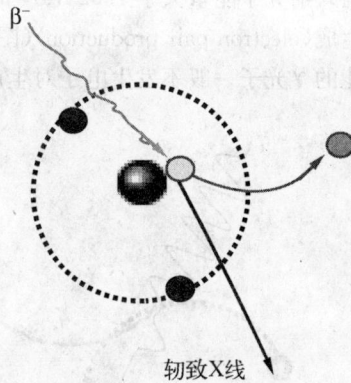

图 1-4-2 轫致辐射

(三)轫致辐射

高速带电粒子在核磁场力的作用下突然受到阻滞,运动方向发生偏移,将部分动能或全部动能转化为连续能谱的电磁辐射发射出来的现象(图 1-4-2),称为轫致辐射(bremsstrahlung)。发生轫致辐射的概率与带电粒子释放的能量大小成正比,与质量的平方成反比,与被作用物质的原子序数的平方成正比。由于 α 粒子质量大,运动速度慢,所以,发生轫致辐射的概率较 β^- 粒子低。β^- 粒子在与原子序数较大的物质作用时,能够产生较强的轫致辐射。因此,在屏蔽 β^- 射线时,为避免轫致辐射的产生,应使用原子序数较小的材料,如有机玻璃、塑料等。

(四)散射

入射的带电粒子通过物质时,受原子核电场力的作用改变原来的运动方向和能量的过程称为散射(scattering)。如果带电粒子只发生方向改变而能量不变的现象称弹性散射(elastic scattering)。α 粒子和 β^- 粒子在与物质作用时,α 粒子因其质量较 β^- 粒子大,发生散射现象一般不明显。β^- 粒子的质量较小,通过物质时受原子核电场力作用的影响容易发生散射现象,而且发生散射概率与 β^- 粒子的能量大小的平方成反比。因此,低能的 β^- 粒子更易发生散射。带电粒子产生的散射现象,对射线的防护和测量均有一定影响。

(五)吸收

带电粒子与物质的原子相互作用发生电离和激发后,使射线的能量耗尽,自身不复存在的现象称为吸收(absorption)。射线吸收前所经过物质的距离被称为射程。

二、光子与物质的相互作用

X射线、γ射线都是不带电的光子,与物质相互作用后可引起次级电离。光子与物质的相互作用有三种方式。

(一)光电效应

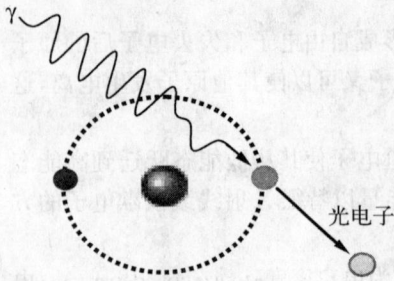

图1-4-3　光电效应

γ光子与物质原子中的电子发生碰撞时,将其能量全部转移给轨道电子,使之脱离原子束缚释放出来,转化为光电子(photoelectron),而γ光子本身被吸收(图1-4-3),这个过程称为光电效应(photoelectric effect)。光电子获得能量后除了克服原子核束缚电子的结合能外,其余的动能又可以引起物质的其他原子发生电离,称为次级电离。

核医学及其相关领域中,人们常利用γ光子与物质相互作用所产生的光电效应进行放射性探测。

(二)康普顿效应

入射光子将部分能量传递给核外电子,使之脱离原子核束缚成为自由电子(Compton electron),而光子本身能量减少、方向改变(图1-4-4),这一过程称为康普顿效应(Compton effect)。

(三)电子对生成

当入射光子能量大于1.02 MeV时,在物质原子核电场的作用下,转化为一对正、负电子的过程称电子对生成(electron pair production)(图1-4-5)。电子对生成现象多发生在能量较大的γ光子,X射线或低能的γ光子一般不发生电子对生成现象。

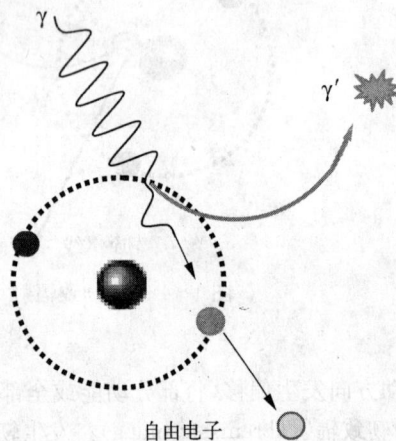

图1-4-4　康普顿效应

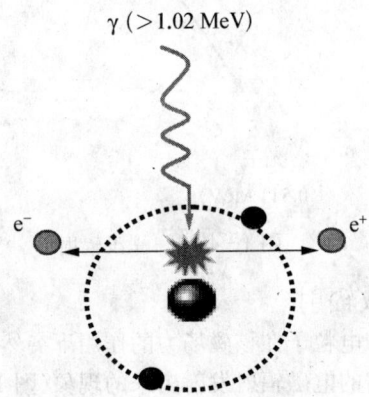

图1-4-5　电子对生成

(左书耀)

思考题

一、问答题

1. 同位素与同质异能素有何不同?
2. 放射性核素与稳定性核素的差别有哪些?
3. 核衰变有几种类型?它们之间有什么不同?
4. 在使用放射性核素时,半衰期有何意义?
5. 试述放射性活度及其单位。
6. 带电粒子与物质相互作用有哪几种形式?
7. 光子与物质的相互作用的方式有哪些?
8. 什么是湮没辐射?在核医学应用中有何意义?
9. 试述光电效应。

二、选择题

1. ^{131}I、^{125}I 和 ^{123}I 互称为同位素，它们之间下列内容中什么相同
   A. 中子数　　　　B. 原子序数　　　C. 质子数　　　　D. 核能态　　　　E. 中微子

2. ^{99m}Tc 和 ^{99}Tc 相互状态称为
   A. 放射性核素　　B. 同位素　　　　C. 同质异能素　　D. 稳定性核素　　E. 短半衰期核素

3. 中子过多的核素多发生哪种核衰变方式
   A. β^- 衰变　　B. β^+ 衰变　　C. γ 衰变　　　D. α 衰变　　　E. EC

4. $^{32}_{15}P \rightarrow ^{32}_{16}S$ 的衰变过程可以释放出下列哪种物质
   A. β^- 粒子　　B. γ 光子　　　C. β^+ 粒子　　D. α 粒子　　　E. X 射线

5. $Z/N=1$ 的核素应该是下列哪种
   A. 放射性核素　　B. 稳定性核素　　C. 同质异能素　　D. 短半衰期核素　E. 不稳定元素

6. 下列表示放射性活度单位的方式哪组是正确的
   A. $1\,Bq=1\,s$　　B. $1\,Bq=1\,s^{-1}$　　C. ml/mCi　　D. $1\,Bq \approx 3.7^{-9}Ci$　　E. $1\,Ci=3.7 \times 10^6\,Bq$

7. γ 光子与介质的轨道电子碰撞后，将能量全部交给轨道电子，使其脱离原子，光子消失，这一作用称为
   A. 康普顿效应　　B. 电子对生成　　C. 散射　　　　　D. 激发　　　　　E. 光电效应

8. 在中性原子中，Z 代表原子的意义哪组的说法是错的
   A. 原子序数　　　B. 质量数　　　　C. 质子数　　　　D. 核电荷数　　　E. 核外电子数

9. 原子核衰变时，母核释放出 2 个质子，2 个中子是哪种类型的衰变
   A. β^- 衰变　　B. β^+ 衰变　　C. γ 衰变　　　D. α 衰变　　　E. 内转换电子

10. 带电粒子与物质原子的核外电子相互作用，容易发生下列何种现象
    A. 荧光现象　　　B. 电子对生成　　C. 电离　　　　　D. 轫致辐射　　　E. 光电效应

第二章　核医学仪器

核医学仪器是核医学诊疗和防护需要的各种核辐射或射线探测设备,主要由射线探测器(radiation detector)、电子测量装置和计算机等组成。根据不同的应用目的需要不同类型的核医学仪器。常规仪器包括显像仪器、脏器功能测定仪器、体外样本分析测量仪器、辐射防护仪器和放射性核素治疗仪器等。

1957 年,Anger 发明了第 1 台 γ 照相机,称之为 Anger 照相机。1962 年第 1 台商用 Anger 照相机于俄亥俄州立大学投入使用,1963 年在日内瓦原子能和平会议上展出。它克服了逐点扫描打印的不足,使核医学显像走向现代化。随着计算机技术的广泛应用,20 世纪 80 年代推出了单光子发射型计算机断层仪(SPECT),大大提高了核素显像的空间分辨率,同时提高了诊断灵敏度和准确性,借此推动了临床核医学的飞速发展。随后出现的正电子发射型计算机断层仪(PET)是目前最先进的核医学显像设备,PET 的应用,促进了分子影像学的发展。近年来以 SPECT 和 PET 为基础,配备 CT 或 MRI 成像系统,实现衰减校正和图像融合,将机体待检部位的功能代谢信息和精确解剖定位信息有效整合,提高了诊断的灵敏度和精确度,PET - CT 和 SPECT - CT 目前已成功应用于临床。

第一节　放射性测量的原理

核探测仪器的基本原理是建立在射线与物质相互作用基础上的。尽管核探测仪器种类较多,但其探测和测量辐射的机制主要利用以下几种电离辐射效应。

一、电 离 作 用

射线可引起物质电离,辐射引起电离的数量与收集的电子对数目具有相关性。在此原理基础上诞生了电离室、盖革计数管等经典仪器。

二、荧 光 现 象

射线使物质原子激发,有些物质的原子从激发态回到基态或较低能态时发出荧光,这些荧光可用肉眼观察或用光电倍增管探测。同样,荧光的数量与物质吸收的能量有关。记录闪光的次数或闪光的强度、波形可以获得射线的能量、种类等信息。荧光现象是进行射线监测和计量非常重要的机制,最常见的闪烁探测仪就是利用这种原理。

三、感 光 作 用

射线使感光材料形成潜影,经显影定影处理后,感光材料形成黑色颗粒沉淀显示出黑影,根据黑影在被测样品的部位和它的灰度对被测样品中的放射性做出定位和定量的判断。自显影技术就是依据这一原理建立的。

第二节　体外放射性分析测定仪

体外放射性分析测定仪是测量体外样品 γ 射线计数的典型装置,最典型的装置是配备有井型闪烁探测仪的 γ 计数器,简称井型探测器。电子线路部分包括:放大器、单道脉冲幅度分析器、定时计数器、打印机等,多数仪器还配备计算机作数据采集和处理,并有自动换样功能。其几何条件接近 4π,探测效率较高且易于用铅屏蔽探测器,从而降低本底计数。应注意的是井型 γ 计数器的探测效率很高,故只能测量低活度的放射性样品,如果放射性样品的活度过高,则计数器的死时间(分辨时间)会影响测量结果,应作死时间校正或稀释样品。临床典型的设备是体外放射免疫测定仪。

液体闪烁计数器是通过将放射性样品溶解在一种称为闪烁液的溶液中进行测定和分析的装置,由装有样品加液体闪烁体的透明容器、光电倍增管和电子仪器(包括主放大器、甄别器、定标器等)组成,可以很好地探测发生 α 衰变和 β 衰变的放射性核素(如 ^3H、^{14}C、^{32}P、^{33}P、^{35}S、^{36}Cl、^{45}Ca),也可以探测一些发生 γ 衰变的放射性核素(如 ^{125}I、^{51}Cr),这些核素会同时发出俄歇电子。它比较适用于测量低能纯 β 放射性核素。近年来已发展到自动连续测试数百个样品。具有灵敏度高、操作简便、适用性强和应用范围较广等优点;且具有较高的探测效益。其缺点是液体需隔绝空气要求密封盛装;具有一定毒性,操作时需注意安全、它的膨胀系数大,环境温度变化过大时能使容器破裂。

医用核素活度计(dose calibrator):是用于测量放射性药物或试剂所含放射性活度的一种专用计量仪器(图 2-2-1)。由探头、后续电路、显示器及计算机系统组成。它采用弱电流测量系统组成的探测装置,用来测量辐射源发出的射线所产生的电离电流。经过电路放大、转换和记录并加以适当的能量校正,可准确地显示放射源的放射性活度。由于活度计计量的正确与否直接关系到诊疗用药量的准确性,因此是目前国家规定的核医学科唯一强制检定的计量工具。该射线探测器是工作在饱和区的电流电离室,电离室通常为密封的圆柱形,内部充入工作气体(通常为惰性气体),在圆柱的中央有开口,可以放置样品。在实际使用活度计时要注意几何因素的影响,样品在测量井中的位置(高度)对测量结果有一定的影响,样品离井口越近,探测效率越低。体积大的样品探测效率低于体积小的样品。另外,本底、污染、屏蔽等因素也会影响测量结果。

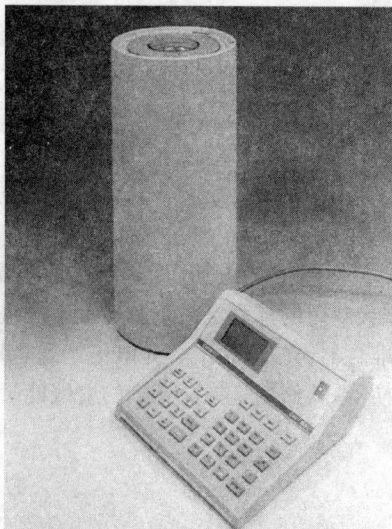

图 2-2-1　医用核素活度计

第三节　脏器功能测定仪

能够测量人体内相关脏器中放射性示踪核素发出的 γ 射线进行脏器功能动态检查的仪器称为脏器功能测定仪。由探头、电子线路、计算机系统和记录显示装置组成。脏器功能测定仪通常配备 NaI(Tl) 晶体的闪烁探测器,探头的数目根据测定需要有一个(如甲状腺吸碘功能仪)或多个(如肾脏功能测定仪)。进行功能测定时必须保证所测得的射线确实来自感兴趣的器官,实现这一目的的装置称为准直器。准直器通常由铅构成,为来自感兴趣器官的射线提供到达探测器敏感区的通道,而阻挡来自其他部位的射线。由于器官的大小、形状、距离等因素各不相同,应根据不同的器官设计和选用不同的准直器。常用于器官功能测量的准直器有单孔圆柱型准直器和单孔张角型准直器。闪烁探测器和准直器一起装在固定的或可移动的支架上作为探头。电子线路部分包括放大器、单道脉冲幅度分析器、定时计数器和记录装置等。多数仪器还配备计算机作数据采集和处理。根据探测目的,脏器功能测定仪器可分为甲状腺功能测定仪、肾图仪、多功能测定仪、γ 心功能测定仪、局部脑血流量测定仪和 γ 射线骨密度仪等。下面主要介绍前三类仪器。

一、甲状腺功能测定仪

应用放射性碘作示踪剂检查甲状腺生理功能的装置,又称为甲状腺吸碘率测定仪(图 2-3-1),由准直器、闪烁体、光电倍增管、前置放大器和定标器组成。仪器的探头是带有张角型准直器的 γ 闪烁探测器,闪烁探头多为 NaI(Tl)晶体,准直器张角长度约为 20 cm。其后配有的光电倍增管将探头输出的光信号变为电信号,电信号经过前置放大后直接送入自动定标器进行记录。

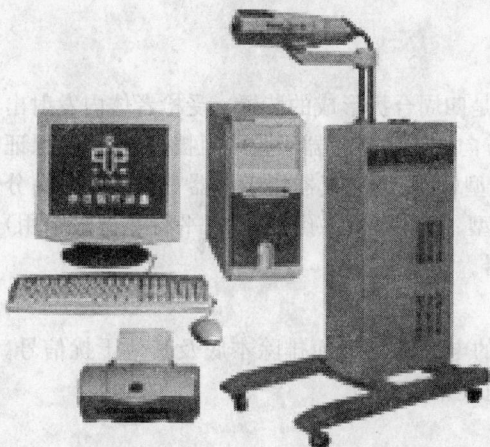

图 2-3-1　甲状腺功能测定仪

二、肾　图　仪

静脉内注射合适的放射性示踪剂后,放射性探测器在肾区体表分别探测和记录两侧肾脏的时间-放射性曲线,即肾功能曲线,这种仪器称为肾图仪。普通肾图仪有两个探头、两套计数率仪和一套自动平衡记录仪。两个探头分别固定在可以升降和移动的支架上,用它对准左、右两肾。γ射线由闪烁探头转换成电脉冲以后,经放大、甄别、成形,输出宽度规则的标准脉冲信号,此信号送入泵电路,得到大小正比于输入脉冲数的直流电平。直流电平驱动自动平衡记录仪,将结果描记下来。平衡记录仪描记的曲线,即所谓肾图。

三、多 功 能 仪

多探头计数仪可同时测定一个脏器多个部位或多个脏器的功能。该仪器是临床常规检查仪器,广泛应用于各级医院核医学科室。可进行的功能检查包括肾图、甲状腺摄碘率、过氯酸钾释放试验、肾小球滤过率和分肾血浆流量等。

第四节 γ 照 相 机

γ照相机是核医学最基本而重要的显像仪器,它由γ闪烁探测器(γ scintillation detector),探测器支架、专用的计算机系统和显示系统组成。γ闪烁探测器的主要由碘化钠(铊)[NaI(Tl)]晶体、多孔或针孔准直器、光导、几十个光电倍增管(photomultiplier,PMT)和前置放大器等构成,它实际上是一种能量转换器,其作用是将探测到的射线能量转换成可以记录的电脉冲信号,具有准直探测和定位γ射线的功能。

一、基 本 组 成

(一) 晶体

晶体主要是由碘化钠[NaI(Tl)]制成的。它的作用是把经准直器进入的射线能量转换成荧光光子,荧光光子被光电倍增管光阴极吸收后转换成电子,并经成倍的数次放大,形成电压增加的电脉冲信号(图2-4-1)。现在也有用BGO和LSO晶体代替NaI(Tl)晶体的,探测效率更高。

(二) 光电倍增管

光电倍增管(PMT)主要由封装在真空玻璃管中的光阴极、多个倍增极和阳极构成。其作用是将微弱的闪烁光转换成电子并倍增放大成易于测量的电信号。在显像图中的定位取决于每一个光电倍增管感受到的信号的多少和强度,所以光电倍增管数量的多少与定位的准确性有关。数量多可提高显像的空间分辨率,增加定位准确性。

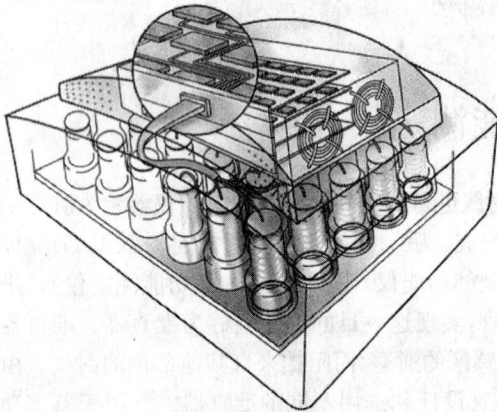

图2-4-1 晶体闪烁探测器模式图

(三) 前置放大器

前置放大器是将光电倍增管输出的微弱脉冲信号放大并传送到主放大器,以防微弱信号在传送到主放大器前丢失或畸变。

(四) 准直器

置于患者与晶体之间,由铅或铅钨合金从中央打孔或者是四周合拢形成的装置。受检者体内发射出的射线,只有垂直进入准直器的才能到达晶体被探测,其他方向的则被准直器吸收或阻挡,其作用是保证γ照相机的分辨率和定位的准确。根据形状准直器分为针孔型(针孔型准直器用于小器官而又要求高分辨率的显像,如甲状腺、腕关节等)和多孔型(平行孔型、发散型、汇聚型和斜孔型等,以平行孔型最常用)两大类。又根据射线能量不同可分别选用高、中、低能准直器。

(五) 脉冲幅度分析器

其作用是有选择性地记录从晶体和光电倍增管输送来的电脉冲信号而排除本底及其他干扰信号。在γ照相机上是通过调节脉冲幅度分析器的阈值和测量的宽度来实现的。

(六) 信号分析和数据处理系统

电子学线路和计算机构成γ照相机的信号分析和数据处理系统,除脉冲幅度分析器外还包括前置放大器、主放大器、均匀性校正电路和位置线路等。其作用是对信号进行放大及根据一定的校正因子对采集到的数据进行均匀性校正等。现代新型的γ照相机在每个PMT底部均设置该系统,从而减少信号失真、提高准确度和空间分辨率。

二、原　理

γ光子透过探头前的准直器定向准直到闪烁晶体的一定部位而产生闪烁光;闪烁光经光导被各个光电倍增管光阴极接收,转换成电子再经过十多级的连续成倍放大;探头后的定位电路根据各个光电倍增管的位置和输出脉冲幅度来确定闪烁点在坐标中的位置;而能量电路则累加各个光电倍增管的脉冲幅度,作为能量信号由脉冲幅度分析器处理,如在能量窗内则脉冲幅度分析器输出一个脉冲信号,然后通过计算机采集和处理;最后以不同的灰度或色阶显示二维的脏器或组织的放射性核素示踪分布图。

由于γ照相机采用大型晶体,实现了一次成像,不仅可进行静态显像,更重要的是还能够进行快速连续动态显像,为进行脏器动态功能研究提供重要信息。如果附有特殊装置,通过探头和床的配合运动,亦可以进行全身显像。现代γ照相机用计算机作为图像处理和显示系统。对一个能量在预定范围内入射的γ光子,计算机使其图像矩阵中与入射位置对应的像素的计数增加1,记录足够的入射γ光子,图像矩阵中的计数分布就能代表受检者体内的放射性核素分布。通过色表,将计数分布变为亮度或颜色的分布显示在计算机屏幕上,形成视觉图像。

第五节　单光子发射型计算机断层仪

单光子发射型计算机断层仪(SPECT)是一台可以旋转并具有断层重建等软件系统的高性能γ照相机。配备断层床和图像重建软件,使1或数个γ闪烁探测器围绕躯体旋转,从多角度和多方位采集一系列平面投影像,通过图像重建和处理,可获得横断面、冠状面和矢状面的断层影像。

一、SPECT 基 本 结 构

SPECT的基本结构与γ照相机相似。其主要区别是增加了探头的旋转装置、低衰减的检查床、专用计算机工作站和断层重建的软件系统。电子学线路的数字化程度比γ照相机更高,系统的均匀性、线性和稳定性要求均高于常规γ照相机。为了克服探头旋转过程中地球磁场变化对光电倍增管性能的影响,而增强了光电倍增管的磁屏蔽。这些改进不但使设备具有断层功能,实现了对机架运动的控制和图像的重建等功能,也提高了平面显像性能。SPECT的探头可以是圆形、方形或矩形。最初应用单探头(图2-5-1);近年来双探头(图2-5-2)或多探头(图2-5-3)的应用缩短了采集时间,并提高了灵

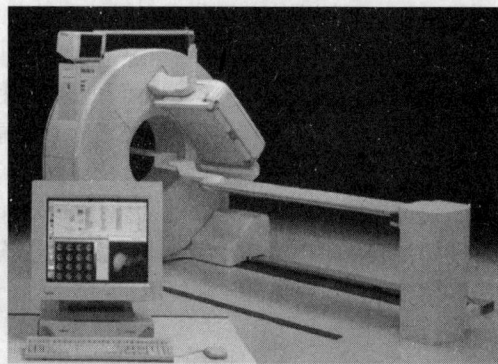

图 2-5-1　单探头 SPECT

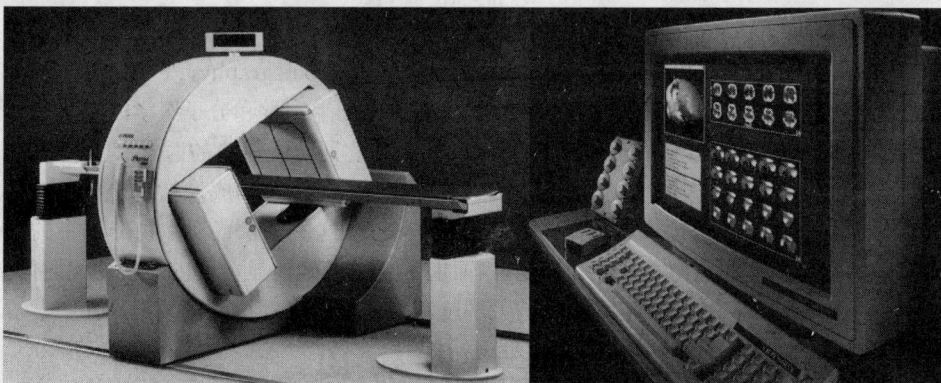

图 2-5-2　双探头 SPECT

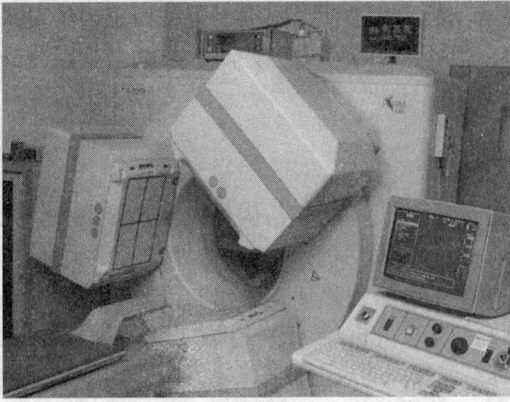

图 2-5-3 三探头 SPECT

敏度和空间分辨率。因 X 射线是从体外穿透人体而到达接受设备,故 X 射线 CT 属于穿透型 CT;而 γ 光子是由体内发射出来,故核医学 CT 属于发射型 CT。

二、SPECT 工 作 原 理

引入体内的放射性核素示踪剂释放 γ 射线,射线穿过探头内晶体而产生荧光;经过一系列过程(见本章第四节)形成电脉冲;再经过位置计算电路形成 X、Y 位置信号;各输出信号之和为能量信号 Z。X、Y 和 Z 信号经专用计算机工作站一系列处理后在显示系统的荧光屏上形成闪烁影像。利用滤波反投影的方法借助计算机处理系统可以重建横向断层影像,由横向断层影像的三维信息再经影像重建组合获得矢状、冠状断层或任意斜位方向的断层影像。放射性药物能选择性聚集在特定脏器、组织或病变部位,并与邻近组织之间形成一定的放射性分布浓度差。释放的 γ 射线能够被 SPECT 探测和记录到,并能够显示出相应脏器组织或病变部位的形态、位置、大小及功能变化,重建后的 SPECT 图像是反映放射性药物在体内的断层分布状况。

三、符合线路 SPECT 成像

新型的多功能 ECT 借鉴 PET 符合探测原理,在同一台双探头以上的 SPECT 仪器上采用符合线路模式,在电子符合时间窗的控制下同时采集正电子湮灭辐射所产生的两个方向相反(180°)、能量各为 511 keV 的 γ 光子,电子线路把呈相反方向的、并在 15 ns 内产生的两个脉冲信号送入显像系统,计算机以此数据为基础进行符合线路 SPECT 成像(coincidence circuit SPECT)。其结构组成是可变角双探头或三探头 SPECT 系统、符合探测技术和衰减校正装置。

符合线路 SPECT 由于取消了机械准直器后其符合探测的灵敏度提高了 1 000 倍,使得采集信息量明显增加。而且系统空间分辨率仅仅受限于固有分辨率,在空气中可达到 4.5 mm,这和专用 PET 比较接近,因此被临床认可。另外,用超高能准直器可进行双核素显像(140 keV 和 511 keV),作心肌代谢 ^{18}F-FDG 显像和 ^{99m}Tc-MIBI 灌注显像,用于判断梗死心肌是否存活。其衰减校正采用放射性源(^{137}Cs、 ^{133}Ba)、软件计算、CT 等技术,后者同时可进行同机解剖结构与功能代谢图像融合,做出定位诊断。

但由于符合探测的复杂性,影像质量不理想,采集时间长,不能快速动态采集,无法用于 ^{11}C、 ^{15}O、 ^{13}N 等超短半衰期正电子核素,空间分辨率低,分辨率和灵敏度难以达到临床要求等因素制约符合线路 SPECT 的发展,现在已较少使用。

第六节 正电子发射型计算机断层仪

一、概 述

正电子发射计算机断层显像(positron emission computerized tomography,PET)于 20 世纪 70 年代问世,但价格昂贵。90 年代前主要用于科学研究,90 年代后随分子生物学和分子医学的进步以及正电子类示踪剂的独特生物学优势逐渐显露,开始服务于临床,是目前最具发展前途的医学影像技术。PET 利用放射性核素示踪原理来显示体内的生物代谢活动。它有别于传统核医学成像技术之处是:常用的正电子核素 ^{18}F、 ^{11}C、 ^{15}O,和 ^{13}N 等是组成人体固有元素的同位素;由这些核素置换生物分子中的同位素所形成的示踪剂,不会改变原有的生物学特性和功能,因而能更客观准确地显示体内的生物代谢信息;符合探测技术替代准直器定位射线,使原本相互制约的灵敏度和空间分辨率都得到较大提高。

二、PET 的 结 构

PET 主要由探测系统包括晶体、电子准直、符合线路和飞行技术、计算机数据处理、图像显示系统及断层床等组成。PET 的探头是由若干探测器环排列组成,目前最先进的 PET 探头是多环型、模块和 3D 结构。探头晶体除经典的锗酸铋(bismuth germinat,BGO)晶体,现已推出硅酸镥(lutetium oxyorthosillicate, LSO)和硅酸钆(gadolinium orthosilicate,GSO)和混合型晶体(如 LYSO),新晶体可以明显提高探测效率,图像分辨率可达到 3～5 mm。

三、PET 探 测 原 理

PET 所探测的是发射正电子的核素。正电子带有正电荷,存在时间非常短暂,产生后马上与负电子结合转换成一对方向相反能量各为 511 keV 的 γ 光子,该过程称为湮没辐射。湮没辐射所产生的一对方向相反能量各为 511 keV 的 γ 光子可被 PET 相对放置的两个探头同时探测到。湮没辐射的发生点被精确定位于两个探头 γ 光子定位点之间的连线(符合线)上而自身携带空间位置信息。并且只有在很短时间窗(符合窗≤12 ns)内同时探测到的一对 γ 光子才被确认为发生于同一湮没辐射的符合事件。因此与 SPECT 比较,PET 空间分辨率高。灵敏度较 SPECT 提高 10～20 倍,并改善或提高了分辨率和探测效率,易于进行衰减校正和进行定量分析。

第七节　PET‑CT 和 SPECT‑CT

近年以 PET 为基础配备 CT 成像系统的 PET‑CT,以及最近出现的 SPECT‑CT,实现衰减校正和同机图像融合,将功能代谢信息和解剖定位信息有效整合,进一步提高了诊断的灵敏度和精确度。图像融合技术是将来自相同或不同成像方式的图像进行一定的变换处理,使其之间的空间位置、空间坐标达到匹配的一种技术。图像融合包括异机图像融合和同机图像融合,异机图像融合是利用软件将各自独立获得的 PET 图像与相同部位的 CT 或 MRI 图像进行融合,其准确性和精确性欠佳,操作较繁琐;而同机图像融合不需要移动患者就可在同一仪器上分别采集 PET 与 CT 两种图像,然后对同一部位的两种图像进行图像融合,使影像更加直观,解剖定位更加准确(图 2‑7‑1)。PET‑CT、PET‑MRI 等设备的问世,真正实现了解剖结构影像与功能/代谢/生化影像的实时融合,也弥补了核医学影像分辨率差的缺陷,成为影像医学的发展方向之一。

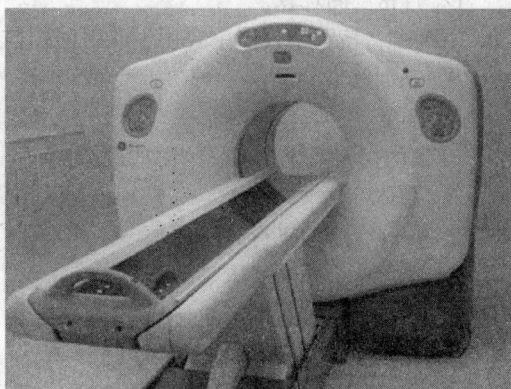

图 2‑7‑1　PET‑CT 系统

(李小东)

思考题

一、名词解释

1. SPECT
2. PET
3. 符合线路 SPECT
4. PET‑CT
5. 电子准直
6. 液体闪烁计数器
7. 医用核素活度计
8. 放射性核素发生器

二、选择题【1～5 为单选题,6～10 为多选题】

1. 放射性核素显像主要是利用哪种射线
   A. α射线　　　　B. γ射线　　　　C. β射线　　　　D. X射线　　　　E. 正电子
2. 有关 SPECT 的描述不正确的是
   A. 中文称为单光子发射型计算机断层显像仪

B. 能进行静态、动态、全身和断层显像

C. 是我国三级甲等医院核医学科必配的仪器

D. 接受 β 射线而成像

E. 是核医学科最常用的显像仪器

3. 正确地描述合线路的是

A. 由单、双或三探头的 SPECT、符合探测技术和衰减校正装置构成

B. 需要配置高能准直器

C. 对两个 γ 光子中的一个进行单光子探测

D. 衰减校正方法有放射源、软件计算、X-CT 等技术

E. 可进行 ^{18}F、^{11}C、^{15}O、^{13}N 等成像

4. 目前临床应用最广泛的正电子核素是

A. ^{18}F   B. ^{131}I   C. ^{99m}Tc   D. ^{32}P   E. ^{11}C

5. 国家规定的核医学科唯一强制检定的核医学仪器是

A. SPECT   B. 活度计   C. 肾图仪   D. γ 照相机   E. 井型计数器

6. 下列哪些是核医学显像仪器

A. γ 照相机   B. SPECT   C. PET   D. PET-CT   E. CT

7. 下列哪些是核医学功能测定仪

A. 甲状腺功能测定仪   B. 肾图仪   C. 局部脑血流测定仪

D. 骨密度测定仪   E. 心功能仪

8. 下列哪些核医学仪器主要用于放射防护监测

A. 表面污染监测仪   B. 铅屏风   C. 个人剂量笔

D. 活度计   E. 剂量监测仪

9. PET 的探测系统包括下列哪些部分

A. 晶体   B. 电子准直

C. 符合线路和飞行时间技术   D. 计算机数据处理系统

E. 图像显示和断层床等

10. 关于 PET 的描述正确的是

A. 比 SPECT 分辨率高,灵敏度低

B. 常用的发射正电子的核素为人体生命元素

C. 能反映人体的生理、生化代谢水平

D. PET-CT 实现了衰减校正及同机图像融合

E. PET-CT 可同时获得功能与解剖信息

第三章 放 射 性 药 物

以制剂形式应用于诊断或治疗的放射性核素及其标记化合物统称为放射性药物。放射性药物的临床应用是现代医学的重要标志之一。

第一节 有关放射性药物的基本概念

一、放射性药物的几种标记方式

（一）同位素标记

同位素标记是指在标记过程中，以放射性同位素取代标记前体中非放射性的同位素。例如，在制备放射性碘标记药物时，以^{131}I取代标记前体中非放射性的^{127}I。^{131}I标记的碘油即属此例。其他，如：在放射性碳标记药物中，以^{14}C或^{11}C取代标记前体中非放射性的^{12}C；在氚标记药物中，以^{3}H取代标记前体中非放射性的^{1}H均属于同位素标记。一般而言，同位素标记的药物，其理化性质及体内的生物学行为均大致与标记前体同。

（二）非同位素标记

非同位素标记是指在标记过程中，标记前体中被取代的原子与标记上去的放射性原子不是同一种元素。例如^{18}F-FDG的制备即是如此，^{18}F取代了脱氧葡萄糖中的非放射性的氢原子。

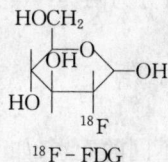

$$^{18}F - FDG$$

此外，放射性碘标记多肽、蛋白亦是如此，在标记过程中放射性碘原子取代了非放射性的氢原子。对于小分子化合物而言，非同位素标记的药物，其理化性质及体内的生物学行为往往有可能不同于标记前体。

（三）形成配合物

在该类放射性药物的标记过程中，放射性原子并非简单地取代标记前体中的非放射性原子，而是与标记前体形成稳定的配位化合物。标记前体含有能提供孤对电子的原子或基团，如—SH、—NH_2、—COOH、—OH等，放射性原子作为中心原子能接受孤对电子，并最终生成稳定的配位键。这类药物中最重要的是锝标记药物，如^{99m}Tc-EC。其他如^{186}Re-HEDP、^{153}Sm-EDTMP、^{117m}Sn-DTPA、^{90}Y-capromab pendetide等放射性金属离子标记的药物亦属此例。

二、比活度与理论比活度

单位化学量的化合物所具有的放射性活度称为比活度，一般以 Bq/mmol 表示。如果标记前体是蛋白或其他大分子物质，则可以质量取代化学量，即以 Bq/mg 表示该放射性药物的比活度。

如果每1个分子上标记1个放射性原子，该化合物的比活度称为理论比活度。不同放射性核素标记的药物的理论比活度与该核素的半衰期成反比，即

$$理论比活度 = \frac{\ln 2}{T_{1/2}} N$$

式中，N为阿伏伽德罗常数。放射性核素的$T_{1/2}$越小，放射性药物的理论比活度越高。

三、标记率与放化纯度

标记率指标记体系中所需要的放射性组分占总放射性的比值。即

$$标记率 = \frac{所需要的放射性组分}{总放射性}$$

如果标记率不够高,则需要将标记物进行纯化,使所需要的放射性组分占总放射性的比值提高,例如提高至95%,以满足需要。此时所需要的放射性组分占总放射性的比值称之为放射化学纯度,简称放化纯度。如果标记率足够高,标记物无须再纯化,可直接使用。此时,放化纯度即等同于标记率。锝标记药物的制备大多采用专门药盒,标记率一般均符合要求,标记物无须再纯化,可直接使用。

放化纯度的检测方法一般与标记率同。

第二节 医用放射性核素的来源

医用放射性核素主要是通过反应堆和加速器等人工核反应生产以及通过核素发生器淋洗得到。

一、反应堆生产的放射性核素

利用反应堆强大的中子流照射不同的靶材料,可以生产多种放射性核素。由于此类核反应是由中子引发的,故生成的放射性核素一般均为β^-衰变的核素。利用反应堆生产放射性核素的最大优点是:产品品种多、活度大、生产成本低。反应堆生产的放射性核素可分为两类:

(一)反应堆中子流照射

将稳定核素制成的靶材料放入反应堆实验孔道中受中子流照射,中子与靶材料原子核发生反应而产生放射性核素,取出后的放射性样品可被直接应用或经化学处理后再被应用。

目前,利用反应堆生产的放射性核素大致分为两类:一类为核反应所生成的放射性核素不同于靶材料元素,如,

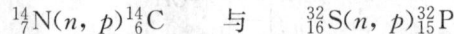

$$^{14}_{7}N(n,\ p)^{14}_{6}C \qquad 与 \qquad ^{32}_{16}S(n,\ p)^{32}_{15}P$$

由于生成的放射性核素与靶材料为2种不同的元素(如上述的靶材料^{14}N与产品^{14}C或靶材料^{32}S与产品^{32}P),故可以采用化学方法将生成的放射性核素与靶材料分离,制得高比活度、无载体的放射性核素。

另一类为核反应所生成的放射性核素与靶材料为同一种元素,如,

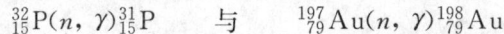

$$^{32}_{15}P(n,\ \gamma)^{31}_{15}P \qquad 与 \qquad ^{197}_{79}Au(n,\ \gamma)^{198}_{79}Au$$

由于反应生成的放射性核素与靶材料是同一种元素(同位素),故难以用化学方法分离,因而其放射性比活度受到限制。

(二)从使用过的核燃料中提取放射性核素

反应堆中使用的核燃料主要是^{235}U。^{235}U原子受到中子轰击后即分裂成2个碎片,这2个碎片称之为裂片元素。在使用过的核燃料中含有300多种裂片放射性核素及其子体,其中^{85}Kr、^{82}Sr、^{90}Sr、^{99}Mo、^{131}I、^{132}I、^{133}Xe、^{137}Cs等十几种放射性核素具有医用价值。

二、加速器生产的放射性核素

加速器生产的放射性核素在医学上有独特的优点。

(1)加速器生产核素时,入射粒子是带电粒子,所生成的核素都是缺中子核素,大都发生电子俘获或β^+衰变,而不发射其他的带电粒子(α,β^-);其作为放射性药物使用时,患者和工作人员所受剂量小,放射性废物处理简便。

(2)加速器生产的放射性核素与靶材料元素不同,易用化学方法分离提取,可以制得纯度和比活度较高的放射性核素。

(3)用于PET显像的发射正电子的放射性核素如^{11}C、^{13}N、^{15}O、^{18}F等均由加速器生产。

三、放射性核素发生器生产的放射性核素

放射性核素发生器是指可从较长半衰期的母体核素中分离出由它衰变产生的半衰期较短的子体核素的一种装置。每隔一定时间可从该装置中分离出可供使用的放射性子体核素。这一过程犹如从母牛身上挤奶,故放射性核素发生器又有"母牛"之称。

放射性核素发生器最大的优点是母体核素的半衰期较长,可运到远离反应堆的地方供医院使用。一个理想的核素发生器应简单、方便、产率高,无菌无热源,母体及外源性核素不在洗脱液中出现,子体核素的衰变产物应是稳定的或半衰期极长的核素。

四、放射性药物使用核素的要求

(一) 具有合适射线类型和能量

用于显像诊断的放射性核素应发射 γ 射线或正电子(β^+),最好不发射或少发射 α 射线或 β 射线,以减少机体不必要的辐射损伤。γ 射线的能量最好在 100～300 keV 之间,此范围内 γ 射线适合 γ 相机和 SPECT 显像。过低能量的 γ 射线难以穿透机体到达探测器;能量过高的 γ 射线会穿透探头上的准直器,导致分辨率降低。正电子发射核素与 PET 联用能获得清晰度高于 SPECT 的图像,且 β^+ 粒子湮灭时放出两个能量相同(0.511 MeV)运动方向相反的 γ 光子,有利于作空间定位。

用于治疗的放射性核素应发射 α 射线、β 射线、俄歇电子或内转换电子,同时最好发射 10%～15%能量为 100～300 keV 的 γ 射线。α 射线或 β 射线电离密度大或者说线性能量转移值(LET)高,相对辐射生物效应强。近年来,能发射内转换电子和俄歇电子核素的治疗作用也引起了人们的注意,因为内转换电子与俄歇电子的能量较低,与介质作用时,LET 值高,更容易把能量传递给靶器官,而不会损伤周围的器官或组织。

(二) 具有合适的半衰期

诊断用放射性核素的半衰期($T_{1/2}$)应在满足诊断检查所需时间的前提下尽可能短,以便降低机体所受的照射剂量,并且允许适当增加给药量,提高图像清晰度。目前临床上诊断用核素的半衰期大多在几小时到几天之间。随着快速标记技术的发展,半衰期为几分钟的放射性核素(主要是正电子核素)已开始在临床上使用。治疗用核素的半衰期不能太短,一般在 1～5 d 之间,以保证治疗效果。

(三) 毒性小

进入体内的放射性核素及其衰变产物的毒理效应应尽可能小。若毒性较大,则临床使用的量必须严格控制在安全范围内。此外,放射性药物的核纯度、比活度及放化纯度高,不但能提高药物效果,还能减少毒副作用和杂质放射性的干扰和危害。

第三节　诊断用放射性药物

一、锝标记放射性药物

(一) 锝的一般化学性质

临床使用的 ^{99m}Tc 都是通过 ^{99}Mo $-^{99m}$Tc 发生器淋洗得到的。发生器淋洗得到的 Na^{99m}TcO$_4$ 中的 ^{99m}Tc 是+7 价的,在溶液中很稳定,既不能生成配位化合物,也不能被颗粒所吸附。如要制备 ^{99m}Tc 标记药物,必须用还原剂使之还原成低氧化态,如+3、+4、+5 价锝等。目前最常用的还原剂为氯化亚锡(SnCl$_2$),在酸性介质中 ^{99m}TcO$_4^-$ 与 Sn^{2+} 的氧化还原反应如下:

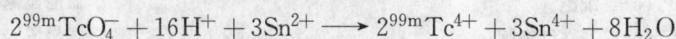

$$2^{99m}TcO_4^- + 16H^+ + 3Sn^{2+} \longrightarrow 2^{99m}Tc^{4+} + 3Sn^{4+} + 8H_2O$$

在其他物理化学条件下,^{99m}Tc 也可能还原为+3 或+5 价。洗脱液中 ^{99m}Tc 原子的化学量仅约 10^{-11} mol/L,按理说所需 Sn^{2+} 量很少,但由于 Sn^{2+} 易被氧化,为确保还原反应完全,Sn^{2+} 一般都大大过量,Sn^{2+} 和 ^{99m}Tc 原子比值至少高达 10^6 才能使反应完全。

(二) ^{99m}Tc 标记药物种类

除 Na^{99m}TcO$_4$ 可直接用于显像外,^{99m}Tc 标记药物从制备角度考虑可分为以下三类。

1. ^{99m}Tc 配位化合物　^{99m}Tc 放射性药物中大多数形成配位化合物,即与含有多个配位基团的络合剂(或螯合剂)产生的一类配位化合物。例如乙二胺四乙酸(EDTA)有四个羧基可作为配位基团与锝形成螯合物。

2. ^{99m}Tc 标记蛋白　蛋白质含有—NH_2,—$COOH$,—$CONH_2$,—SH,—OH 等基团,能与+3,+4,+5 价锝络合。

3. ^{99m}Tc 标记胶体　以 ^{99m}Tc-硫胶体(Tc_2S_7)和 ^{99m}Tc-硫化锑胶体最为常见。

(三)锝标记放射性药物的应用

^{99m}Tc 标记药物大部分都已实现药盒化,标记时只要将 $Na^{99m}TcO_4$ 淋洗液加入药盒,在一定条件下反应几分钟即可。锝标记放射性药物的应用见表 3-3-1 所示。

表 3-3-1　临床常用的 ^{99m}Tc 诊断药物

	显　像　剂	主　要　用　途
肾显像药物	(1) ^{99m}Tc-DTPA (pentetic acid,喷替酸,二乙撑三胺五乙酸)	肾显像(测定肾小球滤过率),雾化气(肺通气显像)
	(2) ^{99m}Tc-MAG_3(mercaptoacetyltriglycine,硫乙甘肽,巯基乙酰基三甘氨酸)	测定有效肾血浆流量
	(3) ^{99m}Tc(Ⅲ)-DMSA (sodium dimercaptosuccinate or succimer,二巯基丁二酸钠)	肾实质显像
	(4) ^{99m}Tc-GH(sodium glucoheptonate,葡庚糖酸钠)	肾血流和肾静态显像,肺肿瘤显像
	(5) ^{99m}Tc-EC(L,L-ethylene dicysteine,双半胱氨酸)	肾显像(测定有效肾血浆流量)
肝胆显像药物	(1) ^{99m}Tc-Phy(sodium phytate,植酸钠) $^{99m}Tc_2S_7$硫胶体 ^{99m}Tc(Sb)硫化锑胶体	肝显像
	(2) ^{99m}Tc-吡哆醛氨基酸类: ^{99m}Tc-PMT (pyridoxyl-5-methyltryptophan,吡哆醛-5-甲基色氨酸)	肝胆显像
	(3) ^{99m}Tc-乙酰苯胺亚氨二醋酸类(IDA): ^{99m}Tc-EHIDA (etifenin,依替菲宁)	肝胆显像
心肌显像药物	(1) ^{99m}Tc-MIBI(methoxy isobutyl isonitrile or sestamibi,甲氧基丁基异腈)	心肌灌注显像,肿瘤显像(乳腺癌,肺癌,甲状旁腺)
	(2) ^{99m}Tc-P53(Tetrofosmine,1,2-Bis(bis(2-ethoxyethyl)phosphino)ethane,锝替曲膦)	心肌灌注显像,肿瘤显像(乳腺癌,肺癌,甲状旁腺)
	(3) ^{99m}Tc-PYP	梗死心肌显像
骨显像药物	(1) ^{99m}Tc-MDP(methylene diphosphonate or medronate,亚甲基二膦酸盐)	骨显像
	(2) ^{99m}Tc-HMDP (hydroxymethylene diphosphonate or oxidronate,羟甲叉二膦酸盐)	骨显像
脑显像　脑灌注　药物　显像剂	^{99m}Tc-d,l-HMPAO ^{99m}Tc-ECD	脑血流灌注显像
血脑屏障功能显像剂	^{99m}Tc-高锝酸盐($Na^{99m}TcO_4$) ^{99m}Tc-DTPA、^{99m}Tc-GH	血脑屏障完整性
肺显像药物	^{99m}Tc-MAA(albumin aggregated,聚合白蛋白) ^{99m}Tc-锝气体(Technegas)	肺灌注显像,深静脉血栓显像 肺通气显像
其他锝标记药物	^{99m}Tc-DX_{105}(dextran,右旋糖酐105)	淋巴显像
	^{99m}Tc(V)-DMSA	软组织肿瘤显像
	^{99m}Tc-Tc_2S_7(sulfur colloid,胶体)	肝、脾、骨髓显像
	^{99m}Tc-红细胞	血池显像
	^{99m}Tc-热变性红细胞	脾显像
	^{99m}Tc-白细胞,^{99m}Tc-IL-8	炎症显像
	^{99m}Tc-血小板	血栓显像
	^{99m}Tc-各种单克隆抗体	放射免疫导向诊断
	^{99m}Tc-Octreotide	生长抑素受体阳性的肿瘤显像
	^{99m}Tc-TRODAT-1	多巴胺转运蛋白受体显像
	^{99m}Tc-HL91	乏氧显像

二、放射性碘标记药物

目前核医学常用的碘放射性同位素有三种，^{131}I、^{125}I 和 ^{123}I。

^{131}I 是最早用于临床的放射性核素之一，在相当长一段时间内，一直是核医学扫描剂的主要品种，它的缺点是半衰期(8.04 d)偏长，γ 射线能量(365 keV)偏高，不太适合 SPECT 显像，且发射 E_{max} 为 607 keV 的 β 粒子，给患者增加了不必要的照射而不提供任何有用信息。^{125}I 的半衰期为 60 d，γ 射线能量较低，无法用于显像，故 ^{125}I 主要用于体外放射竞争结合分析的测量。加速器生产的 ^{123}I 具有优良的核性质，半衰期 13 h，发射 159 keV 的 γ 射线，适合 SPECT 显像。用于甲状腺扫描时，患者所受剂量仅为 ^{131}I 的 1%，且分辨率高，图像清晰。

碘标记放射性药物的应用(见表 3 - 3 - 2)。

表 3 - 3 - 2　临床常用的碘标记放射性诊断药物

	显　像　剂	主　要　用　途
无机碘放射性药物	碘化钠(sodium iodide，Na^{131}I 或 Na^{123}I)	甲状腺功能测定和甲状腺显像
肾显像药物	*I - OIH(iodohippuric acid，邻碘马尿酸)	肾图和肾显像
肾上腺显像药物	(1) *I - 6 - IC(iodohippuric acid，6 -碘代胆固醇)	肾上腺显像
	(2) *I - MIBG(m-iodobenzyl guanidine, or iobenguane，间-碘苄胍)	
脑显像药物	(1) ^{123}I - IMP(N-isopropyl-p-iodoamphetamine，N-异丙基-对碘安非他明)	脑灌注显像
	(2) ^{123}I - IBZM(3 - iodo - 2 - hydroxy - 6 - methoxy - N -[(1-ethyl -2 - pyrrolidinyl] methyl] benzamide，3 -碘-2 -羟基-6 -甲氧基-N -[(1-乙基-2 -吡咯烷基) 甲基]苯酰胺)	
心肌显像	(1) ^{123}I - IPPA(ω-p-iodophenyl pentadecanoic acid，对碘苯代十五酸)	心肌脂肪酸代谢显像
	(2) ^{123}I - BMIPP(β - methyliodophenyl pentadecanoic acid，β 甲基对碘苯代十五酸)	

三、短半衰期正电子核素放射性药物

正电子发射计算机断层(positron emitting tomography，PET)作为新的影像学手段已日益受到人们的高度重视。核医学中应用的短半衰期正电子核素主要有 ^{11}C、^{13}N、^{15}O、^{18}F，其半衰期分别为 20.4 min、9.96 min、2.04 min、110 min。它们的优点是：① ^{11}C、^{15}O、^{13}N 都属人体组织的基本元素，用它们标记生物活性物质都属同位素标记，原有的理化性质及生物学行为基本保持不变，这对研究体内各种生命物质的功能、运动和代谢规律提供了有利条件。② 由于正电子核素半衰期一般很短，可一次给予患者较大剂量，在短时间内可达到较高计数率，获得清晰图像，而患者所受的辐射剂量却相对较小。在许多动态研究中还可以重复给药，重复观察，而不需要等很长时间。美国药典从第 23 版(1995)起开始收载短半衰期正电子核素标记药物，$^{13}N - NH_3$、$^{18}F - FDG$ 和 $^{18}F - L -$氟代多巴($^{18}F - L - DOPA$)，至第 24 版(包括第 25 版)已经收载了 5 种正电子核素标记的 12 个药物(表 3 - 3 - 3)。值得注意的是 ^{11}C 标记的正电子核素标记药物增长快速，在新增加的 9 个药品中，^{11}C 标记的有 6 个，其余 3 个分别为 ^{18}F、^{15}O 和 ^{82}Rb 标记的药物。

表 3 - 3 - 3　美国第 25 版药典收载的 12 种正电子核素放射性药物

^{11}C - Carbon Monaoxide(^{11}C—一氧化碳)	^{11}C - Flumazenil(^{11}C -氟马西尼)注射液
^{11}C - Mespiperone(^{11}C -甲基螺环哌啶酮)注射液	^{11}C - Methionine(^{11}C -蛋氨酸)注射液
^{11}C - Raclopride(^{11}C -雷氯必利)注射液	^{11}C - Sodium Acetate(^{11}C -醋酸钠)注射液
^{18}F - Fludeoxyglucose(^{18}F -氟代脱氧葡萄糖)注射液	^{18}F - Fluorodopa(^{18}F -氟代多巴)注射液
^{18}F - Sodium Fluoride(^{18}F -氟化钠)注射液	
^{13}N - Ammonium(^{13}N -氨)注射液	
^{15}O - Water(^{15}O -水)注射液	
^{82}Rb - Rubidium Chloride(^{82}Rb -氯化铷)注射液	

正电子核素的来源有两个途径：① 由回旋加速器直接生产,如^{11}C、^{13}N、^{15}O、^{18}F等。② 通过核素发生器获得,如$^{62}Zn-^{62}Cu$、$^{68}Ge-^{68}Ga$、$^{82}Sr-^{82}Rb$、$^{122}Xe-^{122}I$发生器等,相应的子体核素^{62}Cu、^{68}Ga、^{82}Rb、^{122}I的半衰期分别为 9.73 min、68.1 min、1.25 min、3.62 min,其中^{68}Ga已试用于临床,^{82}Rb则以$^{82}RbCl$注射液的形式为美国药典第 24 版收载。

(一) ^{18}F 标记的放射性药物

1. $^{18}F-FDG$ $^{18}F-FDG$ 是葡萄糖结构类似物,通过转运载体 Glut-1 转运入细胞。进入细胞后,$^{18}F-FDG$ 在胞质内经己糖激酶作用转变为$^{18}F-FDG-6-磷酸盐$,不再参与葡萄糖的进一步代谢而滞留于细胞内。在不同的生理和病理状态下,细胞对葡萄糖的吸收利用会发生变化,从而反映人体的某些功能改变。$^{18}F-FDG$ 应用非常广泛,主要包括心脏病学、肿瘤和中枢神经系统三大方面,在判断心肌活力、寻找肿瘤病灶和脑部疾病诊断方面有重要价值。

2. $^{18}F-L-DOPA(L-Fluorodopa,L-氟代多巴)$ $^{18}F-L-DOPA$ 注入体内后通过神经元细胞内多巴脱羧酶的作用参与脑内多巴胺的合成与代谢,因此可用于脑多巴胺代谢测定,并可反映多巴脱羧酶的活性。由于脑多巴胺的变化能敏感地反映帕金森病(PD)的病理、生理变化,对 PD 的早期诊断有很高的临床价值,且能用于 PD 的鉴别诊断及预后评价。

3. 其他^{18}F标记的放射性药物

(1) 用于肿瘤显像:如用于神经胶质瘤显像的$^{18}F-L-\alpha-甲基酪氨酸$以及$^{18}F-FDAG$。其他还有用于肿瘤增生显像的$^{18}F-FFUdR$(胸苷类物质);用于腹水癌、肺癌等肿瘤显像的$^{18}F-氟尿嘧啶$;用于白血病诊断的$^{18}F-阿糖胞苷$以及$^{18}F-雌二醇$,$^{18}F-道益氏酸$(doisynolic acid,也称雌酮酸,雌激素受体显像剂)等。

(2) 用于中枢神经系统显像:如$^{18}F-\beta-CIT-FP$与多巴胺转运蛋白有较高亲和力。^{18}F标记的螺环哌啶酮(spiperone)及其 N-烷基衍生物均是多巴胺 D2 受体显像剂。$^{18}F-fallypride$是一个高选择性高亲和性的多巴胺 D2 受体显像剂。

(3) 用于心脏显像:如用于心肌代谢显像的$^{18}F-16-棕榈酸$以及$^{18}F-十七烷酸$。

(二) ^{11}C 标记的放射性药物

^{11}C标记的放射性药物从其显像功能上可分为脑功能显像药物、心功能显像药物及肿瘤显像药物,按作用机制主要可分为代谢型显像药物和受体型显像药物。

1. 代谢型显像药物

(1) 氨基酸代谢显像剂:$^{11}C-L-MET$(L-methionine,L-蛋氨酸),通常可用作脑肿瘤显像,其准确性优于 CT。

(2) 脂肪酸代谢显像剂:$^{11}C-棕榈酸$与$^{11}C-乙酸$均是良好的心肌代谢显像剂。

(3) 胆碱代谢显像剂:$^{11}C-胆碱$(choline)用于脑肿瘤显像,且可对经过手术或放疗的脑瘤患者进行疗效判断。

(4) 糖代谢显像剂:$^{11}C-葡萄糖$是良好的代谢显像剂,可用于脑、心脏及肿瘤的显像。

(5) 核酸代谢显像剂:$^{11}C-胸腺嘧啶$参与核酸的合成,可用于肿瘤的显像。

2. 受体显像药物

(1) 多巴胺受体显像剂:

1) $^{11}C-NMSP$(Mespiperone,methyl spiperone,甲基螺环哌啶酮):1983 年,Wagner HN 等利用$^{11}C-NMSP$首次成功用于人的活体脑内 D2 受体 PET 显像。$^{11}C-NMSP$可用于帕金森病、亨廷顿舞蹈病、多系统萎缩等多种神经精神疾病的诊断。

2) $^{11}C-SCH 23390[R(+)-8-chloro-2,3,4,5-tetrahydro-3-methyl-5-phenyl-1H-3-benzazepin-7-ol]$:$^{11}C-SCH 23390$是多巴胺 D1 受体显像剂,可用于精神分裂症及帕金森病的早期诊断。

3) $^{11}C-Raclopride\{雷氯必利,[S(-)-3,5-dichloro-N-((1-ethyl-2-pyrrolidinyl)methyl)-6-methoxysalicylamide]\}$:$^{11}C-Raclopride$是多巴胺 D2 受体显像剂,主要用于各种神经精神疾病的研究,帕金森病患者多巴胺 D2 受体的研究,脑垂体腺瘤患者多巴胺 D2 受体的测定以及精神分裂症患者多巴胺 D2 受体变化的基础研究等。

（2）苯并二氮卓受体显像剂：^{11}C - flumazenil（氟马西尼），主要用于癫痫病灶及遗传性舞蹈病的PET显像检查。

（3）5 - HT（5 -羟色胺）受体显像剂：5 - HT 受体显像剂常用的有^{11}C - ketanserin（酮色林）及^{11}C - MSP。

（4）肾上腺素能受体显像剂：^{11}C -间羟基麻黄碱和^{11}C - metaraminol（间羟胺）可用于α-肾上腺素能受体显像。^{11}C - propranolol（普奈洛尔）和^{11}C - practolol（普拉洛尔）可用于β-肾上腺素能受体显像。

（5）乙酰胆碱能受体显像剂：N-甲基-^{11}C-东莨菪碱及 N -甲基-^{11}C - MQNB（甲基二苯羟乙酸喹尼酯）等可用于毒蕈碱乙酰胆碱受体显像，^{11}C-烟碱则可用于烟碱乙酰胆碱受体显像。

（6）阿片受体显像剂：^{11}C-卡芬太尼（carfentanil）可特异地与 μ-阿片受体结合，用于阿片受体的显像。

（7）雌激素受体显像剂：^{11}C-雌二醇可用于雌激素受体的 PET 显像。

（三）^{13}N、^{15}O 及^{82}Rb 标记的放射性药物

^{13}N、^{15}O 及^{82}Rb 由于半衰期较短，主要以简单化合物的形式应用于临床。

1. ^{13}N 标记的放射性药物　　^{13}N - NH$_3$（amonium，氨），目前用于临床的^{13}N 标记的放射性药物主要是^{13}N - NH$_3$。^{13}N - NH$_3$ 主要用于心肌显像，与^{18}F - FDG 一同被认为是测定心肌活力的金标准。

2. ^{15}O 标记的放射性药物　　^{15}O - n - buOH（n - butanol，正丁醇），^{15}O 标记的放射性药物有^{15}O - H$_2$O、^{15}O - n - buOH、^{15}O - CO$_2$，可用作脑灌注显像，用于测定脑血流。

3. ^{82}Rb 标记的放射性药物　　^{82}RbCl（rubidium chloride，氯化铷），^{82}Rb$^+$ 为正 1 价碱金属离子，化学性质与 K 相似。^{82}RbCl 主要用于心肌灌注显像，心肌对^{82}Rb 的摄取表现出与 K 相似的特性。

第四节　治疗用放射性药物

放射性核素用于治疗疾病最早可追溯至 1905 年。目前临床放射性核素治疗报道最多的依次是甲亢、甲状腺癌和转移性骨肿瘤。治疗用放射性核素已从最初的天然放射性核素过渡到目前的人工放射性核素（表 3 - 4 - 1），治疗用放射性药物从简单核素治疗发展到今天以标记化合物为主。

表 3 - 4 - 1　与治疗有关的放射性核素

核　素	带电粒子	半衰期	粒子最大能量(MeV)	组织中的最大射程
^{90}Y	β	2.67 d	2.28	12 mm
^{188}Re	β	17 h	2.11	10.8 mm
^{32}P	β	14.3 d	1.71	8.7 mm
^{89}Sr	β	50.5 d	1.49	8 mm
^{165}Dy	β	2.33 h	1.29	6.4 mm
^{186}Re	β	3.77 d	1.08	5 mm
^{198}Au	β	2.7 d	0.96	4.4 mm
^{153}Sm	β	1.95 d	0.81	3 mm
^{131}I	β	8.04 d	0.61	2.4 mm
^{161}Tb	β	6.9 d	0.59	2.2 mm
^{177}Lu	β	6.7 d	0.5	1.8 mm
^{169}Er	β	9.4 d	0.34	1 mm
^{111}In	IC	2.83 d	0.25	0.6 mm
^{117m}Sn	IC	13.6 d	0.16	0.3 mm
^{125}I	Auger	60.3 d	0.03	17 μm
^{212}Bi	α	1 h	8.8	87 μm
^{211}At	α	7.2 h	6.8	65 μm
^{149}Tb	α	4 h	4	28 μm

一、放射性碘标记治疗药物

1. Na^{131}I Na^{131}I目前主要用于治疗三种甲状腺疾病。第一种是甲状腺功能亢进。第二种是甲状腺癌转移灶的治疗。第三种是治疗自主甲状腺结节(AFTN)。

2. ^{131}I - MIBG ^{131}I - MIBG在临床上的一个重要作用是用于治疗嗜铬细胞瘤和神经母细胞瘤。神经母细胞瘤是儿童常见的颅外实体瘤,5年生存率仅为30%。此病对化疗和体外放射治疗不敏感,大剂量^{131}I - MIBG能进行有效治疗,目的在于缩小肿瘤体积,便于手术治疗。^{131}I - MIBG用于治疗嗜铬细胞瘤时,^{131}I - MIBG在肿瘤与肝的放射性比值可达680:1,临床应用表明^{131}I - MIBG治疗恶性嗜铬细胞瘤的有效率达50%以上。

二、其他核素标记的治疗药物

其他核素标记的治疗药物中应用最广泛的是用于缓解转移性骨癌患者疼痛的放射性药物。利用亲骨性放射性药物作为骨痛患者的姑息疗法,可有效缓解骨痛。

1. ^{89}Sr - SrCl$_2$(strontium chloride,氯化锶) ^{89}Sr半衰期为50.5 d,β粒子最大能量为1.43 MeV,骨转移灶和正常骨摄取比为2~25:1。^{89}Sr一旦渗入到病灶后,则与正常骨组织一样,不再移出,至少可滞留在转移灶内100 d。因此,在此期间可获得大部分辐射效应。

2. ^{186}Re - HEDP(hydroxyethylidene diphosphonate,羟基亚乙基二膦酸盐) ^{186}Re半衰期为3.8 d,β粒子最大能量为1.07 MeV,同时发射9.5%的能量为137 keV的γ射线。^{186}Re具有与^{99m}Tc相近的理化特性,能与HEDP形成稳定的配合物浓聚于骨组织,2 h时^{186}Re - HEDP在小鼠骨中的聚集量达32%ID/g。^{186}Re - HEDP在病变骨和正常骨摄取比为5.4:1,其β粒子在骨中的平均射程为0.5 mm,在组织中为4 mm。一次性用^{186}Re - HEDP 1.2~1.8 GBq治疗前列腺癌及乳腺癌转移性骨痛有效率为80%~90%,与^{89}Sr相比,症状缓解更为迅速。此外^{186}Re衰变时发射的137 keV的γ射线适合显像,可了解病灶的治疗情况,但^{186}Re血浆清除较慢,肾脏残留较多,毒性反应同样是一过性骨髓抑制。

3. ^{188}Re - HEDP(hydroxyethylidene diphosphonate,羟基亚乙基二膦酸盐) ^{188}Re半衰期为16.9 h,β粒子最大能量为2.13 MeV,同时发射16.2%的能量为155 keV的γ射线。由于^{188}Re可由^{188}W - ^{188}Re发生器淋洗得到,淋洗剂为生理盐水,使用方便,故^{188}Re - HEDP正成为又一种用于骨转移癌镇痛的放射性药物。

4. ^{153}Sm - EDTMP(ethylene diamine tetramethylene phosphonic acid,乙二胺四甲撑膦酸) 与其他治疗核素相比,^{153}Sm具有β粒子能量适中(810 keV占20%,710 keV占50%,640 keV占30%),在组织中射程短(3 mm),半衰期适中(46.3 h)及化学状态单一稳定等优良的理化性质。与^{186}Re一样,其发射的103 keV(30%)γ射线适宜病灶显像。经过长期研究筛选,^{153}Sm - EDTMP被公认为是目前最好的治疗骨痛放射性药物之一。

5. ^{117m}Sn - DTPA(pentetic acid,喷替酸,二乙撑三氨五乙酸) 近年来能发射内转换电子及俄歇电子核素的治疗作用引起了核医药学界的重视。由于内转换电子一般能量较低,在组织中的射程较短,不易穿透所摄取的细胞,因此对正常细胞毒性作用小,不易杀伤造血细胞;而且低能的内转换电子在肿瘤组织中的线能量传递值(LET)高,能有效地把能量传递给肿瘤组织。如^{117m}Sn,其半衰期为14 d,γ射线能量158 keV,既不发射β$^-$射线,也不发出α粒子,但发射能量为130 keV和155 keV的内转换电子。因此^{117m}Sn - DTPA作为一个新的用于缓解转移性骨癌疼痛的放射性药物已试用于临床。

6. ^{90}Y-capromab pendetide ^{90}Y-capromab pendetide是一个放射免疫治疗药物,主要用于治疗前列腺癌,包括治疗根治性前列腺切除术后前列腺癌的复发。临床使用时往往与^{111}In - Capromab pendetide相配合,即先用^{111}In - Capromab pendetide显像诊断,然后再用^{90}Y-capromab pendetide进行治疗。

三、核素介入治疗药物

通过穿刺、植入、动脉灌注或插管等方式,把高活性放射性微球引入病灶内,达到放疗和栓塞"双效"治疗目的,从而提高疗效,减少副作用。放射性栓塞剂主要有^{131}I-碘化油、^{32}P、^{198}Au、^{90}Y、^{211}At等标记的胶体或相应的陶瓷、树脂和玻璃微球等。介入治疗主要用于:① 各种腔隙的癌性积液,如对胸、腹腔内原发肿瘤及其引发的癌性积液已有不少文献报道获得比较理想的治疗效果。② 姑息治疗:对于广泛转移而不能手术或肿瘤太大无法手术的患者,可以通过介入治疗使肿瘤明显缩小后再进行切除,变不可治为可治。③ 预防性治疗:大块癌组织可以切除,而有些残留细胞和扩散到淋巴组织中的癌细胞无法切除,同时手术本身也有扩散、种植作用。因此,向手术野注入一些放射性胶体,可以起到预防肿瘤扩散的作用。

1. *I-碘化油(lipiodol) 将放射性碘化油经肝动脉注射后能选择性地较长时间滞留在肝癌组织中,因此能有效应用于原发性肝癌的放射栓塞治疗。

2. ^{125}I-籽源 ^{125}I-籽源在国外的商品名为 OncoSeed,其结构如下:将一定量的 Na^{125}I 吸附在银棒上,装入一个小容器中,容器由耐腐蚀的金属钛制成,厚度仅为 0.05 mm。OncoSeed 长 4.5 mm,直径 0.8 mm。目前 ^{125}I-籽源主要用于治疗前列腺癌。

第五节 放射性药物的质量控制

为保证放射性药物在临床应用的有效性和安全性,必须根据国家制定的标准,对放射性药物进行质量控制。其内容包括:物理鉴定、化学鉴定和生物鉴定。

一、物 理 鉴 定

1) 物理状态:包括放射性药物的颜色、澄明度等。有些药物应具有大小合适的颗粒度。

2) 放射性核纯度:放射性药物中杂质放射性核素会增加患者所受到的不必要照射及降低显像质量。例如,^{99m}Tc 淋洗液中,^{99}Mo 不得超过 0.1%。

3) 放射性活度。

二、化 学 鉴 定

1. 放射化学纯度 在放射性药物的放化纯度测定中,一般采用带有放射性检测器的高效液相色谱仪(HPLC),色谱图上各组分的峰面积正比于样品中各组分的放射性活度。图 3-5-1 是采用 HPLC 法测定 ^{125}I 标记蛋白质放化纯度的实例。^{125}I 标记蛋白质的保留时间 t_R 为 7.27 min,游离 ^{125}I 的 t_R 为 11.76 min。HPLC 法测得 ^{125}I 标记蛋白质的放化纯度大于 99%。

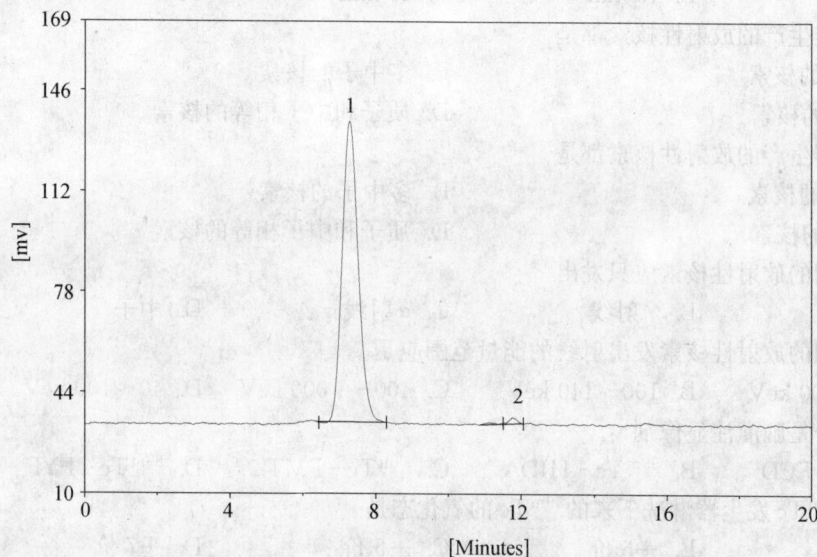

图 3-5-1 ^{125}I 标记蛋白质的 HPLC 色谱图(放射性检测器)

2. 化学纯度 过量的化学杂质会产生毒性,因此放射性药物使用前应进行化学纯度鉴定,使化学杂质不超过允许范围。

3. pH 和离子强度 可用 pH 试纸测定。放射性药物的酸度应与人体生理 pH 接近,即 pH=7.4 左右,以避免出现不良反应。一般放射性药物的 pH 为 3~9。

三、生 物 鉴 定

1. 无菌检验和灭菌　所有注射用放射性药物不得存在活的微生物,为此须进行可靠的灭菌处理和无菌检验。

2. 热原试验　对于放射性药物的热原试验除了家兔实验以外,我国药典列出了以鲎试剂测定细菌内毒素方法,简便快捷。

3. 毒性试验　放射性药物毒性试验一般只包括安全试验、半致死量(LD_{50})测定和内照射吸收剂量估算。

(1) 安全性试验:把按单位体重几百倍于人的药物剂量,注入 5 只一组的小鼠体内,假如 5 只小鼠存活并反应正常,则认为此放射性药物安全试验合格。

(2) LD_{50}测定:按常规进行,LD_{50}值与有效剂量的比值越大越安全。

(3) 内照射吸收剂量估算:现在国际上最常用的估算方法是美国核医学会医用照射剂量委员会制定的方法(简称 MIRD 法)。

治疗用放射性药物因用药量大,且常为多次应用,故除上述各项目外,还需进行急性或长期毒性试验,必要时应作致突变试验、生殖毒性试验和致癌试验等。

(朱建华)

思考题

一、问答题

1. 简述脑功能显像剂设计时需要满足的基本要求以及通过血脑屏障的必要条件。
2. 简述治疗用放射性核素的基本要求。
3. 在我国为何用于显像诊断的主要是锝标记药物而非碘标记药物?
4. 制备锝标记药物时如何防止胶体锝的产生?
5. 短半衰期正电子发射核素主要有哪几种?
6. 短半衰期正电子发射核素标记的药物主要有哪些? 简述这些药物的主要用途。

二、多选题

1. 短寿命放射性核素^{11}C,其半衰期是
   A. 2 min　　　　　B. 10 min　　　　　C. 20 min　　　　　D. 110 min
2. 利用反应堆生产的放射性核素都是
   A. 缺中子的核素　　　　　　　　B. 多中子的核素
   C. 多质子的核素　　　　　　　　D. 质子和中子相等的核素
3. 利用加速器生产的放射性核素都是
   A. 缺中子的核素　　　　　　　　B. 多中子的核素
   C. 缺质子的核素　　　　　　　　D. 质子和中子相等的核素
4. 脏器扫描用的放射性核素应只发出
   A. β射线　　　　　B. γ射线　　　　　C. α射线　　　　　D. 中子
5. 脏器扫描用的放射性核素发出射线的能量范围应是
   A. 100～300 keV　　B. 100～140 keV　　C. 400～1 000 keV　　D. 40～100 keV
6. 下面哪一个是脑灌注显像剂
   A. ^{99m}Tc - ECD　　B. ^{99m}Tc - HIDA　　C. ^{99m}Tc - PMT　　D. ^{99m}Tc - PYP
7. 从^{99}Mo -^{99m}Tc 发生器淋洗下来的^{99m}Tc 的氧化态是
   A. −1 价　　　B. +5 价　　　C. −5 价　　　D. +7 价　　　E. +8 价
8. 生产^{32}P 有两种方式:(1) ^{31}P $(n,\gamma)^{32}$P,(2) ^{32}S$(n,p)^{32}$P,何种方式得到的产物比活度高
   A. (1)　　　　　B. (2)　　　　　C. 一样　　　　　D. 无可比性
9. 下列核素都是正电子核素
   A. ^{11}C,^{15}O,^{82}Rb　　B. ^{11}C,^{18}F,^{99}Tc　　C. ^{131}I,^{125}I,^{123}I　　D. ^{123}I,^{15}O,^{18}F
10. 下列核素标记的药物中,哪一种理论比活度最高
   A. ^{11}C　　　　　B. ^{99m}Tc　　　　　C. ^{131}I　　　　　D. ^{123}I

第四章 辐射防护

放射性核素在核医学事业中的广泛应用,为基础医学研究、临床医学诊断和治疗开辟了新途径。但因为这是一种直接以放射性核素及其标记物进行的开放性操作,应用过程中产生的射线也可给人类带来危害,因此,在实践中必须重视核医学的放射卫生防护,既保护放射工作人员个人及其后代和公众的健康安全,又有利于促进核科学技术的发展及放射性工作的顺利进行。本章介绍辐射生物效应及放射防护的基本知识,为学习核医学奠定基础。

第一节 辐射生物效应

电离辐射生物效应(ionizing radiation biological effect)是指电离辐射的能量传递给生物机体后所引起的变化和反应,简称辐射生物效应。电离辐射生物效应一方面在医学中可被应用于疾病治疗,另一方面又可导致人体的辐射损伤。

一、辐射生物效应发生机制

辐射生物效应涉及体内许多复杂的变化过程,从生物体吸收辐射能量到损伤、死亡或康复,要经历许多性质不同而又相互联系的物理、化学和生物学方面的变化,涉及组成机体的生物大分子的变化、细胞功能和代谢的变化以及机体各个组成部分之间相互关联的变化等,这些变化可分为原发作用和继发作用。

(一)原发作用

电离辐射的原发作用是指机体在射线作用下,能量的吸收、传递、转化及相应的生物大分子和细胞微结构的损伤,包括直接作用和间接作用两个方面。在原发作用过程中,辐射能量的吸收和传递、分子的激发和电离、自由基的产生、化学键的断裂等,都在生物体内进行,能量的吸收和传递使细胞中排列有序的生物大分子处于激发和电离状态,特殊的生物结构使电子传递和自由基连锁反应得以进行,从而发生生物水平的变化,并引起生物大分子损伤。原发作用的机制多年来各国学者提出了许多不同的学说,如:硫氢基学说、膜学说、靶学说、连锁反应学说、结构代谢学说等,但至今尚无公认的学说。

1. 直接作用(direct effect) 指放射线直接作用于具有生物活性的大分子,如核酸、蛋白质(包括酶类)等,使其发生电离、激发或化学键的断裂而造成分子结构和性质的改变,从而引起功能和代谢的障碍(图4-1-1)。

正常生活状况的细胞,生物大分子存在于大量水分子的环境中。而关于直接作用的实验都是在干燥状态或含水量很少的大分子或细胞上进行的,只有当物质含水量极低时才能说辐射效应的发生是直接作用。例如引起烟草斑纹病毒的辐射效应,在干燥状态下所需剂量要比含水时高100～1 000倍。因此,必须认识到单纯直接作用不能解释细胞内发生的全部效应。

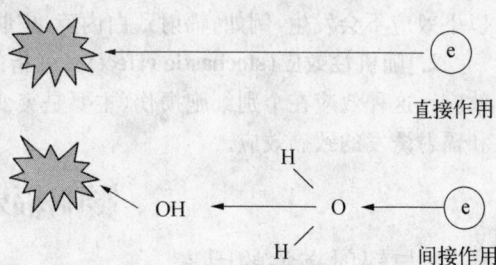

图4-1-1 电离辐射的原发作用

2. 间接作用(indirect effect) 是指放射线作用于体液中的水分子,引起水分子的电离和激发,形成化学性质非常活泼的一系列原发辐射产物,继而作用于生物大分子引起损伤。水的原发辐射产物主要是反应性很强的自由基(H·、OH·)e-aq(水合电子)、H_2O_2等。

多数机体细胞含水量高,细胞内生物大分子存在于含大量水分子的环境中,因此间接作用在辐射生物学效应的发生上占有十分重要的地位。

（二）继发作用

电离辐射的继发作用是指在生物大分子损伤的基础上,细胞代谢发生变化、功能和结构遭到破坏,从而导致组织和器官一系列病理变化。

机体的细胞、组织和器官一方面受到辐射能的损伤,并通过神经体液的作用引起继发损伤;另一方面生物分子和细胞也有修复、再生和代偿能力。损伤和修复的最后结果决定机体的预后,有时在损伤修复后,还可能由于生物大分子DNA改变,引起染色体畸变,基因突变、移位或丢失,而有可能出现远期效应,如致癌效应或遗传效应。总之,辐射生物学效应是非常复杂的,对其研究能促进放射医学及防护的发展,具有重要的意义。

二、辐射生物效应分类

为了研究辐射生物效应发生、发展的规律,以便有效地进行辐射防护,就需对辐射生物效应进行分类,辐射生物效应的分类如下:

（一）按照射方式分

1. 外照射与内照射(external and internal irradiation) 电离辐射源由体外照射人体称外照射。以γ线、中子、X射线等穿透力强的射线作用为主。放射性物质通过各种途径进入机体,以其辐射能产生生物学效应者称内照射,内照射的效应以电离强的α、β射线作用为主。

2. 局部照射和全身照射(local and total body irradiation) 当外照射的射线照射身体某一部位,引起局部细胞的反应者称局部照射。当全身均匀地或非均匀地受到照射而产生全身效应时称全身照射。

（二）按照射剂量率分

1. 急性效应(acute radiation effect) 高剂量率照射,短时间内达到较大剂量,效应迅速表现。

2. 慢性效应(chronic radiation effect) 低剂量率长期照射,随着照射剂量增加,效应逐渐积累,经历较长时间表现出来。

（三）按效应出现时间分

1. 早期效应(early effect) 照射后立即或数小时后出现的效应。

2. 远期效应(late effect) 亦称远后效应。照射后经历一段时间间隔表现出的效应。

（四）按效应表现的个体分

1. 躯体效应(somatic effect) 受照射个体本身所发生的各种效应。

2. 遗传效应(genetic effect) 受照射个体生殖细胞突变,而在子代表现出的效应。

（五）按效应的发生和照射剂量的关系分

1. 确定性效应(deterministic effect) 指效应的严重程度(不是发生概率)与照射剂量的大小有关的效应。效应的严重程度取决于细胞群中受损细胞的数量或百分率。此种效应存在阈剂量,即在阈剂量以下效应不会发生,例如,辐射致白内障、皮肤放射损伤和辐射致不孕症等。

2. 随机性效应(stochastic effect) 指效应的发生概率(不是严重程度)与照射剂量的大小有关的效应。这种效应在个别细胞损伤(主要是突变)时即可出现。目前认为它不存在阈剂量,例如,遗传效应和辐射诱发的致癌效应。

三、影响辐射生物效应的主要因素

（一）与辐射有关的因素

1. 辐射的种类和能量 高电离密度的电离辐射,电离密度大,射程小,如α、β射线,在组织内能量分布密集,内照射时生物学效应相对较强,一般用于治疗。而γ(X)射线是低电离密度的电离辐射,电离密度小,射程大,因此外照射时生物学效应强,一般用于诊断。

2. 剂量和剂量率 照射剂量大小是决定辐射生物效应强弱的首要因素,剂量与生物效应的关系曲线呈S型,在放射生物学研究中,通常以半致死剂量(LD$_{50}$)作为机体放射敏感性的指标。另外,在一定剂量范围内,同等剂量照射时,剂量率越高者生物学效应越显著。

3. 照射条件

（1）照射方式:内照射时,生物效应 α>β>γ;外照射时,生物效应 γ>β>α。

(2) 照射部位：当照射剂量和剂量率相同时，腹部照射的全身后果最严重，其次为盆腔、头颈、胸部和四肢。

(3) 照射范围：在受照射的剂量和剂量率相同条件下，照射范围越大，效应越明显。全身照射比局部照射的后果更严重。

(4) 分次照射：同一剂量的辐射，在分次给予的情况下，其生物效应低于一次给予的效应。分次愈多、各次间隔时间愈长，生物效应愈低。

(二) 与机体有关的因素

当辐射的各种物理因素相同时，生物机体及其不同组织对辐射的反应却有很大差别。即有些种系、个体、组织、细胞对射线比较敏感，而另一些则不敏感。因此就提出了放射敏感性的概念，放射敏感性是指当照射条件相同时，机体、组织、器官对辐射作用的反应强弱或反应速度快慢，放射敏感性高者容易受到伤害。

1. 生物种系

1) 种系演化程度愈高，机体组织结构愈复杂，辐射敏感性愈高。

2) 多细胞比单细胞的放射敏感性高。

3) 哺乳类比鸟类、鱼类、两栖类及爬虫类敏感性高。

2. 生物个体

1) 同种系的不同个体，对辐射的敏感性不同。年幼、女性、健康状况不佳、营养和精神状态差者对辐射更敏感。

2) 同一个体不同生理和发育阶段，对辐射敏感性不同。胚胎期较胎儿期敏感，幼年和老年较成年敏感，女性在月经期和妊娠期对辐射敏感。

3. 组织细胞　一般规律是分裂繁殖活跃的细胞和代谢率高的细胞对辐射敏感。骨髓干细胞、生殖细胞和小肠上皮细胞的辐射敏感性高，而肌肉组织的辐射敏感性低。

4. 组织和细胞内环境　研究表明受照的组织、细胞或溶液系统，最大的相对效应常发生在最稀释的溶液中(稀释效应)，辐射效应随周围介质中氧浓度的增加而增加(氧效应)，降低温度可使辐射损伤减轻(温度效应)，有其他物质的存在，使一定剂量的辐射对溶质的损伤作用减轻(防护效应)。

(三) 介质因素

细胞培养体系中或机体体液中在照前含有辐射防护剂(radioprotectant)，如含 SH 基的化合物可减轻自由基反应，促进损伤生物分子修复，能减弱生物效应，反之，如含有辐射增敏剂(radiosensitizer)，能增强自由基化学反应，阻止损伤分子和细胞修复，能提高辐射效应。

第二节　辐射防护的原则和措施

核能的应用为人类的现代文明带来很大的效益，但如果使用不当对人类健康也存在着潜在的危害。对电离辐射需要的是谨慎，而不是恐惧。只要我们按现有放射防护的法规及防护措施实施，就能避免可能发生的危害或将其减至最小限度。其任务是趋利避害，既要积极进行有益于人类的伴有电离辐射的实践活动，促进核能利用及其技术的迅速发展，又要最大限度地预防和减少电离辐射对人类的危害。

放射防护目的：防止确定性效应的发生，限制随机效应的发生率，使之达到被认为可以接受的水平。

一、放射卫生防护的基本原则

1977 年 1 月 ICRP(国际辐射防护委员会，International Commission on Radiological Protection)在"26号"至"33 号"报告中总结了战后 20 多年的资料，淘汰了沿用 30 年的最大容许剂量的概念，提出以实践的正当化、辐射的最优化和个人剂量限值三个原则，作为辐射防护基本原则。

(一) 放射实践的正当化

任何伴有电离辐射的实践所获得的，包括经济的以及各种有形或无形的社会、军事及其他效益，必须大于所付出的代价：包括基本生产代价、辐射防护代价以及辐射所致损害的代价的纯利益，否则，则不应进行这种实践。

进行正当性判断时,还应与其他可替代的实践进行比较。如果可替代的实践利益与代价之比更大,即使放射性实践中的利益大于代价,该实践也缺乏正当性。

(二) 放射防护的最优化

任何电离辐射的实践,应当避免不必要的照射。任何必要的照射,在考虑了经济、技术和社会等的基础上,应保持在可以合理达到的最低水平(as low as reasonably achievable,ALARA),所以最优化原则也称为 ALARA 原则。在谋求最优化时,应以最小的防护代价,获取最佳防护效果。

(三) 个人剂量限值

能满足实践的正当化和辐射防护最优化的辐射剂量,不一定能对个人提供合适的防护,因此还需限定个人所受照射的当量剂量不能超过规定的限值。它是对最优化过程的约束条件,适用于放射工作人员和公众。

剂量限值(individual dose limits)是指受控实践使个人所受到的有效剂量或当量剂量不得超过的值,设定剂量限值的目的在于防止发生对健康有害的确定性效应,限制随机效应发生的概率,即将随机效应的发生率降低到可接受的水平。剂量限值的确定除了要考虑到受照者本人及后代的健康不受影响外,还要考虑到社会对辐射危害的可接受程度。ICRP60 号报告推荐的职业性人员照射剂量限值为:连续五年内有效剂量不超过 100 mSv,年平均为 20 mSv。在任一年内有效剂量不超过 50 mSv,眼晶体的年剂量限值为 150 mSv,皮肤为 500 mSv。非职业性人员的年有效剂量为 1 mSv,或连续五年的年平均剂量不超过 1 mSv。对于孕妇,在妊娠期内,下腹部表面的剂量限值不应超过 2 mSv。

上述三项基本原则不可分割。其中最优化原则是最基本的原则,确保个人所受的当量剂量不超过标准所规定的限值。

二、放射卫生防护的措施

目前科研和医疗等仪器中使用的辐射源有封闭源和开放源两类。封闭源有各种射线装置、X 射线机、治疗用加速器等,对人体的危害主要是外照射。开放源主要是核医学中常用的各种放射性核素,对人体的危害主要是内照射和体表污染,也有外照射。因此,了解内照射和外照射防护的原则和措施至关重要。

(一) 外照射防护

外照射防护的目的在于控制辐射对人体的照射,外照射防护的基本措施是:时间防护、距离防护、屏蔽防护、合理使用放射源、选择毒性小的核素等。

1. 时间防护 缩短受照时间:应避免一切不必要的辐射场逗留,即使工作需要,也尽量缩短在辐射场的逗留时间。工作前应充分准备、熟悉规程、快速操作。必须在强辐射场内工作时,应采用轮流、替换方法,控制个人的受照时间。

2. 距离防护 增大与辐射源的距离:照射率随距辐射的距离增大而降低,点状源时,人体受照射的剂量率接近与距离的平方成反比:

$$X = \Gamma A / L^2$$

式中,A 为源的放射性活度,Γ 为照射量率常数,L 为距源的直线距离。即距离增加到原来的 2 倍,剂量率则减少到原来的 1/4,防护效果显著。在操作辐射源时,采用各种远距离操作器械,使操作者与辐射之间有足够的距离。

3. 屏蔽保护 在人体与放射源之间设置屏蔽,使射线逐步衰减和被吸收是安全而有效的措施。X、γ 射线通过屏蔽材料时辐射剂量呈指数衰减。屏蔽 X、γ 射线常用铅、钨等重元素物质作屏蔽材料,墙壁可采用钢筋混凝土。β 射线常用有机玻璃、铝、塑料等低原子序数物质作屏蔽材料,以避免韧致辐射的发生。

在核医学诊断和治疗中,医务人员接受到的外照射,大致来自三种情况:给患者用放射性药品之前,在准备或配置放射性药品过程中会受到 β 和 γ 射线外照射;在给患者用药(注射)过程中会受到外照射;来自用药后患者的外照射。

(二) 内照射防护

核医学工作是开放型放射性工作,开放型放射性工作的放射防护在注重外照射防护的基础上须强调内照射防护的重要性。开放性放射源可能通过口、呼吸道、皮肤伤口进入人体内。内照射防护的关键是重在预防。内照射防护的原则是尽一切可能防止放射性核素进入体内,尽量减少污染和定期进行污染检查和监测。内照射防护的措施主要有几个方面:

1. 放射性核素分组和对放射性工作场所分类　　根据国际原子能机构的建议和我国政府颁布的《放射卫生防护标准》(GB4792—84),按照某一放射性核素在工作场所中的最大允许浓度,以及呼吸道吸入造成的辐射危害,将放射性核素分为极毒组、高毒组、中毒组、低毒组。对放射性工作场所也根据等效年用量的大小分成三类。核医学工作场所,按所用的放射性核素最大等效日操作量,分为三级。对不同类别的工作场所,在选址,防护管理区域的划分,排污下水管道的设置,工作人员的健康管理等方面均有不同的要求。

2. 核医学工作场所分区　　表4-2-1中所列的控制区是指要求或可能要求采取专门的防护手段和安全措施,以便在正常工作条件下控制正常照射或防止污染扩展,并防止潜在照射或限制其程度。如放射性核素的操作室、给药室、治疗患者的床位区等。监督区通常不需要采取专门防护手段和安全措施,但要不断检查其职业照射条件的任何改变,如临床核医学的显像室、诊断患者的床位区、放射性药物和废物贮存区等。非限制区无需专门的防护措施,也不作个人剂量和污染检测,在此区内不得使用、存放任何放射性物质及其污染物。

表4-2-1　开放型放射性工作场所的分区

场 所 分 区	连续工作人员一年内受到的照射剂量
控制区	>6 mSv
监督区	2~6 mSv
非限制区	<2 mSv

3. 围封　　放射性工作必须在指定的区域进行,避免放射性向环境扩散。

4. 保洁和去污　　严格遵守操作规程,尽量避免发生污染。一旦发生污染应及时清除,对短半衰期放射性核素污染可采用表面封固,做好标记(时间、种类等)让其自然衰变。操作挥发性的放射性核素,应在通风橱内进行,工作场所风向应从低活性工作室向高活性工作室方向流动。

5. 建立内照射检测系统　　通过严格的环境监测来建立内照射监测系统,对放射性核素实验室的操作台、地面、水槽等应定期进行表面污染检查,在工作人员工作的位置、排风口等应设置空气剂量仪。排水口也要定期进行放射性核素浓度监测。

6. 个人卫生防护

1) 使用个人防护卫生器材:根据核医学工作场所不同等级的要求,穿戴工作服、工作帽、防护口罩、手套等。

2) 注意个人卫生:离开工作场所,应进行污染检查并认真洗手;在甲、乙级工作场所操作的人员,工作完毕应进行淋浴。在放射工作场所内严禁进食、饮水、抽烟或存放食物等。

3) 严格遵守安全操作规程:从事放射性核素工作之前,必须进行专业培训,熟悉所从事的放射工作,工作认真负责,一丝不苟,杜绝事故的发生。

4) 个人应佩戴剂量仪,定期体检,建立工作人员健康档案、受照剂量和场所监测档案。

7. 放射性"三废"的处理　　放射性废物(radioactive waste)是指来自实践或干预的、预期不再利用的废弃物(不管其物理形态如何),它含有放射性物质或被放射性物质所污染,其活度或活度浓度大于规定的清洁解控水平,并且它所引起的照射未被排除。放射性废物按其物理性状分为固体废物、液体废物和气体废物三类。放射性"三废"处理方法:浓缩贮存、稀释排放、放置衰变、固化贮存。

(1) 放射性固态废物的处理:① 放置衰变:短半衰期低活度放射性固态废物,放10个半衰期后作一般废物处理。② 压缩贮存焚烧:专用焚烧炉和机械压缩。

(2) 放射性废液的处理:① 稀释排放:低活度的放射性废水,稀释至限值以下排入下水道。② 放置衰变:短半衰期的低活度放射性废液,放10个半衰期后排放。③ 浓缩贮存:长半衰期的低活度的废液,经化学沉定、离子交换、蒸发等方法,浓集,缩小体积,长期贮存。④ 固化贮存:浓缩后的放射性残渣,与水泥、沥青等融合成固态贮存。

（3）放射性废气的处理：① 稀释排放：将符合排放标准的废气，通过高烟囱直接排放到大气中稀释扩散。② 净化排放：乙级实验室水平以上的单位，应净化处理后，再排入大气。多采用过滤两级净化、化学吸附法等。

（4）放射性废物的收集：① 专用容器分类收集；② 严禁放射性废物与一般垃圾混装；③ 单独收集存放废放射源；④ 含放射性的有机闪烁液，用不锈钢罐贮存；⑤ 产生放射性废物的单位，设立专门场所存放废物，并有电离辐射标志。

（吕中伟）

思考题

一、问答题

1. 电离辐射生物学效应的影响因素有哪些？
2. 如何理解低剂量辐射的兴奋效应？
3. 放射防护的目的是什么？
4. 放射防护的基本原则是什么？
5. 核医学内、外照射防护的原则是什么？
6. 结合实践讨论如何去除表面放射性污染。

二、多选题

1. 辐射生物效应发生机制
   A. 直接作用　　　B. 电离作用　　　C. 激发作用　　　D. 继发作用　　　E. 间接作用
2. 水的原发辐射产物有
   A. $H \cdot$　　　B. $OH \cdot$　　　C. H_2O_2　　　D. O_2　　　E. $e^- aq$
3. 辐射生物效应按剂量率可分为以下类
   A. 局部照射　　　B. 急性照射　　　C. 全身照射　　　D. 慢性照射　　　E. 外照射
4. 外照射的生物学效应较强的射线有
   A. γ 线　　　B. 中子　　　C. α　　　D. X 射线　　　E. β
5. 下列哪些效应可列为辐射的随机效应
   A. 遗传效应　　　B. 辐射致白内障　　　C. 皮肤放射损伤　　　D. 辐射诱发的致癌效应
   E. 辐射致不孕症
6. 外照射防护的基本措施是
   A. 时间防护　　　B. 距离防护　　　C. 屏蔽防护　　　D. 合理使用放射源
   E. 选毒性小的核素
7. 内照射时，生物效应正确排序为（　　　）；外照射时，生物效应正确排序为（　　　）
   A. $\alpha > \beta > \gamma$　　B. $\gamma > \beta > \alpha$　　C. $\alpha > \gamma > \beta$　　D. $\beta > \gamma > \alpha$　　E. $\beta > \alpha > \gamma$
8. ICRP60 号报告推荐的职业性人员照射剂量限值为：连续五年内有效剂量不超过（　　　）mSv，年平均为（　　　）mSv
   A. 150　　　B. 100　　　C. 500　　　D. 20　　　E. 2
9. 开放性放射源可能通过以下哪些途径进入人体内
   A. 口　　　B. 呼吸道　　　C. 皮肤伤口　　　D. 眼睛
10. 放射性"三废"处理方法
    A. 浓缩贮存　　　B. 稀释排放　　　C. 收集不动　　　D. 固化贮存　　　E. 放置衰变

第五章　体外标记免疫分析及受体放射分析

体外标记免疫分析是一类超微量体外分析技术的总称,它是将多种标记示踪技术的高度灵敏性和抗原抗体免疫结合反应的高度特异性进行有机结合的产物,因此具有灵敏度高、特异性强、重复性好、准确度高、操作简便、应用范围广等优点。

体外标记免疫分析创立于20世纪60年代初期,开始以Yalow和Berson首先创立的放射免疫分析(radioimmunoassay,RIA)为代表,以后相继派生出许多其他的标记免疫分析方法。随着基础医学和相关技术的发展,特别是近年来新理论、新方法、新材料、新工艺、新产品的不断开发,标记免疫分析正向纵深发展,目前已经形成由多种标记、多种反应模式的综合性标记免疫分析体系,并广泛应用于医学科学的诸多领域,有力地推动了医学科学的发展。

第一节　体外标记免疫分析的基本原理

一、竞争性体外标记免疫分析的基本原理

放射免疫分析是竞争性体外标记免疫分析中创建最早、最具有代表性的一种。因此,本节将以此作为代表进行介绍,并依次推及其他。

放射免疫分析的基本原理是竞争性抑制的结合反应。在反应体系中:

1)特异性抗体(Ab)的数量必须是有限的,即抗体分子的数量要少于标记抗原(*Ag)和非标记抗原(标准抗原或待测抗原,Ag)的分子数量之和。

2)*Ag和Ag具有相同的免疫活性,与Ab具有相同的结合能力,当两者同时与限量的抗体进行免疫结合反应时,就会出现相互竞争,彼此抑制。反应式如图5-1-1所示。

3)*Ag和Ag与Ab的竞争性结合是可逆的动态过程,其反应遵循质量作用定律。在反应达到动态平衡时,*Ag和Ag与Ab的结合率取决于两者的原始浓度比例。当*Ag和Ab为恒量时,*Ag的结合率随着Ag量的增加而减少,呈反比非线性函数关系。而未能与Ab结合的游离型*Ag量则与Ag量呈正比非线性函数关系。这种数量关系是放射免疫分析测定的理论基础。

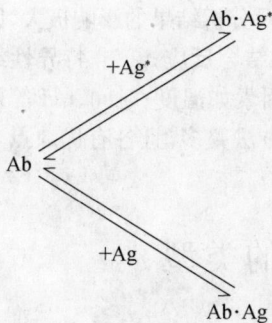

图5-1-1　竞争性体外标记
免疫分析反应式

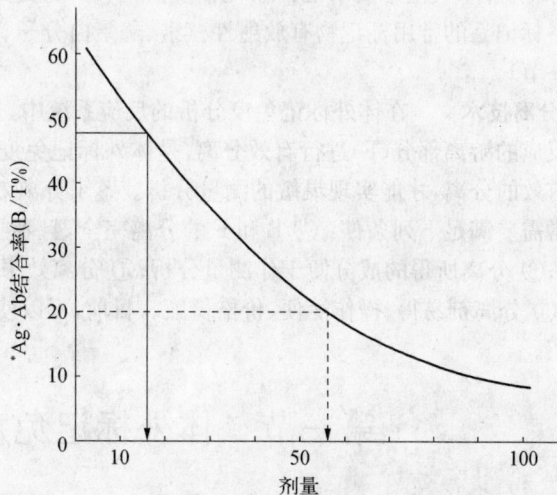

图5-1-2　RIA剂量反应曲线

4）分离和测量技术：设法把结合型 B($*$ Ag・Ab 与 Ag・Ab)和游离型 F($*$ Ag 与 Ag)分离开,分别测定 B 和 F 的放射性,是依据上述数量关系实现间接推算未标记抗原(待测物)数量的必要技术。

5）标准曲线的绘制：将一系列已知浓度的标准品(标准抗原)分别加入各个试管中,再在各个试管内加入固定量的 $*$ Ag 和 Ab,反应平衡后进行分离和测量。然后计算出 B%[B/T(B+F)×100%;称结合率]或 B/B_0%(B_0 表示不含非标记 Ag 管的最大结合放射性),并以 B%或 B/B_0%为纵坐标,标准品的浓度为横坐标,绘制出 B%或 B/B_0%随 Ag 量变化的曲线——标准曲线。

6）待测抗原浓度的确定：依同法测得未知浓度样品的 B%或 B/B_0%,即可从标准曲线上查出样品中待测抗原的浓度(图 5-1-2)。必须指出的是所得测定值为有免疫活性的抗原的量。

二、非竞争性体外标记免疫分析的基本原理

免疫放射分析(immunoradiometric assay,IRMA)是典型的非竞争性体外标记免疫分析。它的反应原理仍然是抗原与相应的特异性抗体间的免疫反应,检测对象也是抗原,但在方法学的设计上与 RIA 明显不同。IRMA 是应用标记抗体作为示踪剂,在反应系统中加入过量的标记抗体,待测物或标准品和标记抗体进行全量反应,是一种非竞争性的反应。通过一定的方法将多余的标记抗体除去,测定复合物的放射性,其活度与待测抗原的量呈正相关。绘制标准曲线和确定待测抗原浓度的方法和过程均与 RIA 基本相同。

第二节　体外标记免疫分析的基本试剂和基本技术

根据基本原理,建立体外标记免疫分析方法必须具备的基本试剂和基本技术是：标准抗原、特异性抗体、标记品、分离技术、测量技术以及数据处理(标准曲线的拟合方法)等。本节仅对标准抗原、特异性抗体、标记品和分离技术进行简要介绍。

1. 标准抗原　也称为标准品,是体外标记免疫分析中定量的依据。对标准抗原的质量要求是：与被测物结构完全相同,纯度要高,含量要准。如果所用标准品的标定含量与真实含量有差距,则测定值可出现偏高或偏低的系统误差,严重影响准确度。若各批分析的标准品含量不一致,则批间变异增大,使前后数值无法相互比较,所以保证标准品含量的准确十分重要。

2. 特异性抗体　特异性抗体的质量直接影响体外标记免疫分析的灵敏度和准确性。因此,制备高质量的特异性抗体是建立标记免疫分析最重要的关键。对特异性抗体的质量要求是：滴度高、特异性强、亲和力大。尤其是抗体的特异性将决定测定结果的准确性、抗体的亲和力将决定测定方法的灵敏性,两者尤为重要。

3. 标记品　也称示踪剂,是体外标记免疫分析中可测量信号的来源。标记品可以是标记抗原,也可以是标记抗体,其基本要求是：① 比活度要高;② 纯度要高;③ 保持原有的免疫活性;④ 稳定性要好。

制备标记品的常用标记物有放射性核素、酶蛋白分子、化学发光剂、镧系元素等(见体外标记免疫分析类型一节)。

4. 分离技术　在体外标记免疫分析的反应系统中,把标记品参与免疫反应的结合部分(B)和未参与免疫反应的游离部分(F)进行有效分离,是体外标记免疫分析中的最关键技术。因为多数分析技术只有完成有效的分离,才能实现灵敏的测量分析。鉴于分离效果的优劣对分析结果的影响极大,因此,分离方法通常需要满足下列条件：① B 和 F 的分离完全,且不干扰原来的结合反应;② 非特异性结合率低,应<5%;③ 分离所得的成分便于作测量分析;④ 分离效果不受环境因素如温度、时间、pH 等影响,或影响极小;⑤ 分离剂易得、操作简便、价格低廉。目前,可以使用的分离方法繁多,且各有优缺点,在此不作一一介绍。

第三节　体外标记免疫分析的类型

体外标记免疫分析是一类技术系列,按照示踪标记物及标记技术可以将目前常用的标记免疫分析分为放射性核素标记、酶标记、荧光标记和化学发光四大类。

一、放射性核素标记免疫分析

使用放射性核素标记技术和放射性测量技术的标记免疫分析主要是第一节中提到的放射免疫分析(radioimmunoassay，RIA)和免疫放射分析(immunoradiometric assay，IRMA)。

(一)放射免疫分析

RIA 是 20 世纪 60 年代初创立的第一个体外标记免疫分析技术，从而开辟了体外超微量分析的新纪元。它以抗原与相应特异性抗体的免疫反应为基础，方法学设计原理是竞争性抑制，即标记抗原与待测抗原与限量抗体发生竞争性的免疫反应，待反应达到动态平衡时，借助合适的分离技术，将 B 和 F 分离，经测量、数据处理、绘制标准曲线，最后求出待测物含量。

近年来，在方法学上又取得了如下进展：① 以试管固相取代液相，因为试管固相法在抗原抗体免疫反应完成后，不必加分离剂，不必离心，只需测量管的放射性，便可得出待测物的浓度。操作简便快速，适合大量临床样品的检测。尤其是以洗涤代替分离和离心，降低了非特异性结合，提高了方法的精密度和准确性；② 多肽类双抗体夹心法，利用肽类分子片段抗体建立试管固相双抗体夹心法，是多肽 RIA 技术的一大进展。提高了方法的灵敏度和特异性。更重要的是适合于分子上无可供^{125}I 标记的基团的一类物质；③ 多肽或小分子蛋白片段抗体的应用，利用多肽或小分子蛋白质的片段与牛甲状腺球蛋白结合制备的片段抗体，可以和完整的多肽或小分子蛋白质产生特异性结合反应。并且和^{125}I 标记的片段呈现竞争性结合反应。这一发现为应用片段抗体建立 RIA 测定生物样品中活性物质提供了理论依据。

临床应用方面的趋势有：① 新的超微量免疫分子的测定：如细胞因子，可溶性黏附分子；② 超微量激素、神经递质的测定；③ 样本量较少的临床标本的常规检测。

(二)免疫放射分析

1968 年，Miles 和 Hales 建立了 IRMA，同时也在理论上确立了体外标记免疫分析的非竞争性模式。由于 IRMA 需要大量的特异性抗体(标记抗体和固相抗体)，直至 1975 年单克隆抗体制备技术出现之后才得以更广泛的推广和应用。

最典型的 IRMA 是双抗夹心法，即先将待测抗原的一种单克隆抗体包被在固相载体上，制成固相抗体，加入待测抗原后生成固相抗体—抗原复合物，然后再加入标记抗体(待测抗原的另一种单克隆抗体)，则生成固相抗体—抗原—标记抗体复合物，洗去未结合的剩余标记抗体，测定固相载体的放射性即为复合物的放射性。这种方法的优势：① 因为是标记抗体，不改变抗原的免疫活性；② 抗体是大分子蛋白，含有多个酪氨酸，碘化标记容易且稳定；③ 使用了针对不同抗原决定簇的两种单克隆抗体，避免了交叉反应，特异性和灵敏度大大提高，精密度也优于 RIA；④ 使用过量抗体可以加快反应速度，应用固相技术易于分离、操作简便。

IRMA 的特点：① 用标记抗体作为示踪剂；② 反应速度比 RIA 快；③ 灵敏度明显高于 RIA；④ 标准曲线工作范围宽；⑤ 特异性比 RIA 好；⑥ 稳健性好。

IRMA 的不足：因为需要具有两个决定簇的抗原，其应用主要限于肽类和蛋白质，不能用于短肽或其他小分子半抗原活性物质的测定。而 RIA 则可适合一切小分子半抗原及大分子化合物。

RIA 和 IRMA 自建立以来取得了举世瞩目的进展和广泛应用，但近年来，由于非放射性标记免疫分析技术(酶标记、荧光标记和化学发光标记)的飞速发展，放射性标记免疫分析正面临着严峻的挑战。其缺陷主要表现在：

(1)放射性物质的使用限制：虽然放射性标记免疫分析所使用的放射性很弱小，但仍然存在个人防护和环境污染的问题。

(2)实现全自动化操作困难：原因有：① 半衰期短，限制了药盒使用寿命；② 由于标记品的不断变化(脱碘/变性)，带来药盒批间、批内的差异较大，标准曲线必须同批有效，不能长期保存备用；③ 反应时间过长(数小时至过夜)，不能迅速报告结果；④ 放射性计数有自身涨落，结果测量需要时间累计。因此，放射性标记免疫分析的临床应用总量呈减少趋势，但应用品种不断增多，检测水平不断提高。另外，放射性标记免疫分析在科研和特殊超微量分析项目中的应用依然是主角。放射性标记免疫分析将长期与其他分析技术并存。

二、酶标记免疫分析

酶标记免疫分析(enzyme immunoassay，EIA)是用酶分子代替放射性核素标记抗原或抗体分子，进行竞争性或非竞争性免疫分析。酶是具有特异催化功能的蛋白质,对底物具有高度的专一性,所催化的化学反应具有放大效应。酶标记抗原或抗体后,既不会影响抗原抗体免疫反应的特异性,也不会影响酶本身的催化活性。在 EIA 系统中,当酶标记抗体或抗原与检测样本中相应的抗原或抗体特异性结合后,再加入酶的相应底物,标记在抗体或抗原分子上的酶可以催化底物产生呈色反应(或荧光反应,化学发光反应等),转化为可检测的信号,以此分析测定待测物的含量。EIA 可分为均相 EIA 和非均相 EIA。

均相 EIA 或称非固相 EIA,如酶增强免疫分析(enzyme multiplied immunoassay technique,EMIT)。与酶联免疫吸附分析法(ELISA)不同之处是在实验操作过程中不需要固相载体,免疫酶反应直接在液相中进行,其检测过程也不需要进行相的分离。基本原理是根据抗原或半抗原(如某些药物,激素或代谢产物)与酶交联时,或酶标抗原(或半抗原)与相应的抗体结合时,改变酶的活性,从而改变信号产物的生成量,以此测定待测的含量。EMIT 主要用于测定血清中的药物和半抗原激素。该系统不需要分离结合的与游离部分,操作简单,适于大量样品的检测,但是酶的价格昂贵,灵敏度不够高,因此应用较少。

非均相 EIA 或称固相 EIA,是将待测抗原或抗体首先固定于固相载体表面,再用酶标记的抗体或抗原与已被固定的抗原或抗体作用,然后通过相应底物与标记酶的显色反应程度,确定被测抗原或抗体的含量,例如酶联免疫吸附分析法(enzyme-linked immunosorbent assay,ELISA)。从实验方法设计上,经典的 ELISA 又可分为:双抗体夹心法、间接法、间接混合夹心法、抗原竞争法等。例如双抗体夹心法:固相包被抗体→待测抗原→酶标记抗体→底物→显色→测定。与均相 EIA 相比有较高的灵敏度,更宽的动力学范围,应用范围更加广泛。

20 世纪 80 年代末成功地建立了 EIA 荧光测量法,主要是应用了高活性的碱性磷酸酶或 β 半乳糖苷酶标记抗原或抗体,高活性的酶催化荧光产物,经特制的微型荧光酶标仪测量,灵敏度较常规的 EIA 提高 10～100 倍。

三、时间分辨荧光免疫分析

时间分辨荧光免疫分析(time-resolved fluorescent immunoassay,TrFIA)是 20 世纪 80 年代发展起来的一种新型非放射性标记免疫分析技术。TrFIA 是以镧系元素代替放射性核素标记抗原或抗体,利用紫外光或激光使其激发而发射荧光,同时采用波长和时间两种分辨检测技术进行分析,具有超灵敏、动态范围宽、稳定性好、易于自动化等突出优点。

镧系元素共有 15 种,被应用于 TrFIA 的元素有铕(Eu)、铽(Tb)、钐(Sm)、镝(Dy)四种之多。镧系元素本身对能量吸收较低,发出荧光也较弱。当在离子价态时(与某些螯合剂结合后),经紫外光或激光激发,才能有效地吸收激发能量并发出特征性荧光,其激发光谱的波长和发射荧光的强度因不同离子而有差异。这种荧光的衰减时间比普通荧光素所发荧光为长,可采用延时读取技术以排除自然本底荧光的干扰,获得最佳的灵敏度和特异性。TrFIA 的原理就是基于镧系元素的上述特性。

TrFIA 的基本流程与放射性标记、酶标记免疫分析法相似。目前已建立了双位点夹心法、固相抗原竞争法、固相抗体竞争法、均相法等测定方法。

TrFIA 标记物易制备,灵敏度高、专一性强、稳定性好、有效期长、无放射性,同时还有适用范围宽、样品用量少、分析速度快、样品荧光能重现、自动化程度高等优点,在微量物质的标记免疫分析方面具有很好的发展前景。

四、发光标记免疫分析

发光标记免疫分析是将发光分析和免疫反应相结合而建立的一种新型标记免疫分析技术。这种方法兼有发光分析的高灵敏性和抗原抗体反应的高度特异性。目前常用的发光标记免疫分析主要可分为三种类型。第一种是以发光剂直接标记抗体或抗原,通过发光反应检测标本中抗原或抗体的含量。第二种是以发光剂作为酶免疫测定的底物,通过发光反应增强测定的敏感性;第三种是电化学发光与免疫反应相结合的电化学发光免疫测定。

(一)化学发光标记免疫分析

化学发光标记免疫分析(chemiluminescence immunoassay,CLIA),是用化学发光剂直接标记抗原或抗体的一类标记免疫分析方法。化学发光是利用化学发光物质经催化剂的催化和氧化剂的氧化形成一个激发态的中间体,当激发态的中间体回到稳定的基态时,同时发射出光子,其测得的光子产额可用以定量被测物数量。用作标记的化学发光剂应符合以下几个条件:① 能参与化学发光反应;② 与抗原或抗体偶联后能形成稳定的结合物试剂;③ 偶联后仍保留高的量子效应和反应动力;④ 应不改变或极少改变被标记物的理化特性,特别是免疫活性。鲁米诺类和吖啶酯类发光剂均是常用的标记发光剂。

CLIA 的特点:灵敏度高,极限可达 $10^{-19} \sim 10^{-17}$ M/L;特异性强,重复性好,CV$<$5%;测定范围宽,可达 7 个数量级;测定时间短;试剂稳定性好,有效期可达 6～12 月。

(二) 化学发光酶免疫分析

化学发光酶免疫分析(chemiluminescence enzyme immunoassay,CLEIA)是酶标记免疫分析技术和化学发光分析技术相结合的一种标记免疫分析方法。其标记物是碱性磷酸酶,以金刚烷作为发光物质。金刚烷分子结构中有两个重要部分。一个是联接苯环和金刚烷的二氧四节环,它可以断裂并发射光子;另一个是磷酸根基团,它维持着整个分子结构的稳定。通常情况下,金刚烷的性质很稳定,但如果有碱性磷酸酶存在,金刚烷作为酶的底物在酶的催化下脱去磷酸根基团,形成不稳定的中间体,这个中间体随即自行分解(二氧四节环断裂)同时发射光子。因此利用其反应原理,应用固相技术将碱性磷酸酶结合在包被珠上,碱性磷酸酶的结合量与样本中待测物质成正比,清洗包被珠后,试管中只有结合的碱性磷酸酶,然后加入金刚烷开始发光反应,继续温浴 10 min,发光趋于稳定,发光强度与结合的碱性磷酸酶数量成正比,可以计算出待测物质的浓度。因为使用了碱性磷酸酶作标记物,只要发光底物足够,就可以将发光继续进行下去,一般可持续发光 20 min。从整体上看,碱性磷酸酶起到了放大发光信号的作用,所以又被称为酶放大化学发光免疫分析,这是一种间接化学发光标记免疫分析。

(三) 电化学发光免疫分析

电化学发光免疫分析(electrochemiluminescence immunoassay,ECLIA)是电化学发光和免疫分析相结合的产物。标记物的发光原理与一般的化学发光不同,它是一种在电极表面由电化学引发的特异性化学发光反应,实际上包括了电化学和化学发光两个过程。发光底物为三联吡啶钌[$Ru(bpy)_3^{2+}$],另一反应物为三丙胺(TPA)。在阳电极表面,以上两化学物质可同时失去电子发生氧化反应。二价的 $Ru(bpy)_3^{2+}$ 被氧化成三价 $Ru(bpy)_3^{3+}$,TPA 被氧化成阳离子自由基 TPA$^+$*,后者失去一个质子(H^+),成为自由基 TPA*,这是一个强还原剂,可将一个电子递给三价 $Ru(bpy)_3^{3+}$ 使其成为激发态的二价 $Ru(bpy)_3^{2+}$*,而 TPA 自身被氧化成 TPA 氧化产物。激发态的 $Ru(bpy)_3^{2+}$* 在衰减时发射一个波长为 620 nm 的光子,重新生成基态的 $Ru(bpy)_3^{2+}$。这一个过程在电极表面周而复始地进行,产生许多光子,使光信号得以加强。

[$Ru(bpy)_3^{2+}$]是电化学发光的标记分子,但只有与抗原、抗体结合成复合物后,才能经电化学激发发光反应具有特异性。故在标记抗体之前[$Ru(bpy)_3^{2+}$]需经过化学修饰形成活化的[$Ru(bpy)_3^{2+}$] 的衍生物。目前所使用的活化衍生物是[$Ru(bpy)_3^{2+}$] N 羟基琥珀酰胺(NHS),分子质量很小,与抗体结合的分子比超过 20 仍不会影响抗体的可溶性和免疫活性。

ECLIA 具有以下优点:标记物在再循环利用,使发光时间更长、强度更高、易于测定;敏感度高,可达 pg/ml 或 pmol 水平;线性范围宽,$>10^4$;反应时间短,20 min 以内可完成测定;试剂稳定性好,可保持 1 年以上。

第四节　体外标记免疫分析的质量控制

体外标记免疫分析可以定量测定数百种体内超微量生物活性物质,在疾病诊治的临床应用中属于实验诊断学范畴。为了保证医疗质量和医疗安全,标记免疫实验室必须按照国家法律、法规要求的质量控制标准做好检测技术的质量控制,为临床提供及时、准确和可靠的诊疗信息。因此,本节将对体外标记免疫分析技术产生检查误差的原因、质量控制方法和指标作一简明介绍。

一、分析误差

分析误差是指分析技术所给出的测定值与样品真值之间的差距。体外标记免疫分析是一种高灵敏度的超微量分析技术,影响因素很多,整个分析过程的任何环节均可造成误差,就其误差性质来说,可分为系统误差(systematic error)和随机误差(random error)两类。

系统误差是由于试剂、仪器或操作方法上一个固定的缺陷而造成整批样品的测定值偏向一侧,影响了结果的正确性。这种误差是可以避免的,应查明原因并加以纠正,评价它的指标是偏差(bias),可以用偏离真值的百分数来表示,

$$bias＝(真值－测定值)/真值×100$$

随机误差是由于各个偶然因素造成同一样品多次测定的结果不一,这种误差没有固定的倾向。尽管原因一般也容易查明,但往往难以控制而无法避免。只能通过严格操作规程,加强操作训练和增加测定次数以控制误差的程度。评价随机误差的指标是精密度(precision),下面将专门介绍。

二、体外标记免疫分析的质量控制评价指标

1. 精密度(precision) 是指在一定条件下,同一测定方法对检测样品进行多次重复测定时,所得测定结果之间的一致性,又称重复性。通常表示测量结果中随机误差的大小。精密度是评价测定方法或药盒的基本参数,常用变异系数(coefficient of variation,CV)值来表示。对同一样品作多份或多次测定,求得平均值和标准差(SD)后,CV计算公式如下:

$$CV＝SD/\overline{X}×100\%$$

精密度又可分为批内精密度和批间精密度两种。批内精密度称为批内变异系数,是指同一批实验所测数据的变异程度,一般要求批内变异系数应小于15%～20%。批间精密度也称为批间变异系数,是反映一批实验与另一批实验所测数据的变异程度,批间变异系数应小于25%～30%。显然,批间变异系数包含了批内变异系数在内。

2. 准确度(accuracy) 是指测量结果与被测量真值之间的一致程度。偏离真值的误差是由系统误差和随机误差叠加造成的,也就是说准确度不仅取决于偏离度,也取决于精密度。在实际应用中,常用测定回收率和健全性来表示某一方法的准确度。

(1) 回收率测定:回收试验是在测定样品中加入一定量的纯化标准品后进行测定,比较已知值和测定值的相符情况,以百分率来表示。回收率的希望值为90%～110%。在进行回收率测定时应该在该药盒的检测范围内同时观察低值、正常值和高值等三个不同浓度以上的回收率。

(2) 健全性(又称可靠性)测定:药盒的参考标准和被测物质必须具有相同的免疫化学性质,这样才能通过参考标准的剂量反应曲线准确地检测被测物质的含量,因而用参考标准所制备的剂量反应曲线和用不同含量的被测样品所制备的剂量反应曲线应当具有平行的性质,故亦称之为平行性试验。健全性测定可用被测物高浓度血清作不同稀释度的被测样品来观察其测定值的线性关系。其测定结果在一直线上,说明健全性良好。

3. 灵敏度(sensitivity) 是指测定方法的最小检测量,即在待测样品中能够检出靶物质的最小浓度。影响灵敏度的主要因素有抗体的亲和常数及特异性、标记品的比活度、抗原的免疫活性以及采用的反应方式和温育条件等。一般来说,抗体的亲和常数高,特异性强;标记品的比活度高,采用非平衡反应等均能提高灵敏度。

4. 特异性(specificity) 反映分析方法中所用抗体对被测物质的专一性。常用交叉反应来表示,交叉反应越小,特异性越强。

5. 稳定性(stability) 分析方法或分析药盒的上述指标,最终必须反映在测定结果的稳定性上,以保证测定结果具有连续性和可比性。由于一个药盒通常使用1～2个月的时间,因此必须保持药盒的各个组分在使用期内的性质稳定。在日常工作中,实验室可以从标准曲线的稳定性加以检验。

三、体外标记免疫分析的质量控制评价系统

按照卫生部颁布的《医疗机构临床实验室管理办法》要求,体外标记免疫分析的质量控制评价系统应该包括:实验室内部质量控制(internal quality assessment,IQC)和实验室室间质量控制,也称外部质量控制(external quality assessment,EQC)。

(一) IQC

IQC是由实验室的工作人员采用一系列统计学的方法,连续地评价本实验室测定工作的可靠程度,

判断检验报告是否可发出的过程。IQC 的目的是检测、控制本实验室测定工作的精密度,并检测其准确度的改变,提高常规测定工作的批间、批内标本检测结果的一致性。IQC 的主要措施:① 制定并严格执行临床检验项目标准操作规程和检验仪器的标准操作、维护规程;② 实验室使用的仪器、试剂和耗材应当符合国家有关规定;③ 保证检测系统的完整性和有效性,对需要校准的检验仪器和辅助设备定期进行校准;④ 对开展的临床检验项目进行室内质量控制,绘制质量控制图。出现质量失控现象时,应当及时查找原因,采取纠正措施,并详细记录;⑤ 质量控制计划主要包括质控品的选择,质控品的数量,质控频度,质控方法,失控的判断规则,失控时原因分析及处理措施,质控数据管理要求等。

(二) EQC

EQC 应由第三方机构(卫生部认定的室间质量评价机构)组织实施。方法是把多个标本周期性地发送到实验室进行分析和(或)鉴定,将每一实验室的结果与同组的其他实验室的结果或指定值进行比较,并将比较的结果报告给参与的实验室。这种评价可以客观地评价各实验室的试验结果,并发现实验室本身不易发现的不准确性,了解各实验室之间结果的差异,帮助其校正,使其结果具有可比性。

显然,EQC 是建立在 IQC 基础上的。对于一个实验室来说,主要是内部质量控制,尤其是要控制批间误差,使得测定结果具有连续性和可比性。

第五节　受体放射分析的基本方法

一、概　　述

受体是存在于细胞膜或细胞内,能特异性识别和结合生物活性分子,引起细胞生物学效应的物质。按其存在的位置可分为膜受体和核受体两大类。同一受体分子的结构上可有部分差异,对特定配基具有不同的亲和力,生物学上显示不同的效应,称为受体的亚型。

(一) 受体与配基结合的基本特征

1. 特异性和高亲和力　　一种受体只与一定结构的配基发生特异性结合反应,具有立体结构专一性。特异性受体与配体的结合亲和力高而结合容量少。组织中其他化合物也能与配基结合,但是表现为亲和力低而结合容量大,为非特异性结合(Nonspecific Binding,NSB)。

2. 可饱和性　　一定量组织中所含有的能与配基结合的受体数量有一定限度,若逐步增加配基浓度,受体最终被配基饱和。此时进一步增加配基浓度也不能再增加受体配基复合物的形成及由此引发的生物学效应。

3. 可逆性　　受体与配基的结合反应是可逆的。当受体周围配基浓度高的时候,形成的复合物多;而周围配基浓度低时,复合物又解离成游离的配基和受体。可逆性还表现在已经结合的配基可被随后加入的另一种也与该受体有高亲和力的配基取代下来(竞争性结合)。

4. 与生理效应的一致性　　受体在组织中的分布(数量、种类)有严格的组织特异性,并有特定的作用模式。受体与配基的特异性结合保证了受体对机体内成千上万种生物活性物质的高度识别能力,这种识别能力必定和配基引起的生理药理效应相匹配。

(二) 受体的生理调节

受体的数量和亲和力随着细胞所处环境而发生变化,受体的生理调节分为上调和下调。

1. Up‐Regulation(上调)　　细胞所处环境中某种拮抗剂浓度过高或长期作用,导致受体数量增高,敏感性增强。

2. Down‐Regulation(下调)　　细胞所处环境中某种激动剂浓度过高或长期作用,使相应的受体的数量减少,耐受性增强。

(三) 受体的放射性配基结合分析

受体的放射性配基结合分析(radioligand binding assay of receptor,RBA)是应用放射性核素标记配基,与特异性受体结合,研究受体的亲和力和受体数量、亚型的方法。RBA 的主要优点是具有高灵敏度,高特异性,和受体制剂的多用性。存在的问题主要是缺乏受体标准品,受体标本易变构和放射性标记配基的核素脱落与衰变。

二、受体和配基结合反应的基本规律

大量实验证明,受体与配基结合的系统一般只存在一种结合位点,即各个受体分子与配基结合表现出完全相同的结合特性和生物学效应,而且配基和受体的分子以1∶1的关系结合,受体分子彼此不表现明显的正或负协同效应,这种系统称为简单单位系统点,它们的基本规律如下。

(一)质量作用定律

受体与配基的结合反应服从可逆反应的质量作用定律,可用下式表示:

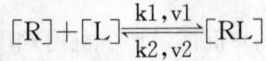

$$[R]+[L] \underset{k2,v2}{\overset{k1,v1}{\rightleftharpoons}} [RL]$$

式中,[R]指游离受体,[L]指游离配基,[RL]指受体配基复合物,k1是结合速率常数,k2是解离速率常数。根据质量作用定律,$v1 = k1 \cdot [R][L]$,$v2 = k2 \cdot [RL]$,当反应达到平衡时,v1=v2,$k1 \cdot [R][L] = k2 \cdot [RL]$,若定义平衡解离常数为KD,则KD= k2/k1 等于

$$\frac{[RT-RL][LT-RL]}{[RL]}$$

式中,[RT]是指受体总浓度,[LT]是指配基总浓度,[R]、[L]和[RL]都是反应达到平衡时的浓度,KD则是表示某种受体与以特定配基间亲和力大小的重要参数,其单位是浓度单位。KD越大表示亲和力越低。

(二)饱和曲线

简单单位点系统的RBA可以得到典型的饱和曲线。以[RT]为纵坐标,以[LT]为横坐标,可以得到随着[LT]变化的曲线,开始时迅速上升,以后渐趋水平,这就是所谓的饱和曲线(Saturation Curve)。饱和曲线趋向水平表明绝大部分受体已经与配基结合,因此饱和曲线的水平渐近线的高度可以作为受体总数的估计值;另一方面,从KD求证公式中可以推导出,当[RL]等于[RT]的一半时,KD等于[LT]-[RL],因此此点的游离配基浓度即为KD的估计值。曲线上升的快慢主要反映配基与受体的亲和力。亲和力越大,上升越快。

(三)Scatchard作图

如果在作饱和曲线实验时,以复合物浓度为横坐标,以复合物和游离配基的浓度比值为纵坐标,对单位点系统来说,将得到一条逐渐下降的直线。这就是Scatchard作图。斜率是-1/KD,而直线与横轴的交点则等于[RT]值,因此通过Scatchard作图可以求出最大受体结合容量[RT]和KD值。

三、受体的放射配基结合分析的基本方法

(一)相关试剂

1. 待测受体标本的制备 用于RBA的标本大致可以分为三类,一是完整的经过初步分离的细胞,二是初步分离的细胞组分,三是进一步纯化的受体蛋白,其中以第二种最为常用。

(1)完整细胞悬液的制备:通过蛋白酶消化或梯度离心等方法,可以分离完整的游离细胞。利用完整细胞进行RBA的优点是可以同时观察配基与受体结合特性和细胞的生物效应,得到的结果更能反映受体的生理特性,而且能直接给出每一细胞的平均受体位点数。缺点是处理过程中有可能导致细胞表面生理活性的改变,另外在细胞表面特定数量受体较少的状况下,需要大量细胞才能得到足够的放射性计数,给标本采集、制样和放射性测量带来不便。

(2)细胞组分的分离:这种方法首先通过差速离心法将细胞膜、胞质、胞核等亚细胞组分分开,然后取所需要的部分进行RBA。优点是除去了大部分杂质蛋白和内源性配基,减少NSB或其他干扰因素,受体蛋白得到初步浓缩,使富集的受体制剂获得更可靠的分析结果。

(3)受体的增溶和进一步纯化:利用表面活性剂使镶嵌在膜结构中的受体蛋白游离,并利用亲和层、高效液相色谱或电泳等技术进行受体蛋白的进一步纯化,可以使RBA分析更加特异和灵敏。

2. 标记配基的选择 受体的放射配基结合分析目前尚缺乏标准品,实验结果是通过已知的放射性配基的用量和比活度以及测定结合部分的放射性活度,用数学方法求出的受体的有关参数,因此对所

用的标记配基有很严格的要求。由于 RBA 的样品中受体数量一般不多,形成的复合物量也很少,要得到满意的结果,就必须使用高比活度的标记配基。另外亲和力高的标记配基在浓度低时即可以达到饱和,标记配基的用量可以降低。亲和力高的标记配基同时也可以降低非特异性结合,使复合物解离变慢,有利于结合物和游离配基分离。对标记配基还要求其特异性强,与其他种类的受体交叉反应小。RBA 中的受体参数的计算以标记配基的用量和比活度为依据,因此对标记配基的放射化学纯度要求高。

(二)结合反应的类型

RBA 是通过与已知放射配基的用量及比活度和测定复合物的放射性,用数学方法求出受体的有关参数。常用的结合反应有两种类型:一是单点饱和法,即选定一个使受体基本饱和的放射性核素标记配基的剂量,用定量受体制剂与标记配基混合,使受体饱和,根据受体配基复合物的放射性计算出受体总量(受体结合位点的克分子数)。这种方法操作简便,所需要的样本量少,适于临床检验和药物筛选,但是只能给出一个参数即受体总量。二是多点饱和法,即每一种受体标本作多个实验点。在一定量的受体制剂中,逐步加入递增浓度的标记配基(6~8 个实验点),使受体结合趋于饱和。然后利用数学方法进行曲线拟合,求出亲和常数 KD 和受体总量 RT 值。这种方法可信度高,同时给出 KD 值和 RT 值,还可以通过数据分析对反应的性质进行检验,但是受体标本和标记配基用量大,操作复杂。

(三)反应条件的控制

RBA 结合反应的 k1、k2 和 KD 值随着反应系统的 pH、温度和离子浓度等的不同而变化,因此这些因素需要仔细选择合并加以固定。

(四)结合与游离配基的分离

分离的目的是将反应平衡后形成的标记配基与受体的复合物与游离的标记配基分离,然后测定复合物的放射性。一旦分离,原有的反应平衡被破坏,因此在分离过程中要使复合物的解离降低到最低程度。低温、快速是最有效的方法。常用的分离方法有抽滤、离心、吸附、透析和电泳等。

四、受体放射配基结合分析的数据处理

受体放射分析所得的测定数据都是放射性单位,而受体分析没有标准品,不能通过标准曲线查得所需结果,只能靠数据换算来解决。另外受体放射分析多用多点法,实验得到的数据需要利用数学模型,进行直线或曲线拟和才能得到所需结果,因此受体放射配基结合分析的数据处理非常重要。

(一)单位点方法的数据处理

主要是将复合物的放射性测量得到的 cpm 换算成受体的摩尔数,再被标本中的蛋白量除,求出受体的总量(RT)。对于单位点系统,单位换算公式如下

$$RT(fmol/mg\ 蛋白) = \frac{标本特异性结合\ cpm}{测量效率(\%) \times 标记配基的比活度(dpm/fmol) \times 标本的蛋白量(mg)}$$

如果受体和配基以 1∶2 的关系形成复合物,则上式还应该被 2 除。对于游离的细胞,也可通过细胞计数,得到的 RT 值以平均每个细胞多少受体分子数或者平均每细胞多少受体量来表示。单点法试验只能给出总的受体结合位点数(RT),可以通过手工计算或者通过计算机程序计算。计算的流程如下:测得的复合物的放射性 cpm→转换成 dpm→转换成摩尔数→转换成受体密度(摩尔数/受体蛋白量)。

(二)多点法实验的数据处理

多点法实验可以分为简单多位点和双位点实验。它们又可以被分为饱和曲线实验和竞争结合实验两大类。简单单位点饱和曲线实验的数据处理可以通过 Scatchard 作图法将饱和曲线直线化,从而求出最大结合容量 RT 和 KD 值。也可以通过 RBA 分析专用计算机数据处理软件进行曲线拟合。其他多点法实验的数据处理均可采用 RBA 分析专用软件进行计算机数据处理,求出所需参数。

(侯桂华 韩建奎)

思考题

一、问答题

1. 竞争性体外标记免疫分析的基本原理是什么?
2. 体外标记免疫分析的基本试剂及基本技术有哪些?

3. RIA 和 IRMA 有何不同?

4. 非放射性标记免疫分析技术有哪些? 各用什么示踪标记物?

5. 体外标记免疫分析的质量控制评价指标主要有哪些?

6. 什么是 RBA,主要优缺点有哪些?

7. RBA 中对放射性标记配基有哪些要求?

二、选择题

1. 放射免疫分析的基本原理是

A. 标记抗原和非标记抗原与过量的特异抗体进行竞争结合反应

B. 标记抗原与限量的特异抗体进行结合反应

C. 标记抗原和非标记抗原与限量的特异抗体进行竞争结合反应

D. 标记抗原与限量的特异抗体进行竞争结合反应

E. 标记抗原与过量的特异抗体进行结合反应

2. 免疫放射分析法的基本原理是

A. 抗原与过量特异标记抗体进行结合反应

B. 标记抗原与过量特异抗体进行结合反应

C. 抗原与限量特异抗体进行结合反应

D. 标记抗原和非标记抗原与限量的特异抗体进行竞争结合反应

E. 标记抗原与限量特异抗体进行结合反应

3. 下列哪种核素最常用于放射免疫分析

A. ^{123}I　　　　B. ^{131}I　　　　C. ^{99m}Tc　　　　D. ^{125}I　　　　E. ^{32}P

4. 放射免疫分析标准品

A. 与待测样品不一定具有相等免疫活性和亲和能力

B. 与待测样品有相等免疫活性和亲和能力

C. 与待测样品无相等免疫活性和亲和能力

D. 与待测样品有相等免疫活性和无相等亲和能力

E. 与待测样品无相等免疫活性和有相等亲和能力

第六章　放射性核素显像和放射性核素功能测定基础知识

第一节　放射性核素显像基础

一、放射性核素显像的原理

放射性核素显像的基本原理基于 Hevesy G 在 20 世纪初提出的放射性核素示踪原理,即放射性药物通过适当的途径引入人体内后,依据其生物学性质被特定的器官或组织选择性摄取,利用其所发射的射线信号,由核医学显像设备从体外探测和采集,经计算机处理后,以影像的形式显现。

获得核医学影像至少要具备三个条件:① 合适的放射性药物及给药途径(口服、静脉、皮内或鞘内注射);② 良好的显像仪器;③ 活体。根据不同的目的选用恰当的放射性药物,后者在特定器官的积聚和存在取决于该放射性药物的特性,并且遵循生理、病理生理、生化或代谢的规律给出合适的给药途径。放射性核素显像着重反映的是器官、组织功能、局部代谢的差异和代谢的变化,是所谓的功能显像,只有活体才能进行放射性核素显像,这是区别其他解剖学影像技术的主要方面。放射性药物在体内分布的过程和结果显示其踪迹,因此在有些场合放射性药物也被称作放射性示踪剂(图 6-1-1)。

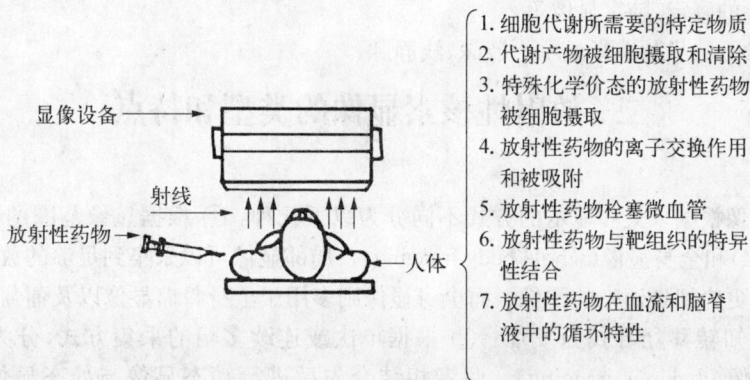

1. 细胞代谢所需要的特定物质
2. 代谢产物被细胞摄取和清除
3. 特殊化学价态的放射性药物被细胞摄取
4. 放射性药物的离子交换作用和被吸附
5. 放射性药物栓塞微血管
6. 放射性药物与靶组织的特异性结合
7. 放射性药物在血流和脑脊液中的循环特性

图 6-1-1　放射性核素显像原理图

放射性核素显像显示的是被检脏器与病变组织间的放射性活度差异,这种差异取决于放射性药物(放射性显像剂)的特性以及被检组织器官的生物学特征。相对差异越大,越有利于显示病变。差异的形成与放射性药物在各脏器的积聚数量有关,直接受到器官血流量,靶组织靶细胞功能、数量、代谢水平,排泄、转运途径等的影响。众所周知,疾病早期的变化如血流、功能和代谢的异常,往往早于形态结构的变化和异常,因此核素显像有助于疾病的早期诊断。然而,正是由于检测的是正常和异常之间放射性活度的差异,在少数极端的情况下,缺少正常对比时也会造成假阴性,如冠状动脉三支病变时 SPECT 心肌灌注显像有时反而难以显示病变。

放射性核素显像的具体途径包括:靶细胞或靶组织选择性摄取放射性药物,放射性药物的离子交换作用和被吸附,放射性药物栓塞微血管,放射性药物与靶组织的特异性结合,和放射性药物在血流和脑脊液中的循环特性等。

1. 细胞代谢所需要的特定物质　　如甲状腺滤泡上皮摄取^{131}I、^{123}I,肾上腺皮质细胞摄取^{131}I-胆固醇,心肌细胞摄取^{18}F-脱氧葡萄糖(^{18}F-FDG)和^{11}C、^{123}I-脂肪酸,分别用于甲状腺显像,肾上腺皮质显像,心肌葡萄糖和脂肪酸代谢显像。

2. 代谢产物被细胞摄取和清除

1）肝脏库普弗细胞摄取放射性胶体,用于肝脏显像。

2）肝实质细胞摄取胆红素的结构类似物并分泌入胆道,经肠道排泄,显示肝胆动态影像。

3）肾小管上皮细胞摄取^{131}I-邻碘马尿酸,随尿液排出,显示肾脏和尿路影像和功能。

4）脾脏摄取经热变性处理后的自身红细胞,用于脾显影。

3. 特殊化学价态的放射性药物被细胞摄取

1）心肌细胞摄取类似 K^+ 的一价^{201}Tl,用作心肌灌注显像。

2）心肌细胞摄取^{99m}Tc-MIBI,用作心肌灌注显像。

3）脂溶性、小分子量、电中性的物质能穿透血脑屏障并被脑皮质吸收,该类物质包括^{99m}Tc-ECD、^{99m}Tc-HMPAO 等,用于脑灌注显像。

4. 放射性药物的离子交换作用和被吸附 ^{99m}Tc-MDP 等膦酸盐类骨显像剂参与骨骼无机盐代谢,通过离子交换和吸附,使骨骼显影。

5. 放射性药物栓塞微血管

1）肺动脉毛细血管被^{99m}Tc-MAA 暂时性嵌顿而栓塞,从而显示肺影像并显示肺血管床血流分布。

2）使用^{99m}Tc-MAA 作肿瘤动静脉瘘和动脉栓塞的观察。

6. 放射性药物与靶组织的特异性结合

1）抗体与抗原相结合,如放射性标记的单克隆抗体用作放射免疫显像,显示肿瘤、血栓等。

2）受体与配体相结合,用于受体显像。

7. 放射性药物在血流和脑脊液中的循环特性

1）^{99m}Tc-RBC 用于心血池显像和心功能测定。

2）^{99m}Tc-RBC 用于肝血管瘤和其他部位血管瘤的特异诊断。

3）^{99m}Tc-RBC 用于消化道出血的诊断。

4）脑脊液循环的测定、脑室显像等。

5）放射性核素下肢静脉造影显示下肢深、浅静脉。

二、放射性核素显像的类型和特点

(一) 显像类型

放射性核素显像根据采集和显示的方式不同分为以下几种:① 根据显像范围的不同,分为局部显像(regional imaging)和全身显像(whole body imaging)。局部显像可以采集到足够的放射性计数,因而比之全身显像可获得更为细致清晰的图像。而全身显像则多用于全身骨骼显像以及葡萄糖代谢显像,有助于肿瘤转移灶或已知转移灶寻找原发灶。② 根据单次或连续多幅的采集方式,分为静态显像(static imaging)和动态显像(dynamic imaging)。两者相结合先后进行动态显像与静态显像,称为多相显像(multiphase imaging)。静态显像多用于探测脏器的形态,位置,大小以及放射性分布,而动态显像主要用于计算动态过程的各种定量参数。③ 根据二维或三维的采集方式和显示方式,分为平面显像(planar imaging)和断层显像(section imaging, tomography)。断层影像可以横断面(transaxial)、矢状面(sagittal)和冠状面(coronal)三组影像来显示,也可通过计算机综合成三维立体影像展现器官的结构。断层显像较之平面显像可有效地探测深在结构的放射性分布轻微异常,从而有更高的探测灵敏度和分辨率。④ 根据病灶对放射性药物的亲和力,放射性核素显像又可区分为阴性显像(negative imaging)和阳性显像(positive imaging),前者又可称为冷区显像(cold imaging),后者又称为热区显像(hot imaging)。所谓阴性和阳性是和正常组织相比较而言,病灶放射性高于正常组织,即为阳性显像,而病灶放射性低于正常组织,则为阴性显像。⑤ 此外,连续的一组动态影像通过连续活动显示的方式能更生动直观地展现示踪剂的分布和动态,称为电影显示。

根据临床需求,选用适当的显像方法有利于更好地展示病变,提高诊断效能。

(二) 放射性核素显像的特点

1. 早期诊断   放射性核素显像既能提供解剖结构信息,更能提供组织器官血流,代谢,功能等方面的信息。病变过程中血流、功能、代谢的异常,往往发生在病变早期,而此时其结构形态尚未出现改变,因而"纯"解剖结构的影像诊断方法尚不足以显示病变,而核医学影像已可显示异常。所以放射性核素显像能早期诊断疾病。

2. 多技术融合的代表　　目前临床应用日益广泛的 SPECT - CT 和 PET - CT,均属于放射性核素显像设备。它们的出现给核医学带来了革命性的改变。CT 的解剖图像与核医学的功能影像通过图像融合的方式结合在一起,起到互补和相互借鉴的作用,更丰富了医学影像学的内容,并为临床提供了兼备各种解剖和功能的准确和全面的诊断方法。

3. 具有较高的诊断特异性　　放射性核素显像所使用的放射性药物,多数具有器官或病变组织特异性,可被相应组织器官或病变组织特异性浓聚,可显示诸如受体、肿瘤、炎症、异位组织、转移性病变等组织影像。

4. 能提供功能数据的定量参数　　在核素显像的同时可对脏器功能进行测定并取得定量参数,如心血池显像作心功能测定,可提供心脏各室壁运动、功能状态的一系列参数。

5. 无创伤性、安全、使用方便　　放射性核素显像多采用发射 γ 射线或 β^+ 射线(^{18}F 发生 β^+ 衰变后,β^+ 湮灭产生两条方向相反能量为 0.511 MeV 的 γ 射线)的核素,物理半衰期短,患者所受的辐射剂量低,使用安全。

与 CT、MRI、超声等影像诊断方法相比较,放射性核素显像由于受到引入体内的显像剂放射性活度限制,影像的分辨率和清晰度较差。但核素显像在显示代谢功能影像方面的优势引导它继续发展。

三、放射性核素显像的图像分析与数据处理

(一) 图像的分析的一般方法

放射性核素显像的图像分析是在严格掌握显像条件和保证图像质量的基础上,根据显像的方式和种类,充分运用生理学、病理生理学、解剖学及各临床学科的知识,对获得图像的有关信息进行系统分析,以得出客观结论的科学思维方式。放射性核素显像显示放射性示踪剂在体内某一系统、器官、组织或病变部位中的摄取、分布和代谢过程,是根据显像剂的化学及生物特性提示的一定的生物行为,可观察到细胞、分子乃至基因水平的变化。组织功能的复杂性决定了核医学影像的复杂性,因此放射性核素显像的图像分析与其他影像的分析既有共性,又有其特殊的要点和原则。

正确辨认和分析核医学影像的异常改变,要求阅片医师必须掌握相应类型显像的正常表现及其变异情况。并详细了解病史和相关的影像学和实验诊断学检查。应考虑受检器官的位置、形态、大小和放射性分布情况。对于动态图像要细心观察各时相的变化是否符合正常的功能状态。对于断层影像分析,还应正确掌握不同脏器断层影像的获取方位与层面,并尽量细化与解剖部位的对应关系。此外要充分应用核素显像中得到的定量和半定量参数以及参数图像,用以具体和直观的分析判断。

(二) 放射性核素显像中的伪影识别

放射性核素显像同所有影像技术一样存在伪影,因为信息量较低,伪影程度更为严重,导致正常的图像上出现一些易被误认为是由病变所致的异常,其成因缘于显像的各个环节,包括机械性因素、显像过程中的因素、显像技术因素、放射性药物因素等。常见伪影有同心环或牛眼伪影(在横断面图上出现一圈圈亮环或暗环),缺损影像,位移伪影,组织衰减伪影,放射性药物引入体内过程不当引起的散射伪影等,造成图像质量下降。因此日常的仪器校正、操作程序、药物标记必须严格质量控制并严格遵守操作规范。

(三) 核素显像的数据处理

图像数据处理是决定图像质量的关键因素,核素显像的方式和种类很多,对图像数据处理的方式也各不相同。

1. 平面影像的处理　　平面影像处理是其他各种影像处理的基础。可进行影像增强(image enhancement)、傅里叶滤波(Fourier filtering)、内插法减本底技术(interpolated background subtraction technique)及影像的加、减、乘、除运算等。达到消除噪声(统计涨落),使本底值更具有代表性,提高图像质量。

通过对感兴趣区(ROI)的勾边,从中提取计数值,可以作定量计算,并得到时间-放射性曲线。

2. SPECT 影像的处理　　SPECT 影像的处理除与平面影像的处理有相同方法外,还存在对原始影

像的重建问题。SPECT 影像重建是指从已知各方向的平面投影值,即测量值,求断层平面内各像素的数值,用以形成断层影像。重建方法很多,现在最常用的方法是滤波反投影法(filter back projection)。此法的三个主要环节为简单反投影、滤波反投影和消除噪声。在影像重建过程中对图像的影响存在着诸多因素,其中滤波函数是诸因素中最复杂且极为重要的。

滤波是将图像中的频率成分进行修正,以改善空间分辨率、对比度,获得高信噪比,恢复真实的图像。常用的滤波函数有 Butterworth、Hanning、ShappLogan,有资料证实 Butterworth filter 是 SPECT 的最佳滤波函数。滤波函数的选择是 SPECT 图像重建中极为重要的环节,对图像质量影响很大,正确选择滤波函数及其参数是获得良好图像的重要保证。PET 的数据处理方法与 SPECT 基本相同。

四、图像融合技术

(一) 图像融合的概念

图像融合(image fusion)是将两幅或多幅图像中的信息综合到一幅图像中形成一个新的影像模式的技术。融合图像能更完整、更精确的体现两幅或多幅图像中有效信息,得到互为补充信息影像,从而改善图像质量。SPECT-PET 图像提供了人体相应部位的病理生理及功能信息,但对组织解剖结构信息反映较差;而 CT、MRI 图像较清晰地反映组织解剖信息。将这两种模态的图像进行融合,可较全面地反映患者的解剖结构、功能等综合信息,使病灶或感兴趣部位有明确的可视性(图6-1-2),有助于临床诊断、制定放射治疗计划及计算机模拟手术等。

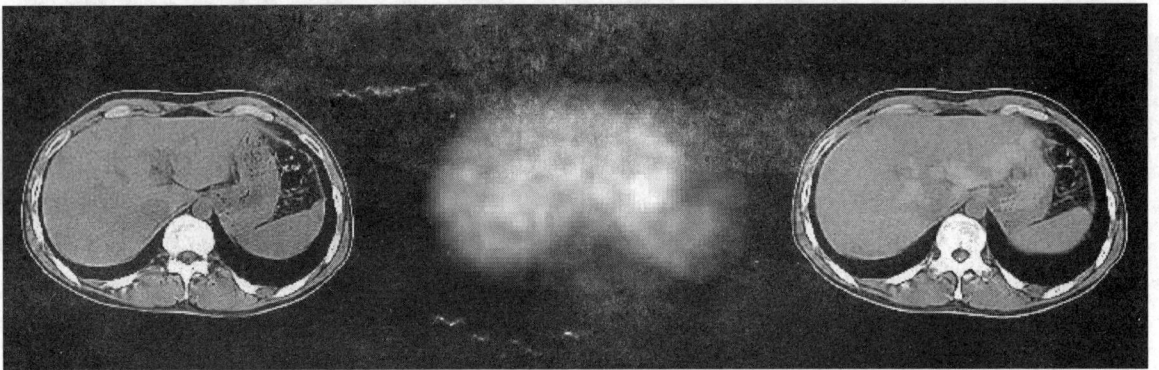

图6-1-2 正常人 CT-PET 影像和应用融合软件在 PC 实现的融合图像

(二) 图像融合在核医学中的应用

目前,图像融合的主要应用方式是将 SPECT、PET 与 CT、MRI 相融合,使之兼有显示功能与细微解剖结构的特点,其范围涉及临床诊断和基础性研究。

在脑显像中,图像融合技术广泛地应用于脑血流、代谢和受体研究,癫痫病灶的定位诊断,脑肿瘤的诊断,脑梗死病灶的诊断和评价等。图像融合的另一主要应用领域是对肿瘤的早期诊断、早期治疗及术后复发和瘢痕增生的鉴别等(见图6-1-3为结肠癌骨转移(T_5)的 $^{99m}Tc-C_{50}R\text{II}$ 的 SPECT,CT 影像和

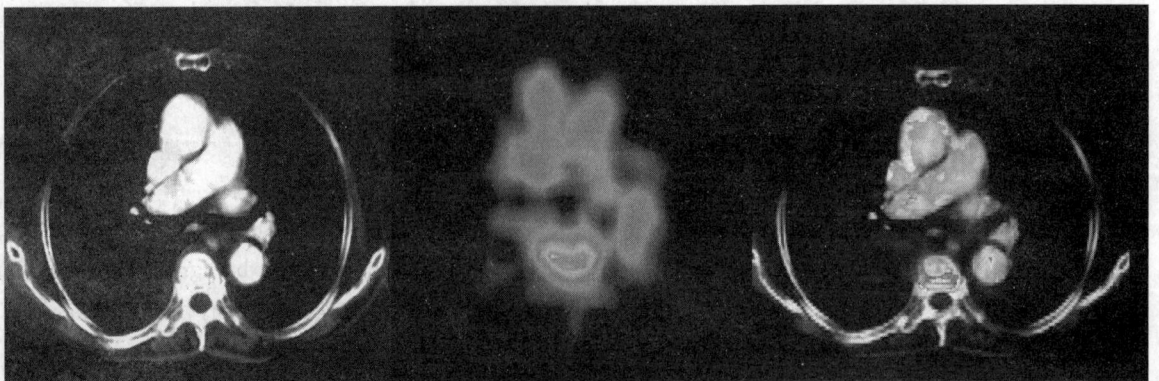

图6-1-3 结肠癌骨转移的 CT、$^{99m}Tc-C_{50}R\text{II}$ 影像和应用融合软件在 PC 实现的融合图像

融合图像),已有应用结肠癌、乳腺癌、淋巴瘤、卵巢癌、肺癌、胰腺癌、肾癌、肝癌和颈部肿瘤等的诊断和疗效评价的研究报道(图 6-1-4 为胰腺占位的融合图像)。此外,应用图像融合技术可用于核素治疗剂量的评估。

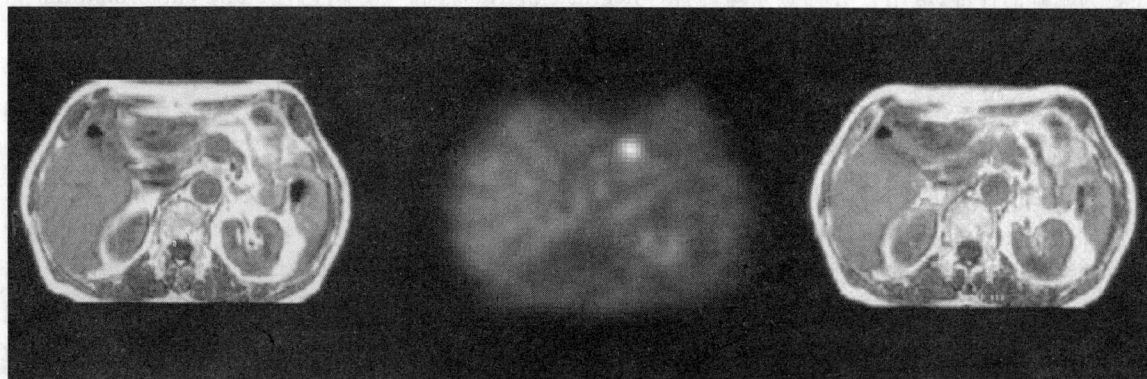

图 6-1-4　胰腺占位腹部 CT、PET 影像和应用融合软件在 PC 实现的 CT-PET 融合图像

近两年,采用 PET 与 CT、SPECT 与 CT 图像融合联机显像,不用移动患者,即可在同一体位,先后分别采集 PET 与 CT 或 SPECT 与 CT 两幅图像,可同时获得患者的发射断层图(ECT)、透射断层图(TCT)及该两幅融合的图像(图 6-1-5),并利用透射图像对发射断层图像进行衰减校正。随着基于图像工作站的图像编档和通信系统(picture archiving and communication system, PACS)和基于个人电脑的 DICOM 服务器进行图像资料交流的普及,以及图像融合软件程序的完善,图像融合技术用于核医学临床必将有广泛的应用前景,21 世纪的影像学也必将是解剖影像与功能影像相融合的学科。

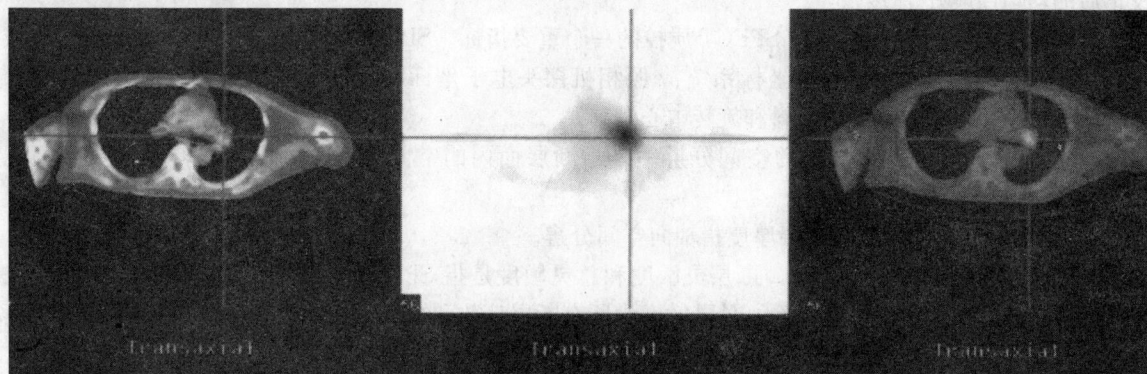

图 6-1-5　左肺癌[18]F-FDG 胸部符合线路显像图像重建后与同机 CT 图像融合(图 6-1-2 至
6-1-5 由同济大学附属第十人民医院吕中伟提供)

第二节　放射性核素显像的质量控制

根据 IAEA(international atomic energy agency)在其出版的《核医学仪器质量控制 1991》一书中的定义,放射性核素显像质量控制是指"使检查结果最大程度地接近于真实而无任何差错或伪影;质量控制是为达到质量保证这一目的所做的一切努力。"

放射性核素显像质量控制包括三方面的内容:① 显像设备;② 放射性药物;③ 工作人员技术水平和临床训练。

以下简单介绍常见核医学仪器的质控指标。

一、显像仪器(γ 照相机、SPECT 或 PET)主要通用质控项目

1. 均匀性　　均匀性是指探头对一均匀泛源(flood source)的响应。包括固有均匀性(intrinsic uniformity)和系统均匀性(system uniformity)。固有均匀性是指探头不带准直器时的均匀性。系统均匀

性则是指包括准直器的探头的均匀性。系统均匀性与准直器的关系很大,应对不同的准直器分别进行测量。对 γ 照相机的均匀性的评价有定性法和定量法两种。定性法用肉眼观察图像中放射性的分布是否均匀,用感兴趣区技术测量单位时间内的放射性计数,评价均匀性在 ±10% 的范围。定量法用于对均匀性更为精确的评价,常用方法有积分均匀性(integral uniformity)和微分均匀性(differential uniformity)两种。

2. 空间分辨率 空间分辨率表示 γ 照相机探头分辨两个点源或线源最小距离的能力。它同样分为固有分辨率和系统空间分辨率。系统空间分辨率由固有分辨率加准直器共同决定。空间分辨率的测定有三种方法:四象限铅栅测定法;线伸展函数测定法;线性模型测试法。

3. 平面源灵敏度 平面源灵敏度指某一采集平面对平行于该面放置的特定平面源的灵敏度,单位为计数/(分·μCi)。平面源灵敏度测试主要用来检验仪器工作是否正常和比较各种准直器的计数效率。灵敏度明显下降反映 γ 照相机有问题,灵敏度增高则是有污染等因素造成。

4. 空间线性 空间线性描述显像设备的位置畸变。测定按 NEMA 规定应用圆形线性模型,该模型与测量空间分辨率的模型为同一模型。测量条件和模型放置均与空间分辨率测定时相同。它也分为固有线性和系统空间线性两种。空间线性应在中心视野(CFOV)和有效视野(UFOV)中测量。

5. 最大计数率 最大计数率反映 γ 照相机对高计数率的响应特性,包括五方面的性能:20% 的输入计数率;最大计数率;入射计数率与观察计数率关系曲线;75000CPS 时的固有均匀性;75000CPS 时的固有空间分辨率。

二、SPECT 断层显像的质控项目

1. 断层均匀性 保证断层图像的均匀性不仅要把 γ 照相机探头本身的均匀性调节好,还要加大计数,加准直器和散射媒质。对 64×64 矩阵,校正总计数 32M;对 128×128 矩阵,校正总计数 128 M。校正后的均匀性应好于 1%。

2. 旋转中心 旋转中心是 SPECT 质控的一个重要指标。SPECT 的旋转中心是一个虚设的机械点,它位于旋转轴上,它应是机械坐标系统、γ 照相机探头电子坐标和计算机图像重建坐标共同的重合点。任何不重合表现为旋转轴倾斜和旋转中心漂移。

3. 空间分辨率 SPECT 的空间分辨率是指断层面内的空间分辨率。可用线伸展函数半高宽(FWHM)表示。

4. 断层厚度 SPECT 断层厚度指轴向空间分辨。

5. 断层灵敏度和总灵敏度 断层灵敏度和总灵敏度是指 SPECT 的计数效率。断层灵敏度定义为断层内总计数被放射性浓度去除。总灵敏度为所有断层计数和被放射性浓度去除。SPECT 的灵敏度与多种因素有关,作为临床使用时的参考。

6. 对比度 对比度的定义为计数与本底计数的差的相对百分比。对比度与散射线、单道分析器窗宽等因素有关。

三、PET 的质控项目

PET 仪器质控项目主要有空间分辨率、散射、灵敏度、计数特性和随机符合、均匀性、散射校正精度等。在可行 2D,3D 采集的 PET 显像仪还需要对 2D 及 3D 模式进行相同内容的测试。测试所用核素为可发出正电子的核素,一般多为 ^{18}F。

1. 空间分辨率 包括横向分辨率和轴向分辨率。横向分辨率测试:悬挂在空气中的线源,其平行于断层长轴,置于 9 个垂直于断层长轴的坐标(x 和 z 轴,$r=0$ mm,10 mm,50 mm,100 mm,150 mm,200 mm)的位置。轴向空间分辨率:悬挂在空气中的点源置于 $r=0$ mm,50 mm,100 mm,150 mm,200 mm(y 轴上 5 个位置)。分别进行不同位置的空间分辨率的测试。

2. 散射测量 正电子湮灭产生的 γ 射线引起的散射会导致假的位置符合事件。对于整个断层仪,散射用散射分数 SF 表示。

3. 计数丢失和随机符合测试 这一指标主要用来观察 PET 对高活度源的测量精度和重复性。测试不同放射性活度水平,由于系统死时间和随机事件发生造成的事件丢失。

4. 灵敏度测试 灵敏度定义为在忽略计数率丢失的情况下,一定放射性活度的放射源产生符合事件的探测率。

5. 均匀性测试 系统均匀性描述在 FOV 内,测量不依赖于位置的能力。测试分析前必须进行自衰减校正。

6. 衰减校正 PET 对 FOV 内任意分布的衰减介质通过穿透测量可以进行明确的校正。衰减校正的精度对 PET 的定量分析是非常重要的。对穿过非均匀衰减介质的外部辐射穿透量进行处理,用衰减校正矩阵,该矩阵作为重建处理的一部分被作用于投影数据。

第三节 放射性核素功能测定

放射性核素功能测定的基本原理类似于放射性核素显像,即利用了放射性药物进入人体后依据其生物学特性以及器官组织的功能代谢情况,由体外仪器测定放射性药物在特定器官组织中被摄取、聚集和排出的情况。所不同的有两点,其一所使用的放射性探测器较为简便,探头一般是由直径仅为 5 cm 左右的晶体和晶体后面的光电倍增管等组成,其二通常以时间-放射性曲线等形式显示。

由于多种原因,多种脏器功能测定已逐步被更为准确的显像法所取代,例如肾功能/心功能的测定等。目前用于临床的放射性核素功能测定仅限于甲状腺功能测定,参见第八章第一节。在部分地区还在进行肾功能测定(肾图),详见第十五章第三节。

(吴翼伟 刘文平)

思考题
一、问答题

1. 试述放射性核素显像的原理。
2. 放射性核素显像的具体途径包括哪些?
3. 试述放射性核素显像的特点。
4. 放射性核素显像的图像分析一般遵循的原则是什么?
5. 放射性核素显像的伪影原因有哪些?
6. 简述平面影像的处理方法?
7. 能通过哪些方法来获得核医学影像,请各举例说明。
8. 简述图像融合的概念及其临床应用价值。
9. 简述图像融合的基本过程。

二、选择题

1. 获得核医学影像的条件是
   A. 药物
   B. 放射性药物
   C. 合适的给药途径
   D. 显像仪器
   E. 活的生物体
2. 放射性核素显像的基本原理是
   A. 吸收原理
   B. 表面反射原理
   C. 示踪原理
   D. 磁旋原理
   E. 相衬成像原理
3. 目前图像融合的主要方式是
   A. SPECT 与 CT 融合
   B. PET 与 CT 融合
   C. SPECT 与 MRI 融合
   D. PET 与 MRI 融合
   E. SPECT 与 PET 融合
4. 放射性核素显像的类型包括
   A. 局部显像和全身显像
   B. 静态显像和动态显像
   C. 平面显像和断层显像
   D. 阴性显像和阳性显像
   E. 增强显像和加权显像

第七章　中枢神经系统

第一节　脑灌注显像

一、概　　述

脑血流灌注对脑组织的营养、能量供应和代谢等起着重要的作用,直接影响脑组织的各种生理功能。由于脑血流灌注的变化可以反映脑功能的状态,许多神经疾病及精神疾病在没有明显的脑结构及形态学改变而仅表现为脑功能异常时,脑血流灌注可能发生变化。脑血流灌注显像(cerebral blood flow imaging)及其脑血流的测定为研究人脑功能活动和疾病的诊治提供了重要方法。

二、显像原理

分子量小、电中性和脂溶性的物质可通过正常血脑屏障,用放射性核素标记作为显像剂静脉注射后能通过完好无损的血脑屏障。该显像剂首次通过脑循环时,摄取总量的大部分进入并浓聚于脑组织,局部脑摄取量与局部脑血流(regional cerebral blood flow, rCBF)量成正比。

此类显像剂一旦进入脑组织即失去脂溶性和/或转变成荷电的亲水性化合物,不再能反向通过血脑屏障,因而可较长时间滞留在脑内。利用这些显像剂具有发射 γ 射线的特性,在体外应用 SPECT 显像装置,进行数据采集、处理及图像重建,可获得局部脑组织的显像剂分布即局部脑血流灌注图像,并可进行定量、半定量测定。通过观测显像剂在脑内分布及其变化,判断局部脑血流异常,为诊断多种脑疾患提供依据。

三、显　像　剂

目前国内、外临床上常用的显像剂有 ^{123}I-异丙基安非他明(IMP)、^{99m}Tc-六甲基丙烯胺肟(HMPAO)、^{99m}Tc-双半胱乙酯(ECD)和 ^{133}Xe。

1. ^{123}I-IMP　是从一系列 ^{123}I 标记的碘代苯烷基胺中筛选出来的,脑摄取量为注入量的 8.0%。^{123}I-IMP 在脑内的浓聚量是一个逐渐积累的过程,在静脉注药后 20～30 min 达到平衡,1 h 内脑内分布相对稳定。

2. ^{99m}Tc-HMPAO　脑摄取率 3.5%～7.0%,在脑内可能与谷胱甘肽反应转变为水溶性化合物。主要优点是脑内分布相对稳定,主要缺点是放化纯度不稳定,须在标记后短时间内(<30 min)使用。

3. ^{99m}Tc-ECD　脑摄取率为 4.6%～7.6%,在脑内可能主要通过其中一个酯基经酶催化水解成羧酸而形成阴离子化合物。主要优点是放化纯度稳定性好,主要缺点是脑内分布随时间有轻微变化,脑内总放射性 1 h 后减少约 10%。

4. ^{133}Xe　是一种中性脂溶性惰性气体,吸入的 ^{133}Xe 在肺泡内交换进入动脉血中,很快弥散入脑并被血流清除经肺呼出。

四、显　像　方　法

1. 显像前准备　^{123}I-IMP 检查前 3 天至检查后 2 d,口服复方碘溶液,以封闭甲状腺。使用 ^{99m}Tc-HMPAO 和 ^{99m}Tc-ECD 时,注射显像剂前 1 h 空腹口服过氯酸钾 400 mg,以封闭甲状腺、脉络丛和鼻黏膜。使用 ^{133}Xe 显像时,接通呼吸机,将呼吸面罩戴在口鼻上,适当加压确保其密封性,以防止 ^{133}Xe 泄漏。检查前 10 min 嘱受检者带眼罩、耳塞,周围环境应尽量保持安静,避免外界声、光等物理刺激影响检查结果。若采用体外 OM 线(眼耳连线)显像时,调节头托使眼外眦和外耳道的连线与地面垂直。

2. 显像方法 显像时受检者平卧于检查床上,头部枕入头托中,固定头部。调节探头避开双肩,使探头能尽量靠近头部旋转。

^{123}I - IMP 静脉注射 111~222 MBq 后 15 min 开始显像,静脉注射后 1 h 以内显像为早期像,4 h 后显像为延迟像。^{99m}Tc - HMPAO 和 ^{99m}Tc - ECD 静脉注射 740~1 110 MBq 后 15 min 开始显像。^{133}Xe 吸入法检查时受检者通过专用的通气装置和密闭的面罩吸入 ^{133}Xe 含量为 185 MBq/L 的混合气体 1 min,然后吸入空气 5 min。

对采集的数据处理后进行图像重建,获得横断面(与 OM 线平行)、矢状断面和冠状断面的断层图像。

3. 脑血流定量分析

(1) 绝对定量分析:绝对定量测定是根据一定的生理数学模型计算出各部位 rCBF(ml · min^{-1} · 100 g^{-1})和全脑平均血流量。rCBF 定量分析在许多脑部病变和脑功能研究中意义十分重要。但由于受到仪器的探测效率、部分容积效应、病变深部效应、仪器分辨率以及散射线、组织衰减等多种因素的影响,目前还无法真正做到绝对定量。

(2) 半定量测定:半定量测定是指脑局部区域与某一特定对照区的放射性比值。半定量测定原理简单,方法易行,可以进行患者自身和患者之间的比较,虽然不如绝对定量分析结果精确,但易于在临床上推广、应用。

(3) 定量分析软件的临床及科研应用:进行定量分析时,采用感兴趣区(ROI)技术,得到左侧/右侧、脑叶/小脑或病变/正常等几种放射性计数比值作为半定量分析指标。然而,此种方法易受操作者主观因素的影响。近年来,计算机定量分析软件的开发和应用有了长足发展,如统计参数图(SPM)软件。SPM 软件是一个以体素为基础的统计方法,以确定一组体素在脑功能成像的显著性差异患者和健康对照组显著的相关性或与其他参数。在不要求绝对定量的情况下,SPM 分析的一个重要特征就是可以对不同研究对象或同一研究对象的几次显像之间的图像按照某一参考区作为权重进行归一化,以使不同对象或同一观察对象每次成像之间的局部脑血流或代谢具有可比性(图 7 - 1 - 1)。

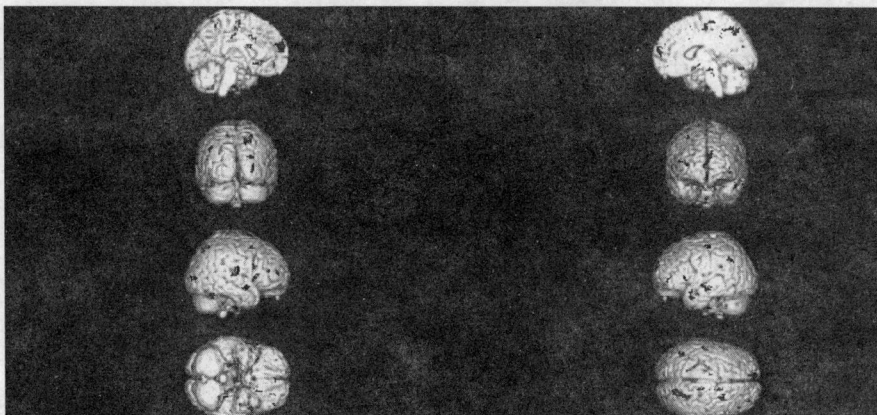

图 7 - 1 - 1 统计参数图定量分析(上)和定位图(下)

五、图 像 分 析

1. 正常图像　　正常人灰质血流量明显高于白质(约4:1),故各断层面图像上大、小脑灰质和基底神经核团、丘脑、脑干显影清晰,白质显影较淡,左右两侧基本对称(图7-1-2)。^{99m}Tc-ECD枕叶分布较高,而^{99m}Tc-HMPAO则在基底节和小脑的分布较高。

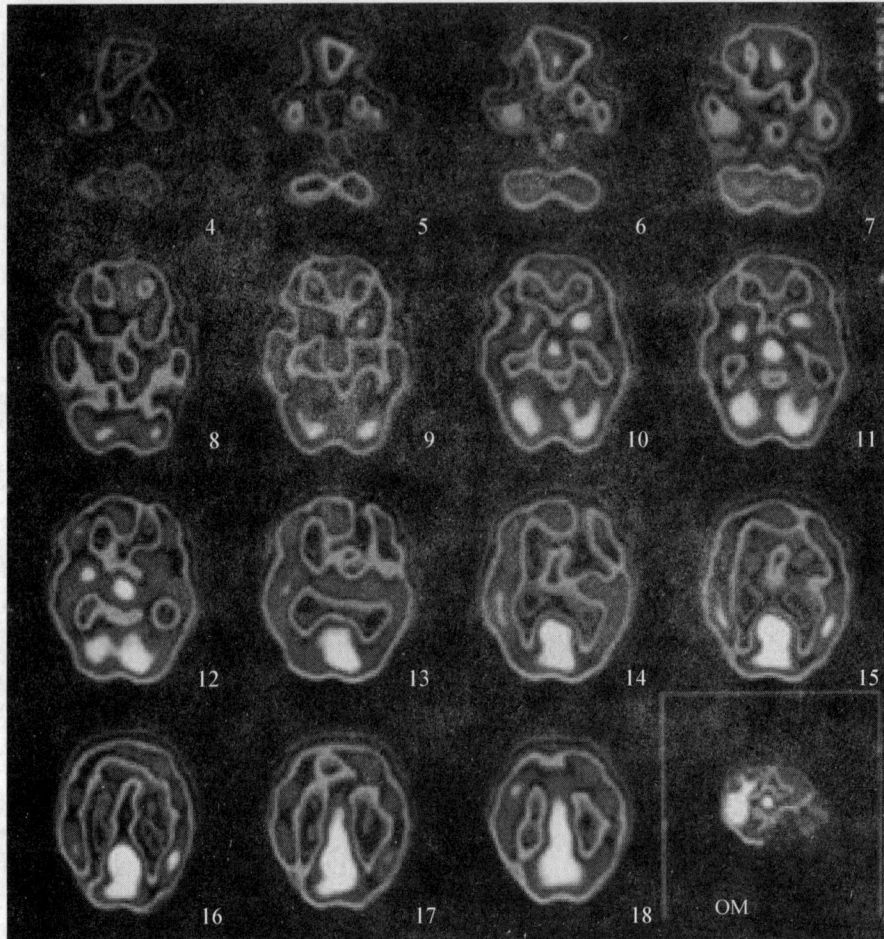

图7-1-2　正常人^{99m}Tc-ECD脑血流灌注显像横断面图像

2. 异常图像

(1) 异常图像的判断参考标准:

1) 在横断面影像上,大脑皮层有一处或多处显像剂分布减低或缺损区,范围>1.5 cm×1.5 cm,累及层面厚度>1.2 cm;并在冠状面、矢状面断层影像上相同的位置出现。

2) 有一处或多处异常显像剂分布增高区,范围>2 cm×2 cm,超出正常结构之外,累及层面厚度>1.2 cm。

3) 显像剂放化纯>95%,在注射前已经常规口服规定量过氯酸钾,但断层显像脑内显像剂分布紊乱,颅骨、头皮、脑室或鼻腔内仍见大量的显像剂浓聚者。

4) 脑内显像剂分布弥漫性降低,侧脑室、第三脑室及白质区域扩大,尾状核间距明显增宽。

5) 两侧丘脑及尾状核较明显的不对称,一侧显像剂分布性高于或低于对侧。

6) 两侧小脑不对称,一侧显像剂分布高于或低于对侧,皮质结构不完整,累及层面厚度>1.2 cm。

(2) 异常影像的类型:

1) 局限性显像剂分布减低或缺损:脑皮质和脑内灰质核团不同部位有单处或多处局限性显像剂分布减低或缺损区,呈现类圆形、椭圆形和不规则形。引起局限性显像剂分布减低或缺损的原因较多,如缺血性脑血管病、脑出血、脑脓肿、癫痫发作间期和偏头痛等。

2) 局限性显像剂浓聚或增高:脑皮质或脑内灰质核团不同部位有单处或几处局限性显像剂浓聚或增高,多数呈点灶状、团块状。癫痫发作期为此表现,亚急性脑梗死病灶周围可出现显像剂浓聚,称为"过度灌注"(luxury perfusion)。

3）大、小脑交叉失联络现象：一侧大脑皮质有显像剂分布减低或缺损，同时对侧小脑的显像剂分布亦见明显减低，这种现象称为大、小脑交叉失联络(crossed cerebellar diaschisis)现象。

4）脑白质扩大：脑梗死、脑出血和脑肿瘤等疾病，除可见局部明显的显像剂分布减低或缺损外，有时可见脑白质扩大，中线结构偏移，形态不规则。

5）全脑缩小：脑内容量减少，皮质变薄，弥漫性显像剂分布稀疏，白质和脑室相对扩大，脑裂增宽，脑内灰质核团变小，距离增宽。多见于脑萎缩、抑郁症晚期、AD和痴呆。

六、临床应用

（一）神经系统疾病

1. 短暂性脑缺血发作(TIA)　TIA是由于脑供血不足引起的短暂性局灶性神经功能缺损。绝大多数TIA患者发病时无脑组织形态、结构的改变，故常规CT、MRI多表现为正常。核素脑血流灌注显像可见相应区域显像剂分布减低，并可显示缺血病变的部位、程度及持续时间，其阳性率与受累血管的程度和检查时间窗有关，显像距末次发作时间越短，阳性率越高。通过负荷显像有助于提高诊断的阳性率，评价血管储备功能。

由于TIA患者近期发生脑梗死的可能性较高，因此核素脑血流灌注显像对早期诊断TIA、制订治疗方案、评价疗效具有重要价值。

2. 脑梗死　脑梗死发生的即刻，由于血流的中断，核素脑血流灌注显像即可表现为显像剂分布明显减低或缺损区(图7-1-3)。因此在发病早期，核素脑血流灌注显像阳性率明显高于CT和MR。同时，核素脑血流灌注显像的显像剂分布异常区不但包括梗死区病变，还包括梗死区周围的缺血区，因此其显示的病变范围要大于同期CT、MRI的病变改变。所以，核素脑血流灌注显像不仅可早期诊断脑梗死的发生，还可客观评价病变的范围和程度，为临床及时制订科学的治疗方案、评估预后、评价疗效提供有力依据。

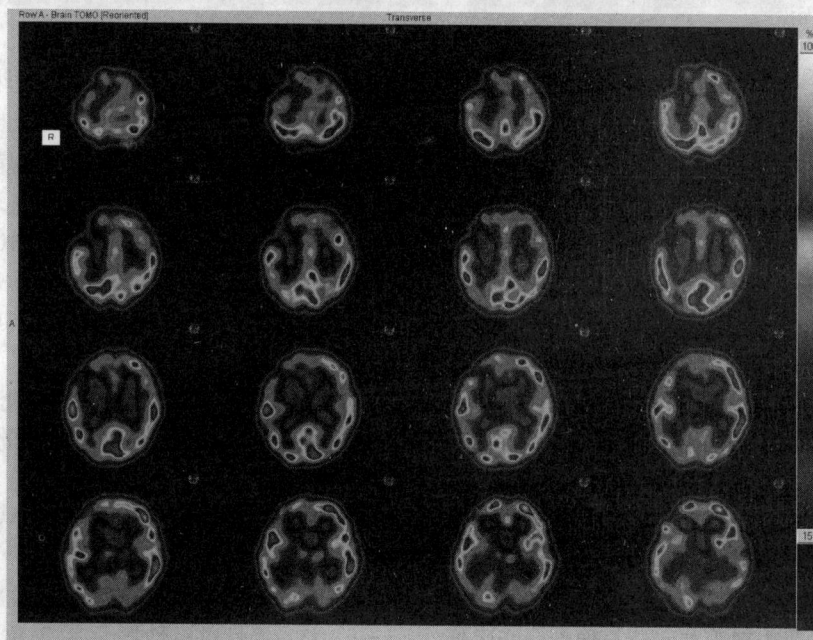

图7-1-3　脑梗死^{99m}Tc-ECD显像横断图像

女性，60岁，左侧肢体活动障碍1周，^{99m}Tc-ECD脑血流灌注横断面图像示右侧顶叶、右侧额叶显像剂缺损改变

脑梗死发病数日后，多在亚急性期，致脑梗死病变的血管逐步开通、病灶周围开始形成侧支循环，疾病的修复过程启动。但由于在此期的脑血管失去自我调节(autoregulation)功能，局部脑血流量灌注量的增高明显与其代谢状态不匹配，形成"过度灌注"(luxury perfusion)现象。此时^{99m}Tc-ECD显像可出现梗死病灶显像剂分布明显减低或缺损，和周边显像剂分布增高；^{99m}Tc-HMPAO则表现为病灶及周边区显像剂分布增加。二者表现不同的原理在于，^{99m}Tc-ECD的浓聚依赖于脑内酯酶活性，由于梗死病灶的酯酶活性缺乏，故表现为显像剂分布降低；而^{99m}Tc-HMPAO在脑内的浓聚是因其与谷胱甘肽反应转变

为水溶性化合物,而在此阶段病灶区谷胱甘肽浓度增加,从而使其在病灶区的分布不低反高。

正常脑组织各区域通过纤维形成密切的功能联系,当某一部位发生病变而使联系纤维受损时,可导致相应的联系区域的功能障碍,rCBF 量相应减少,称为"远隔效应",也称"神经功能失联络"(diaschisis)、"大、小脑交叉失联络(crossed cerebellar diaschisis)"。核素脑血流灌注显像的典型表现为大脑皮质区的梗死病变的同侧深部神经核团和/或对侧小脑皮质区显像剂分布减低(图 7-1-4)。

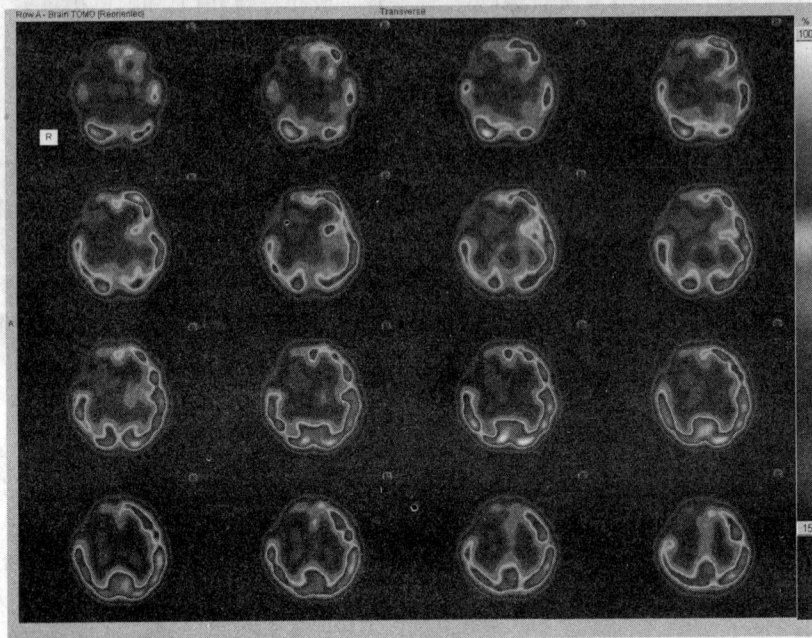

图 7-1-4　脑梗死^{99m}Tc-ECD 显像神经功能失联络图像

男性,55 岁,脑梗死发病后 2 周,^{99m}Tc-ECD 脑血流灌注横断面图像示右侧顶叶、额叶、颞叶
显像剂分布缺损,同侧丘脑、基底节、左侧小脑显像剂分布明显降低,符合神经功能失联络改变

3. 癫痫灶的定位诊断　　癫痫灶的定位是手术或伽玛刀成功治疗难治性局灶性癫痫的关键。核素脑血流灌注显像为癫痫灶的准确定位提供了有效手段。通常,癫痫发作时病灶血流明显增加,发作间期血流降低。癫痫典型的脑血流灌注显像多表现为发作期癫痫灶 rCBF 增加,发作间期时 rCBF 降低。

4. 偏头痛　　偏头痛是发作性神经-血管功能障碍引起的头痛。偏头痛发作时 CT 和 MRI 多无异常变化,而核素脑血流灌注显像多表现为显像剂分布增高,部分也可呈降低改变;发作间期核素脑血流灌注显像多表现为 rCBF 正常,部分表现为减低。

5. 痴呆　　临床上常见的有阿尔茨海默病(Alzheimer's Disease,AD)和多发梗死性痴呆(multi-infarct dementia,MID)。AD 在核素脑血流灌注显像上表现为双侧大脑顶、颞部对称性的血流灌注降低区;而 MID 患者则多表现为脑内散在、多发和不规则分布的血流灌注降低区,以额叶多见。

痴呆早期,在 CT、MRI 尚无特征性改变前,核素脑血流灌注显像即可发现其血流异常,同时根据图像特点有助于判别痴呆类型。

6. 椎体外系疾病　　常见的疾病有震颤麻痹,又称帕金森病,主要病变在黑质和纹状体,其核素脑血流灌注显像主要表现为基底节显像剂分布降低(图 7-1-5)。慢性进行性舞蹈症,又称亨廷顿病,核素脑血流灌注显像示两侧基底节和多发大脑皮质显像剂分布减低。

7. 脑肿瘤的血运、鉴别术后和放疗后的复发和瘢痕　　核素脑血流灌注显像呈多样性改变,转移瘤常表现为脑局部显像剂分布减低,而原发性脑肿瘤可表现为显像剂摄取增高,如血运丰富的脑膜瘤、高度恶性的神经胶质瘤和神经母细胞瘤,生长速度较快者由于中心坏死可见显像剂分布呈环状增高。但多数胶质瘤表现为显像剂分布减低。核素脑血流灌注显像有助于复发与局部水肿和瘢痕的鉴别。复发性脑肿瘤病变局部可表现为显像剂分布增高,而水肿和瘢痕等则为显像剂分布减低。

8. 治疗疗效的监测　　缺血性脑血管疾病治疗前、后评价血流变化可为判定疗效,研究治疗机制提供有效方法,如核素脑血流灌注显像观察中医眼针针灸治疗脑梗死患者治疗前、后脑区血流量的改变,为探讨中医针灸治疗的机制具有重要意义(图 7-1-6)。

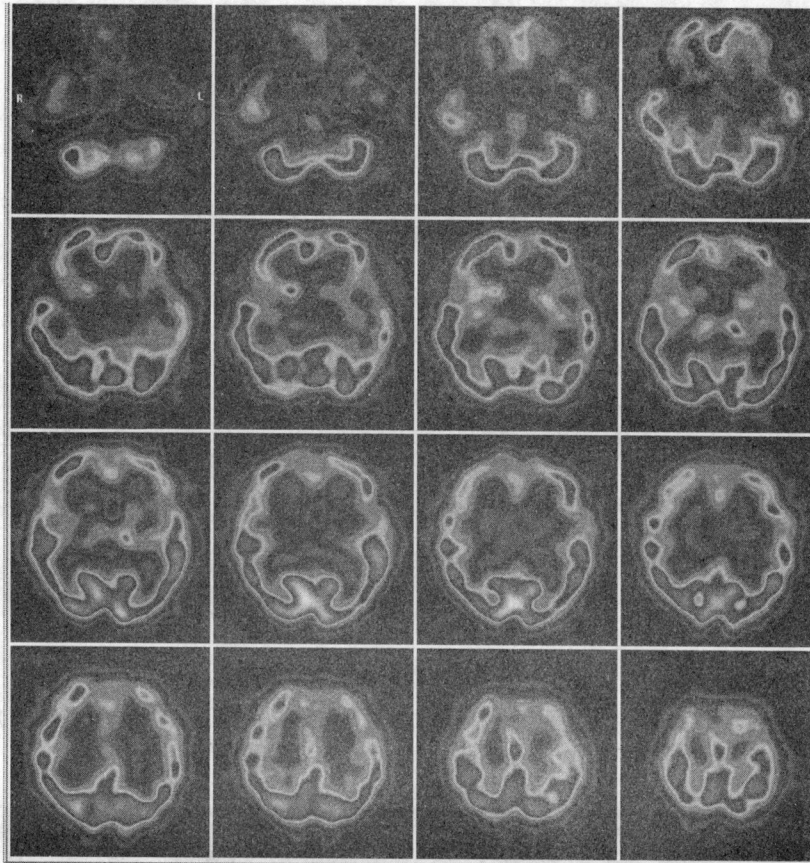

图 7 - 1 - 5 PD 患者^{99m}Tc - ECD 显像图像

女性,50 岁,静止性震颤一年,药物治疗前^{99m}Tc - ECD 脑血流灌注横断面图像示双侧基底节显像剂分布稀疏改变

(二) 精神疾患

精神活动异常可表现为相应的脑代谢和血流异常,核素脑血流灌注显像已广泛应用于精神心理疾病的研究和临床实践,如精神分裂症核素脑血流灌注显像多表现为额叶血流灌注量降低,其次为颞叶(图7-1-7);抑郁症可表现为额叶、颞叶、边缘系统血流灌注量降低。

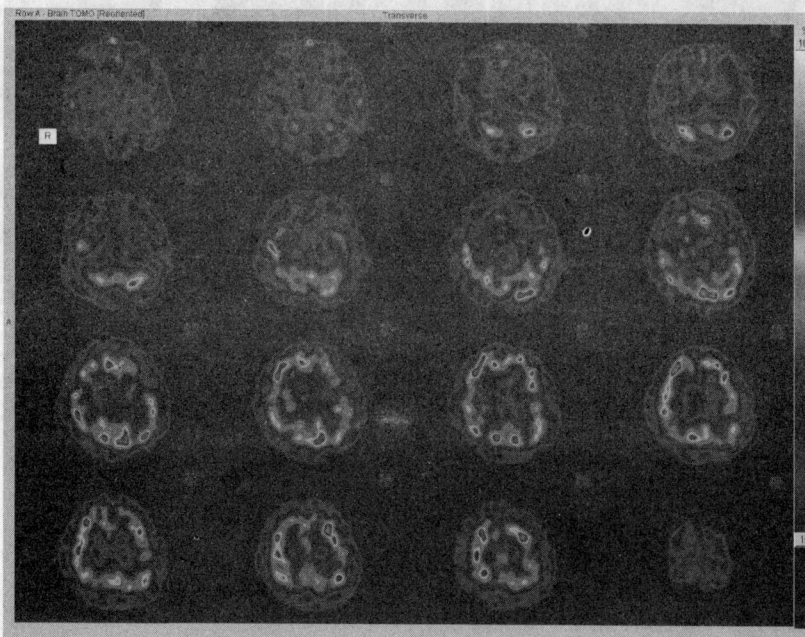

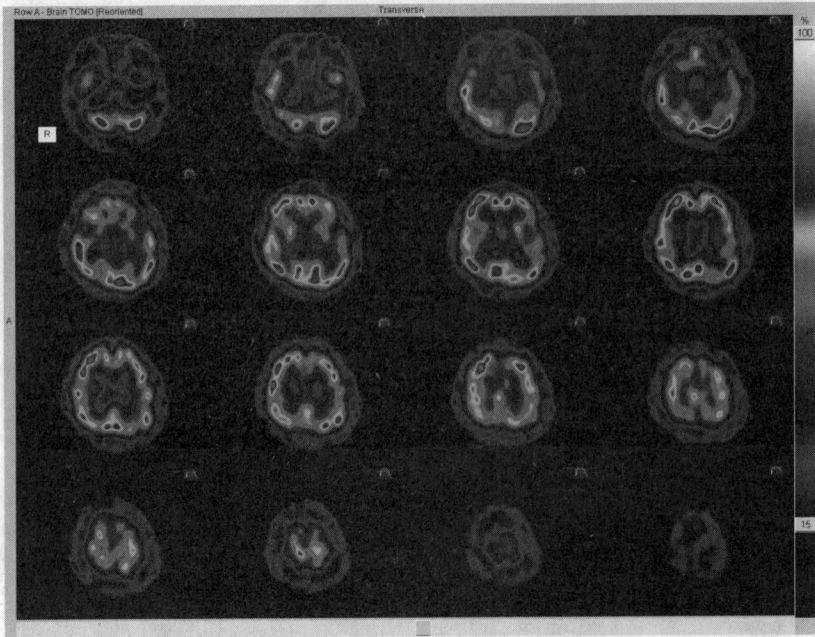

图 7-1-6　治疗前后脑血流量的改变

脑梗死患者针灸治疗前^{99m}Tc-ECD脑血流灌注横断面图像示脑血流灌注降低(上),针灸治疗后^{99m}Tc-ECD脑血流灌注横断面图像示脑血流灌注明显改善(下)

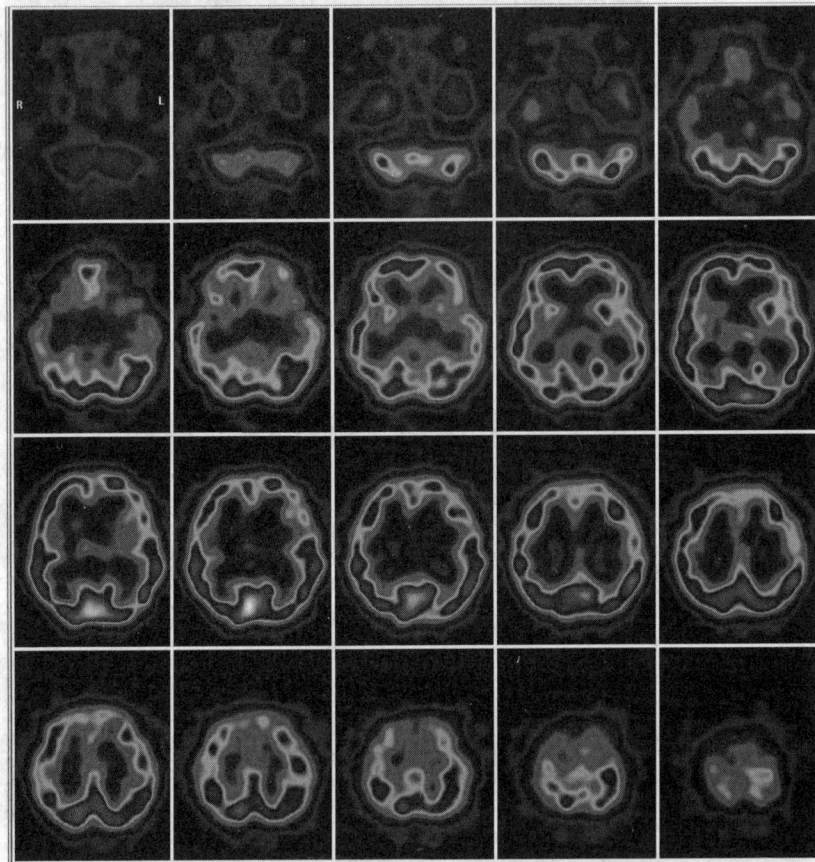

图 7-1-7　抑郁症患者^{99m}Tc-ECD影像

女性,52岁,情绪低落、无助感及绝望感强烈半年余,且常自责、哭泣、兴趣缺乏,90项症状清单评分321分,符合重度抑郁改变,用药前行^{99m}Tc-ECD脑血流灌注显像,横断面图像示双侧顶叶、额叶、颞叶、右侧基底节和丘脑显像剂分布降低改变

（三）脑功能研究

1. 脑生理功能研究 脑血流灌注量与脑的生理功能活动之间存在着密切关系,应用核素脑血流灌注显像并结合生理负荷试验有助于研究脑局部功能活动与各种生理刺激的应答关系。如正常人控尿状态下脑激活区的研究,发现控尿与可能与双侧下额回、右上颞回和中颞回相关,其中,右下额回在大脑对憋尿的控制中起着重要的作用(图7-1-8)。

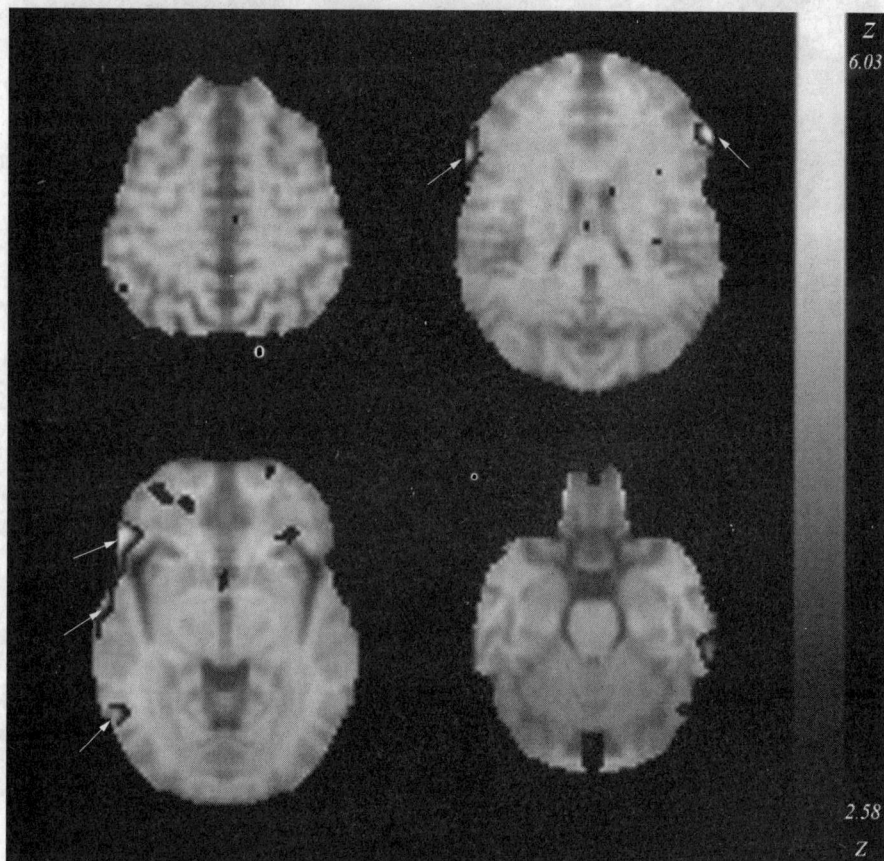

图7-1-8 正常人控尿状态下脑激活区^{99m}Tc-HMPAO影像

应用NEUROSTAT软件分析后的正常人控尿状态下^{99m}Tc-HMPAO脑激活区显像图像

2. 认知 认知科学是研究人类的认知与智力的本质和规律的科学,研究内容包括知觉、学习、记忆、推理、语言理解、知识获得、注意、情感、意识和动作控制等高级心理现象。脑卒中发生后经常引起认知功能障碍。认知功能损害的程度及其恢复或改善的时间直接影响脑卒中患者的预后。有学者应用核素脑血流灌注定量显像研究方法探讨了认知功能障碍与脑血流变化的关系,对其局部脑血流变化进行定量分析,研究认知与脑解剖结构(脑功能区)的关系,提出核素脑血流灌注显像是一种简便的评价脑卒中后认知功能障碍的有效方法(图7-1-9)。

七、PET脑血流灌注显像

应用正电子核素^{15}O测定脑血流量的历史可以上溯到20世纪60年代末期。随着PET扫描仪的研制成功,测定方法在不断的进展,但所有的这些方法的理论基础均基于Key模型,包括均一的组织容积、弥散性、惰性示踪剂的完全首次提取及其在组织内的均匀分布。主要方法如下:

（一）H_2^{15}O静脉注射法

1. 显像原理 H_2^{15}O与天然水的生物学性质相似,而物理性质不同。作为弥散性示踪剂,H_2^{15}O静脉注射后可以自由通过血脑屏障,其在脑内的分布与局部脑血流量呈高度相关。

2. 检查方法 受检者仰卧位,头部置于PET扫描仪探头视野内,在一侧肘静脉建立静脉通路用于注射显像剂,同时在桡动脉插入导管用于动脉采血。注射H_2^{15}O 700～1 100 MBq,待显像剂达到脑部

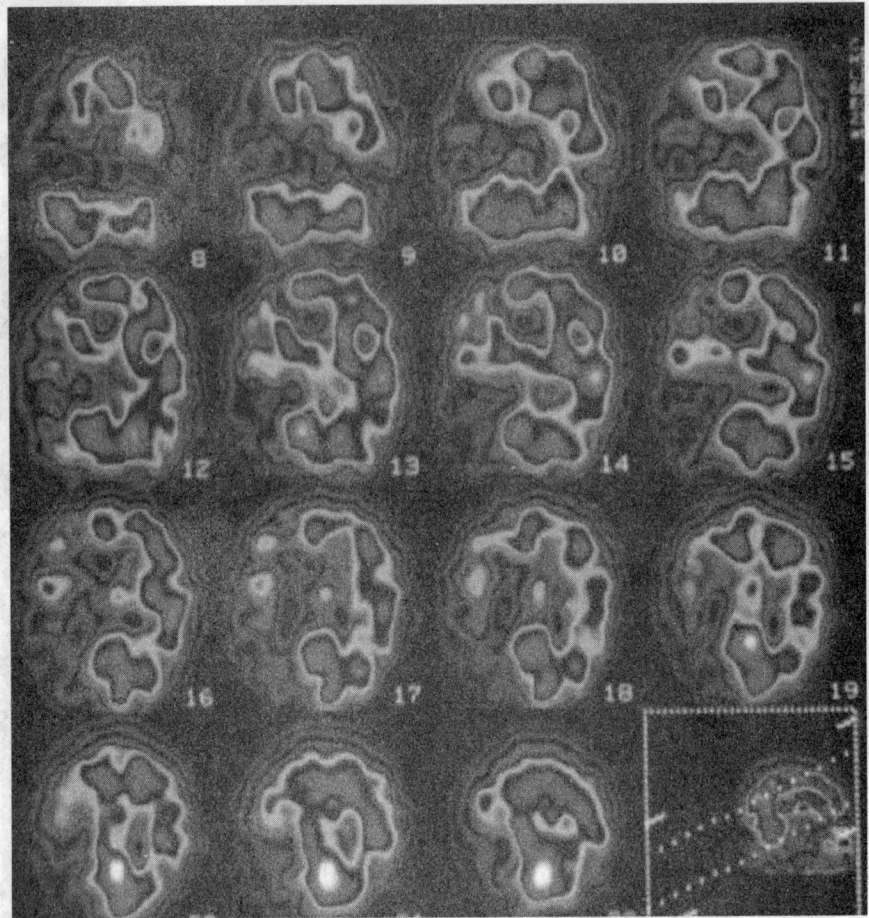

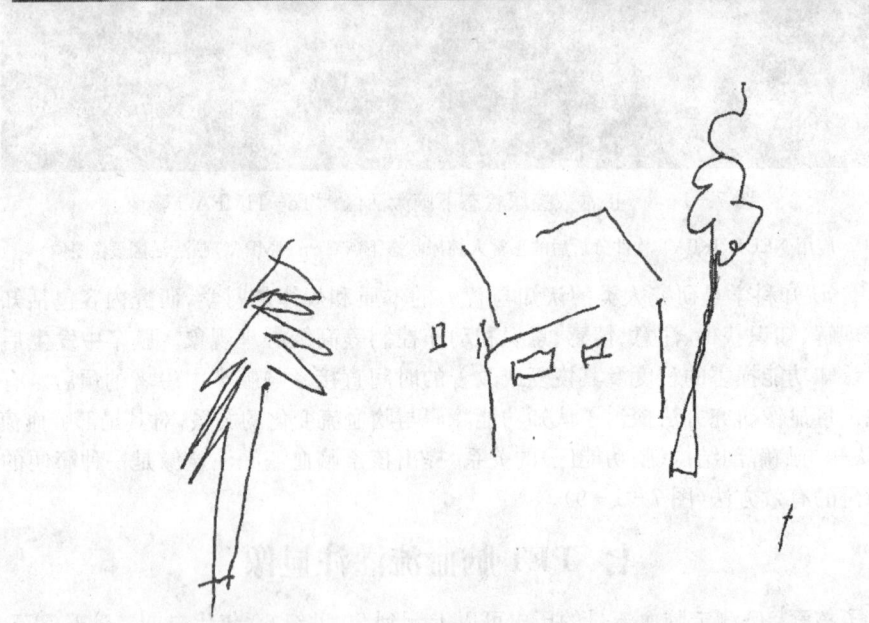

图 7-1-9 脑卒中患者认知功能障碍^{99m}Tc-ECD影像

脑卒中患者伴有认知功能障碍,(下)为该患者图画复制试验的结果,(上)为该患者^{99m}Tc-ECD
脑血流灌注横断面图像,表现为右侧颞叶、顶叶、枕叶区显像剂分布稀疏缺损

时,采集数据 60 s。

3. 应用 PET脑血流显像的优点在于 $H_2^{15}O$ 不参与细胞代谢,其脑内摄取率为 80%～
90%,适合做血流定量,且 $H_2^{15}O$ 半衰期甚短,允许在同一天内反复显像和定量测定。目前主要用
于脑功能研究。

(二) C^{15}O$_2$ 连续稳态吸入法

1. 显像原理 C^{15}O$_2$ 吸入肺部,于肺泡毛细血管内在碳酸酐酶的作用下,C^{15}O$_2$ 溶于水转变为 H$_2$^{15}O并随血液循环至脑部。

2. 检查方法 受检者取仰卧位,头部置于扫描视野内,面部佩戴一次性面罩,并有两条气体管道与面罩相连。一条来自加速器气体模块,提供放射性 C^{15}O$_2$,另一条管道用于回收放射性废气。检查时,持续吸入一定浓度的 C^{15}O$_2$ 和一定流量的混合气体。经过 8~10 min 达到平衡,进行扫描。

3. 应用 目前此种方法主要用于与其他气态的正电子显像剂联合使用。

八、相关影像学在脑灌注显像方面的比较及进展

20 世纪 80 年代以来,随着 SPECT 和 PET 显像技术的迅速发展,脑血流灌注显像的价值得到充分肯定。近年来,其他影像技术在脑血流研究和临床应用方面得到了长足发展。

(一) 脑 CT 灌注成像

一般螺旋 CT 均具备该项检查功能,可以得到 CT 灌注峰值时间(PT)、峰值(PH)、平均通过时间(MTT)、局部脑血容量(rCBV)、脑血流量(rCBF)等定量分析参数、曲线和图像。该检查主要应用于急性脑缺血患者(发病 6 h 以内)或超急性脑缺血患者(发病 3 h 以内)的早期诊断。与核素脑血流灌注显像比较,CT 灌注成像有较好的空间分辨率和时间分辩,且检查方便、迅速,适合急诊患者;但脑 CT 灌注成像仅能反映脑组织血流灌注的生理或病理生理状况,尤其是对脑缺血半暗区(可恢复的缺血灶)和梗死区的判断有较大困难,而核素脑血流灌注显像可弥补 CT 灌注成像代谢信息缺乏的不足。同时,CT 灌注检查尚缺乏一整套完整的生理性(如过度换气、认知)和药物等负荷、干预或介入条件下的灌注成像方法和判断标准,缺乏对脑循环储备功能的判断;此外,少数患者也存在对 CT 造影剂过敏的问题。

(二) 脑 MRI 灌注成像

MRI 灌注成像的原理与 CT 灌注成像相似,静脉快速注射造影剂后观察造影剂的磁化敏感效应导致的脑组织信号逐渐下降,以及造影剂流过脑组织后信号逐渐恢复的过程,同样可以得到 MRI 灌注峰值时间(PT)、峰值(PH)、平均通过时间(MTT)、局部脑血容量(rCBV)、脑血流量(rCBF)等定量分析参数、曲线和图像。该检查也主要应用于急性或超急性脑缺血患者的早期诊断。临床上常与 MRI 血管成像(MRA)同时进行,既可以获得局部脑组织的缺血信息,又可以获得相应脑血管狭窄或阻塞的具体解剖定位,并可以进行治疗前后的疗效观察。脑缺血病灶处表现为局部 PT 和 MTT 延长,rCBV 和 rCBF 下降,特别是当常规 MRI 结果正常而 MRI 灌注异常时临床意义较大。脑 MRI 灌注成像与核素脑血流灌注显像相比,单纯 MRI 灌注显像还不能确认脑组织是否存活,且急诊患者体内外金属物品或器械也限制了其临床范围。

(李亚明 李雪娜)

第二节 放射性核素脑灌注显像介入试验

大部分脑血流灌注断层显像在静息状态下实施,但静息显像不能发现轻微、隐匿性的病变。采用了负荷方法以后,与心肌灌注显像相似,脑血流灌注断层显像明显提高了病变检出率。脑血流灌注显像还可以发现脑功能变化导致的局部血流灌注减低,指导脑梗死后的康复治疗。

一、脑血流灌注显像介入试验的基本原理和分类

通过外部各种因素的介入,引起对该因素具有反应应答部分的局部脑血流量发生改变,以显示与其他部分之差异,是脑显像介入试验的基本原理。

介入试验的方法,包括生理性刺激和药物介入(如血管扩张剂)。在这些因素介入下,正常组织及对之具有反应的部位局部脑血流量增加,而无反应部位的局部脑血流量不能增加,从而增强了正常与病变部位图像的对比度,提高疾病的阳性诊断率;或显示出相应的兴奋灶,以便进行核团定位。

生理性的刺激因素,大部分为一些激活脑功能的方法,通过测定刺激作用下局部脑血流和脑代谢量的变化来进行脑活动的间接评价。与心肌灌注显像的介入试验显著不同的是,虽然运动负荷试验可发现

心肌缺血,脑血流储备异常的患者脑血流灌注显像时强烈的精神活动并不能使大脑出现明显放射性分布稀疏区。因此脑负荷显像较常用的是药物负荷。其中乙酰唑胺试验是最常用的脑介入试验方法,潘生丁也可作为脑血流灌注显像的负荷药物。二者的作用机制虽不同,但引起正常脑区与血流储备异常区血流灌注差异的作用相似。乙酰唑胺的优点是副作用少,而且轻微。潘生丁副作用较多、较明显,但价格低廉,适合在国内应用。

二、检 查 方 法

乙酰唑胺介入试验:成人静脉注射乙酰唑胺 1 000 mg,20 min 后静脉注射 ^{99m}Tc－ECD 1 110 MBq (30 mCi),其余检查过程同静息脑血流灌注断层显像。

潘生丁介入试验:潘生丁注射剂量 0.56 mg/kg,4 min 注射完。注射完后 3 min 即可注射 ^{99m}Tc－ECD 1 110 MBq(30 mCi),其余检查过程同静息脑血流灌注断层显像。潘生丁可引起心率加速、血压下降、冠心病患者可引起胸闷、胸痛等症状。因此注射过程中应当注意监测心率、血压、心电图、症状的变化。

三、结 果 分 析

脑血流灌注显像介入试验与静息显像结合可出现以下几种结果:

1) 静息脑血流灌注显像与介入试验结果均正常,即两次检查图像均见各脑断层图像清晰,放射性分布基本均匀、对称。这种图像提示脑血流灌注及储备能力均正常。

2) 静息脑血流灌注显像未见明显异常,介入试验见局部脑区放射性分布稀疏/缺损。这种图像提示局部脑血流储备障碍,但静息状态脑血流灌注尚能满足需要。

3) 静息脑血流灌注显像见局灶性放射性分布稀疏区,介入试验见原放射性分布稀疏区增大或呈放射性分布缺损区。提示该脑区静息状态血流灌注障碍,同时伴随脑血流储备能力障碍。

4) 静息脑血流灌注显像见局灶性放射性分布稀疏/缺损区,介入试验见该放射性分布稀疏区有明显放射性填充。这种图像提示该部位静息状态脑血流灌注低下,但脑血流储备功能正常,也可见于失联络症。

5) 静息脑血流灌注显像见局灶性放射性分布缺损区,介入试验该放射性分布稀疏区无显著变化,见于脑梗死。

脑负荷试验提高了诊断隐匿性脑缺血病灶的阳性率,许多脑血管疾病,包括动脉硬化性疾病,在疾病的初始阶段,病灶范围较小,侧支循环较为丰富,因此单纯作静息显像难以发现病变。只有当病灶进展到血管狭窄严重、血流产生明显障碍、侧支循环不能代偿时,静息显像才能出现阳性结果,但往往延误了治疗时间。脑显像介入试验,可在适宜负荷的情况下早期发现隐匿性病灶和小梗死病灶,从而提高诊断率。脑介入试验可对病程进行分级,并对患者进行随访。脑血管储备能力降低是发生脑梗死的前期信号,可通过脑介入显像来预测并及早采取相应措施。

有研究显示,对于颈动脉狭窄致脑缺血需行颈动脉内膜病变切除术的患者,脑显像负荷试验也有重要指导意义。脑血流储备低下的患者在颈动脉内膜病变切除术中容易发生脑缺血的加重,因而需要在实行切除术的时候通过侧支循环保证脑血供。而脑血流储备正常的患者行颈动脉内膜病变切除术则比较安全,手术过程不容易发生脑缺血性损伤。

失联络现象既可以出现在脑梗死区的对侧半球,也可以出现在脑梗死区的同侧半球。静息脑血流灌注显像放射性缺损的区域往往明显大于 CT 或 MRI 上的异常区域,两者的差别包含了失联络的区域和慢性缺血的区域。负荷显像可以明确慢性缺血的区域和失联络区域的大小。失联络区域可能会自然改善,或经过康复技术改善。因此,脑梗死后失联络区域大的患者,其脑功能将有更好的改善。研究显示,康复治疗后,原先血流灌注低下的失联络脑区血流灌注恢复正常,脑功能改善的程度与失联络区域的大小呈正相关。因此,脑功能显像的介入试验对于脑梗死后的康复治疗有重要指导价值。

(马宏星)

第三节　PET 脑代谢显像

脑的代谢非常旺盛,其能量绝大部分(90%以上)由糖供应,而氧的消耗量占整个机体总氧耗量的

20％。由于脑组织本身并不能储存能量,所以需要连续不断地供应氧气和葡萄糖。目前脑的代谢显像还只能通过正电子成像(包括 PET 和符合线路技术)来实现。

一、脑葡萄糖代谢显像

1. 原理　　葡萄糖几乎是脑细胞能量代谢的唯一来源。2-脱氧葡萄糖(DG)能在脑中滞留较长时间。使用放射性核素标记的脱氧葡萄糖,能进行脑的葡萄糖代谢成像,反映全脑和局部脑组织的葡萄糖代谢状态。

2. 显像剂　　$^{18}F-2-$脱氧葡萄糖($^{18}F-deoxyglucose$,$^{18}F-FDG$)和$^{11}C-$脱氧葡萄糖($^{11}C-DG$)是常用的脑葡萄糖代谢显像剂,尤其以前者更为常用。

3. 显像方法　　静脉弹丸注射$^{18}F-FDG$ 185～370 MBq(5～10 mCi)后 40 min,进行 PET 脑显像,通过计算机重建断层影像并测定全脑和局部脑葡萄糖代谢率(LCMRGlc)。

4. 正常影像　　生理静息状态下脑$^{18}F-FDG$葡萄糖代谢的影像与脑局部血流灌注显像的影像相仿,也表现为左右对称的图像。灰质放射性明显高于白质。正常人全脑葡萄糖代谢率(CMRGlc)范围在 $29～32\ \mu mol/100\ g/min$ 之间,左右半球间差异没有统计学意义。

5. 异常影像　　脑$^{18}F-FDG$葡萄糖代谢的异常影像包括全脑摄取葡萄糖降低,局部葡萄糖代谢降低、缺损,局部葡萄糖代谢异常升高、交叉失联络症等。这些异常影像的表现基本上和脑血流灌注显像相仿。

二、脑氧代谢显像

1. 原理　　吸入放射性氧后进行脑 PET 显像,同时测定局部脑血流量和血氧浓度,从而能计算得脑氧气代谢率($CMRO_2$)、氧摄取分数(OEF,)等反映脑组织氧利用的参数。

2. 显像剂　　目前常用的是$^{15}O_2$气体。需要由回旋加速器制备。^{15}O的物理半衰期 2.03 min。其他如^{15}O的一些简单化合物,如 $C^{15}O_2$、$H_2^{15}O$、$^{15}O-$氧合血红蛋白、$^{15}O-$羟基血红蛋白也有应用。

3. 方法　　持续吸入$^{15}O_2$,或一次性或短暂吸入^{15}O。为取得定量参数需同时测定局部血流量。使用 PET 仪可以用 $C^{15}O_2$测定脑局部血流量 rCBF 和计算脑氧摄取率 OEF。

4. 正常影像和正常值　　正常脑血流量灰质平均为 43.0 ml/(100 g・min),白质 21.9 ml/(100 g・min);脑氧代谢量灰质平均为 3.33 ml/(100 g・min),白质 1.52 ml/(100 g・min);脑氧摄取率灰质平均 0.44,白质 0.41。脑血液量灰质平均 4.3 ml/100 g,白质 2.1 ml/100 g。正常脑组织氧代谢率与脑血流量比值固定在 1:(12～14)之间。

5. 临床意义　　用以研究葡萄糖代谢和氧代谢之间的关系,和研究血流与代谢之间的匹配与不匹配现象。

脑梗死时脑组织存活的判断:缺血组织局部血流量降低或缺损,如果呈现氧化代谢的不匹配,包括葡萄糖代谢率和脑氧摄取率不呈平行下降,则提示脑组织存活。在此时间窗内,一旦脑血流恢复,脑组织有可能恢复。

三、PET 脑代谢显像的临床应用

(一)癫痫灶定位

癫痫发作过程中伴随着病灶血流和葡萄糖代谢率的异常增加。

1. 发作期　　一般情况下 PET$^{18}F-FDG$显像证实病灶的葡萄糖代谢率增高。

2. 发作间期　　绝大部分癫痫患者系在发作间期接受核医学检查。最常见的异常是脑局部皮层放射性摄取降低,表现为局灶性低代谢区($^{18}F-FDG$摄取减少)(图 7-3-1、图 7-3-2)。

癫痫手术治疗的疗效取决于定位的准确性。多数文献证实发作间期 FDG PET 显像癫痫灶的检出率为 80%～90%。癫痫常见的病理改变主要是:选择性神经元丧失,位于癫痫灶内抑制性神经元数目的选择性减少;癫痫灶内不仅有神经元数目减少,而且可观察到明显的受累神经元细胞如 GABA 能抑制性细胞树突或树突棘的丧失;另外还有星型胶质细胞增生及胶质化,胶质细胞增生使慢性病程或病程长者因大量胶质细胞增生而形成胶质瘢痕,这些病理学改变是发作间期 FDF PET 表现为低代谢的

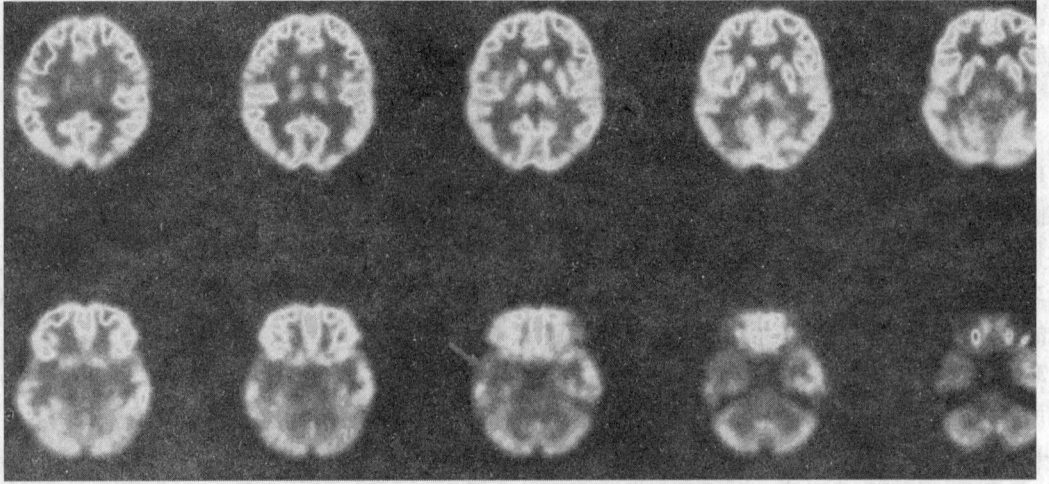

图 7 - 3 - 1　^{18}FDG PET 显示右侧颞叶 FDG 摄取减低，提示癫痫灶

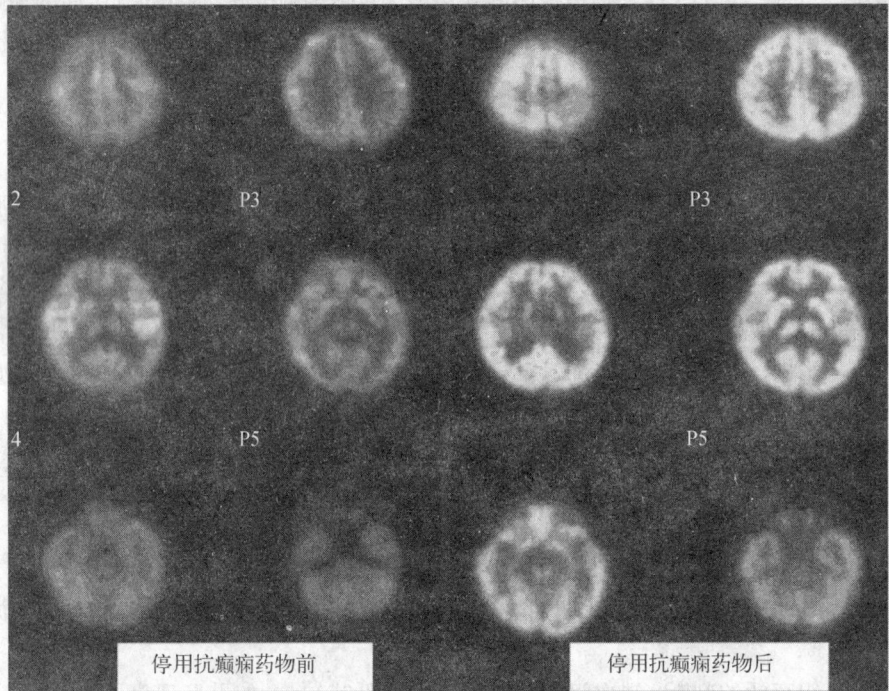

停用抗癫痫药物前　　　　　　停用抗癫痫药物后

图 7 - 3 - 2　抗癫痫药物导致大脑皮层 FDG 摄取明显减低，停药后恢复正常

主要原因。

　　发作期 FDG PET 显像癫痫灶的局部葡萄糖代谢增高，其可能原因是发作期癫痫灶局部脑电活动增加使神经元耗能增加，葡萄糖摄取增加。但与脑血流灌注显像不同的是，FDG 摄取与代谢需一定的时间，一般在 30～40 min 左右，而颞叶癫痫发作往往仅持续几十秒钟至数分钟，占整个 FDG 摄取时间的比例很小。即使摄取期间有单次癫痫发作，其扫描图像仍反映了包括发作间期，发作期及发作后的整个摄取全过程的综合代谢情况，高低代谢平衡结果，如最终可能会仍是以低代谢为主导的摄取图像，反之亦然。

（二）帕金森病

　　帕金森病(PD)病理涉及突触前和突触后的复杂改变，它不仅存在黑质纹状体系统多巴胺合成功能的减退，而且有突触后多巴胺受体活性的改变和突触前多巴胺转运体释放、回收多巴胺功能的改变。常用的^{18}FDGPET 可以反映临床症状的进展情况和评价临床预后，以往研究的^{18}F - DOPA(多巴)能反映黑质纹状体系统多巴胺合成的情况，但无法评价突触后多巴胺受体和突触前多巴胺转运体的功能状态，目前新型多巴胺受体类显像剂，如^{11}C - Raclopride 和多巴胺转运体(如^{18}F - FPCIT、^{11}C - β - CIT、

^{11}C-RTI32)等的研制成功,为全面评价 PD 的病理功能变化提供了有利条件。脑内单胺类 DA、NE、5-HT 等在各自神经元终末细胞膜上都有相应的选择性重摄取转运蛋白或重摄取位点。当 DA 能神经元末梢受到刺激而引起 DA 自突触前膜的囊泡内释出至突触间隙,并作用于突触后膜相应的 DA 受体时,这些 DA 递质也随即向位于突触前膜的 DAT 发出将其运回突触前膜的信号,这样,在失活的过程中,约有 3/4 的 DA 由 DAT 运回突触前膜,以待重新利用或进一步分解。若 DAT 的重摄取功能异常,将导致相应的递质在突触间隙的增高或降低,从而引起相应递质系统功能活动的改变;相反,在某些病理生理状态下如神经元退行性变等,突触前递质量发生改变,那么不仅在突触后膜的相应受体会出现上调或下调改变,而且在突触前膜的 DAT 也会发生一系列相应的代偿性变化,并且这种 DAT 的变化比受体更为敏感、直接。因此,DAT 的功能、密度变化无疑是反映 DA 递质系统功能的重要指标。

PET 功能显像除了广泛用于 PD 的早期诊断、鉴别诊断以及病情进展的观察外,目前已还用于评估 PD 患者干细胞移植后的疗效以及了解干细胞的存活和功能状况,当移植成功时 ^{18}F-Dopa 的摄取会增加,并且当移植的疗效越好、移植的组织量越大,它的摄取值也就越高。

(三) 痴呆

脑葡萄糖代谢显像可进行痴呆的诊断和鉴别诊断,并可评估痴呆的严重程度和预后,还能进行慢性抑郁症或假性痴呆的鉴别诊断。

1. 阿尔茨海默病(Alzheimer 病,AD) AD 患者的 FDG、^{15}O$_2$ 的 PET 图像表现为顶、颞叶的葡萄糖摄取和脑氧利用率减低,脑血流减低,同时可伴有一侧或双侧颞枕叶的代谢异常,功能性检查具有较高的诊断价值,通常认为 PET 的异常表现还要早于量表评分。从长期随访的结果看,1～2 年的 AD 患者典型表现为顶颞部减低,大多是双侧对称性减低(图 7-3-3),随着疾病的进展,累及的面积逐步扩大,最后额叶皮质甚至整个皮质也可以出现低代谢的表现(图 7-3-4),说明 AD 患者的临床症状的严重程度与

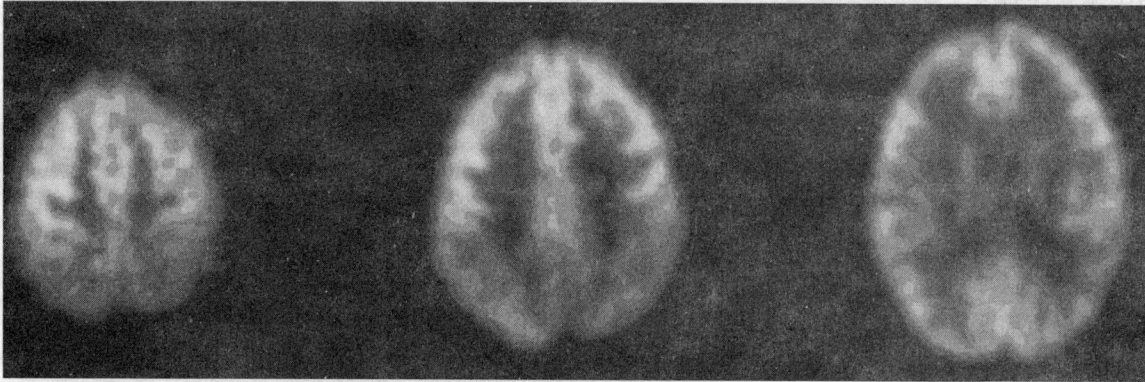

图 7-3-3 ^{18}FDG PET 显示早期 AD 的双侧顶叶 FDG 摄取对称性减少

葡萄糖代谢减低的程度密切相关。PET 在对 AD 研究中发现脑内最易受损的结构是后顶叶、后颞叶和前枕叶,额叶相对保持正常,且认知丧失的程度与脑葡萄糖代谢降低的程度相关。随着近年来 AD 的治疗药物的发展,对早期的 AD 患者的干预治疗可以使患者的病程或转归得以改善,这使 FDG PET 对 AD 的早期诊断更具意义。AD 是痴呆最常见的类型,国际多中心的研究结果显示与活检结果相比,FDG PET 的诊断的准确性可高达 95%。

2. 多发梗死性痴呆 PET 脑血流灌注显像可发现脑内散在、多处且不规则分布的灌注缺损区,多发性脑梗死性痴呆葡萄糖代谢、脑血流量、氧代谢减低多呈局灶性,与 AD 较容易区分开。

3. 混合性痴呆 混合性痴呆指同时有多灶性脑梗死和 AD 的痴呆,此等情况临床时常可见。无论在临床上或仅脑 SPECT 显像均难以区分出来,往往需要结合临床、CT 或 MR 及 SPECT 或 PET 的资料进行分析考虑以提高诊断率。

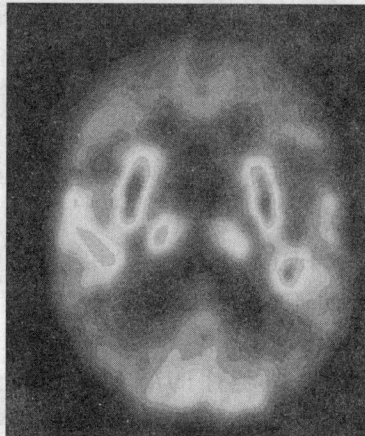

图 7-3-4 ^{18}FDG PET 显示晚期 AD

(四) 精神疾患

在精神分裂症患者中最常观察到的是额叶的葡萄糖代谢降低,其次为颞叶低代谢。左颞葡萄糖代谢增加伴有左基底节葡萄糖代谢低下亦是常见的影像表现。

1. 精神分裂症　　PET 对精神分裂症的研究最主要的帮助就是精神活动的解剖定位。研究发现在精神分裂症患者额叶的确存在低代谢的表现,提示额叶皮层功能的减退。这种额叶的功能减退与疾病的退化过程或对疾病的治疗有关。PET 对精神分裂症的研究,主要在于病因探讨、疗效评价和临床药理学研究、指导用药等方面,如在分子水平上观察治疗精神分裂症的神经精神药物(如氟哌啶醇等)药理机制和量效关系,用以筛选药物、指导临床用药和调整药物剂量等。

2. 抑郁症　　抑郁症患者的脑葡萄糖降低呈弥漫性,以额叶和扣带回降低为主。单相抑郁症患者,未经药物治疗,其全脑代谢率在正常范围内,而当病情好转,情感恢复正常时,基底节的葡萄糖利用率反而明显减低。

3. 强迫症　　强迫症是精神科较为常见的病种之一,其原因及发病机制还不清楚。既往 FDG PET 显像在强迫症患者发现其扣带回额叶部位的高代谢表现,经药物治疗后,额叶、扣带回 FDG 代谢减低的程度与强迫理念的改善呈相关关系,所以通过 PET 的研究可以证实异常神经环路的存在,对手术治疗的依据提供佐证,对疗效的预测和术后的疗效评估 FDG PET 均有重要的价值。

(五) 脑卒中和脑缺血

脑显像能证实局部血流量降低、局部葡萄糖代谢率降低。在脑卒中诊断、病程分期、治疗效果评价、估测预后、判断病灶脑组织的存活等方面都有意义。

1. 脑缺血和中风　　其病理主要影响到局部脑血流($rCBF$)、局部氧代谢率($rCMRO_2$)、局部血容量($rCBV$)和局部氧摄取分数($rOEF$),这些参数可以通过 PET 的 ^{15}O、^{18}F 标记物显像进行分析,从而对脑血管疾病进行临床评估。

2. 短暂性脑缺血发作(TIA)　　PET 氧代谢及血流灌注观察到,当 TIA 患者出现脑灌注压下降时,先是机体代偿性血管扩张以维持局部脑血流平衡,随着病程的进展,这种自我调节机制失调时,则逐渐增加 $rOEF$ 以维持,一旦 $rOEF$ 增加到使 $rCBF$ 进一步下降时,则导致功能和代谢的异常。这种机制使 TIA 能够及早期诊断,有助于及时制订有效的治疗方案。

3. 脑梗死　　由于 PET 能够早期准确测定脑各局部血流量变化,判断脑缺血区存活组织存活与否,对病程分期、疗效的评价,预后评估均有着良好的价值。PET 显像显示了中风的病理生理演变过程,在 PET 显像中,同时也可以观察到过渡灌注、小脑失联络征等征象,脑中风患者的 ^{15}O-PET 显像早期可以出现过度灌注(luxury perfusion)现象,这种现象往往提示良好的预后,到梗死后第 10 天后,局部的 CBF-CMRO$_2$ 出现匹配,提示这时脑的氧摄取指数(OEF)开始正常化。脑梗死后最初 2 周内,某些患者可出现贫乏灌注(misery perfusion),即脑组织氧代谢的需求相对超过脑血流。应用 PET 对脑梗死的预后研究认为脑梗死时局部氧代谢率(LCMRO$_2$)一般在 $10\sim20$ ml/(100 g·min)之间,LCMRO$_2$ 小于 1.25 ml/(100 g·min)提示临床预后差,梗死区的低 CBF 与梗死区的低 FDG 代谢相关。对于中风,PET 不仅可以早期诊断、预后评价和监控治疗疗效,而且更进一步证明脑内各部位之间的协同作用。联合应用 $^{15}O_2$ 和 FDG PET 显像可以更进一步地阐明缺血和梗死病灶的代谢情况,研究证实不仅梗死灶的 CMRglu 降低,而且梗死组织中心的氧/葡萄糖代谢比率降低,这主要因为仍存活的脑梗死组织通过主动调节减低耗氧量来适应外界的应激。

(六) 亨廷顿病(HD)

PET 在 HD 中的应用主要集中在纹状体区糖代谢和多巴胺递质系统的研究,同时部分涉及鸦片受体的研究。HD 早期 X 射线 CT 示尾状核头部解剖结构完整,晚期则见尾状核头部明显萎缩,而 FDG-PET 显像在 HD 早期即可见尾状核头部 LCMRglu 明显降低,表明代谢改变早于结构的改变,这样可利用 FDG 显像对 HD 作出早期诊断(图 7-3-5)。PET 受体显像发现 D1 和 D2 受体在纹状体区有明显的降低,纹状体和脑皮层的鸦片受体也亦降低。

(七) 颅脑损伤

颅脑损伤是常见的外伤,CT 可以直接迅速而准确显示脑内、外损伤的部位,性质和程度,也有其局限性,对早期和轻微的脑外伤无法显示功能性损害病灶所在。而这些局限性脑 PET 可以弥补。脑 FDG

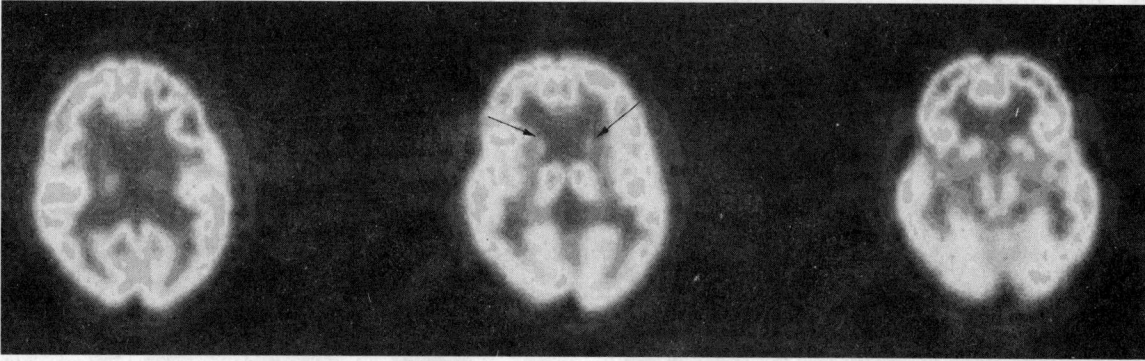

图 7-3-5 ^{18}FDG PET 显示 HD 双侧尾状核 FDG 摄取对称性减少

PET 可显示多处病灶存在,反映大脑皮层弥漫性受损的病理基础,脑 PET 在急性和亚急性脑外伤患者可以更为准确、早期显示脑实质受损情况。同时对轻微脑外伤患者,如脑震荡等也可显示其脑实质所受损伤。脑 PET 的临床价值还在于对脑外伤患者疗效观察和预后评估。在颅脑损伤方面 PET 的局限性在于所显示的病灶的非特异,不能区别是何种因素所导致的血流灌注减低。对于脑外伤后综合征,脑 FDG PET 显像也可发现单个或多个代谢异常分布区,且和原外伤受损部位关系不大,这些提示在脑外伤后综合征的患者中,仍存在弥漫性受损的病理基础。应用脑 PET 可以用来诊断和鉴别其他原因引起的头痛,如外伤愈合瘢痕组织的牵拉、颅骨骨折愈合不佳等因素,同时可以用来观察临床治疗疗效。

(八)脑功能研究

正常人在生理静息状态下,左右大脑半球的葡萄糖代谢率基本对称。生理静息状态是在封闭视听的条件下,不受外界刺激、没有运动动作的状态。接受外界刺激或运动肢体时,由于支配感觉或运动中枢的能量需求和代谢活动加强,其所对应的特定区域的葡萄糖代谢率表现出相应变化,显示该中枢所在局部部位的放射性增强。如给予单纯语言刺激时左侧颞叶葡萄糖代谢率增高;用灯光给予视觉刺激时丘脑皮质区葡萄糖代谢率增高;单侧手指运动时对侧中央前回及辅助运动皮质区葡萄糖代谢率增高。这些研究的结果,首次在人体上无创伤性地用影像诊断证实了解剖学功能区定位的发现。

(九)脑肿瘤

脑葡萄糖代谢显像在脑肿瘤方面的诊断意义主要是诊断脑瘤复发和观察放疗、化疗的治疗效果,判断瘢痕组织抑或肿瘤复发。脑瘤复发部位葡萄糖代谢增高,放疗和化疗效果明显者局部葡萄糖代谢率降低,而瘢痕组织葡萄糖代谢率明显降低。

(左传涛 管一晖 陈绍亮)

第四节 脑受体显像

脑受体显像是利用发射正电子或单光子放射性核素标记的合成神经递质的前体物质,观察特定中枢神经递质的合成、释放、与突触后膜受体结合以及再摄取情况。鉴于受体-配体特异性结合性能,通过 PET 或 SPECT 仪器对活体人脑特定受体结合位点进行精确定位影像和反映受体的分布、密度与亲和力。借助一定的生理数学模型,可以获得中枢神经递质和受体的定量或半定量参数,从而对某些神经递质或受体相关性疾病作出诊断与鉴别诊断、治疗决策、疗效评价和预后判断。

一、适 应 证

(1)锥体外系疾病:包括帕金森病(PD)、亨廷顿病(HD)等。

(2)癫痫。

(3)痴呆:包括阿尔茨海默病(AD)、多灶梗死性痴呆、混合性痴呆等。

(4)精神疾患:包括精神分裂症、情感障碍、抑郁、焦虑等。

(5)其他:如药物与酒精依赖、获得性免疫缺陷综合征(AIDS)患者脑部病变、渐进性核上性麻痹、脑肿瘤等。

二、禁 忌 证

震颤及严重运动功能障碍,不能配合检查者。

三、检 查 方 法

(一)患者准备

受检者空腹,保持安静,给药前后进行视听封闭,检查室灯光暗淡。对个别不能配合者需在检查前给予适当镇静剂。

(二)放射性药物

在神经受体显像中,多巴胺受体是研究和应用得最多的一种,本小节只介绍其显像剂。临床常用的 SPECT 脑多巴胺受体显像剂主要有多巴胺受体和多巴胺转运蛋白,即^{123}I - IBZM、^{99m}Tc - TRODAT - 1 及^{123}I - β - CIT,常用的 PET 神经递质和受体显像剂主要有^{18}F - 多巴(^{18}F - DOPA)、^{18}F - FP - β - CIT、^{11}C - N-甲基螺旋哌啶酮(^{11}C - NMSP)和^{11}C-雷氯必利(^{11}C - raclopride)等。

(三)图像采集

1. SPECT 显像

1)根据标记配体的放射性核素,选用适合的准直器,目前采用扇形准直器或低能高分辨准直器进行 SPECT 神经受体显像较为理想。

2)受检者一般取仰卧位平躺在检查床上,头部固定并处于 SPECT 探测器视野内,采集条件与脑 SPECT 相同。

2. PET 显像

1)受检者一般取仰卧位平躺在检查床上,头部固定并处于 PET 探测器视野内,充分暴露双侧肘静脉并放置插管备用。

2)显像前,用探头上装置的^{68}Ge 放射源做透射(transmission)扫描,以后再行发射(emission)扫描,主要用于组织的衰减校正。使用 PET - CT 者,则用 CT 行扫描和衰减校正。

3)由一侧肘静脉快速注入显像剂后即刻连续动态显像,然后进行特定时相的静态断层显像。另一侧肘静脉分别在注药后不同时间点采集动脉化静脉血,血样经处理、测量、数据归一化,通过计算获取动脉输入功能参数,为定量分析提供依据。进行竞争抑制试验时,可预先(注射显像剂前 30 min)将拮抗剂引入活体后注入受体显像剂或显像剂和拮抗剂混合后注射,是计算放射性配体的抑制常数和受体亲和常数等功能参数的常用方法。

(四)图像处理

断层影像采用计算机提供的软件处理,一般常用滤波反投影法及迭代法,并需要进行衰减校正。影像经计算机重建获得放射性配基与脑内富有受体的特异结合分布区域的横断层、冠状断层和矢状断层三个断面和三维立体影像。

四、诊 断 要 点

1. 多巴胺神经递质、受体及转运蛋白显像 原发性 PD 表现为纹状体放射性浓聚,而 PD 综合征表现为放射性摄取减低。HD 主要表现为神经基底节,特别是尾状核多巴胺 D_2 受体密度和活性明显减低,其程度与病情严重程度正相关。精神分裂症患者脑多巴胺 D_2 受体显像示基底节 D_2 受体活力增加。

PD 患者 SPECT 及 PET 多巴胺转运蛋白显像(dopamine transporter imaging)均可见纹状体放射性摄取减低(图 7 - 4 - 1、图 7 - 4 - 2)。

2. 乙酰胆碱受体显像 有资料显示乙酰胆碱受体显像可见大脑皮质和海马 M_2 受体分布密度明显减低,脑皮质摄取^{11}C - N 亦明显降低,并得到尸解结果印证。

3. 苯二氮卓受体显像 癫痫发作间期的 BZ 受体显像可见病灶部位受体分布密度减低,AD 可见显像剂与 BZ 受体结合减低。

4. 5-羟色胺受体显像 5-羟色胺受体用^{123}I - 2 - ketanserin、^{123}I - β - CIT SPECT 显像可见神经精神性疾病患者脑 5-羟色胺受体密度和活性降低,同时还能判断 citalopram 抗抑郁症治疗后脑内 5-羟

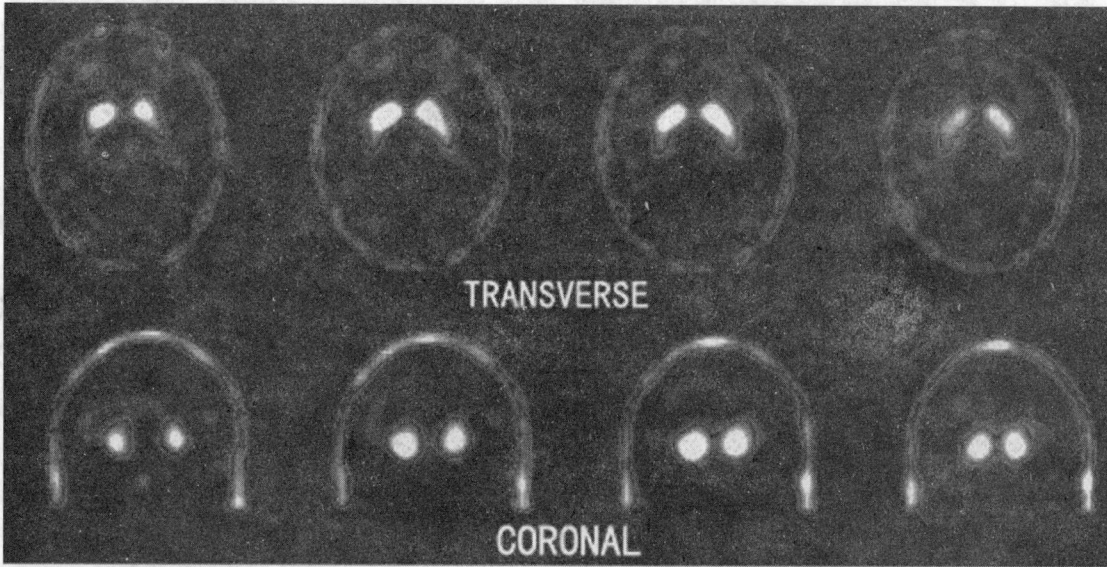

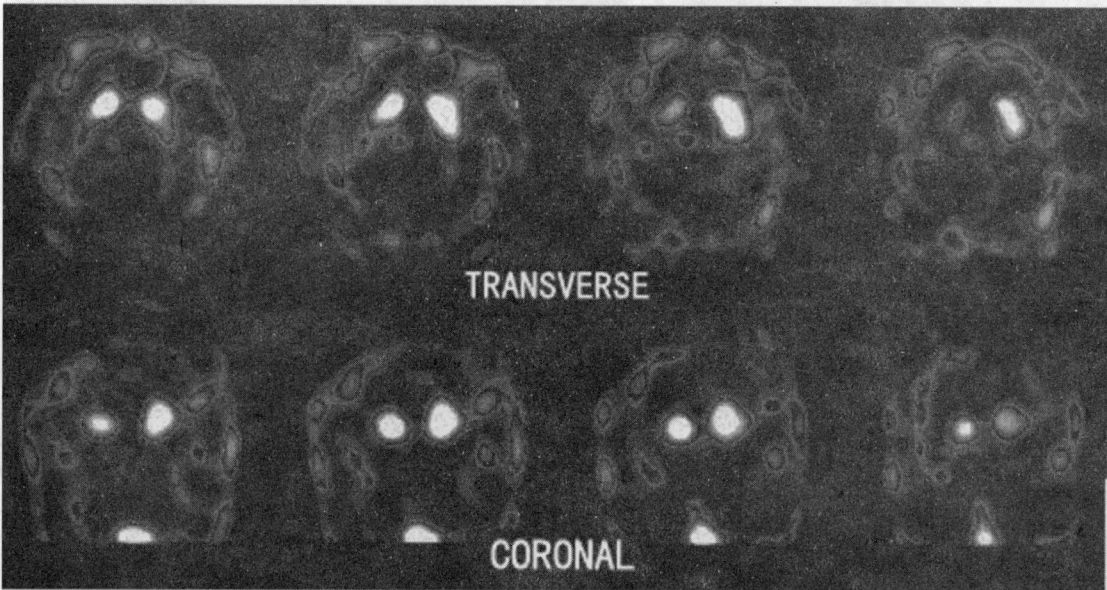

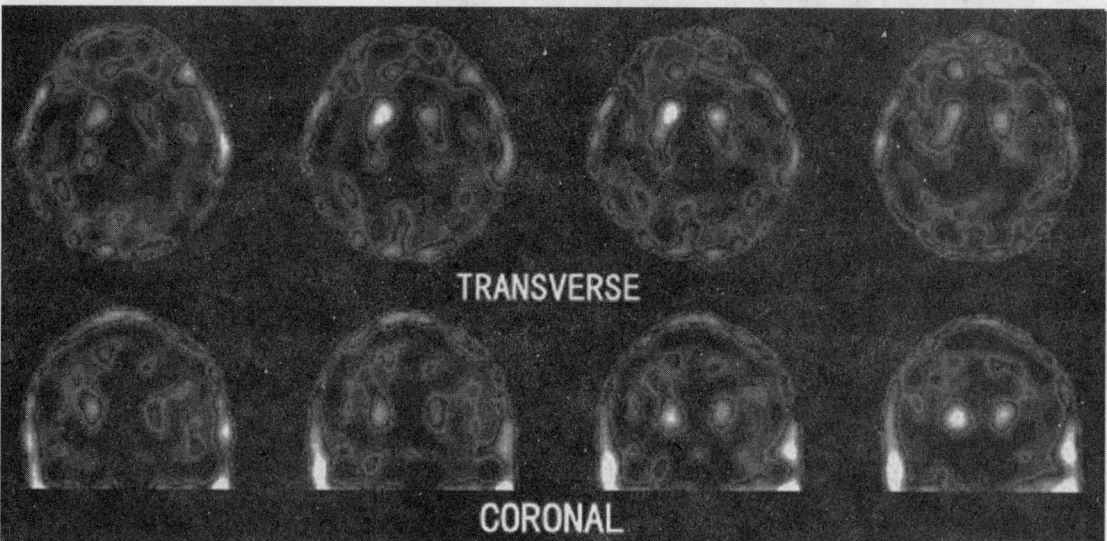

图 7 - 4 - 1 ^{99m}Tc - TRODAT - 1 SPECT 脑多巴胺转运蛋白(DAT)断层图像

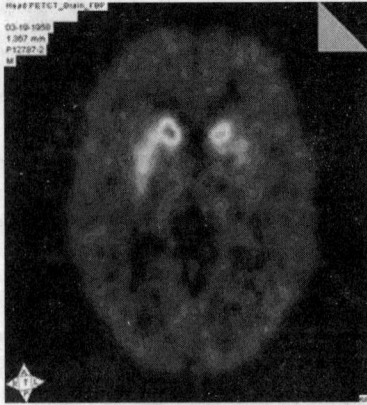

图7-4-2 ¹¹C-CFT PET受体显像

色胺受体再摄取的变化。

5. 阿片受体显像 阿片受体显像可观察美沙酮治疗阿片成瘾患者时美沙酮占据阿片受体位点的程度,从而提供一种监测美沙酮药效和合理用药的有效手段。颞叶癫痫灶阿片受体密度增加,呈明显异常放射性浓聚灶。

五、注意事项及失误防范

1) 受体显像剂的放化纯度大于90%和高比活度(37~74 TBq/mmol),其各种理化性能和药理作用均符合药典要求。

2) 根据使用的显像剂的不同,检查前需停服一些治疗药物3~5 d,以避免影响图像质量和检查结果。

3) PET神经受体显像主要用于病因探讨、疗效评价、临床药理学研究、指导用药,是在分子水平上对神经递质及受体进行的可定量的特异性检查,由于脑内受体的含量很少,能够通过血脑屏障进入脑内与受体结合的显像剂亦十分有限,因此在分析图像时,要充分考虑到诸多因素的影响,如患者的用药情况、病程、显像剂的放化纯度、标记率、PET仪器性能状况等,下结论时需慎重。

(刘兴党 赵娟)

第五节 血脑屏障功能显像

一、放射性核素脑血管显像

(一) 原理与方法

放射性核素脑血管显像(radionuclide cerebral angiographic imaging)是弹丸式静脉注射不能通过血脑屏障的显像剂(如⁹⁹ᵐTcO₄⁻、⁹⁹ᵐTc-DTPA、⁹⁹ᵐTc-GHA等)550~740 MBq(15~20 mCi)后,用γ相机对准患者头颈部以1~2 s/帧速度行快速动态显像,连续采集30~60 s,获得显像剂在脑血管内充盈、灌注、清除的全过程,评价颈动脉、大脑前、中、后动脉形态结构与血管功能的影像。应用计算机ROI技术,可得到颈动脉和脑部时间-放射性曲线,并计算出血流灌注和清除速率等半定量指标。

(二) 正常影像

正常的放射性核素脑血管显像可分为动脉相、微血管相和静脉相三个时相(图7-5-1)。

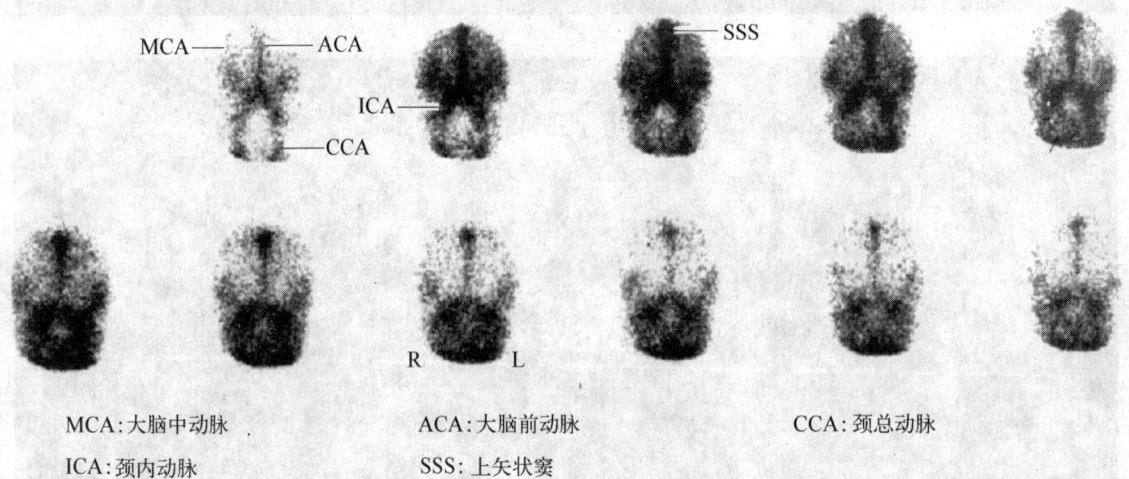

MCA:大脑中动脉　　　　　ACA:大脑前动脉　　　　　CCA:颈总动脉
ICA:颈内动脉　　　　　　SSS:上矢状窦

图7-5-1 正常脑血管动态影像

1. 动脉相 静脉注射显像剂10 s左右,双侧颈内动脉、大脑前动脉及中动脉、颅底Willis环相继显像,呈两侧对称的五叉形影像,历时约4 s。

2. 微血管相 静脉注射显像剂14 s左右,显像剂进入微血管,弥漫性分布于两侧大脑半球,五叉影消失,历时约 2 s。

3. 静脉相   静脉注射显像剂 16~18 s 左右,颅顶正中上矢状窦等静脉窦显影,两侧大脑半球的放射性逐渐减少而显示放射性空白区,历时约 7 s。

(三)临床应用

1. 脑死亡的诊断   放射性核素脑血管显像可见颈总动脉显影延迟,然后脑血流停止前进,脑血流中止是判断脑死亡的重要诊断标准。而颈内动脉、大脑前、中动脉及上矢状窦始终不显影,即五叉征及以后各时相均不复出现。因为大脑发生不可逆坏死而液化时,颅内压增高致使显像剂通过颈动脉到达颅底后不能灌注到颅内动脉中,本法对脑死亡诊断具有很大的临床价值(图 7-5-2)。

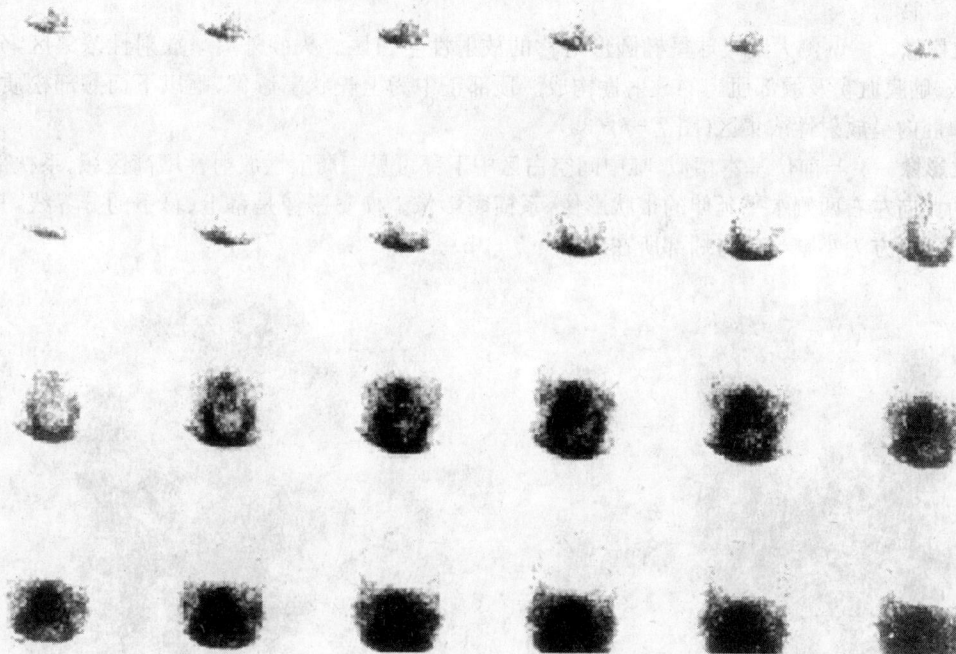

图 7-5-2 脑死亡

2. 脑动静脉畸形(AVM)的诊断   脑动静脉畸形大多为先天性的,也有后天形成,也称为动静脉瘘(AVF)。病灶中畸形血管纠缠成团,动静脉自由交通引起血管扭曲和极度扩张,并可产生搏动征象,患者常伴有癫痫或颅内出血症状。放射性核素脑血管显像表现为动脉相呈现不规则的局限性放射性异常过度灌注区,静脉相放射性迅速消退和颅内静脉窦提前显影。

3. 颈动脉狭窄及阻塞的诊断   动脉硬化、斑块形成和血栓均可造成颈动脉狭窄,狭窄好发于颈总动脉分叉处、颈内动脉起始部等。放射性核素脑血管显像可见病侧颈动脉影像变细甚至中断,其相应供血区的脑实质显影延迟且影像减淡。烟雾病(Moyamoya 病)是双侧颈内动脉虹吸部,大脑前,中动脉起始部狭窄或闭塞,伴脑基底部位毛细血管扩张和大脑半球广泛、丰富的侧支循环形成的脑血管疾病。核素脑血管显像可见动脉相中双侧颈内动脉显影后,放射性滞留在脑基底部并逐渐扩散,大脑前动脉和中动脉显影明显延迟,受累区域的脑血流灌注减低。

4. 缺血性脑血管疾病的诊断   缺血性脑血管疾病包括脑血栓形成、脑栓塞、脑缺血和短暂性脑缺血发作(TIA)。放射性核素脑血管显像在起病初期即可发现受累血管动脉相放射性充盈中断,灌注减低或缺损。微血管相显示该动脉供血区放射性缺损或明显低于对侧和周围正常区域。静脉相显示显像剂清除缓慢,常显影不良。本法诊断大脑中动脉病变的阳性率最高,其次为大脑前动脉,椎基底动脉的阳性率最低。诊断单侧病变的阳性率较高,而双侧病变的阳性率较低。

5. 脑动脉瘤的诊断   由于脑动脉的管壁较身体其他部位相同口径动脉的管壁薄,管壁中层与外层弹力纤维少;同时由于脑动脉走向迂回曲折,缺少周围组织的支撑,尤其在蛛网膜下腔等部位;加上脑内血供丰富,管壁受到较同口径动脉更大的血流冲击,因此动脉肿瘤好发于脑动脉,常为多发性。放射性核素脑血管显像于动脉相即可出现局灶性放射性浓集,而且长时间不消退。

二、脑静态显像

(一) 原理与方法

由于脑内存在血脑屏障,正常情况下血液中的水溶性、大分子、极性物质不能穿透血脑屏障,因此水溶性、带电荷的显像剂(如 $^{99m}TcO_4^-$ 、$^{99m}Tc-DTPA$ 、$^{99m}Tc-GHA$ 等)不能进入脑实质,在显像时呈现为放射性空白区。一旦局部血脑屏障功能受到损害,显像剂可穿透病灶部位的血脑屏障进入脑实质,表现为异常的放射性浓集。通常在放射性核素脑血管显像后 30 min 行脑静态显像(cerebral static imaging),常规取前位、侧位、后位,必要时加顶位或断层采集。脑静态显像能判断病灶的部位和大小,实际反映的是血脑屏障功能的完整性。

(二) 正常影像

1. 前位影像　　两侧大脑半球呈椭圆形对称的放射性空白区。头颅外周呈放射性浓集区,分别由头皮、颅骨板、脑膜血窦及颞部肌肉的放射性构成。顶部正中为上矢状窦影像,眶以下面颊部松质骨、鼻窦、鼻腔和口腔内呈放射性浓集区(图 7-5-3a)。

2. 后位影像　　与前位基本相似,唯中间空白区中下部可见一局限性放射性增高区域,系枕部窦汇影像,以及由此向左右两侧水平延伸的带状影像,系横窦影像。横窦影像是幕上、幕下的分界线,其上方为大脑半球区,下方为小脑半球与蚓部所在(图 7-5-3b)。

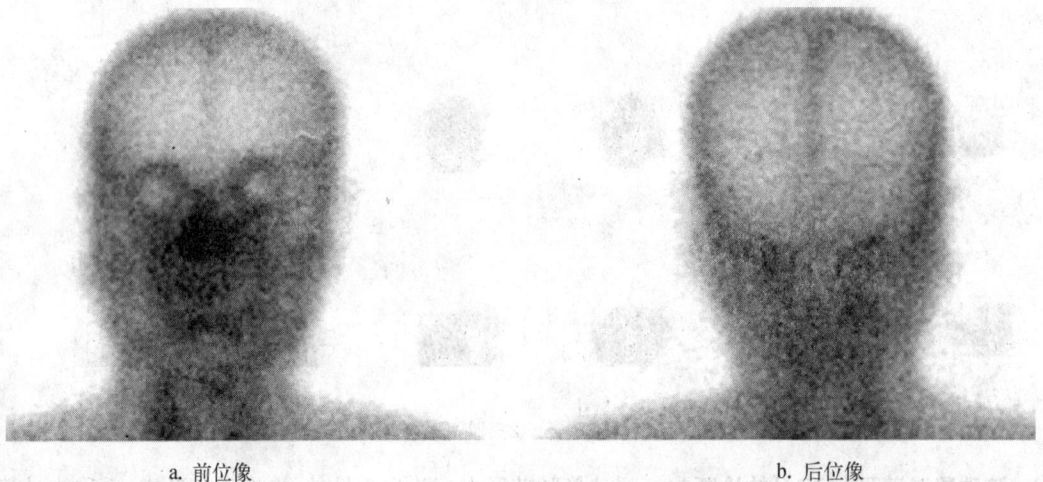

a. 前位像　　　　　　　　　　　　　　　　　　　b. 后位像

图 7-5-3　正常脑静态显像

3. 侧位影像　　大脑半球呈放射性空白区。从枕部延顶部向前至前额,由头皮及上矢状窦影构成逐渐变细的弧形浓集带。另一条呈 S 形的放射性轻度增高影带从枕部向前向下延伸至颞骨岩部,系横窦及乙状窦影像,亦为幕上、幕下的分界线。

4. 顶部影像　　两侧大脑半球呈对称的放射性空白区,其间由上矢状窦影从前到后分隔。前部放射性受鼻咽腔影响而较浓,两侧颞区可出现加宽影,后缘因窦汇和横窦而呈枕部浓影。

(三) 临床应用

1. 脑肿瘤的诊断　　表现为脑内病灶局部放射性异常浓聚,示脑肿瘤造成局部血脑屏障受侵犯,病变处血管成分和结构改变,细胞外间隙增大,血管源性脑水肿等。对位于大脑半球的肿瘤,特别是脑膜瘤、听神经瘤、转移瘤以及高度恶性胶质瘤等诊断率较高,可达 95% 以上。

2. 脑梗死的诊断　　脑梗死发生后 1 周影像可无异常变化,2~3 周阳性率可达 80%,8 周后又逐渐转为阴性。病变部位表现为与受累血管一致的放射性异常浓聚区,多呈楔形,一般不超过中线。

3. 颅内炎症的诊断与定位　　脑脓肿呈"轮圈"状放射性浓集影像;病毒性脑膜炎表现为双侧或单侧颞部局限性放射性浓聚,可累及额叶和顶叶。脑静态显像可用于脑部脓肿的定位诊断和追踪观察抗炎药物的疗效及判断预后。

4. 硬膜下血肿的诊断与定位　　硬膜下血肿与前位脑静态显像上见患侧脑外缘呈边界分明的月牙形放射性增高影,即"新月征",亚急性及慢性硬膜下血肿阳性率可达 90%。

第六节　脑脊液间隙显像

一、原 理 与 方 法

行脊髓蛛网膜下腔穿刺或行侧脑室穿刺注入显像剂^{99m}Tc - DTPA185～370 MBq(5～10 mCi)后,显像剂与脑脊液混合,并沿着脑脊液的循环途径运行和吸收,利用显像设备在不同时间进行体外显像可得到脊髓蛛网膜下腔、脑池或脑室的系列影像,从而对脑脊液循环途径和吸收过程有无异常做出评价,称脑脊液间隙显像,它包括脊髓蛛网膜下腔显像、脑池显像(cistemography)及脑室显像(ventriculography)。

脑池显像按常规腰穿注射显像剂后1 h,3 h,6 h和24 h分别行前位、后位和侧位头部显像;若观察脊髓蛛网膜下腔脑脊液是否通畅,应在注药后10 min开始自注入部位由下向上行后位显像。怀疑脑脊液漏者需在注药前在鼻道、耳道及可疑部位放置棉拭子,漏道一旦显示即可终止显像,取出拭子测量其放射性。

脑室显像按常规侧脑室穿刺注射显像剂后立即显影至1 h。

二、正 常 图 像

1. 脊髓蛛网膜下腔影像　　注射显像剂后10～15 min脊髓胸段显影,1～2 h到达颈段,整个脊髓蛛网膜下腔显影清晰,分布均匀。

2. 脑池影像　　注射显像剂后1～2 h小脑延髓池显影,3～6 h颅底各基底池相继显影。前位影像呈典型的三叉影像,三叉的底部为基底池和四叠体池的重叠影,中间向上的一支为胼胝体池,两侧为外侧裂池,其间的空白区为左右侧脑室。24 h三叉影消退,显像剂向大脑凸面聚积,前位及后位影像呈"伞状"分布,脑室始终不显影(图7-6-1)。

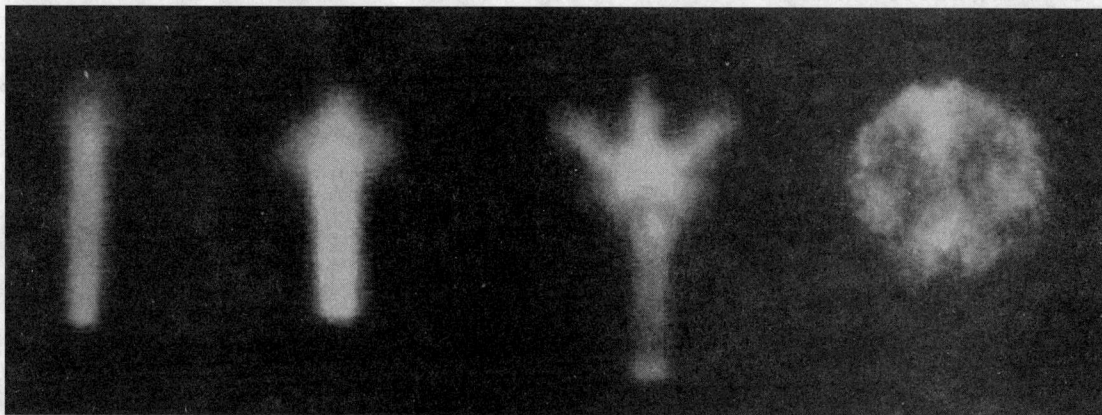

图7-6-1　正常脑脊液影像

3. 脑室影像　　显像剂注入侧脑室很快通过第三、第四脑室,数分钟后除对侧侧脑室不显影外全脑室系统显影,并迅速到达基底池,30～40 min后显像剂到达蛛网膜下腔,12 h后到达大脑凸面。

三、临 床 应 用

1. 交通性脑积水的诊断　　交通性脑积水病因主要为蛛网膜下腔因出血、炎症损伤而粘连,或受外压导致脑脊液循环障碍或吸收不良,侧脑室积液扩大而失去泵功能,为正常颅压性脑积水。典型的影像特征是显像剂随脑脊液反流进入侧脑室,使侧脑室持续显影,前位影像呈"豆芽"状,脑脊液清除缓慢,24～48 h大脑凸面仍不显影。脑池显像目前仍是唯一能直接诊断本病的方法,并对观察疗效有重要价值(图7-6-2)。

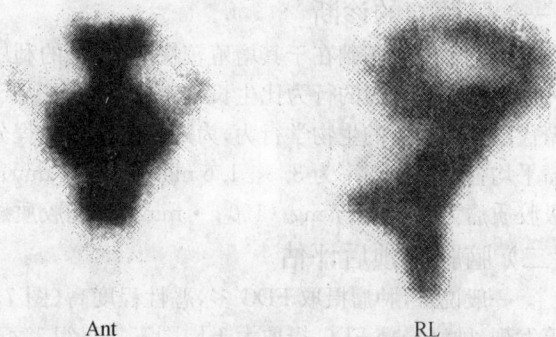

Ant　　　　　　RL

图7-6-2　正常颅压性脑积水(6 h影像)

2. 脑脊液漏的诊断和定位　　检查耳漏常用前位或后位显像,检查鼻漏以侧位显像为最佳。注射显像剂 3 h 后,在脑脊液漏口及漏管部位出现异常的放射性聚集影像,多呈点状或条状,鼻道或耳道棉拭子可检测到放射性,有助于病变部位的定位诊断(图 7-6-3)。

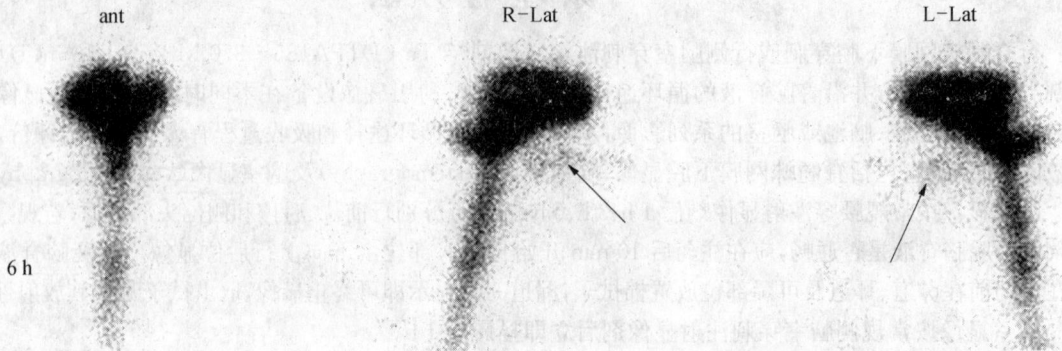

ant　　　　　　　　　R-Lat　　　　　　　　　L-Lat

6 h

图 7-6-3　脑脊液鼻漏

3. 梗阻性脑积水的诊断　　梗阻性脑积水脑室显像可见脑脊液循环受阻,脑室扩大。中脑导水管阻塞表现为对侧侧脑室立即显影,而第三脑室以下脑脊液间隙持续不显影。室间孔完全阻塞时显像剂在该侧侧脑室持久滞留,第三脑室以下脑脊液间隙和对侧侧脑室完全不显影。第四脑室出口阻塞影像特点为全脑室明显扩大,基底池和小脑延髓池持续不显影。

4. 脑脊液分流术后评价　　采用脑脊液显像能定性判断分流术后梗阻部位,以及定量评价术后效果。该法是一种安全可靠、操作简便、合乎生理条件的方法,具有其他医学影像学检查不可比拟的优越性,是评价脑脊液分流术最有价值的方法。

5. 脊髓腔梗阻的诊断　　完全梗阻者脊髓影像呈完全中断,部分梗阻者呈梗死处影像变窄,上方显像较稀疏,可对脊髓腔有无梗阻及梗阻状态做出判断。

(张世益)

第七节　PET 脑肿瘤显像

脑肿瘤通常为起源于颅内各组织的原发性肿瘤和转移至脑内的转移性肿瘤两大类。常见的脑肿瘤有胶质瘤(40%)、脑膜瘤、垂体瘤及听神经瘤(占 40%),以及其他肿瘤(20%)。脑瘤在脑内发病部位以大脑半球最多,其次为蝶鞍区,再下面依次为小脑、桥小脑角、脑室和脑干。脑是全身肿瘤容易血循侵袭的器官,癌症患者中,30%～40%可能发生脑转移。以男性肺癌、消化道癌等,女性乳癌、肺癌、生殖器癌等较常见。

一、脑肿瘤 ^{18}F-FDG PET 显像的诊断价值

^{18}F-FDG 是目前脑肿瘤 PET 显像中最常用的放射性药物。在肿瘤的良恶性判别、术前病理分级、病程分期、鉴别肿瘤复发或坏死、探测残留肿瘤等方面提供了 CT、MRI 尚难以给予的信息。

(一)脑肿瘤的诊断

恶性肿瘤的基础在于其增殖较快,葡萄糖的利用率明显高于其他正常组织细胞,而且恶性程度高的肿瘤细胞在这方面的行为比生长较慢的恶性程度低的肿瘤明显得多,因此可以通过探查肿瘤组织的葡萄糖代谢了解肿瘤的生物学行为,为病理分级和病程分期提供有价值的信息。按病理分级,Ⅰ～Ⅱ级胶质瘤平均葡萄糖代谢率为 3.8 ± 1.6 mg/(100 g·min),而 Ⅱ～Ⅲ级为 6.6 ± 3.3 mg/(100 g·min),其中Ⅲ级胶质瘤为 5.7 ± 2.7 mg/(100 g·min),Ⅳ期胶质瘤为 7.3 ± 3.6 mg/(100 g·min)。

(二)脑肿瘤预后评估

一般说来,肿瘤摄取 FDG 多,恶性程度高(图 7-7-1),预后就差,反之患者的预后就好。Di Chiro 等发现,肿瘤局部 FDG 摄取大于周围正常组织 1.4 倍,患者的平均生存期 5 个月,而低于 1.4 倍平均生存时间大于 19 个月。另有报道,将病理分级较高的患者分为两组,高代谢组 1 年存活率 29%,而低代谢

或正常代谢组 1 年存活率达 78%。由此可见,PET 显像对预后的评估更有价值。

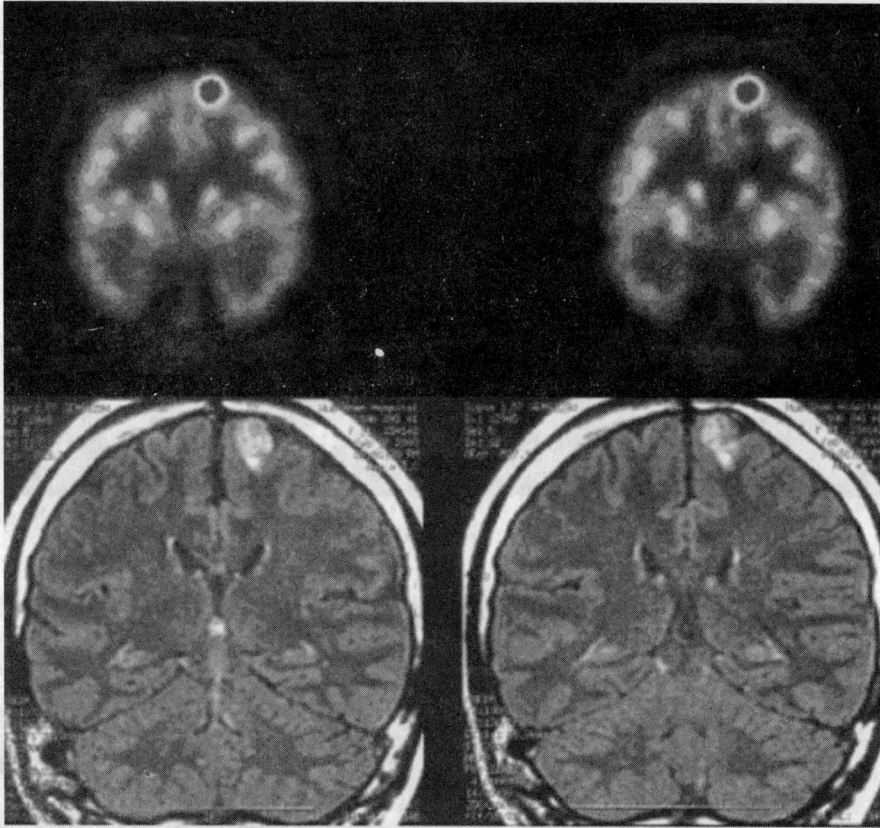

图 7-7-1 ^{18}F-FDG PET 显像显示左额顶叶处间变型星形
细胞瘤 FDG 代谢增高,提示恶性程度高

(三) 肿瘤复发与放疗、化疗后组织坏死的鉴别及残留肿瘤的病灶定位

肿瘤复发表现 FDG 高代谢率(图 7-7-2,图 7-7-3,图 7-7-4),而放疗、化疗后坏死脑组织则显示低代谢或无代谢状态。早期研究中认为 FDG PET 为诊断金标准,但级别较低的肿瘤如 1~2 级的胶质瘤呈低代谢,与其他病变难以区分。值得注意的是,放射性坏死并不是真正无放射性摄取,有时仅表现低摄取。临床上可引起脑代谢明显增高的原因很多,同时,脑以葡萄糖作为其唯一的能源物质,通常葡萄糖的代谢较高,脑肿瘤位于一个高本底的环境中, ^{18}F-FDG 脑肿瘤 PET 显像很难显示较低代谢的脑肿瘤(如低级胶质瘤、脑膜瘤等),因此在判断时还是需要认真结合 CT、MRI 等资料。

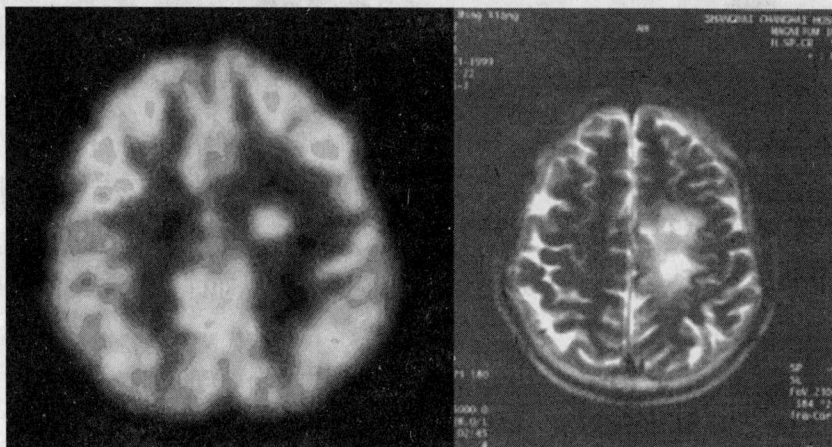

图 7-7-2 ^{18}F-FDG PET 示代谢增高灶提示复发

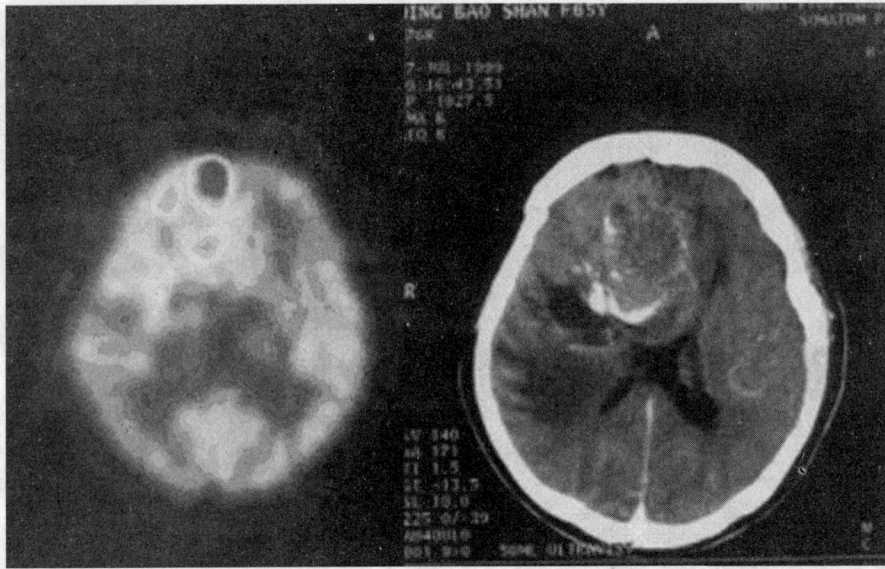

图 7-7-3 $^{18}F-FDG$ PET 显像局部摄取明显增高,考虑复发并且肿瘤升级

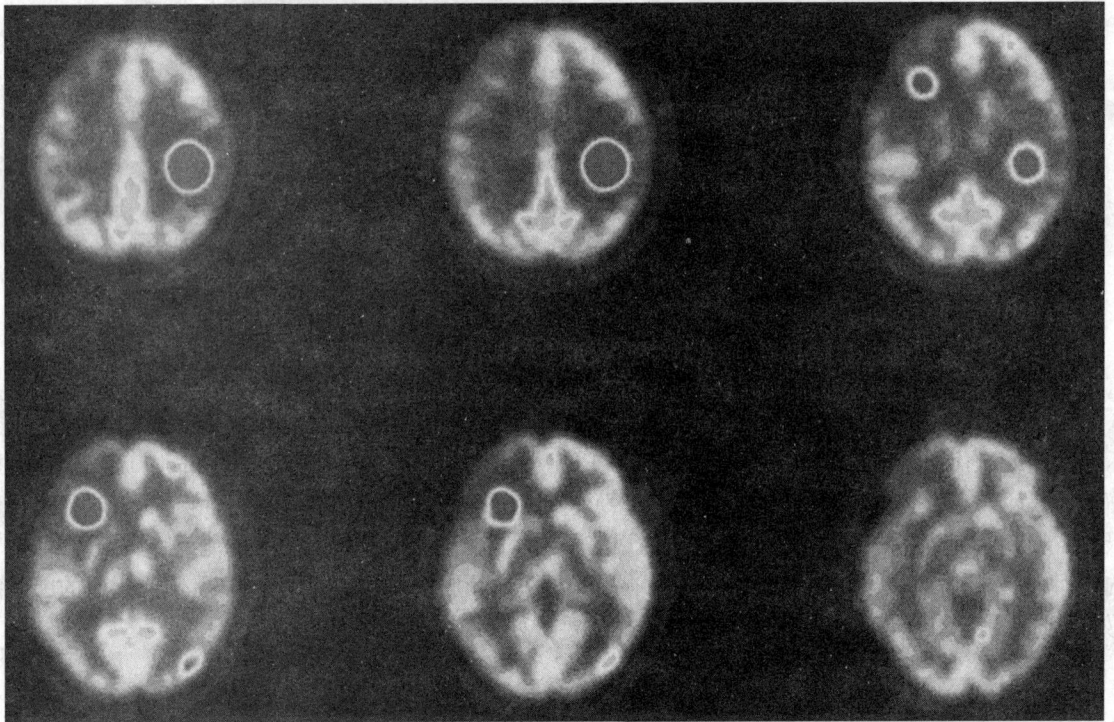

图 7-7-4 $^{18}F-FDG$ PET 显像显示脑转移灶呈 FDG 高摄取

综上所述,脑肿瘤 FDG PET 的诊断价值如下:① 对未治疗的脑肿瘤来说:诊断和恶性程度分级;决定治疗的范围;指导活检部位;预后判断。② 对治疗后的脑肿瘤病灶判断:区分复发或放射性坏死;对残余病灶指导活检;决定治疗的范围;对治疗监测等。

二、$^{18}F-FDG$ 以外的脑肿瘤显像

对葡萄糖代谢低的脑肿瘤,可利用针对于氨基酸、胆碱及核酸等代谢的药物进行 PET 显像。这些显像方法,在脑肿瘤诊断、制订治疗方案、疗效监测,肿瘤复发鉴别及预后判断方面均有价值。

目前常用的 $^{18}F-FDG$ 以外的脑肿瘤显像剂如下。

1. 氨基酸显像剂   放射性标记的氨基酸代谢显像剂有: Methyl -$[^{11}C]$-L-Methionine($^{11}C-$MET), $[^{11}C]$- tyrosine, $[^{18}F]$flouoro-tyrosine 及 O -(2 -$[^{18}F]$- fluoroethyl)-L-tyrosine($^{18}F-FET$)等,共

同优点是正常的脑组织摄取很低,因此对肿瘤检测率较高,对肿瘤边缘的描绘更清楚,尤其对于 FDG 低摄取或等摄取的脑肿瘤诊断更有价值。以最为常用 ^{11}C - MET 为例,对于 FDG 低摄取或等摄取的脑肿瘤, ^{11}C - MET 的敏感性及特异性可分别达到 89% 及 100%,其中对胶质瘤的敏感性为 92%。 ^{11}C - MET 的摄取与 Ki - 67 蛋白的表达、增殖的细胞核抗原以及局部微血管的密度呈相关性,表明 ^{11}C - MET 可作为肿瘤活性增殖的一个标志,因此如与 ^{18}F - FDG 联合应用, ^{11}C - MET 对肿瘤分级十分有价值。此外,肿瘤的组织学类型也影响到 ^{11}C - MET 的摄取,相对于同等级的星形细胞瘤,少突胶质细胞瘤摄取 ^{11}C - MET 的能力更高。MET 也有其自身的局限性,良性的脉络丛乳头状瘤、脑内急性缺血灶及炎性病灶也可摄取 ^{11}C - MET,造成假阳性结果。同时,作为 ^{11}C 标记的放射性药物,过短的半衰期(20.4 min)限制了其的广泛应用,而蛋氨酸在体内分解代谢速度过快也使得对其进行体内动力学模型分析非常困难。

O-(2-[18F]fluroethyl)-L-tyrosine(FET)从一定程度上弥补了 MET 的不足。相对于 ^{11}C 标记的 MET, ^{18}F 标记的 FET 以其较长的半衰期(109.6 min)使得不具备回旋加速器的 PET 中心也能够进行氨基酸代谢的显像。FET 对于脑肿瘤的显像结果与 MET 相似,FET 对于胶质瘤显像相对于 MRS 敏感性稍差(88%vs100%),但特异性更高(88%vs81%),如两者联合应用可显著提高诊断的准确性。

2. 胆碱显像剂　　恶性肿瘤细胞的分裂增殖速度远快于正常细胞,其合成细胞膜所需要的卵磷脂相应地显著增加。胆碱是合成卵磷脂的底物,相应部位的胆碱代谢明显加快,理论上反映了肿瘤增殖的一个方面。 ^{11}C - Choline 血液清除较快,而其放射活性在组织中的分布于注射后 5 min 内即可达到稳定,因此注射后 5 min 即可进行显像,显著加快了患者的检查流程。由于正常脑组织对于胆碱也表现为低摄取, ^{11}C - Choline 显像可以获得高对比度的脑肿瘤显像(图 7 - 7 - 5)。

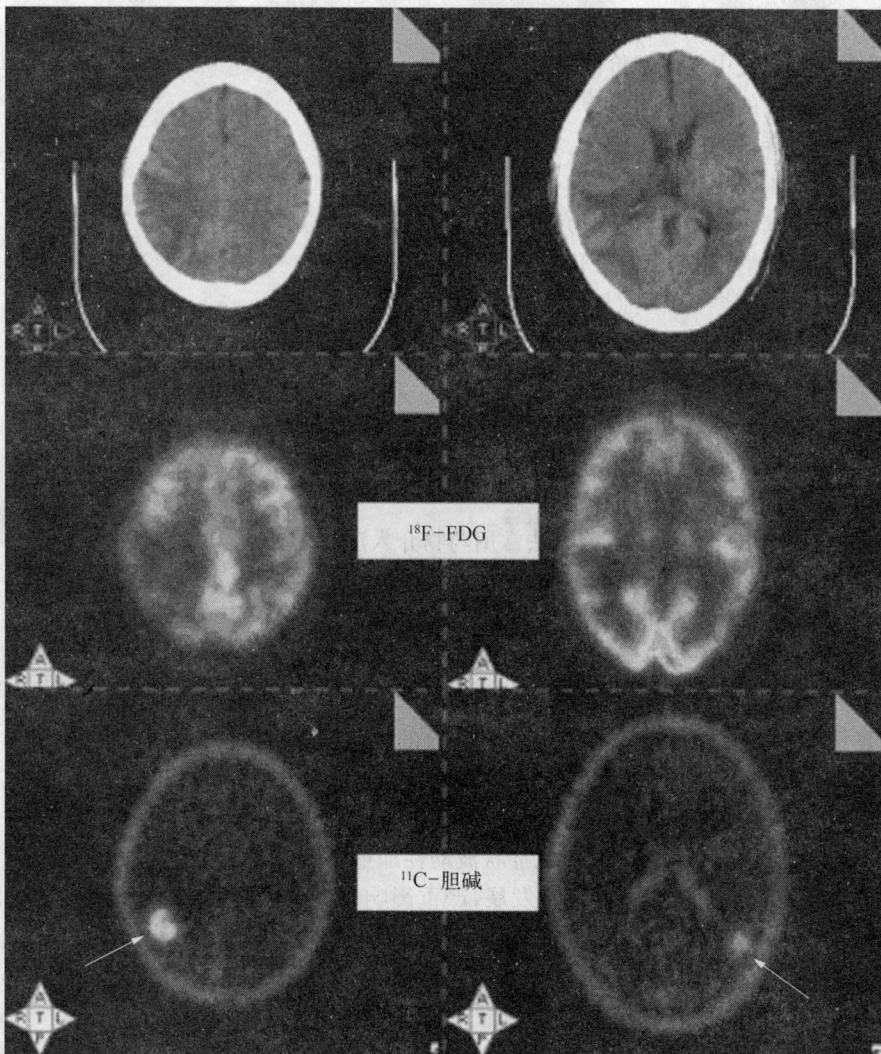

图 7 - 7 - 5　与高本底的 ^{18}F - FDG 显像相比, ^{11}C-胆碱更清晰地显示右顶和左枕的转移灶

3. 核酸显像剂　　相对于上述间接反映肿瘤增殖状态的放射性示踪剂，^{18}F-FLT 使得我们能够直接评估细胞胸苷激酶的活性。FLT 在体内被细胞胸苷激酶 1(TK1)磷酸化后滞留在细胞内，正常细胞的 TK1 活性仅在 DNA 合成阶段升高十倍左右，而恶性肿瘤细胞的 TK1 活性不仅升高更为明显且表现为持续性。

^{18}F-FDG 以外的脑肿瘤显像作为常规影像学手段及 ^{18}F-FDG PET 显像的补充从多种途径反映了肿瘤的代谢异常，其共同的优势在于较低的脑本底摄取并因此提供了较好诊断特异性及对肿瘤形态更佳的描绘。

（左传涛　管一晖）

思考题

一、问答题

1. 相关影像学在脑血流灌注成像中也有很多发展，请同学们通过本节的学习，或通过 PUMED 网络的检索，比较一下各自的优势，并了解最新的进展。
2. 简述 ^{18}F-FDG PET 的临床应用价值。
3. 目前常用的非 ^{18}F-FDG 显像剂有哪些？
4. 非 ^{18}F-FDG 显像剂 PET 显像较 ^{18}F-FDG 有哪些优势？
5. 简述非 ^{18}F-FDG PET 的临床应用价值。
6. 简述 ^{11}C-胆碱的显像原理及优缺点。
7. 简述 PET 显像在脑肿瘤中的应用价值。
8. 脑受体显像的适应证及禁忌证有哪些？
9. 临床常用的脑受体显像剂有哪几种？
10. 简述 PET 在神经系统中的应用价值。
11. 简述 PET 在痴呆中的临床价值。
12. 简述 PET 在帕金森病中的临床价值。
13. 简述 PET 在癫痫中的临床价值。
14. 简要介绍 PET 在脑生理激发试验研究中的作用。
15. 概述正常人脑葡萄糖代谢随年龄变化的情况。
16. 简述交通性脑积水在脑脊液间隙显像上的影像特征。
17. 简述脑死亡时放射性核素脑血管显像的影像特点及产生原因。
18. 试述脑脊液间隙显像的原理与方法。
19. 简述放射性核素脑血管显像的原理与方法。
20. 试述脑静态显像的原理与方法。
21. 脑显像介入试验的基本原理是什么？
22. 为何检查脑血管疾病时，采用的负荷方法常用药物介入法？
23. 脑血流灌注显像的负荷试验有几种结果，如何解释？
24. 为什么脑血流灌注显像要行介入试验？
25. 如何理解脑血流灌注显像结果中的失联络现象？

二、多选题

1. ^{99m}Tc-HMPAO 作为脑血流灌注显像剂必须符合的生物学及物理学特性是
   A. 分子质量小　　　　　　　　B. 电中性　　　　　　　　C. 水溶性
   D. 具有发射 β 射线的特性　　　E. 能通过正常的血脑屏障
2. 患者男性，58 岁，头重、头晕 2 年余，自觉症状波动性加重，行脑 CT 影像学检查均未发现血管性或其他脑器质性病变的改变。但病情进一步发展，严重影响患者的生活质量，为行进一步诊断行脑血流灌注断层显像及 MRI 显像，如图 7-8-1 所示，请选择正确的影像描述
   A. 脑血流灌注显像示左侧额叶皮质脑血流灌注量降低
   B. 脑血流灌注显像示右侧颞叶皮质脑血流灌注量降低
   C. 左侧基底节血流灌注量降低
   D. MRI 显像未见异常信号改变

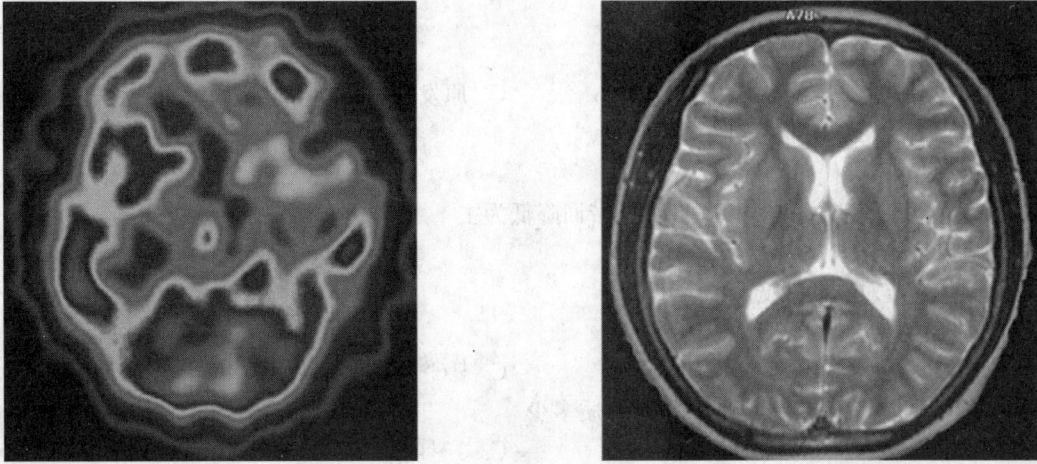

图 7 - 8 - 1

  E. 枕叶血流灌注降低

3. 下列疾病的脑血流灌注显像的典型的影像表现为

  A. 癫痫患者典型的脑血流灌注显像表现为发作间期 rCBF 增加

  B. 阿尔茨海默病患者大多系双侧大脑顶颞部对称性的血流灌注降低区

  C. 帕金森病 rCBF SPECT 显像示基底节放射性分布降低

  D. 高度恶性的神经胶质瘤和神经母细胞瘤,可见瘤区放射性分布增高

  E. $^{99m}Tc-ECD$、$^{99m}Tc-HMPAO$ 脑血流灌注显像在脑梗死的亚急性灌注期病灶均表现为显像剂分

   布增加

4. 早期 Alzheimer 病 PET 显像的典型表现

  A. 脑内区域多发性减低   B. 双侧顶颞部对称性减低

  C. 双侧小脑代谢减低   D. 双侧基底节代谢减低

5. 多发性脑梗死的 PET 表现

  A. 脑内散在、多处且不规则分布的代谢减低   B. 双侧顶颞部对称性减低

  C. 双侧小脑代谢减低   D. 双侧基底节代谢减低

6. 癫痫灶 PET 显像的典型表现

  A. 癫痫灶在发作间期的葡萄糖代谢降低   B. 癫痫灶在发作间期的葡萄糖代谢增高

  C. 小脑癫痫灶表现为双侧对称性减低   D. 双侧基底节对称性减低

7. 何种影像学检查有助于帕金森病的早期诊断

  A. MRI   B. CT   C. 18FDG PET 显像   D. 11C-CFT PET 显像

8. 何种影像学检查有助于原发性癫痫灶的定位

  A. MRI   B. CT   C. 18FDG PET 显像   D. 11C-CFT PET 显像

9. 亨廷顿病(HD)的 PET 典型表现

  A. 双侧颞叶 FDG 代谢对称性减低   B. 双侧额叶 FDG 代谢对称性减低

  C. 双侧尾状核 FDG 代谢对称性减低   D. 双侧小脑 FDG 代谢对称性减低

10. PET 脑受体显像的应用价值包括

  A. 药物治疗中受体占有率的情况,以指导临床用药

  B. 神经精神疾病受体的显示和定量,以便早期诊断

  C. 评价神经精神疾病特殊的病理变化

  D. 以上都是

11. 关于统计参数图(SPM)的正确说法是

  A. SPM 是针对于像素水平的图像统计分析方法

  B. 可重复性强

  C. 国际上脑功能影像学研究的公认方法

    D. 以上都是

12. PET 脑 FDG 代谢显像的应用范围不包括

    A. 阿尔茨海默病　　　　B. 帕金森病　　　　C. 原发性癫痫　　　　D. 精神疾病

13. 抑郁症的 FDG PET 显像表现为

    A. 双侧颞叶 FDG 代谢减低

    B. 脑葡萄糖降低呈弥漫性,以额叶和扣带回降低为主

    C. 小脑代谢减低

    D. 双侧基底节对称性减低

14. 目前最常用的脑肿瘤 PET 显像剂是

    A. ^{18}F - FDG　　　　B. ^{11}C - 胆碱　　　　C. ^{11}C - MET　　　　D. ^{11}C - FMISO

15. 灰质脑局部葡萄糖代谢率(rCMRG)是白质多少

    A. 1～2 倍　　　　B. 2～3 倍　　　　C. 3～4 倍　　　　D. 4～5 倍

16. ^{18}F - FDG PET 诊断脑肿瘤存在限制的主要原因是

    A. ^{18}F - FDG 制备过程复杂

    B. ^{18}F 半衰期短,容易衰变,影响诊断效果

    C. 脑的高本底环境,很难显示低代谢和等代谢的脑肿瘤

    D. ^{18}F - FDG 不能反映脑肿瘤内胆碱的代谢

17. 不是 ^{18}F - FDG PET/CT 诊断脑肿瘤的优势是

    A. 肿瘤的良恶性判别　　　　　　　　　B. 鉴别肿瘤复发或坏死

    C. 探测残留肿瘤　　　　　　　　　　　D. 反映肿瘤的血管供应

18. 哪种肿瘤 ^{18}F - FDG PET/CT 显像时通常为低代谢表现

    A. 淋巴瘤　　　　B. Ⅲ～Ⅳ级胶质瘤　　　　C. 转移瘤　　　　D. Ⅰ～Ⅱ级胶质瘤

19. 哪种肿瘤 ^{18}F - FDG PET/CT 显像时通常为高代谢表现?

    A. 脑膜瘤　　　　B. 垂体瘤　　　　C. 淋巴瘤　　　　D. 低级别胶质瘤

20. 通常 ^{18}F - FDG PET/CT 对脑肿瘤放射性坏死和复发鉴别的要点是

    A. 病灶 FDG 高代谢提示复发　　　　　B. 病灶 FDG 高代谢提示放射性坏死

    C. 病灶密度增高提示复发　　　　　　　D. 病灶血供增多提示复发

21. ^{11}C - MET 假阳性情况不包括

    A. 良性的脉络丛乳头状瘤　　　　　　　B. 脑内急性缺血灶

    C. 炎性增殖病灶　　　　　　　　　　　D. 淋巴瘤

22. ^{18}F - FDG 假阳性情况包括?

    A. 淋巴瘤　　　　B. 嗜酸性肉芽肿　　　　C. 恶性脑膜瘤　　　　D. 高级别胶质瘤

23. 针对于脑肿瘤的诊断,说法正确的是

    A. PET/CT 是脑肿瘤诊断中的最有效影像学工具

    B. MRI 和 CT 是脑肿瘤诊断中的最有效影像学工具

    C. 多种影像学手段的结合是现今的脑肿瘤诊断最佳的非侵入性检查方法

    D. 以上都不是

24. 不能通过正常血脑屏障的显像剂有

    A. ^{99m}TcO$_4^-$　　　B. ^{99m}Tc - DTPA　C. ^{99m}Tc - GHA　　D. ^{99m}Tc - ECD　　E. ^{99m}Tc - PAO

25. 正常脑池显像典型的三叉影像构成应包括下列哪些部分

    A. 小脑延髓池　　B. 基底池　　　C. 四叠体池　　　D. 胼胝体池　　　E. 外侧裂池

26. 硬膜下血肿在脑静态显像的典型影像表现为

    A. 病灶局部放射性异常浓聚

    B. 与受累血管一致的异常放射性浓聚区,多呈楔形,一般不超过中线

    C. 呈"轮圈"状的放射性浓聚影像

    D. 双侧或单测颞叶局限性的放射性浓聚

    E. 患侧脑外缘呈边界分明的"月牙"形放射性增高影

27. 诊断脑脊液漏时,下列哪些描述是正确的
    A. 检查耳漏常用前位或后位脑脊液显像
    B. 检查鼻漏以侧位显像为最佳
    C. 检查鼻漏以前位或后位显像为最佳
    D. 注射显像剂 3 h 后,在脑脊液漏口及漏管部位出现异常的放射性聚集影像
    E. 鼻道或耳道棉拭子可检测到放射性

28. 常用的 PET 神经递质和受体显像剂主要有
    A. ^{18}F-多巴(^{18}F - DOPA)　　　　　　　B. ^{18}F - FP - β - CIT
    C. ^{11}C - N -甲基螺旋哌啶酮(^{11}C - NMSP)　　D. ^{123}I - β - CIT

29. 静息脑血流灌注显像未见明显异常,介入试验见局部脑区放射性分布稀疏/缺损
    A. 脑缺血　　　　　　　　　　　　　　　　B. 脑梗死
    C. 脑血流储备下降　　　　　　　　　　　　D. 失联络现象
    E. 以上都对

30. 脑血流灌注的负荷试验可以
    A. 早期诊断脑隐匿性缺血病灶　　　　　　　B. 评价脑血流储备功能
    C. 指导脑缺血性疾病的治疗　　　　　　　　D. 判断脑梗死康复治疗后的预后
    E. 诊断脑肿瘤

31. 静息脑血流灌注显像见局灶性放射性分布稀疏/缺损区,介入试验见该放射性分布稀疏区有明显放射性填充
    A. 脑缺血　　　　　　　　　　　　　　　　B. 脑梗死
    C. 脑血流储备下降　　　　　　　　　　　　D. 失联络现象
    E. 以上都对

32. 乙酰唑胺或潘生丁可以
    A. 扩张正常脑血管　　　　　　　　　　　　B. 扩张病变脑血管
    C. 使病变脑血管收缩　　　　　　　　　　　D. 提高脑代谢,从而使脑需血量增加
    E. 使正常脑血管及病变脑血管供血区的血流灌注差异增大

33. 静息脑血流灌注显像见局灶性放射性分布缺损区,介入试验该放射性分布缺损区无显著变化
    A. 脑缺血　　　　　　　　　　　　　　　　B. 脑梗死
    C. 脑血流储备下降　　　　　　　　　　　　D. 失联络现象
    E. 以上都对

第八章 内分泌系统

内分泌系统分泌的激素与靶细胞的相应受体相结合,发挥生理作用。激素的合成与分泌受神经系统调控,也受下丘脑-垂体-靶器官之间的调节机制所控制。下丘脑的神经内分泌细胞分泌多种肽类激素(如促甲状腺释放激素,TRH),控制垂体许多激素的合成与分泌(如促甲状腺激素,TSH),垂体的激素又控制着靶器官激素的合成与分泌(例如甲状腺激素);反过来,靶器官所分泌的激素在血中的水平又对垂体及下丘脑相关激素的合成及分泌起反馈调节作用,从而保持着各种激素的水平相对恒定。任何一种内分泌细胞的功能失常所致的一种激素分泌过多或缺乏,均可引起相应的病理生理变化。

核医学检查在内分泌系统疾病(尤其是甲状腺疾病)的诊断、治疗与研究中具有十分重要的作用,现已成为内分泌疾病诊治与研究必不可少的重要手段。

第一节 甲状腺功能测定

一、甲状腺解剖与生理

甲状腺(thyroid)是人体内最大的内分泌腺体,位于颈部甲状软骨下方,气管两侧,分为左、右两叶,形状如同一个张开翅膀的蝴蝶。甲状腺的基本构成单位是腺泡,碘是合成甲状腺激素的必须原料,甲状腺对碘有很强的聚集作用。它的功能是摄取碘、合成、储藏和释放甲状腺激素。

甲状腺激素以五种形式存在:三碘甲状腺原氨酸(TT3)、甲状腺素(TT4)、反三碘甲腺状原氨酸(rT3)、游离三碘甲状腺原氨酸(FT3)和游离甲状腺素(FT4),它们在血中保持适宜而恒定的浓度并受到神经、内分泌激素(如 TRH 和 TSH)的调节。同时也受到体内含碘量和供碘量及甲状腺激素的影响。甲状腺激素几乎参与人体各个脏器和组织的代谢活动,在临床上甲状腺疾病会表现为甲状腺肿大、功能障碍(如甲状腺功能亢进/甲状腺功能减退),甲状腺炎,甲状腺肿瘤和合并症。

甲状腺功能主要受垂体前叶分泌的促甲状腺激素(TSH)的调节。TSH 对甲状腺激素合成和释放的每个环节均有促进作用,同时还能使腺细胞增生,腺体增大。TSH 的分泌又受下丘脑促甲状腺素释放激素(TRH)的调节和甲状腺素的负反馈性调节。下丘脑分泌的促甲状腺素释放激素(TRH)有促进 TSH 合成和释放的作用。甲状腺激素能与腺垂体促甲状腺激素细胞核的特异受体结合产生抑制性蛋白,它能抑制 TSH 的合成与分泌。因此,血液中甲状腺素浓度升高时,TSH 的合成与分泌即减少,甲状腺素的释放也随之减少;反之则增多。这样在下丘脑、腺垂体与甲状腺之间就构成一个完整的自动控制回路,称为下丘脑-腺垂体-甲状腺轴。此外,甲状腺还可进行一定程度的自身调节(图 8-1-1)。

二、甲状腺功能测定

甲状腺功能测定方法包括甲状腺摄[131]I 试验及其介入试验和甲状腺激素体外分析。本章主要介绍甲状腺摄[131]I 试验。以往甲状腺摄[131]I 试验是了解甲状腺功能最常用方法。近年来随着甲状腺激素体外分析的广泛应用,已较少用于甲亢、甲减的诊断。但其在一些甲状腺疾病的治疗和鉴别诊断上仍有其他检查技术不能取代的作用。

(一)甲状腺摄[131]I 试验(thyroid ^{131}I uptake test)

患者口服一定量[131]I 后在不同的时间测定甲状腺部位的放射性计数,用于计算甲状腺聚集[131]I 的百分率,从而了解甲状腺摄取[131]I 的功能状态。

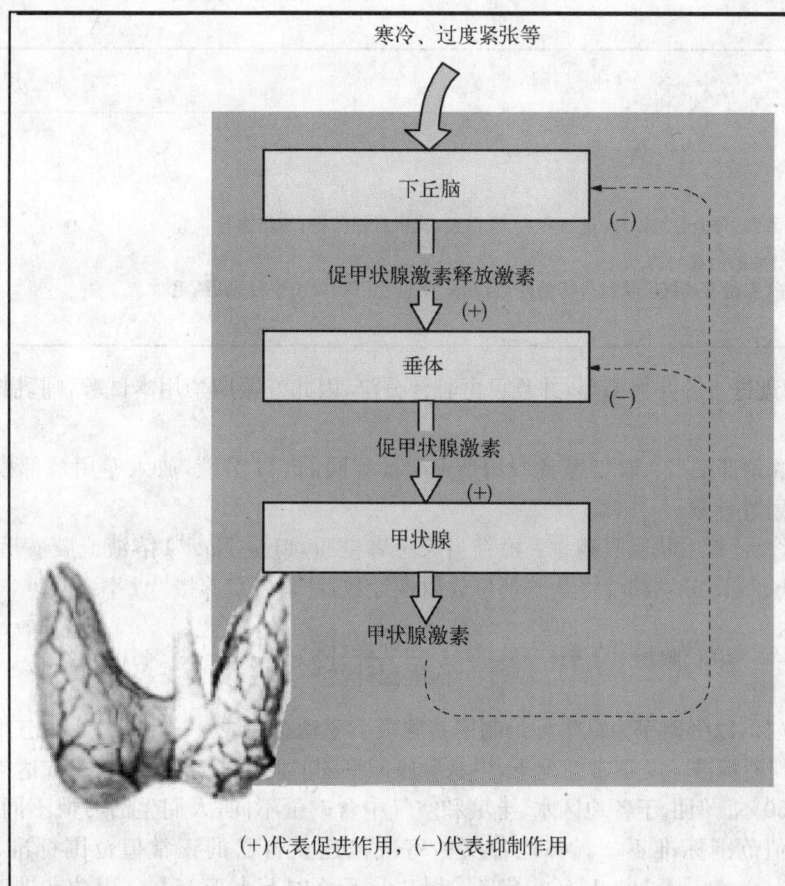

图 8-1-1 正常下丘脑-垂体-甲状腺轴功能调节

1. 目的及适应证

1) 用于甲状腺疾病(甲亢/分化型甲状腺癌)患者^{131}I给药剂量的计算和适应证的选择。

2) 鉴别亚急性甲状腺炎及慢性淋巴细胞性甲状腺炎引起的甲亢及药物性甲亢。

3) 甲亢的诊断。

4) 了解甲状腺的碘代谢状态。

2. 原理及方法

(1) 原理：甲状腺具有摄取和浓聚碘的能力,在空腹口服放射性^{131}I,经胃肠吸收后进入血流,迅速被甲状腺滤泡的上皮细胞摄取。甲状腺摄取^{131}I的量和速度与甲状腺功能密切相关。因此,可以利用甲状腺功能测定仪在不同时间测定甲状腺吸碘率,评价甲状腺功能状态。

(2) 方法和注意事项：

1) 患者准备：很多的食物、含碘药物及影响甲状腺功能的药物均会改变测定结果,因此应告知患者停服影响甲状腺摄^{131}I功能的药物和食物(表 8-1-1)后再行检查。

表 8-1-1 影响甲状腺吸碘减低或增高的因素及停用时间

各 种 因 素	停 用 时 间
致使甲状腺摄^{131}I率减低的因素	
甲状腺激素	4~6 周
甲状腺素(T4)、左旋甲状腺素钠(L-T4)	2~3 周
三碘甲状原氨酸(T3)	
含碘的食物：海带、紫菜、海鱼虾、海蜇等	2~4 周
含碘过量的药物	2~4 周
复方碘溶液、碘化钾溶液、含碘片、镇咳药、乙胺碘呋酮	1年以上
碘油造影剂	2~4 周
中草药：海藻、贝母、连翘、丹参、昆布、香附等	2~4 周

各 种 因 素	停 用 时 间
充血性心力衰竭	
肾功能衰竭	
非含碘的药物	
促肾上腺皮质激素、肾上腺类固醇、过氯酸盐、青霉素、抗甲状腺药物、溴化物等	
致使甲状腺摄^{131}I率增加的因素	
碘缺乏、妊娠、甲状腺激素或抗甲状腺药物治疗后反弹、亚急性甲状腺炎恢复期、绒毛膜癌、碳酸锂	

^{131}I能通过胎盘进入胎儿血循环，并且可由乳汁分泌，因此妊娠期禁用本试验，哺乳期妇女要停止哺乳2周以上。

2) 制作标准源颈部模型：取与患者服用^{131}I剂量等同的^{131}I溶液，放入专用颈部模型中作为标准源，测量标准源放射性计数。

3) 服药、测量及计算甲状腺吸碘率：检查当天患者空腹，口服 Na^{131}I溶液或胶囊后不同时间(2 h、4 h、24 h 或 3 h、6 h、24 h)分别测量甲状腺部位放射性计数，计算甲状腺摄^{131}I率：

$$甲状腺摄^{131}I率(\%) = \frac{甲状腺部位计数-本底计数}{标准源计数-本底计数} \times 100\%$$

以时间为横坐标，以吸碘率为纵坐标绘制甲状腺吸碘率动态曲线。绘出摄^{131}I动态曲线。

3. 正常值及判断标准　　正常情况下，甲状腺吸碘率随时间延长逐渐升高，24 h 达摄取高峰，2~4 h 吸碘率为 24 h 的 50%。但由于各地区水、土壤和空气中含碘量不同，人们生活习惯不同以及测量仪器、方法的差异，正常值范围标准不一。各地各实验室应该建立自己的正常值范围标准。参考正常值：3 h 5%~25%，6 h 10~30%，24 h 15%~45%。甲功低下者 24 h 小于 15%。甲功亢进者各时相值均大于正常上限，并伴摄^{131}I速率加快。缺碘性甲状腺肿仅见 24 h 摄^{131}I率增高而摄^{131}I速率正常，1993 年起国家提倡食用加碘盐，正常值均有下降。几种常见甲状腺疾病的甲状腺吸碘率曲线见图 8-1-2。

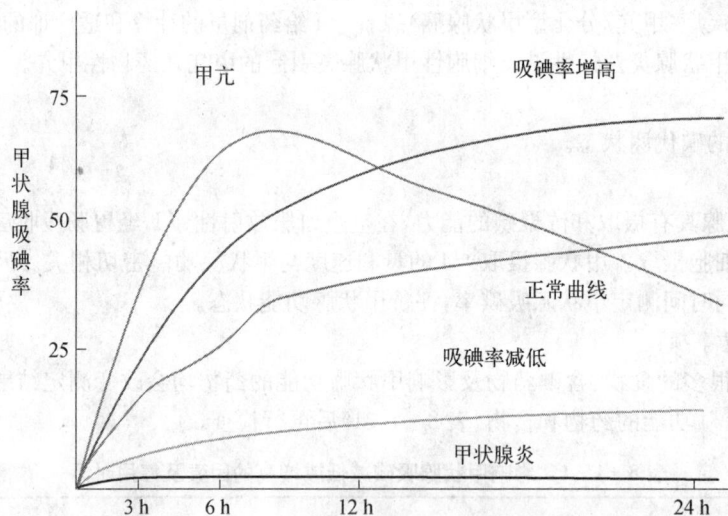

图 8-1-2　常见甲状腺疾病的甲状腺摄^{131}I率曲线

4. 临床应用　　目前评价甲状腺功能状态已首选血清 sTSH、FT3、FT4 测定，多数患者不需要进行甲状腺吸碘试验，但在下列情况下本试验对甲状腺疾病的诊断、鉴别诊断和治疗仍属必要：

(1) 甲状腺功能亢进症的诊断及^{131}I治疗甲亢时计算治疗剂量：甲亢患者摄^{131}I功能增高，高峰前移。测定甲状腺最高吸碘率及^{131}I的有效半衰期，在^{131}I治疗甲亢剂量的计算中有重要意义。

(2) 鉴别诊断急性甲状腺炎、亚急性甲状腺炎及高碘性甲亢：急性、亚急性甲状腺炎及高碘性甲亢患者也可出现甲亢症状，同时伴有甲状腺激素水平增高，TSH 减低，用本试验可以进行鉴别诊断。实验室检查显示甲状腺功能亢进(TT3、TT4、FT3、FT4 增高，TSH 减低)，甲状腺摄^{131}I率明显减低，应考虑各种甲状腺炎或高碘所致的甲状腺功能紊乱。

（3）了解甲状腺激素合成功能、辅助原发性甲状腺功能减退症的病因诊断：甲状腺摄取^{131}I的量和速度与甲状腺功能有关，既可反应甲状腺摄取碘功能，又可反应甲状腺激素有机合成功能。在原发性甲减中先天性甲状腺缺如、甲状腺萎缩、甲状腺破坏性治疗(放射性碘，手术)后及继发性甲减患者甲状腺吸碘率均明显低于正常。

(二)甲状腺功能测定介入试验

在甲状腺吸碘率的基础上，根据甲状腺合成、代谢及垂体-下丘脑-甲状腺轴的调节，常引入不同的介入试验，用于甲状腺疾病的鉴别诊断。

1. 过氯酸钾(KClO$_4$)释放试验

（1）目的及适应证：用于患者血清 TSH 增高，甲状腺 3 h 摄^{131}I率高于 6 h 或 24 h，临床疑有甲状腺有机化过程缺陷者。

（2）原理和方法：由于正常情况下进入甲状腺的无机碘在过氧化酶、碘化酶等一系列作用下迅速被氧化为有机碘，因此正常人甲状腺内的有机碘离子很少。KClO$_4$能阻止甲状腺从血液中摄取^{131}I离子，并促使已进入甲状腺内但未有机化的^{131}I离子释放入血。当患者存在过氧化酶缺乏或甲状腺酪氨酸碘化障碍时，被甲状腺摄取的^{131}I碘离子不能有机化，服KClO$_4$后，大量^{131}I离子释放入血，腺体内计数率骤降，试验呈阳性结果。

按甲状腺摄碘试验服^{131}I后 2 h 测摄^{131}I率，之后立即口服 KClO$_4$(成人 800 mg，儿童 10 mg/kg)，1 h后再次测甲状腺摄^{131}I率，用释放率判断甲状腺有机化过程有无障碍：

$$释放率(\%) = \frac{服^{131}I后2h摄^{131}I率 - 服KClO_4后1h摄^{131}I率}{服^{131}I后2h摄^{131}I率} \times 100\%$$

（2）结果判断及临床应用：释放率大于 10％者为异常。本试验可用于诊断某些临床上有甲状腺功能低下但甲状腺摄^{131}I率不低，疑为酪氨酸碘化障碍的甲状腺疾患，如慢性淋巴细胞性甲状腺炎、先天性过氯酸缺乏症等。甲状腺激素合成障碍及慢性淋巴细胞性甲状腺炎患者血清 sTSH 增高，TT3、TT4、FT3、FT4 减低，有甲减症状，多数患者甲状腺 2～3 h 摄碘率增高或正常，6 h 和 24 h 摄碘率低于 3 h 摄碘率。过氯酸钾释放试验对检测先天性碘有机化缺陷性疾病和慢性淋巴细胞性甲状腺炎等有较大价值。

2. 甲状腺激素抑制试验　随着体外免疫分析技术的发展，尤其是高灵敏度 TSH 测定的应用，不需要再做甲状腺抑制试验。但是对一些症状不典型以及有某些特殊情况的患者，则需作甲状腺抑制试验以进一步明确诊断。

（1）目的与适应证：通过补充外源性甲状腺激素，观察患者垂体-下丘脑-甲状腺轴的功能，用于一些甲状腺疾病的鉴别诊断。目前常用于甲亢性突眼与其他原因(眶内肿瘤)引起突眼的鉴别诊断；抗甲状腺药物治疗后检测甲亢治疗效果和预测复发。

（2）原理和方法：甲状腺功能活动主要受下丘脑与垂体的调控和血液中甲状腺激素水平的负反馈调节。当给予外源性甲状腺激素(T4 或 T3)后，血液中甲状腺激素水平增高，通过负反馈调节，抑制垂体分泌 TSH，TSH 下降，从而甲状腺吸碘率明显减低。当甲状腺滤泡上皮细胞出现功能自主性时(如 Gaver's 甲亢、功能自主性甲状腺瘤)，患者甲状腺功能不受垂体 TSH 的调节，外源性甲状腺激素对摄^{131}I率不具抑制作用。

先进行常规摄^{131}I试验，测定 24 h 摄^{131}I率。然后嘱患者口服甲状腺制剂(T4 120 mg/d，连服 14 d；或左旋甲状腺素钠 75～150 μg/d，连续 7 d)，重复摄^{131}I率试验，测定 24 h 摄^{131}I率，按下式计算摄^{131}I抑制率(suppression rate)。

$$抑制率(\%) = \frac{第一次24h摄^{131}I率 - 第二次24h摄^{131}I率}{第一次24h摄^{131}I} \times 100\%$$

注意：本试验在高龄患者易出现甲亢症状，应注意临床观察；合并有心脏病，特别是心绞痛、心房纤颤和心力衰竭患者禁用。

（3）结果判断及临床应用：抑制率＞50％为甲状腺功能正常。抑制率＜50％为甲状腺功能亢进或甲状腺激素抵抗综合征。多数甲亢性突眼患者在发病初期甲亢症状不典型，甲状腺吸碘率轻度增高或正常,但甲状腺激素抑制试验的抑制率常<50%,眼眶肿瘤所致突眼抑制率应>50%。用抗甲状腺药物治疗的甲亢患者,为了决定是否可以停药,可进行甲状腺抑制试验。若抑制率<50%,则提示应继续用药治疗,否则停药后在短时间内可出现病情复发;若抑制率>50%,即可以停止服药,此时停药后出现复发的可能性明显减少。

对临床少见的甲状腺激素抵抗综合征患者,甲状腺抑制率也可以>50%,是由于患者机体靶器官对甲状腺激素的反应性降低而引起的以血清甲状腺激素水平升高,TSH 不能被反馈抑制为特征的一种临床综合征。患者可有 TSH 增高、甲状腺摄^{131}I 功能轻度增高或正常,外源性甲状腺激素治疗后血清 TSH 不能恢复正常等特点。

第二节　甲状腺显像

放射性核素显像中甲状腺显像(thyroid imaging)最早被应用于临床,主要用于甲状腺结节、甲状腺炎、异位甲状腺等的诊断和鉴别诊断。除了可以了解甲状腺形态、位置、大小和结构外,更主要是可以反映甲状腺及甲状腺结节的血流和功能状态。

一、目的和适应证

(1) 了解甲状腺形态、位置、大小和功能状态。

(2) 判断甲状腺结节的血流和功能状态。

(3) 甲亢与甲状腺炎的鉴别诊断。

(4) 诊断异位甲状腺。

(5) 颈部和纵隔包块与甲状腺关系的判断。

(6) 寻找分化型甲状腺癌转移灶及疗效评价。

(7) ^{131}I 治疗甲亢前甲状腺质量的确定。

二、原理和方法

1. 原理　利用甲状腺具有摄取和浓聚碘和锝的能力,将放射性药物^{131}I 或^{99m}Tc-过锝酸盐(^{99m}TcO$_4^-$)引入机体,应用 SPECT 显示放射性药物的分布状态。正常甲状腺与病变组织摄取和浓聚显像剂的能力不同,可以通过图像了解和判断甲状腺的形态、位置、大小及功能状态。由于^{99m}TcO$_4^-$ 不参与甲状腺激素合成,与^{131}I 甲状腺图像不同的是其图像仅能反应甲状腺的摄取功能,不能反应合成功能。

2. 方法　^{99m}TcO$_4^-$ 的物理特性优于^{131}I,是目前最常用的显像剂,实际工作中常根据检查的目的,选用不同的显像剂及显像方法。

(1) 甲状腺静态显像:静脉注射^{99m}TcO$_4^-$ 74～185 MBq(2～5 mCi),20～30 min 后进行前后位平面显像。婴幼儿患者也可以口服给药,1～2 h 后进行显像。

(2) 甲状腺动态显像:静脉"弹丸"注射^{99m}TcO$_4^-$ 370～740 MBq(10～20 mCi),同时连续动态采集。

(3) 异位甲状腺显像:空腹口服^{131}I 1.185～3.7 MBq(50～100 uCi),24 h 后在甲状腺部位和高度怀疑为异位甲状腺区域进行显像。

(4) 分化型甲状腺癌残留病灶及转移癌显像:空腹口服^{131}I 74～185 MBq(2～5 mCi),24 h 后进行前位和后位全身显像。

(5) 断层显像:静脉注射^{99m}TcO$_4^-$ 74～185 MBq(2～5 mCi),20～30 min 后进行甲状腺局部断层显像。

三、图像分析

1. 正常影像

(1) 甲状腺静态显像:甲状腺位于甲状软骨下方,气管两侧,分为左、右两叶,两叶的下方 1/3 处由峡部相连,形状如同一个张开翅膀的蝴蝶(图 8-2-1)。每叶上下径为 4.0～4.5 cm,宽约 2.5 cm,厚

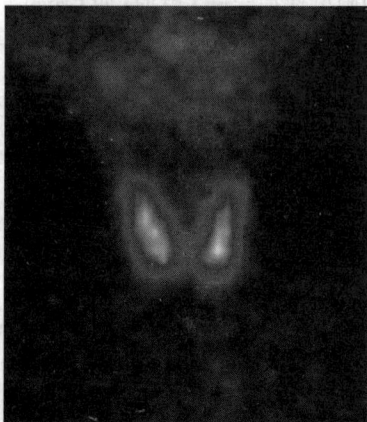

图 8-2-1　正常甲状腺显像

约1.5 cm。左右两叶发育可不一致,形成多种形态变异少数患者峡部上方可见锥体叶显影。腺体内放射性核素分布均匀,周边轮廓完整,峡部及双叶周边因组织较薄,放射性逐渐减淡。用$^{99m}TcO_4^-$作为显像剂,除甲状腺组织显影外,下颌腺和腮腺也可见显影。

(2)甲状腺动态显像:正常情况下,"弹丸"式静脉注射显像剂后,8~12 s可见双侧颈动脉对称显像,此时甲状腺床区几乎无放射性聚集,颈动脉显影后2~6 s左右甲状腺开始显像,其放射性强度低于颈动脉影像,待动脉影消退后,随着时间延长甲状腺影逐渐清晰,放射性分布均匀。颈动脉-甲状腺通过时间平均为2.5~7.5 s(图8-2-2)。

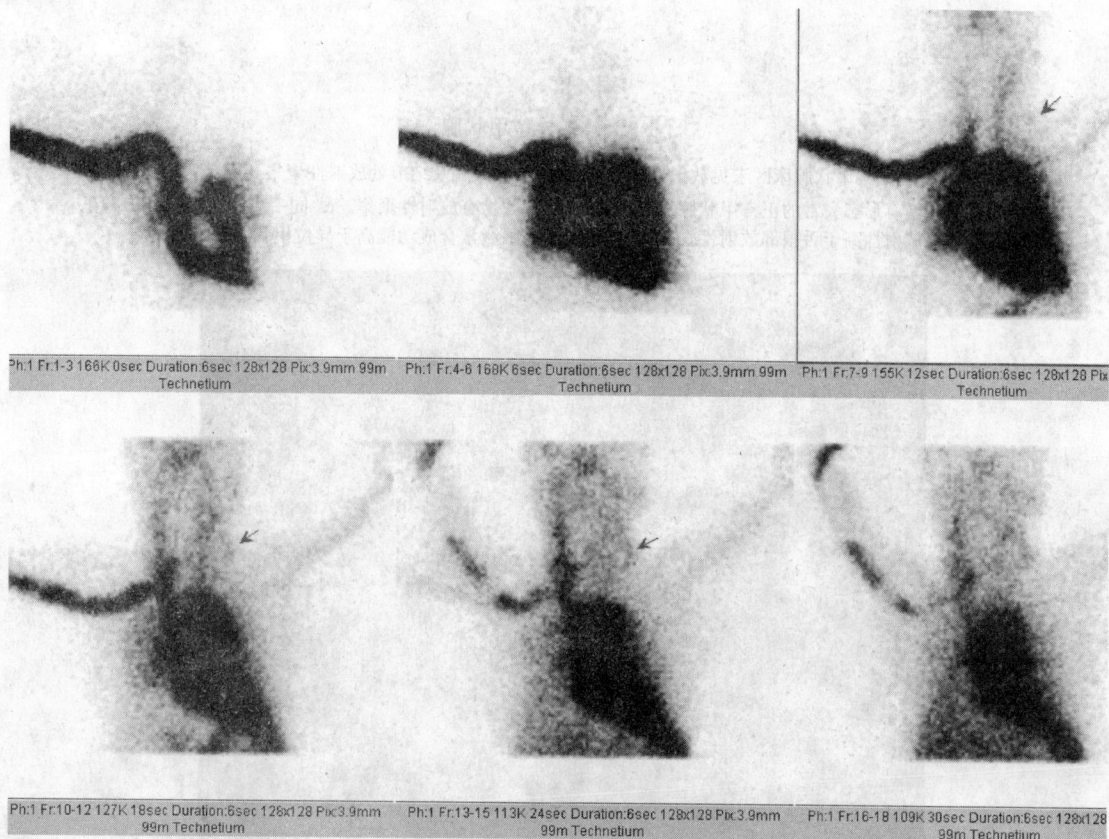

Ph:1 Fr:1-3 166K 0sec Duration:6sec 128x128 Pix:3.9mm 99m Technetium　Ph:1 Fr:4-6 168K 6sec Duration:6sec 128x128 Pix:3.9mm 99m Technetium　Ph:1 Fr:7-9 155K 12sec Duration:6sec 128x128 Pix 99m Technetium

Ph:1 Fr:10-12 127K 18sec Duration:6sec 128x128 Pix:3.9mm 99m Technetium　Ph:1 Fr:13-15 113K 24sec Duration:6sec 128x128 Pix 3.9mm 99m Technetium　Ph:1 Fr:16-18 109K 30sec Duration:6sec 128x128 99m Technetium

图8-2-2 甲状腺动态显像

双侧颈动脉对称显像,此时甲状腺床区几乎无放射性聚集,颈动脉显影后2~6 s左右甲状腺开始显像

2. 异常甲状腺影像 异常甲状腺影像可表现在形态、位置、大小及腺体内放射性分布异常。

(1)形态异常:表现为甲状腺形态不规则、轮廓不完整(图8-2-3),可见于甲状腺占位性病变、甲状腺术后改变、先天性甲状腺一叶缺如或甲状腺发育异常。

(2)位置异常:既可表现为甲状腺床区无甲状腺显影,舌根部或舌骨下等非甲状腺部位出现放射性聚集(图8-2-4a),也可表现为正常甲状腺床可见甲状腺组织显影,舌根部包块区也有放射性聚集(图8-2-4b、c);或甲状腺显影,下极边缘不清,胸骨后有异常放射性浓聚(图8-2-5),如胸骨后甲状腺。

(3)大小异常:表现为甲状腺一叶或双叶体积增大(图8-2-6)。

(4)放射性分布异常:表现为:① 整个甲状腺弥漫性放射性增高(图8-2-7),如甲亢、单纯性甲状腺肿;② 整个甲状腺放射性分布异常减低和稀疏(图8-2-8),如亚急性甲状腺炎、甲减;③ 局灶性、放射性分布异常,常见于病变区域放射性高于正常甲状腺及病变区域放射性低于正常甲状腺(图8-2-9、图8-2-10),前者常为功能自主性甲状腺腺瘤,后者可见甲状腺囊肿、甲状腺腺瘤或甲状腺癌等。

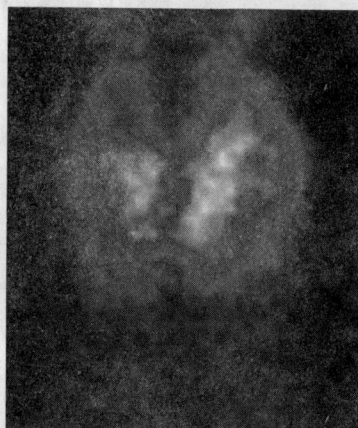

图8-2-3 甲状腺形态异常,失去正常的蝶形

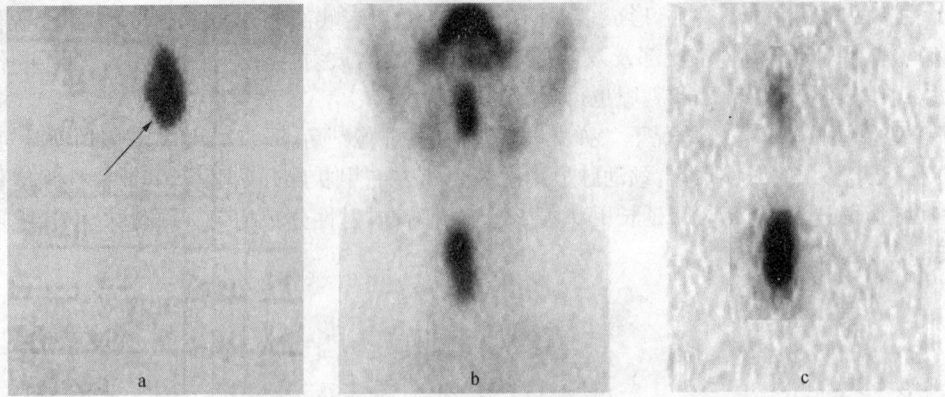

图 8 - 2 - 4　异位甲状腺

a. ^{131}I 显像,正常甲状腺床区未见放射性聚集影,舌根部临床触及结节处放射性聚集。b. ^{99m}TcO$_4^-$ 显像,正常甲状腺床区有形态失常的正常甲状腺组织显影,舌根部肿物有放射性聚集。c. 同一患者再次进行^{131}I,正常位置甲状腺放射性高于舌根部放射性,提示正常部位甲状腺激素合成功能高于异位甲状腺

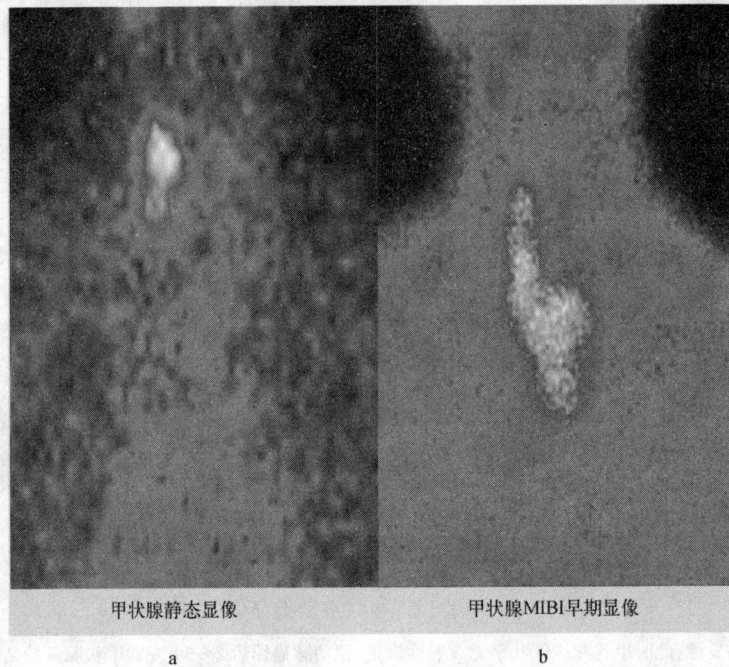

甲状腺静态显像　　　　　　　　　　　　　甲状腺MIBI早期显像
a　　　　　　　　　　　　　　　　　　　　　b

图 8 - 2 - 5　胸骨后甲状腺

a. ^{99m}TcO$_4^-$ 甲状腺显像,甲状腺左叶及峡部"凉结节",结节下缘边界不清,胸骨后有少量放射性聚集。b. 甲状腺^{99m}Tc - MIBI 显像峡部结节显影,下极向胸骨后延伸

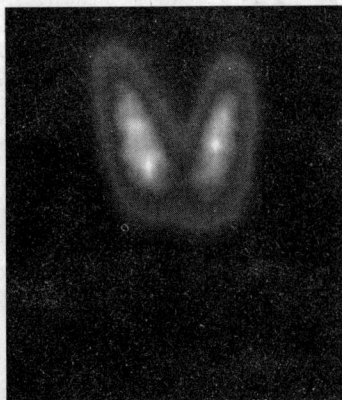

图 8 - 2 - 6　甲状腺弥漫性肿大　　　图 8 - 2 - 7　甲亢甲状腺放射性弥漫性增高　　　图 8 - 2 - 8　亚甲炎甲状腺放射性分布异常减低

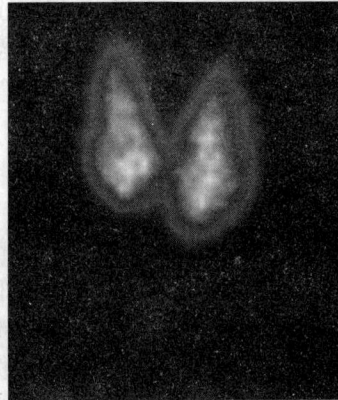

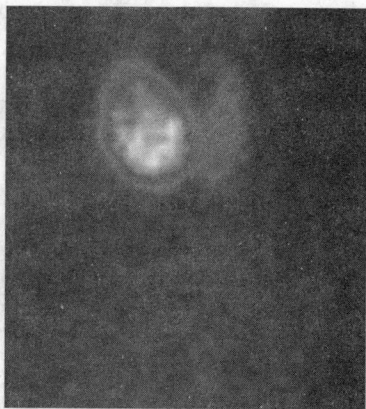

图 8-2-9　甲状腺右叶结节区
放射性高于左叶

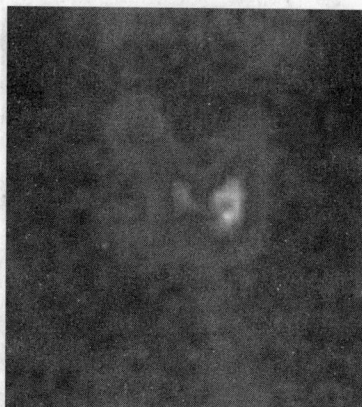

图 8-2-10　甲状腺右叶结节区放射性
低于周围正常甲状腺组织

(5) 甲状腺动态显像异常图像：可表现为整体甲状腺血流灌注增强或减低,如甲亢或甲减;也可以表现为甲状腺结节局部血流灌注的增强(图 8-2-11),如甲状腺癌或功能自主性甲状腺瘤。

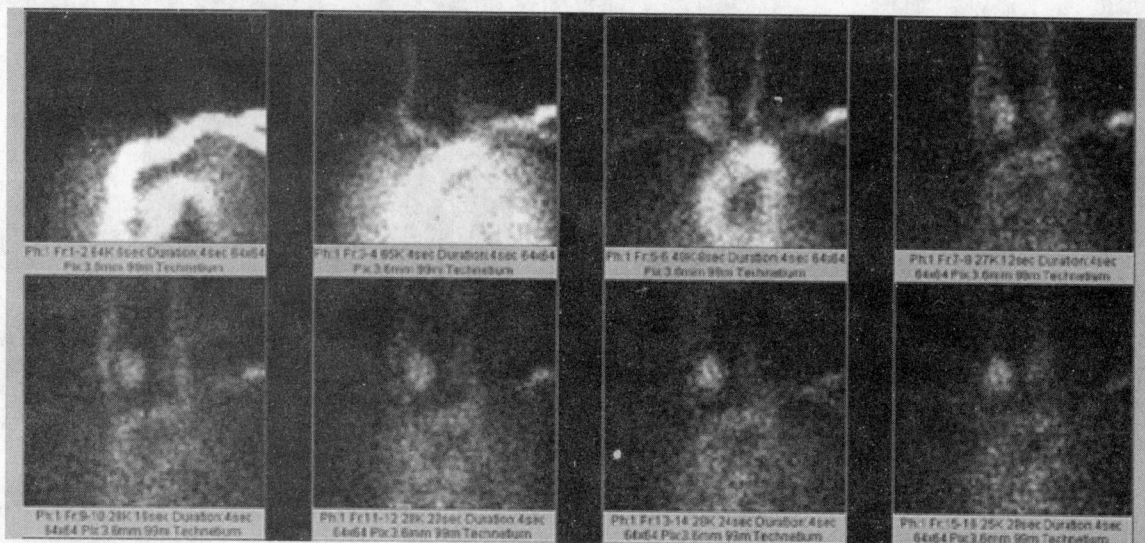

图 8-2-11　甲状腺动态显像异常：甲状腺右叶结节血流灌注增强

四、临 床 应 用

1. 甲状腺结节的功能判断与"冷""热"结节的鉴别诊断　　甲状腺内的肿块均统称为甲状腺结节,是甲状腺疾病中的常见疾病,包括肿瘤、囊肿、正常组织构成的团块或其他疾病引起的甲状腺肿块。甲状腺结节的大小、数量、位置、质地及功能不同,其临床意义各异。儿童期出现的甲状腺结节 50% 为恶性,20 岁以下、60 岁以上者也是甲状腺癌高危人群。

甲状腺静态显像,可显示甲状腺结节的部位、大小及数目,同时还可观察甲状腺及结节的功能状态。根据甲状腺结节部位摄取显像剂是高于、接近还是低于周围正常腺体组织,将结节分为：① 热结节(图 8-2-12)。② 温结节(图 8-2-13)。③ 凉(冷)结节(图 8-2-14)。

(1) 热结节：既可见于功能自主性甲状腺瘤(毒性腺瘤)也可见于结节性甲状腺肿(局部结节以增生为主),偶见于功能亢进的甲状腺癌。功能自主性甲状腺结节不受外源性甲状腺素的抑制。当功能自主性甲状腺结节直径大于 3~4 cm,可产生过多的甲状腺激素,抑制下丘脑垂体分泌 TSH,使周围甲状腺组织功能受到抑制。甲状腺显像时,热结节周围的正常甲状腺组织不显影,患者可伴有甲亢症状。较大的单发热结节因腺体局部出血、坏死、囊性变可出现放射性减低缺损如图 8-2-12b。直径较小的热结节因合成激素较少,结节周围的正常甲状腺组织仍有功能而显影如图 8-2-12a。

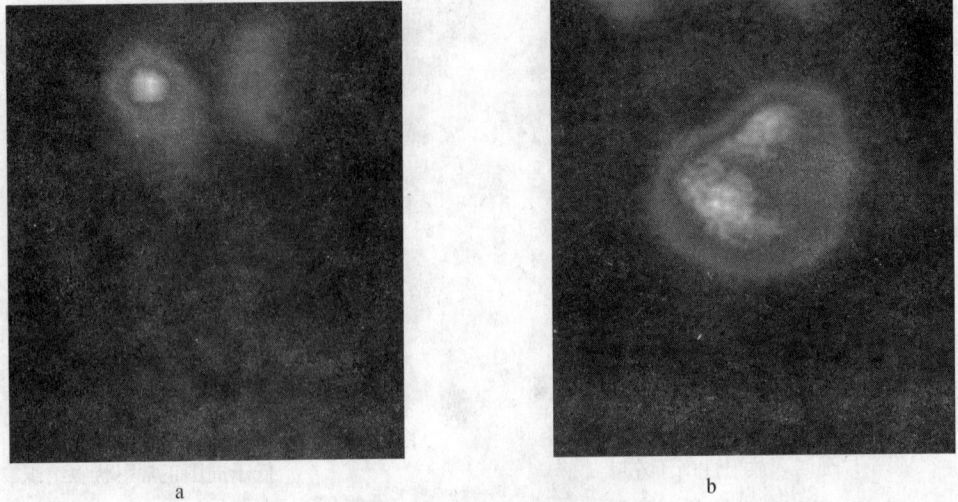

图 8-2-12　甲状腺"热结节"

a. 甲状腺右叶上极临床触及结节处,放射性高于周围甲状腺组织。b. 另一病例,甲状腺右叶未见显影,甲状腺左叶结节临床触及包块处呈放射性明显增高,其内局部可见放射性减低缺损区,提示腺体局部液化、坏死

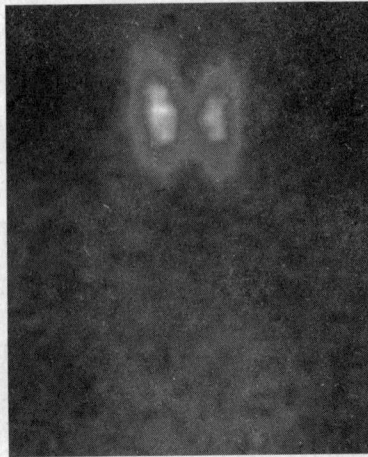

图 8-2-13　甲状腺"温结节"

患者甲状腺右叶下极临床触及结节处放射性与周围甲状腺组织相似

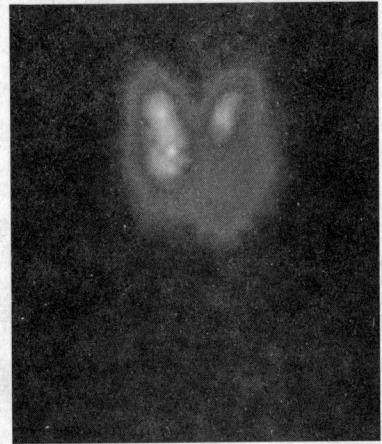

图 8-2-14　甲状腺左叶下方"凉结节"

甲状腺左叶下方临床触及结节处放射性低于周围甲状腺组织

当周围甲状腺组织完全不显影时,热结节应与先天性单侧甲状腺(左叶未发育者居多)鉴别,可给予 TSH 后再显像,观察结节周围有无甲状腺显影,若有可排除先天性单侧甲状腺。也有学者报道可以用 ^{99m}Tc-MIBI 进行甲状腺显像,若结节周围甲状腺显影,也可排除先天性单侧甲状腺(图 8-2-15)。如果 ^{99m}Tc-MIBI 显像的影像与甲状腺静态显像一致,为先天性单侧甲状腺。

一般认为"热结节"发生癌的可能性极小,约有 3% 为甲状腺癌。有学者认为"热结节"患者可进行 ^{131}I 甲状腺显像,如热结节区摄取 ^{131}I 减少成为"冷结节"可能为甲状腺癌。"热结节"周围甲状腺组织有不同程度显影,应将甲状腺组织局灶性增生变厚,造成局灶性显影增强与功能自主性甲状腺瘤相鉴别。可行甲状腺激素抑制试验后再显像:若周围甲状腺显影减弱或消失,结节仍为放射性浓聚,为功能自主性甲状腺瘤(早期),若结节和周围组织显影均减弱,热结节为甲状腺组织增生变厚所致者。"温结节"甲状腺癌的发生率为 4%。

有甲亢症状的结节也可能是继发性甲亢,亚急性甲状腺炎和桥本甲状腺炎早期;伴有甲减症状的结节,一般为亚急性甲状腺炎和桥本甲状腺炎后期及木性甲状腺肿;童年有颈部放疗史的结节、非甲状腺肿流行区的儿童甲状腺结节多为恶性;有直系甲状腺疾病家族史的结节恶性比率高;多年存在的结节短期内明显增大并无疼痛的恶性可能性大。

对于以甲状腺结节就诊的患者,除了对结节进行常规的影像学检查外,还需作一些必要的化验检查。大多数甲状腺结节患者的甲状腺功能在正常范围。伴有 TSH 异常的结节,恶性可能性小。甲状腺特异

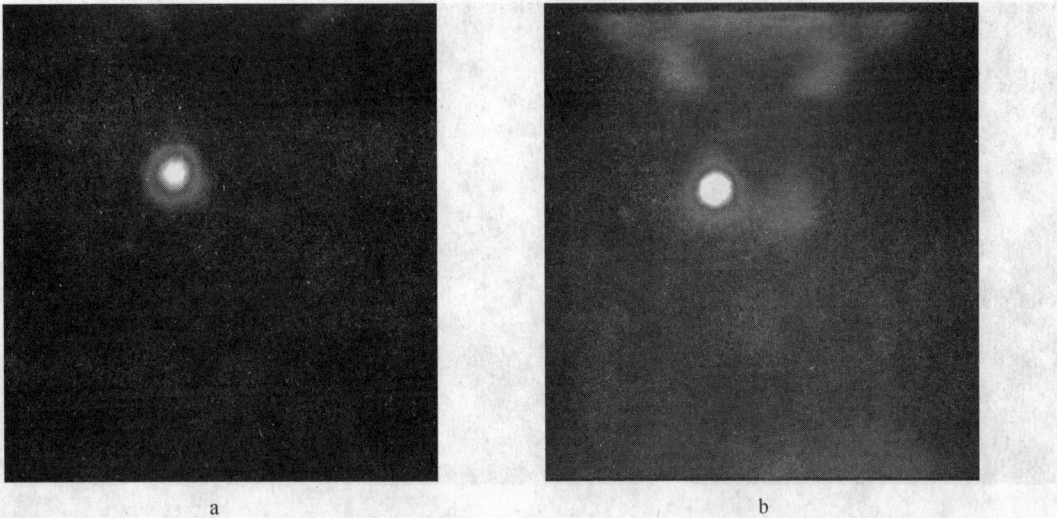

图 8-2-15　a. 甲状腺静态显像,b. ^{99m}Tc-MIBI 甲状腺显像

　　a. 甲状腺静态显像,右叶"热结节",左叶未见显影。b. ^{99m}Tc-MIBI 甲状腺显像,右叶"热结节"仍然存在,左叶可见显影,除外先天性一叶甲状腺缺如

抗体 TSAb、TGAb、TPOAb 对甲状腺炎有意义,对良恶性鉴别无特殊意义。甲状腺球蛋白 TG 大于 10 倍时,辅助判断恶性结节。超声检查发现甲状腺结节的敏感性高,但判断良恶性的特异性不高。放射核素检查热结节提示滤泡状腺瘤、腺癌或毒性腺瘤,温结节提示桥本甲状腺炎、亚急性甲状腺炎修复期。

　　PET 检查对鉴别结节良恶性有价值,但价格昂贵,不宜推广。细针穿刺细胞学检查准确性在 90% 左右,适用于体检可触及的结节,隐匿性结节不能采用。为有创检查,一般在手术前一天进行。

　　(2)凉(冷)结节:冷凉结节可见于甲状腺腺瘤、囊肿、出血、钙化及局灶性甲状腺炎、结节性甲状腺肿及各种甲状腺癌。80% 为良性结节,20% 左右的单发结节者可为甲状腺癌。故对"凉、冷结节"应予以重视。由于甲状腺静态显像不能判断结节的性质,可进一步通过用 ^{99m}Tc-MIBI 或 ^{99m}Tc(V)-DMSA 做甲状腺亲肿瘤显像来鉴别凉(冷)结节的性质。若在 ^{99m}Tc-MIBI 显像上原"凉(冷)结节"部位在早期出现放射性填充,延迟相放射性增加或未见减少,则提示甲状腺癌(图 8-2-16)。若"凉、冷结节"部位无放射性填充或早期出现放射性填充而延迟相放射性明显减低,则多考虑为良性结节(图8-2-17)。对甲状腺单发结节患者还可以行甲状腺动脉灌注显像:结节部位供血丰富表现者,提示恶性结节可能性大。

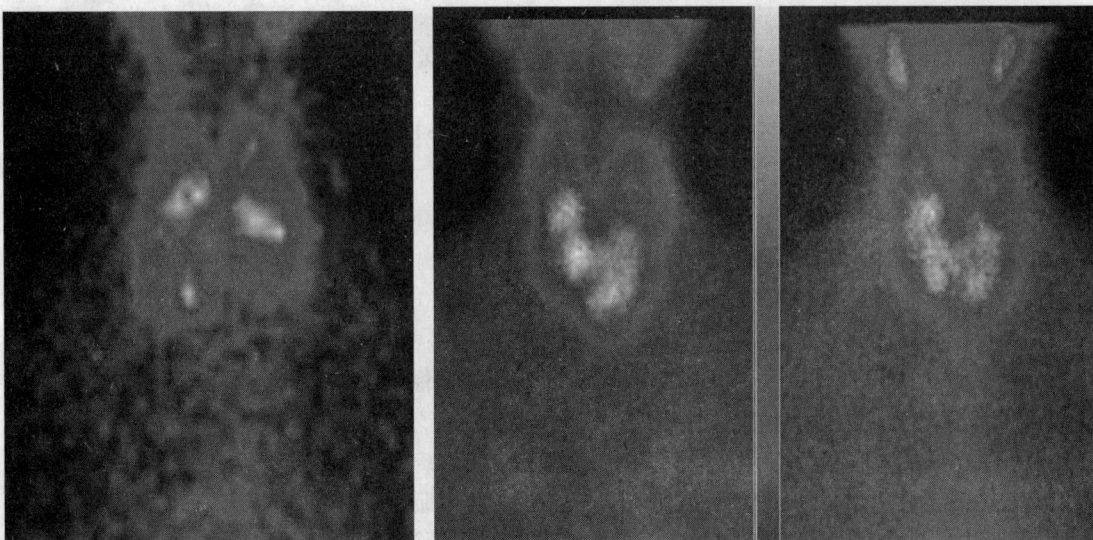

图 8-2-16　a. ^{99m}TcO$_4^-$ 甲状腺显像,b. ^{99m}Tc-MIBI 甲状腺肿瘤阳性显像,甲状腺滤泡癌

　　a. ^{99m}TcO$_4^-$ 甲状腺显像,甲状腺多发"凉结节"。b. ^{99m}Tc-MIBI 甲状腺肿瘤阳性显像,早期及延迟显像"凉结节"区放射性均高于周围正常甲状腺组织。手术病例为甲状腺滤泡癌

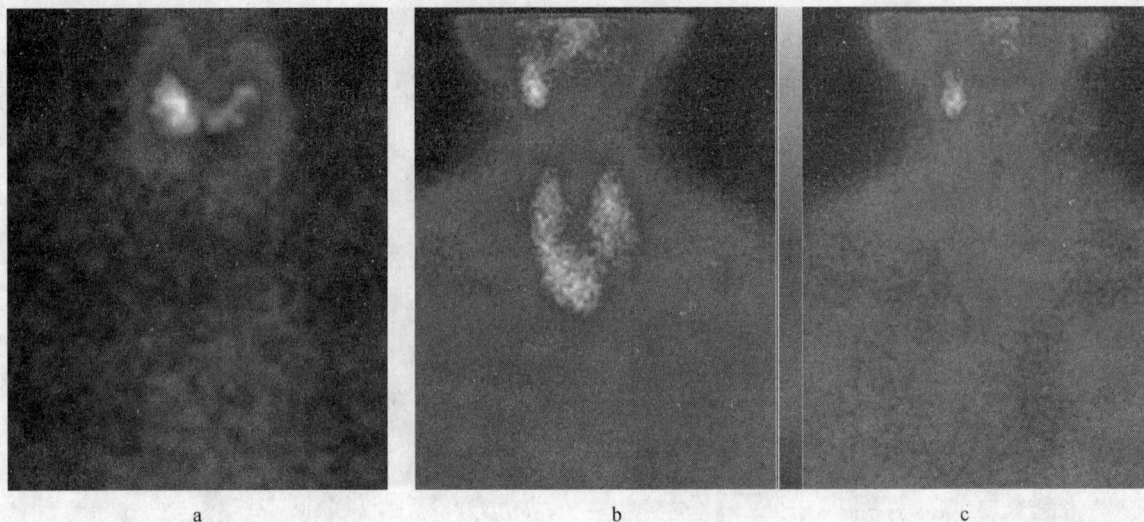

图 8-2-17 $^{99m}TcO_4^-$ 与 $^{99m}Tc-MIBI$ 甲状腺影像鉴别甲状腺"凉(冷)结节"性质

a. $^{99m}TcO_4^-$ 甲状腺显像甲状腺多发"凉结节"。b. $^{99m}Tc-MIBI$ 显像早期显像右叶下极"凉结节"可见明显放射性填充。左叶下极轻度填充。c. 延迟显像双叶下极放射性与正常甲状腺组织一同均匀消退。手术病理:甲状腺右叶下极甲状腺瘤,左叶结节性甲状腺肿

2. 甲亢与亚急性甲状腺炎、桥本甲状腺炎的鉴别诊断 亚急性甲状腺炎(亚甲炎)是甲状腺疾病中较为常见一种疾病。急性期由于甲状腺滤泡破坏,甲状腺激素过多释放到血液,导致血清中甲状腺激素水平升高。早期症状体征与甲状腺功能亢进(甲亢)相似,部分患者由于无典型病史、颈部疼痛症状等,在诊断上有时易造成误诊。亚急性甲状腺炎患者甲状腺显像特点:甲状腺显像不显影或显影不清,边界模糊,失去正常形态,放射性分布不均匀(图 8-2-8)。亚甲炎患者血清甲状腺激素变化与甲状腺细胞摄取功能相分离。

3. 诊断异位甲状腺、确定颈部包块及胸骨后肿物与甲状腺的关系 在甲状腺发生过程中,如发生甲状腺原基位置异常或下降过程发生障碍等,则可发生异位甲状腺。异位甲状腺通常位于中线部位,常发生在舌根部、舌骨上方或下方、甲状舌骨,也可见于颏下、气管、食管、喉及纵隔等部位。异位甲状腺分为真性异位和完全异位两种。真性异位是异位和正常部位同时存在甲状腺(图 8-2-4b、c);完全异位是正常部位没有甲状腺,全部甲状腺异位,也称为迷走甲状腺(图 8-2-4a)。^{131}I 甲状腺显像对异位甲状腺的诊断有特殊意义,在排除甲状腺癌转移后,正常部位未见甲状腺显影,而在其他部分出现异常 ^{131}I 聚集就可诊断为异位甲状腺。临床上见到颈部正中,尤其是舌根部、颏下及甲状舌骨部位肿物,应考虑到本病,慎重进行手术治疗。本法对鉴别诊断、决定治疗方案、避免医疗纠纷有重要意义。

因先天发育异常产生的胸骨后异位甲状腺极为少见,胸骨后甲状腺多为甲状腺弥漫性肿大或结节性甲状腺肿向胸内延伸(图 8-2-5)。如甲状腺显像胸骨后可见少量放射性聚集,在胸骨切迹上未触及甲状腺结节的下缘,应诊断为胸骨后甲状腺。但不摄取 ^{131}I 或 $^{99m}TcO_4^-$ 也不能完全排除胸骨后甲状腺,因为胸骨后异常甲状腺组织可因功能差而不显影。可行 $^{99m}Tc-MIBI$ 甲状腺 SPECT-CT 显像,通过甲状腺正常及良恶性病变均有摄取 $^{99m}Tc-MIBI$ 的能力,结合 CT 可以判断胸骨后软组织肿物是否来源于甲状腺。

当发现颈部肿物行甲状腺显像显示甲状腺轮廓完整,肿块位于甲状腺外,无摄取显像剂的能力,多提示肿物与甲状腺无关。如果与颈部包块相邻的甲状腺轮廓不完整,不论是否聚集显像剂,多提示肿物与甲状腺关系密切,同样可行 $^{99m}Tc-MIBI$ 甲状腺 SPECT/CT 显像。

4. 甲状腺癌转移灶的诊断和定位诊断 甲状腺癌约 75% 为分化良好的乳头状和滤泡型甲状腺癌。分化型甲状腺癌及转移灶均有不同程度的摄取 ^{131}I 的能力,髓样癌和未分化癌通常不浓聚 ^{131}I。甲状腺癌最常见的转移部位是颈部淋巴结、肺和骨骼。正常甲状腺组织存在时甲状腺癌转移灶常常不显影,当临床高度怀疑有甲状腺癌转移时,应该采用手术或 ^{131}I 消除残留的甲状腺,服 ^{131}I 后 5~7 d 进行全身显像,观察是否有摄取 ^{131}I 功能的转移灶显影。应用 ^{131}I 消除残留的甲状腺,甲状腺激素替代治疗后 6 个月要进行 ^{131}I 显像复查。除甲状腺组织及分化型甲状腺转移灶具有摄取 ^{131}I 的功能外,图像分析时要考虑到一些正常生理摄取和放射性污染所致的异常放射性浓聚。

5. ^{131}I 治疗甲亢时的重量计算　　根据甲状腺显像的平面影像,利用计算机的勾画甲状腺边界及左右两叶平均高度和宽度,通过计算机软件计算甲状腺质量,结合甲状腺触诊,定出甲状腺质量,用于计算^{131}I 治疗甲亢的^{131}I 用量。

(李　娟)

第三节　甲状旁腺显像

一、病 理 生 理

甲状旁腺通常为四枚,重 35～50 mg,主要由主细胞和嗜酸性细胞组成,主要功能是合成、储存和分泌甲状旁腺素(PTH),调节机体的钙、磷代谢。

甲状旁腺功能亢进症(甲旁亢)可分为原发性和继发性二类:原发性疾病多为甲状旁腺腺瘤,少部分为甲状旁腺增生,甲状旁腺癌罕见;而继发性疾病多表现为甲状旁腺增生,有时也可出现单个或多个甲状旁腺腺瘤,其原发病多为慢性肾功能衰竭、甲状腺功能亢进症、原发性肾上腺皮质激素增多症、骨质疏松以及药源因素和长期高磷饮食者。

甲旁亢的主要临床表现有全身性的骨骼疼痛,严重者可伴有原因不明的骨折,反复发作的尿路结石等。实验室结果表现为 PTH 及血钙增高,血磷降低,结合甲状旁腺显像检查以及其他检查,不难做出定位诊断。甲状旁腺腺瘤和增生的部位多位于正常甲状腺周围,偶尔也可出现在胸骨后或纵隔内。

二、显像剂和方法

甲状旁腺核素显像的显像剂包括^{99m}Tc - MIBI、^{201}Tl、^{99m}Tc - Tetrofosmin 以及^{18}FDG 等,其中以^{99m}Tc - MIBI 双时相最为常用。

^{99m}Tc - MIBI 双时相法:正常甲状旁腺组织仅少量摄取^{99m}Tc - MIBI,而甲状旁腺瘤组织及甲状旁腺组织增生摄取^{99m}Tc - MIBI 的能力都显著增强,这种摄取功能发生变化的机制目前尚不清楚。^{99m}Tc - MIBI 在正常甲状腺组织也有分布,但与甲状旁腺功能亢进组织的代谢状况和清除速率不同,前者快,后者慢,利用这种差别进行不同时相的显像可以鉴别出甲状旁腺的功能变化。

显像时先给患者静脉注射^{99m}Tc - MIBI 222～370 MBq,分别于注射后 15 min(早期相)和 1.5～2.0 h(延迟相)显像。在早期相图像中,甲状腺和甲状旁腺肿瘤或增生组织间放射性差别可能不显著,迟相图像中由于^{99m}Tc - MIBI 自甲状腺内排出,如存在甲状旁腺功能亢进的组织,则甲状旁腺内放射性增高区清晰可见。

早期相和迟相图的甲状旁腺显像采集通常只采用平面显像,如使用大探头 γ 相机,显像的范围可覆盖颈部(包括甲状腺和甲状旁腺)和心脏以上的胸部组织。在经过准确对位和采集计数归一化处理后可以将两个图像进行减法处理,有助于显示两次图像的差异对比。如怀疑身体其他部位存在甲状旁腺瘤则可增加对相应部位进行图像采集。必要时也可采用断层显像以提高小病灶的检出率或者提高定位诊断价值。对病情较严重的甲旁亢拟增加^{99m}Tc - MIBI 全身扫描,可协助判断全身骨骼的异常代谢状况。

三、影像分析和结果判断

1. 正常图像　　由于正常甲状旁腺组织较小,在显像图上只能看到甲状腺组织的^{99m}Tc - MIBI 分布,而甲状旁腺不能显示。两个时相的相减图上甲状腺(甲状旁腺)位置均呈空白区。

2. 异常图像　　典型的甲状旁腺腺瘤^{99m}Tc - MIBI 阳性显像图为:在早期相双叶甲状腺显示清楚,在甲状腺的上极或下极或周围出现一个异常的^{99m}Tc - MIBI 浓聚灶(类似于^{99m}TcO$_4$甲状腺显像的热结节)。在延迟相甲状腺显示较为模糊,而浓聚灶的显示更为清晰。在两个时相的相减图上仅见^{99m}Tc - MIBI 浓聚灶,其他部位为空白区表现(图 8 - 3 - 1)。

一些较小的甲状旁腺腺瘤或正常甲状腺组织摄取^{99m}Tc - MIBI 比例较高或消退较慢者,在^{99m}Tc - MIBI 早期相以及延迟图像上均未见异常的^{99m}Tc - MIBI 浓聚灶,但在断层图像上可以确定在正常甲状腺组织的后方存在局灶性的浓聚灶(图 8 - 3 - 2)。

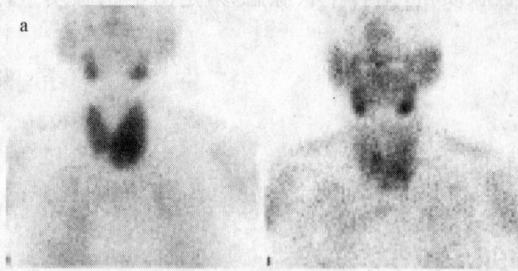

图 8-3-1 甲状旁腺腺瘤⁹⁹ᵐTc-MIBI 阳性显像图

a. 早期相双叶甲状腺显示清楚,右叶中央和左叶下方的异常浓聚灶不明显。在延迟相甲状腺轮廓不清,但两个甲状旁腺腺瘤显示显著

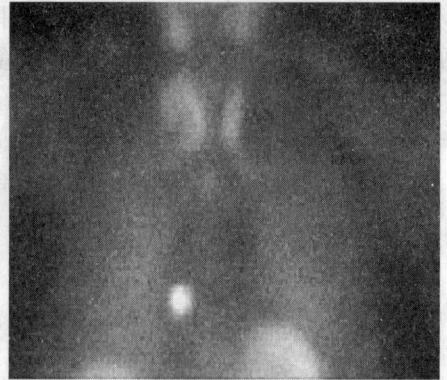

图 8-3-2 位于纵隔的异位甲状旁腺腺瘤

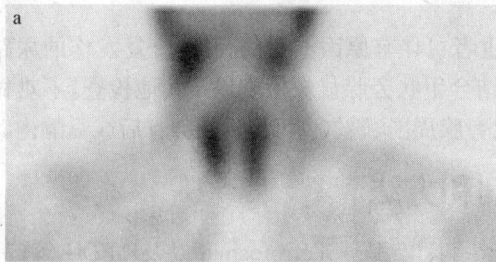

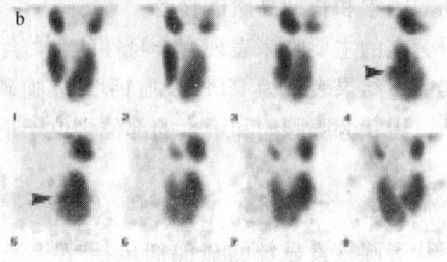

图 8-3-3 甲状旁腺腺瘤⁹⁹ᵐTc-MIBI 平面显像图与断层显像图

a. 甲状旁腺腺瘤⁹⁹ᵐTc-MIBI 平面显像图未见异常浓聚灶。b. 在断层显像图上见甲状腺右叶后方有异常甲状旁腺腺瘤显示

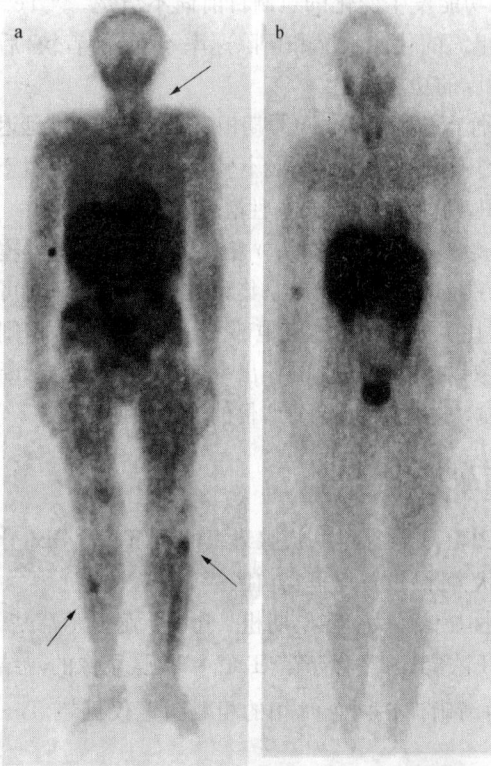

图 8-3-4 甲状旁腺腺瘤⁹⁹ᵐTc-MIBI 全身显像图

a. 见全身多处骨存在异常浓聚灶 b. 手术治疗后六个月复查全身多处骨异常浓聚灶消失

异位甲状旁腺腺瘤图像一般容易识别,在正常甲状腺范围以外出现异常的局灶性⁹⁹ᵐTc-MIBI 浓聚灶(图8-3-3)。

严重的甲旁亢在⁹⁹ᵐTc-MIBI 的全身扫描上不仅发现甲状腺⁹⁹ᵐTc-MIBI 异常浓聚,而且可见全身有多处骨组织存在异常的⁹⁹ᵐTc-MIBI 浓聚灶(类似于甲状旁腺⁹⁹ᵐTc-MDP 全身骨显像的"棕色瘤"表现)(图8-3-4)。

甲状旁腺增生图通常为四个甲状旁腺组织均表现为摄取⁹⁹ᵐTc-MIBI 增强,在早期相甲状旁腺的浓聚程度不显著,在延迟相和相减图上可见四个小灶性(甲状旁腺位置)摄取⁹⁹ᵐTc-MIBI 增强。

四、临床应用

甲状旁腺显像的主要临床价值是进行甲旁亢的术前定位诊断和探查。对于较大的腺瘤(如大于 500 mg)或者代谢较为活跃的腺瘤,该显像方法的准确率高可达90%～95%。另外,甲状旁腺显像可以检查出部分的甲状旁腺增生灶和甲状旁腺癌病灶,提高了临床诊断的准确性和手术治疗的针对性。

值得注意的是,甲状旁腺显像的阳性率除与腺体病灶的大小、所在部位和代谢状况有关外,部分甲状腺肿瘤、其他肿瘤的颈淋巴转移灶以及颈部曾进行过手术者,在显像图上也可出现异常浓集灶,导致假阳性出现。

第四节　肾上腺显像

肾上腺分为皮质和髓质两部分,由于皮质和髓质在组织来源、生理功能和病变表现形式方面截然不同,因此针对肾上腺皮质和髓质显像所研制的放射性药物以及显像方法也有显著差别,分别为肾上腺皮质显像(adrenal cortex imaging)和肾上腺髓质显像(adrenal medulla imaging)。

一、肾上腺皮质显像

(一)显像原理

胆固醇是合成皮质激素的原料,能被肾上腺皮质细胞摄取和利用。采用^{131}I(或者^{123}I)标记的胆固醇及其衍生物与天然胆固醇有相同或类似的生物化学特性,也可被肾上腺皮质细胞摄取和利用,所以静脉注射的^{131}I-碘代胆固醇能用于肾上腺皮质显像,显示病理条件下肾上腺皮质细胞胆固醇代谢的变化情况。

在生理条件下,肾上腺皮质的功能受到垂体前叶分泌的 ACTH 控制和正向调节。而外源性的皮质激素(如使用地塞米松)通过负反馈作用使垂体分泌 ACTH 减少,这样使正常的或者增生的肾上腺皮质功能随之减低,摄取^{131}I-碘代胆固醇的量也因此下降;而肾上腺皮质腺瘤的功能多为自主性,不接受ACTH 的调节作用,其摄取^{131}I-碘代胆固醇的数量和速度也不受外源性皮质激素的影响,因此通过观察对地塞米松的不同反应性可以了解垂体——肾上腺轴是否正常,对肾上腺皮质增生和功能自主性的皮质腺瘤有诊断和鉴别诊断价值。

(二)显像方法和结果判断

1. 常规显像　临床上常用的肾上腺皮质显像剂为^{131}I-碘代胆固醇(^{123}I-碘代胆固醇图像质量好,但过于昂贵且不利于长时间动态观察)。在开始检查前 2 周开始采用低胆固醇饮食并避免使用可能会影响肾上腺皮质摄取显像剂的制剂和药物(如 ACTH、地塞米松、抗胆固醇药物、安体舒通等),在检查前 2 天开始口服复方碘溶液及富碘饮食封闭甲状腺以防止^{131}I-碘代胆固醇脱碘后使甲状腺摄取过多的放射性碘。

静脉注射^{131}I-碘代胆固醇74～111 MBq(2～3 mCi)后,分别在第 3、5、7、9 天进行后前位双侧肾上腺平面显像,观察在肾上腺区域内显像剂的分布情况。由于所使用的显像剂剂量较低且观察延续时间较长,因此后期显像的计数较低,采集的时间需要足够长方可保证显像图的质量。

正常情况下注射显像剂后第 3 天可见肾上腺开始显示,但此时受周围组织(肝、脾及肠道)非特异性摄取干扰较大而显影不清晰,第 5～9 天之间随着周围组织干扰程度的逐渐下降,显像图上肾上腺显影的清晰度逐渐提高,可见双侧肾上腺位置出现稀疏状的放射性分布。正常肾上腺皮质显像图的变化呈多样性,一部分人肾上腺显示不清楚,另一部分人双侧肾上腺明显摄取显像剂,与双侧肾上腺皮质增生相类似。

异常的显像图表现包括:单侧或双侧肾上腺皮质提早显影、腺体摄取显像剂增高或影像显著增大、异常显影持续增强以及在肾上腺区域(及生理性分布区域)以外出现异常的显影灶等。单侧肾上腺皮质或者肾上腺区域外异常显影多提示为肾上腺皮质腺瘤;双侧肾上腺均异常显影者多数为腺体增生、也可为腺瘤或者一侧腺瘤、一侧增生。常规显像常常不能明确鉴别肾上腺皮质增生还是功能自主性的皮质腺瘤。

2. 地塞米松抑制试验　本检查方法是在常规显像基础上采用药物介入试验方法以帮助鉴别异常的肾上腺皮质显影灶是属于增生性改变还是功能自主性的皮质腺瘤。试验一般要求在常规显像结束后 3 到 4 周进行,在注射显像剂前 2 天开始口服地塞米松:每天 4 次,每次 1～2 mg,直到检查结束。其他检查要求同常规试验。

比较两次检查结果:如果在前后显像图上异常的显影灶无明显变化则提示病灶为肾上腺皮质腺瘤;而经过地塞米松试验后一侧或者双侧肾上腺皮质显影程度下降或者完全不显示则提示病变为肾上腺皮质增生。

(三)临床应用

采用^{131}I-碘代胆固醇进行肾上腺皮质显像可用于对多种肾上腺皮质功能亢进性疾病进行定位诊断和鉴别诊断,有 80%～90% 的肾上腺皮质功能亢进患者通过该显像方法可以判别是肾上腺增生或者是肾上腺腺瘤,这为手术治疗提供了定性及定位参考。该显像方法也可用于监测移植的肾上腺组织是否存活、异位肾上腺的定位以及转移性肾上腺皮质癌的辅助诊断等。

但该显像方法较为烦琐、影像质量不高而且显像的持续时间太长,患者显像前准备要求较高,所以实用性不强,目前临床应用较少见。预期未来的肾上腺皮质显像将逐渐会被另几类肾上腺阳性显像剂取代,其中^{18}F标记氨基酸显像具较好的临床应用前景。

二、肾上腺髓质显像

(一)显像原理

用于肾上腺髓质显像的显像剂主要为^{131}I(或^{123}I)标记的碘代卞胍类化合物,其中以间位碘代卞胍(MIBG)的显像效果最好。MIBG的结构与正肾上腺素相似,它与正肾上腺素一样,主要积聚在肾上腺髓质和肾上腺神经元内,细胞转运包含有主动摄取机制,摄取后贮存于细胞的神经分泌贮存囊胞内,也有少量与后突触受体结合。间位碘代卞胍(MIBG)能与肾上腺素受体特异性结合,故^{131}I-MIBG可以作为高特异性的受体显像剂用于显示富含肾上腺素受体的组织。

源于肾上腺髓质的疾病主要有肾上腺髓质增生、肾上腺(及位于肾上腺以外的)嗜铬细胞瘤和恶性嗜铬细胞瘤等。这些病灶组织的腺体细胞在增殖或异常生长的同时基本保留了较为丰富的肾上腺素受体,可以显著摄取显像剂^{131}I-MIBG,因此通过^{131}I-MIBG受体显像可以实现这类疾病的定位及定性诊断。对于转移性的或者手术不能切除的恶性嗜铬细胞瘤组织,通过使用大剂量的^{131}I-MIBG进行内照射治疗还可以控制症状甚至消除肿瘤病灶(参阅核素治疗章节)。

除肾上腺髓质病变外,一些特殊类型的神经内分泌肿瘤(如交感神经母细胞瘤、甲状腺髓样癌等)的组织细胞内也含有丰富的肾上腺素受体,采用^{131}I-MIBG显像也可以对这些疾病进行定性及辅助定位诊断。

(二)显像方法和结果判断

在准备显像前3天停用可能降低MIBG摄取的制剂或药物(包括丙米嗪,阿米昔森;拟交感神经药物如肾上腺素,正肾上腺素,麻黄碱;肾上腺素能神经元阻断剂,如利血平,溴苄胺等),同时在检查前2天开始口服复方碘溶液及富碘饮食封闭甲状腺,以防止^{131}I-MIBG脱碘后使甲状腺摄取过多的放射性碘。静脉注射^{131}I-MIBG 185~370 MBq(5~10 mCi),分别于注射后24、48和(或)72 h进行后前位双侧肾上腺平面显像,观察在肾上腺区域范围内的显像剂分布情况。如果疑有异位或转移性病灶者拟进行全身扫描;为定位准确可采取ECT断层显像。

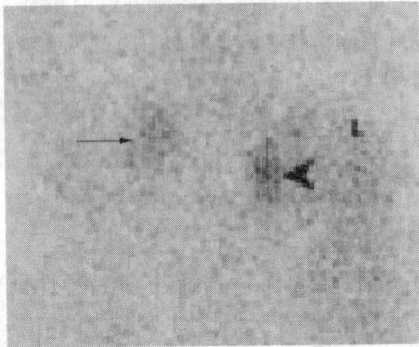

正常的肾上腺髓质多不显影,只有少数人(大约20%)在正常肾上腺髓质位置上出现较小且轮廓不清晰的影像;如双侧肾上腺髓质均显示有明显的显像剂的摄取但程度不高,多提示为肾上腺髓质增生(图8-4-1);如仅一侧肾上腺髓质清楚显影,且表现为显影出现提早、浓聚度强则多见于嗜铬细胞瘤(图8-4-2)。在肾上腺髓质以外(除心脏、肝脾和口腔腺体和排泄途径)出现异常的显像剂积聚灶,多提示为异位性嗜铬细胞瘤或恶性嗜铬细胞瘤转移灶(图8-4-3)。

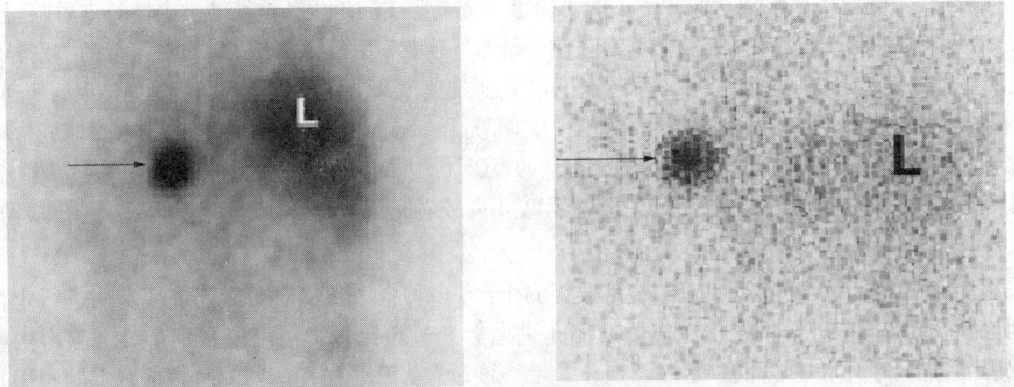

图8-4-1 肾上腺髓质增生^{131}I-MIBG显像图

注射后^{131}I-MIBG 72 h后位显像显示左右肾上腺均有少量的^{131}I-MIBG分布

图8-4-2 肾上腺嗜铬细胞瘤^{131}I-MIBG显像图

注射后^{131}I-MIBG24小时肾上腺左叶出现^{131}I-MIBG异常浓聚灶,同时肝脏^{131}I-MIBG生理性分布水平较高。72小时显像图仅病灶明显摄取^{131}I-MIBG,而肝脏仅存少量的^{131}I-MIBG分布儿童体内如出现多灶性异常^{131}I-MIBG积聚灶多提示位恶性神经母细胞瘤。

(三)临床应用

1. 嗜铬细胞瘤的定性和定位诊断 对临床疑有嗜铬细胞瘤的患者,^{131}I-MIBG显像应该成为首选的影像学检查项目。^{131}I-MIBG显像对肾上腺的以及异位嗜铬细胞瘤的诊断灵敏度超过90%,特异性超过95%,是目前临床诊断嗜铬细胞瘤最可靠的方法。术前通过^{131}I-MIBG显像不仅可以明确诊断,同时可以指导手术方式并避免盲目的手术探查诱发高血压危相出现。

2. 恶性嗜铬细胞瘤转移灶定位诊断 恶性嗜铬细胞瘤晚期可出现全身转移,转移部位多见与腹腔主动脉旁、肝脏、腹膜后、胸腔、骨骼等。通过^{131}I-MIBG全身显像可以发现具有摄取明显摄取^{131}I-MIBG的功能性转移灶,实现较为准确的分期判断,并为后续治疗(包括手术治疗和大剂量^{131}I-MIBG)提供可靠的诊断依据。

3. 其他肿瘤 ^{131}I-MIBG全身显像目前也是神经母细胞瘤及其转移灶定位诊断的首选检查法。另外也可对变感甲状腺髓样癌及其转移灶有部分辅助定位诊断价值。

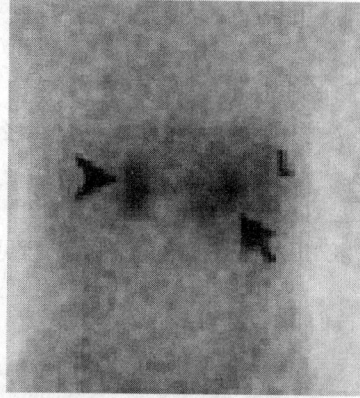

图8-4-3 肾上腺嗜铬细胞瘤
^{131}I-MIBG显像图

注射后^{131}I-MIBG 48 h肾上腺左叶出现^{131}I-MIBG异常浓聚灶,同时在肝脏内存在异常的^{131}I-MIBG高摄取灶(嗜铬细胞瘤肝转移)

(陆汉魁)

思考题

一、问答题

1. 甲状腺静态显像对甲状腺结节的分类、影像表现及意义。
2. 简述甲状腺摄131试验的原理、适应证及临床意义。
3. 简述甲状腺静态显像的适应证及临床应用。
4. 在甲状腺疾病的诊断中,有哪几种核医学检查方法? 每一种方法各举例说明。
5. 简述甲状腺显像中热结节、温结节、凉结节和冷结节的定义。
6. 简述应用核医学方法对甲状腺"凉结节"进行鉴别诊断。

二、选择题

A型题

1. 以下哪一项不是^{99}TcO4-^{m}甲状腺显像的适应证
   A. 甲状腺结节功能的判断　　B. 确定颈部肿物与甲状腺的关系　C. Greaves病的辅助诊断
   D. 寻找甲状腺癌转移灶　　　E. 亚急性甲状腺炎的辅助诊断

2. 功能自主性甲状腺腺瘤的^{99}Tc^{m}O$_4^-$显像特征是
   A. 单个热结节,伴正常甲状腺组织功能受抑
   B. 单个热结节,伴正常甲状腺组织功能不受抑制
   C. 单个热结节,其功能受TSH调节
   D. 单个冷结节
   E. 单个温结节

3. ^{131}I甲状腺显像主要是利用其发出的
   A. α射线　　　　　　　　　　B. β射线　　　　　　　　　C. γ射线
   D. 三者协同作用　　　　　　　E. β射线和γ射线的共同作用

4. 甲状腺吸碘率高峰前移常见于
   A. 甲状腺腺瘤　　　　　　　　B. 亚急性甲状腺炎　　　　　C. 桥本氏甲状腺炎
   D. Graves病　　　　　　　　　E. 甲状腺功能减退症(甲减)

5. 患者一月前有感冒病史,近日出现心悸、出汗、烦躁,血清FT3、FT4升高,TSH减低,甲状腺显像示甲状腺形态、轮廓显影不清,应首先考虑
   A. 甲状腺功能亢进　　　　　　B. 甲状腺功能减退　　　　　C. 甲状腺腺瘤
   D. 亚急性甲状腺炎　　　　　　E. 结节性甲状腺肿

6. 甲状腺激素抑制试验的抑制率是多少为明显抑制,可排除甲亢
   A. ＜25％　　　　　　　B. ＞50％　　　　　　　C. ＜20～50％
   D. ＜10％　　　　　　　E. ＜10％

7. 诊断异位甲状腺,应首选什么放射性核素为佳
   A. ^{99m}Tc　　　　　　　B. ^{113m}I　　　　　　　C. ^{131}I
   D. ^{18}F　　　　　　　　E. ^{201}Tl

8. 甲状腺吸 131 碘率降低,可见于
   A. 甲减　　　　　　　　B. 亚急性甲状腺炎　　　　C. 高碘食物影响
   D. 桥本氏甲状腺　　　　E. 以上都对

9. 甲状腺摄 131 碘率测定及甲状腺显像利用的是
   A. γ 射线　　　　　　　B. α 射线　　　　　　　　C. β 射线
   D. γ 射线和 β 射线　　　E. 以上都是

10. $^{99}Tc^mO_4^-$ 甲状腺显像图像上显示的凉结节,99mTc－MIBI 甲状腺血流显像及甲状腺肿瘤阳性显像示"凉结节"血流灌注增加,早期及晚期时相呈放射性异常浓聚影,最可能的诊断是
   A. 甲状腺腺瘤　　　　　B. 亚急性甲状腺炎　　　　C. 甲状腺腺瘤
   D. 甲状腺癌　　　　　　E. 甲状腺囊肿

B 型题
(1～3 题共用备选答案)
A. 甲状腺吸碘率高峰前移　　　B. 过氯酸钾释放试验　　　C. ^{131}I 甲状腺显像
D. $^{99}Tc^mO_4^-$ 甲状腺显像　　　E. $^{99}Tc^m$－ MIBI 显像

1. 了解甲状腺结节功能最常用的检查手段
2. 是诊断异位甲状腺首选的方法
3. 有助于诊断甲状腺内碘有机化障碍的诊断

(4～6 题共用备选答案)
A. TPOAb　　　　　　　B. TT3 TT4　　　　　　　C. TSH
D. FT3 FT4　　　　　　　E. TRAb

4. 早期诊断甲亢最灵敏的指标是
5. 早期诊断甲减最灵敏的指标是
6. 诊断慢性淋巴细胞性甲状腺炎最有价值的指标是

(7～9 题共用备选答案)
A. 甲状腺吸碘率高峰前移　　　B. 过氯酸钾释放试验　　　C. ^{131}I 甲状腺显像
D. $^{99}Tc^mO_4^-$ 甲状腺显像　　　E. $^{99}Tc^m$－ MIBI 显像

7. 常用于寻找分化型甲状腺癌转移灶显像的方法是
8. 常用于甲状腺"凉结节"良恶性鉴别的显像方法是
9. 诊断甲状旁腺瘤应选用

三、病例分析
　　患者女性,65 岁。主因"乏力、消瘦四月,恶心、呕吐、心悸、多汗一周"就诊。患者四月前无明显诱因出现乏力、消瘦,无心悸、易饥,无多饮、多尿、失眠等症状,未引起重视。一周前因感冒后出现恶性、呕吐、心悸、多汗等症状,呕吐多为胃内容物,非喷射状。根据你所学到的医学知识,请问:

1. 患者最可能患的是什么疾病?
2. 要明确诊断,需如何进行进一步的辅助检查?
3. 请说出相关疾病鉴别诊断的方法与结果?

第九章 心血管系统

第一节 心肌灌注显像

心肌灌注显像(myocardial perfusion imaging,MPI)是核心脏病学最主要的内容,在冠心病的诊断、危险度分层、预后判断及疗效评价等方面有重要价值。

一、原理与方法

(一)心肌灌注显像的原理

利用正常心肌细胞可摄取某些正一价放射性阳离子(如^{201}Tl及^{99}Tc-MIBI等)且心肌聚集这些放射性阳离子的多少与心肌血流灌注量正相关的特性使心肌显影,心肌放射性分布的情况反映心肌血流灌注状况。

(二)常用的显像剂

1. 单光子心肌灌注显像剂

(1)^{201}Tl:^{201}Tl由加速器生产,物理半衰期73 hr,主要γ射线能量60~80 keV(97%),生物特性近似K$^+$,静脉注入后能迅速地被有功能的心肌细胞摄取。^{201}Tl在心肌的分布是一个动态过程,运动高峰时正常心肌摄取^{201}Tl最高,以后^{201}Tl从心肌洗脱(Washout),放射性活度逐渐减少。缺血心肌在负荷试验时局部血流减少,摄取^{201}Tl降低,因而负荷试验后的即刻影像呈现局部放射性稀疏或缺损。但由于^{201}Tl从缺血心肌的洗脱明显低于正常心肌,因而3~4 h后缺血心肌的放射性活度可接近正常心肌,这种现象被称之为"再分布"(redistribution),它是心肌缺血的特征性表现。^{201}Tl心肌灌注显像的优点是静脉注射一次可获得负荷和静息的影像。

(2)^{99m}Tc-异腈类化合物:以^{99m}Tc-MIBI(甲氧基异腈)最常用,静脉注射后通过扩散的方式进入心肌细胞线粒体内,心肌的摄取率约为66%,其半清除时间大于5 h,没有明显再分布。注射^{99m}Tc-MIBI后1~2 h显像,^{99m}Tc-MIBI主要从肝胆和肾排出,故胆囊可显影,注射后30 min进食脂肪餐可加速显像剂自胆囊的排出,减少肝、胆对心肌影像的干扰。与^{201}Tl相比,^{99m}Tc-MIBI最大的特点是在心肌内没有再分布现象。因此进行心肌灌注显像时要分别在负荷状态和静息状态下注射2次^{99m}Tc-MIBI。由于^{99m}Tc的物理特性佳,所以更能获得高质量的心肌影像。

(3)^{99m}Tc-Tetrofosmi(P53,替曲膦):^{99m}Tc-Tetrofosmi是一种带正电荷的脂溶性心肌灌注显像剂。静脉注射后,通过被动扩散机制被心肌摄取。^{99m}Tc-Tetrofosmin的优点是标记无需加热,肝清除迅速,可在注射后15 min进行显像。

2. 正电子类心肌灌注显像剂 最常用的PET心肌灌注显像剂有^{82}铷(^{82}Rb)、^{13}氮-氨(^{13}NH$_3$)、^{15}氧-水(H$_2^{15}$O)等。共同特性是半衰期短,适合一日内多次显像。^{13}NH$_3$半衰期($T_{1/2}$)10 min,心肌的首次通过提取分数几乎为100%。^{15}O的半衰期为2.0 min。^{82}Rb由发生器生产,半衰期为75 s。

(三)显像方法

1. 显像类型 无论SPECT或PET显像。心肌灌注显像通常都要进行断层显像。有条件时应用ECG作为门控信号进行门电路心肌断层显像(gated mycardial pertfusion tomography),优点是能在一次采集信息的基础上同时获得心肌血流灌注、心肌活力、室壁运动、射血功能和收缩协调性等有关参数。

2. 显像方案 常规进行静息心肌显像和负荷心肌显像【包括运动心肌灌注显像(stress myocardial perfusion imaging),药物负荷心肌灌注显像(潘生丁(dipyridamole),腺苷或多巴酚丁胺(Dobutamine)等)】。进行负荷试验的原理是:冠状动脉狭窄部位心肌在静息状态下尚能维持其血供,静息显像未能显示缺血。在运动或药物负荷下,正常部位通过小的冠状动脉和前毛细血管舒张使心肌血流增加3~5倍,但狭窄冠状动脉不能像正常部位一样扩张,从而显示心肌缺血病变(图9-1-1)。负荷试验提高了诊断

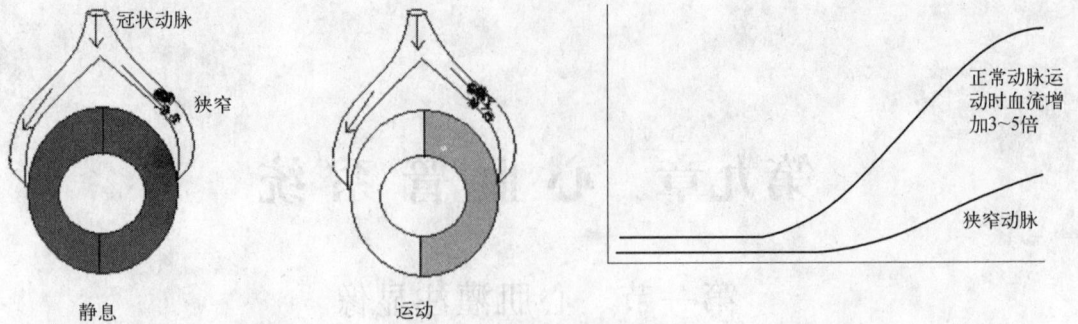

图 9-1-1　运动负荷及静息状态下冠脉血流量的比较模式图

心肌病变的敏感性和特异性。

3. 显像方式

(1) PET 心肌灌注显像：患者卧于检查床上，首先进行透射显像，然后注射显像剂(^{82}Rb、^{13}NH$_3$ 或 H$_2^{15}$O)，即刻行静息显像。显像结束稍事休息后，注射腺苷并在药物负荷的过程中再次注射显像剂并进行负荷态下的心肌灌注显像。

(2) ^{201}Tl 心肌灌注显像：可先进行负荷显像。在负荷(运动或药物介入)达预计值时注入 ^{201}Tl，10 min 后即可行 SPECT 显像，3～4 h 后再在同样条件下作静息态显像，不必重新注射放射性药物。

(3) ^{99m}Tc-MIBI/^{99m}Tc-Tetrofosmi 心肌灌注显像：由于这些药物在心肌内没有再分布现象，所以负荷和静息显像时都要分别注射显像剂。注射 ^{99m}Tc-MIBI 后 1 h 以上显像，注射 ^{99m}Tc-Tetrofosmi 后 10 min 即可显像。

(四) 图像分析

1. 定性分析　断层影像通常重建成短轴(short axis)、水平长轴(horizontal long axis)和垂直长轴(vertical long axis)三个断面，观察左心室各个不同的心肌节段，与冠状动脉供血区的关系见图 9-1-2。正常情况下，左心室各室壁放射性分布大致均匀，右心室因心肌较薄可不显影或隐约显影(图 9-1-3，图 9-1-4，图 9-1-5)。

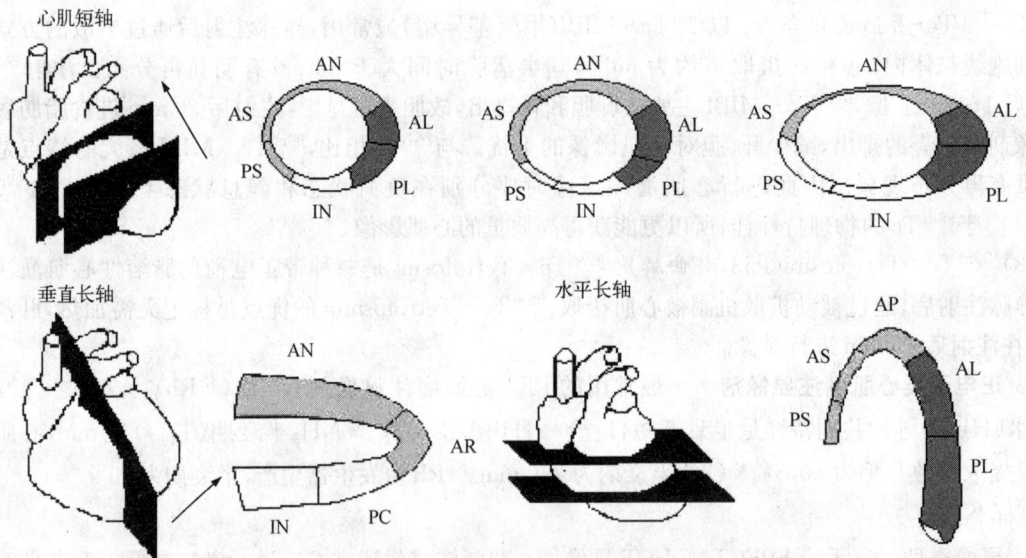

图 9-1-2　心肌灌注显像节段图与冠状动脉供血区的关系模式图

AN 前壁、AL 前侧壁、PL 后侧壁、AS 前间壁、PS 后间壁、IN 下壁、PO 后壁、AP 心尖白色区域表示右冠状动脉支配区，灰色区域为前降支支配区，深灰色为回旋支支配区

门控断层显像可获得心动周期的不同时相的断层影像。同时还可以显示左心室壁运动及左心功能情况(图 9-1-6)。

2. 常用定量分析

(1) 断层影像定量分析：多采用极坐标靶心图分析法。在重建心肌短轴断层图像后，生成各个短轴

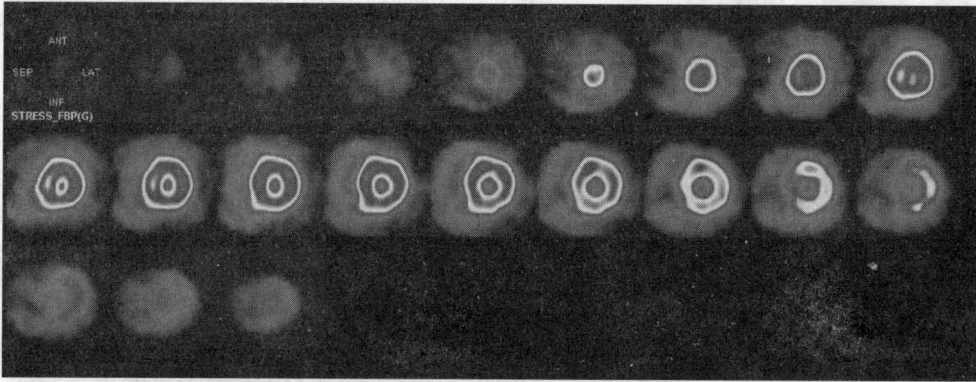

图 9-1-3 正常短轴影像

呈环状,中心空白区为心腔,显示前壁、前后侧壁、前后间壁、下壁及后壁

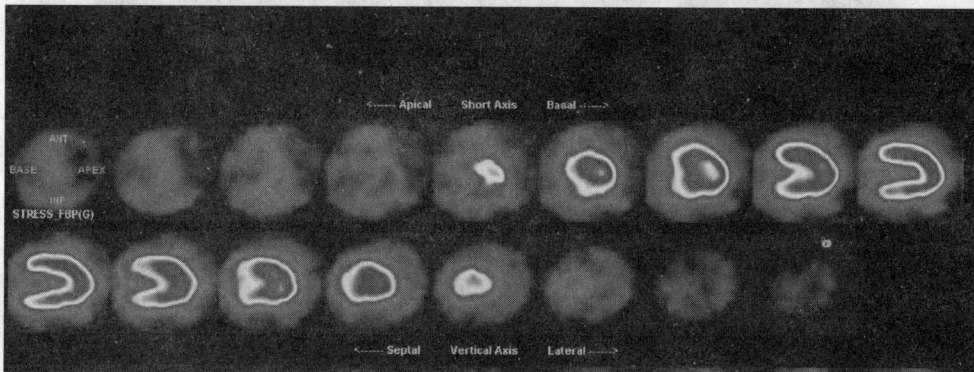

图 9-1-4 正常垂直长轴影像

呈横位马蹄形,显示前壁、心尖、下壁和后壁

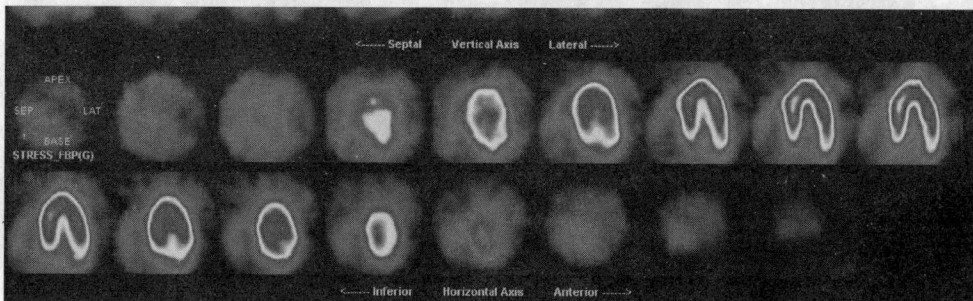

图 9-1-5 正常水平长轴影像图

呈立位马蹄形,显示心尖、前后间壁、前后侧壁

心肌断面的周边剖面曲线,然后,将从心尖部至基底部的各个断面的周边剖面曲线按同心圆的方式排列,圆心为心尖部,圆最外周为基底部。这种显示心肌放射性分布的方式,即极坐标靶心图。极坐标靶心图定量测定正常心肌、可逆性灌注缺损、不可逆性灌注缺损的心肌的范围及占左室心肌的百分率。将低于正常阈值的区域用黑色表现称变黑靶心图(图 9-1-7)。

(2) 门电路断层显像定量分析:可分别得到舒张末、收缩末及反映室壁增厚、室壁运动极坐标靶心图。还可计算左室舒张末及收缩末容量、每搏出量及 LVEF 值(图 9-1-6)。

(3) 肺/心脏比值(L/HR):左肺与心肌的放射性比值,肺/心脏比值=左肺感兴趣区(ROI)像素平均计数/心肌 ROI 像素平均计数。左室功能不良患者肺的摄取增加,在原始采集图像上表现为肺部放射性明显增加。

3. 异常影像

(1) 形态异常:主要表现为心室壁不完整,例如,① 心肌梗死。② 心腔扩大(如心肌病等)。③ 心腔缩小(常见于肥厚性心肌病心室腔相对变窄)。④ 心肌壁变薄(如扩心病)。⑤ 心肌壁增厚(见于肥厚性心肌病)。

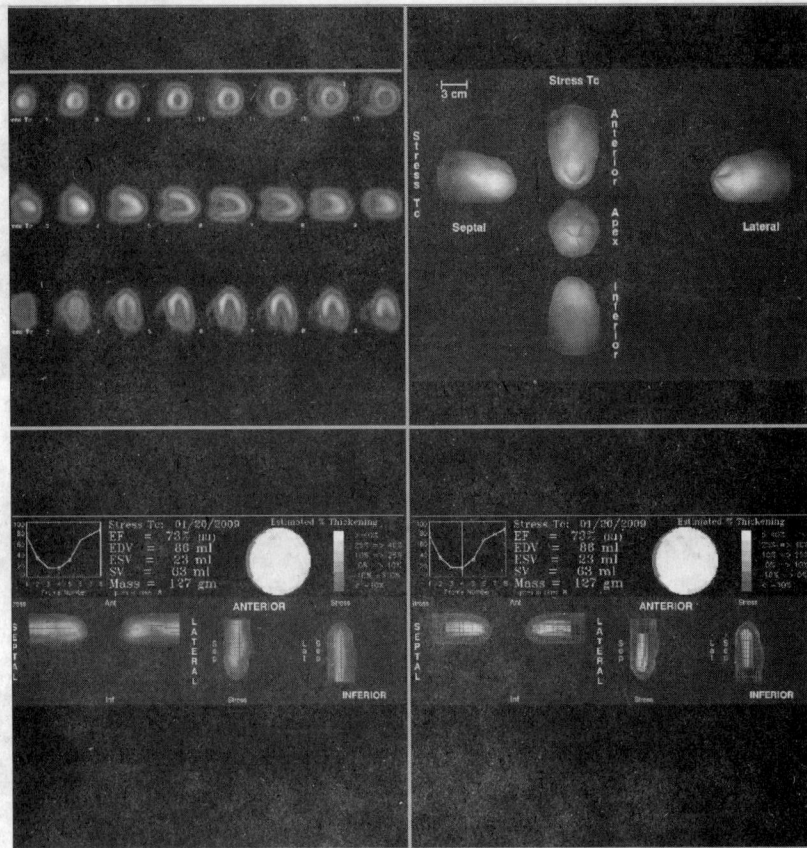

图 9-1-6 门电路断层显像定量分析图

门控心肌显像获得左室断层影像、左室各室壁运动、收缩及舒张期的容积曲线及 LVEF 值

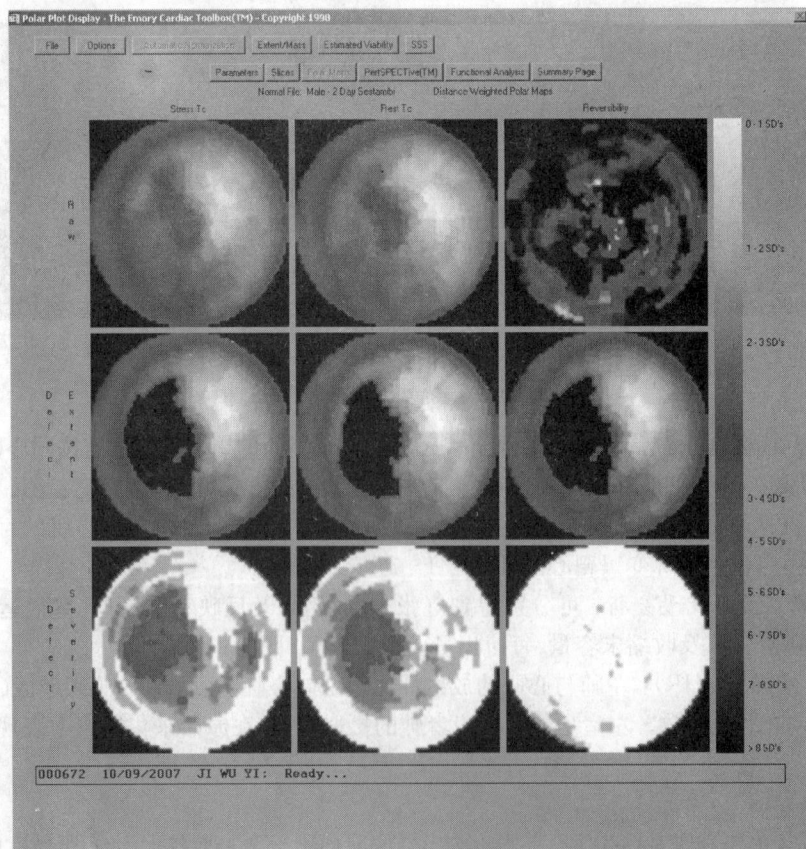

图 9-1-7 靶心图(中间一排为变黑靶心图)

（2）放射性分布异常：① 可逆性灌注缺损（reversible ischemia）：早期或负荷态影像上存在放射性稀疏或缺损，而在延迟或静息影像上该缺损区显示放射性不同程度的填充甚至可恢复至正常，提示灌注该局部区域的冠状动脉狭窄造成心肌缺血，^{201}Tl 影像上这种变化称为"再分布"。② 不可逆性缺损（irreversible defect）或称固定性缺损（fixed defects）：负荷显像出现放射性稀疏或缺损，延迟或静息显像无改变。这种模式常提示可能有心肌梗死和瘢痕组织。③ 部分可逆性灌注缺损：负荷显像时出现放射性稀疏或缺损，在延迟或静息显像时有部分充填，多为心肌缺血与心肌梗死并存。④ 反向再分布：早期或负荷显像放射性分布正常，但延迟或静息显像出现放射性稀疏或缺损。或者早期或负荷态显示放射性分布稀疏缺损，而延迟或静息显像出现新的更严重的缺损。对反向分布现象的诊断比较复杂，首先应排除技术因素的影响，如两次显像采集及处理条件的不一致，统计学误差的涨落，患者病情的不同等。但有也可见于溶栓治疗或 PTCA 经皮冠状动脉成形术治疗的心肌梗死患者，或稳定性冠心病、X 综合征患者，也可见于部分正常人。⑤ 花斑型稀疏缺损：早期、负荷态影像和延迟静息态影像都呈现为心室壁内散在的斑片样放射性缺损或稀疏。多见于心肌病、心肌炎。⑥ 肺摄取增高：常见于左心室功能减低的 CAD 患者，常用肺/心肌比值来衡量。

（3）功能异常：① 室壁运动异常：室壁运动节段性减低（hypokinesis）常见于冠心病。弥漫性减低见于扩张性心肌病、酒精性心肌病及心肌炎等。局部无运动（akinesis）：常见于心肌梗死。反向运动（dyskinesis）常见于 LV 室壁瘤（aneurysm）。也可通过室壁增厚率或室壁运动极坐标靶心图来判定。② 收缩及舒张功能异常：常表现为左心室容积变化（左室舒张末及收缩末容量比例失常），LVEF 异常。见于各种心脏病引起的心脏功能的障碍。

二、临床应用

（一）诊断有症状及筛选无症状患者的心肌缺血

现代冠心病在强调管腔狭窄的同时，更关注心肌血流灌注状况。心肌灌注显像被认为是评价心肌血流灌注的最可靠的检查。

1. 心肌缺血的诊断，并帮助确定"罪犯"血管 典型影像表现是可逆性灌注缺损（图 9-1-8）。本

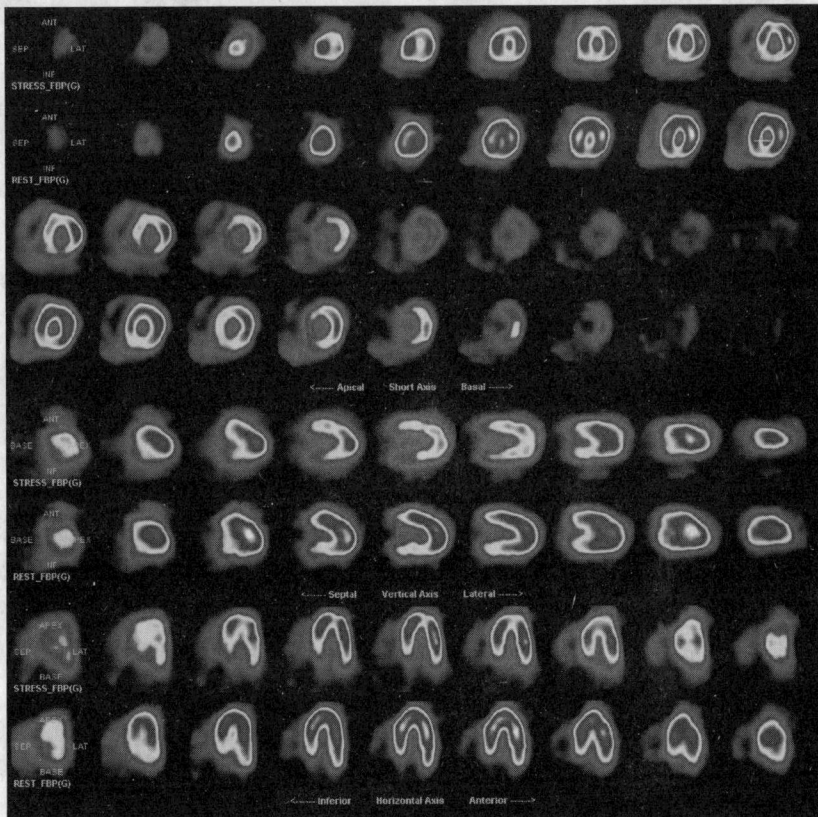

图 9-1-8 广泛心肌缺血累及 LAD、LCX 及 RCA 支配区

法能直观反映缺血的部位、范围及严重程度。"罪犯"血管是引起心绞痛症状的元凶,缺血心肌的存在是再发心脏事件的最危险因素,因而"罪犯"血管是 PTCA 等血管重建治疗的首选处置血管。在多支血管病变中确定"罪犯"血管无论对于有创的冠状动脉造影还是无创的冠状动脉 CTA 均是一件困难的工作,因为"罪犯"血管并非总是狭窄程度最重的血管,而心肌灌注显像可以准确显示心肌的缺血部位及状况,为检测"罪犯"血管的提供最有效手段。

2. 心肌梗死的诊断　　典型影像表现是固定性灌注缺损(见图 9 - 1 - 9)。并可显示梗死的部位、范围及严重程度。

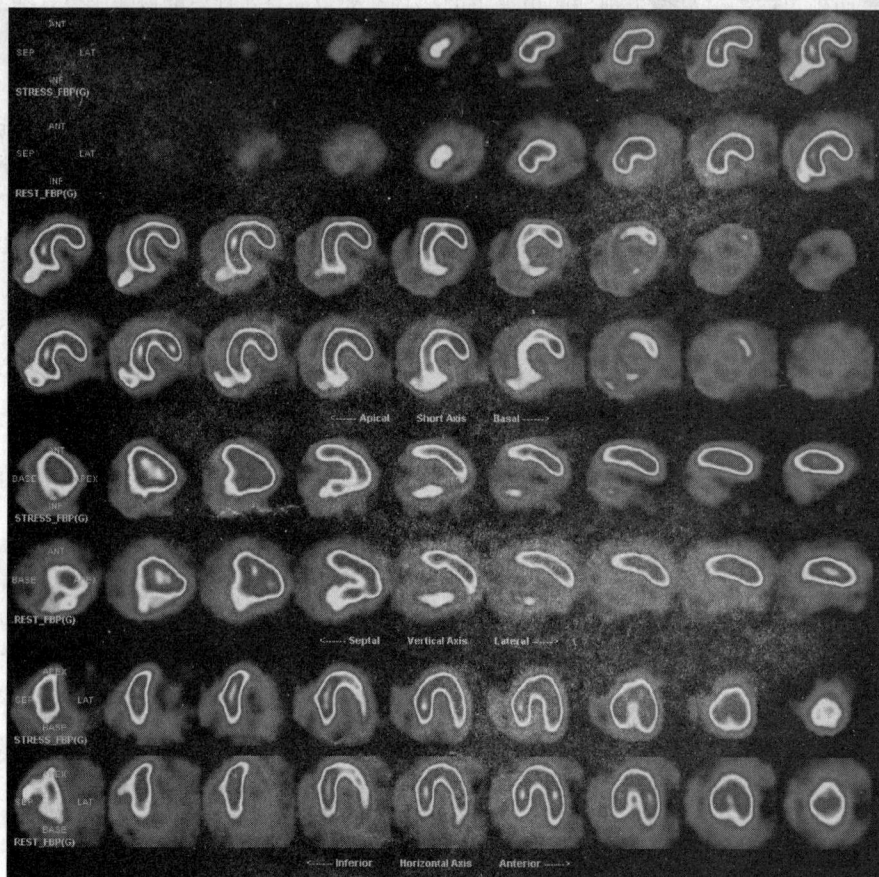

图 9 - 1 - 9　心肌梗死影像(下壁及外侧壁心肌梗死)

3. PET - CT 一站式(One stop)筛选冠心病　　PET - CT 多层螺旋 CT 中冠状动脉 CT 血管造影(coronary artery CT angigraphy, CTA)技术提供清晰的冠状动脉和心脏解剖结构图像,和 PET 心肌显像提供的冠状动脉血流灌注和代谢相对应。可以很直观的确定异常心肌对应的冠脉供血血管的位置及血管内斑块的类型和分布,融合图像明显提高了临床诊断冠心病的特异性和灵敏度。图 9 - 1 - 10 为一患者的心肌灌注显像、CTA 及融合图像。

(二) 进行危险度分层并指导治疗及评价预后

冠心病的严重程度及预后并非总是和冠状动脉狭窄程度成正比,因而无法用冠状动脉狭窄的程度来进行冠状动脉危险度分层。而心肌的缺血程度和冠心病严重程度呈正相关。放射性核素心肌灌注显像可将疑似或确诊的冠心病患者准确地区分为低危、中危和高危者。VANQWISH 多中心试验的结果认为应用心肌灌注显像指导下的"保守性"的诊断及治疗方案是安全、有效的。心肌灌注断层显像具有"gatekeeper"的作用。

低危患者虽然存在解剖上的狭窄,仍能适应负荷状态下心肌耗氧量的需求而扩张,运动心肌灌注显像示正常,心脏事件发生率较低,预后较好。年心脏事件发生率低于 1. 0%。只需治疗冠心病的危险因素,如高血压、血脂及血糖,多运动,改变饮食及睡眠习惯等。无需血管重建术治疗(图 9 - 1 - 11)。

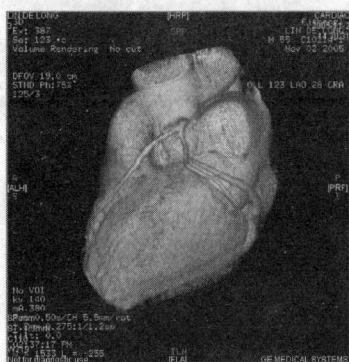

a 冠状动脉 CTA
的 VR 图像

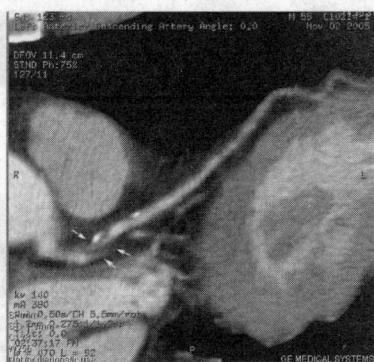

b 冠状动脉 CTA 的
CRP 图像

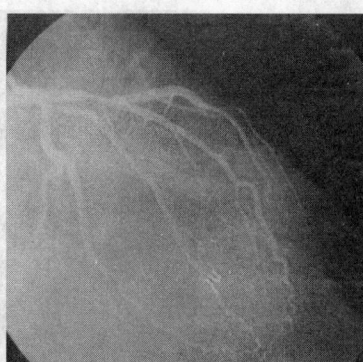

c 该患者的冠状动
脉造影

CTA 的 VR 及 CRP 图像提示冠状动脉前降支近段管壁多发混合斑块形成,相应管腔变窄,最窄处管腔狭窄约 70%;冠状动脉造影提示左前降支近段管腔狭窄 75%

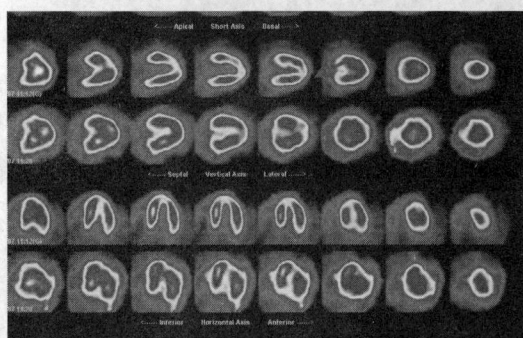

d 腺苷负荷/静息心肌灌注显像

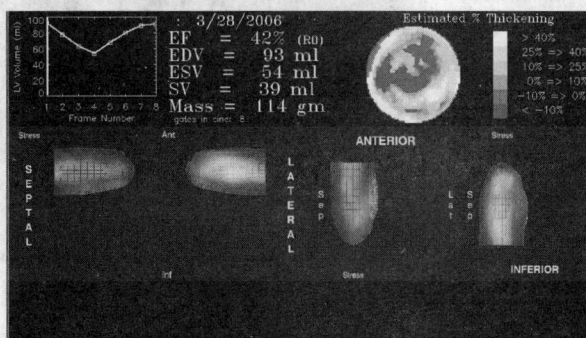

e 心肌灌注显像左室室壁运动及心功能

心肌灌注显像图像显示提示前间壁、心尖部心肌缺血。门控显示左室室壁运动不协调,前间壁、心尖部室壁运动减低,LVEF=42%(正常 LVEF≥50%)

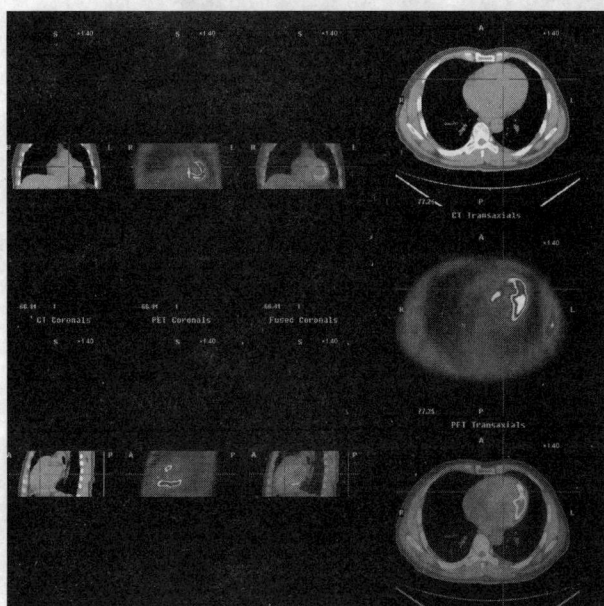

f 平面融合图像提示病变的范围、
心脏边界及准确位置

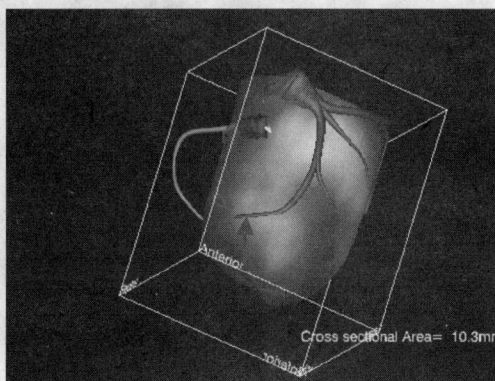

g 3D 融合图像显示 CTA 前降支
狭窄区心肌灌注显像对应
心肌缺血

图 9-1-10 PET-CT 提供的冠状动脉解剖结构、血流灌注和代谢图像

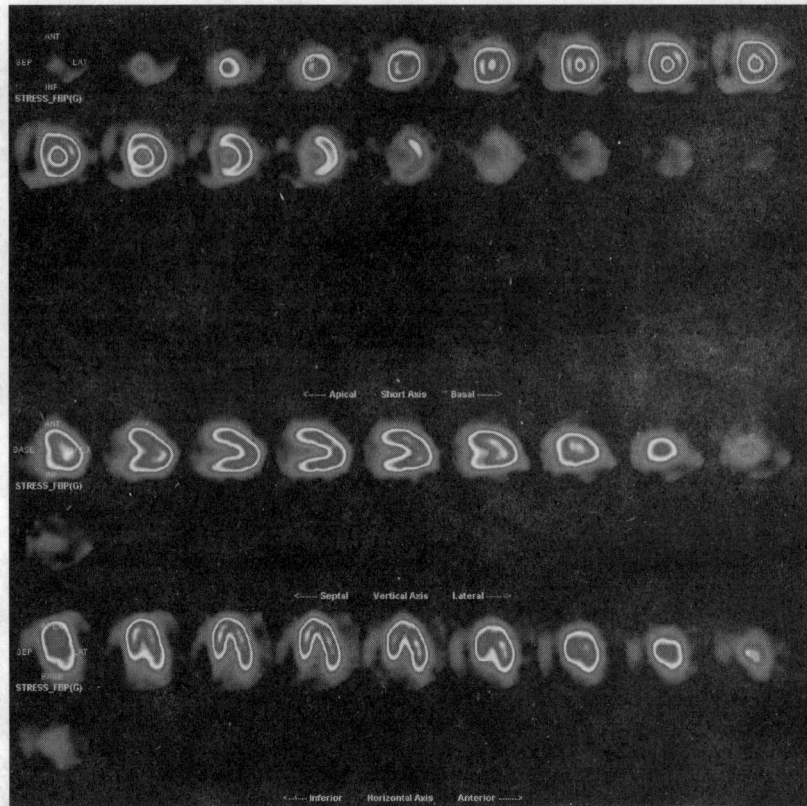

图 9-1-11 低危患者心肌显像

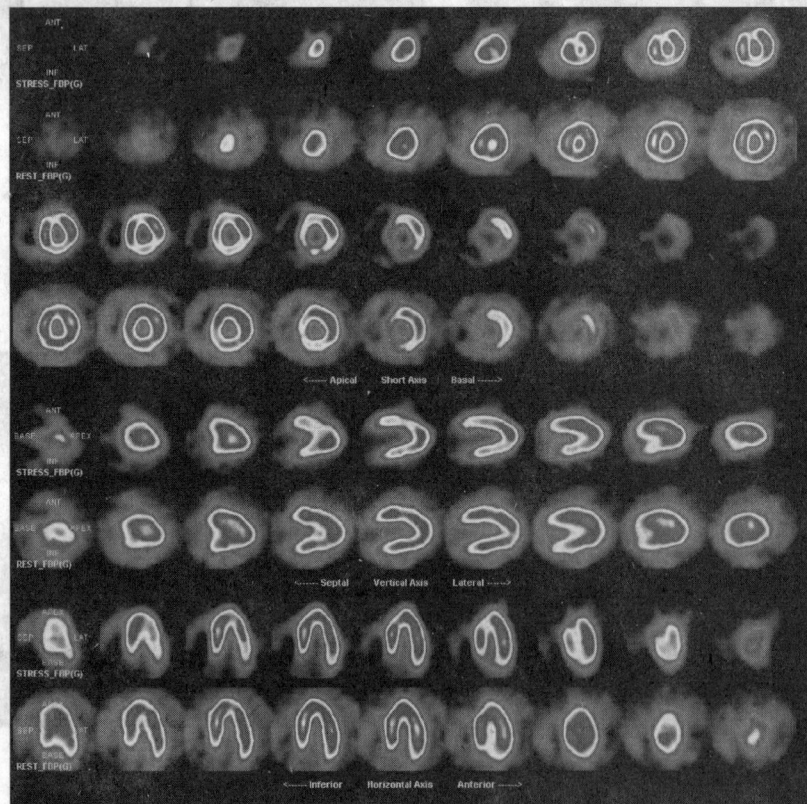

图 9-1-12 中危患者心肌显像

　　高危患者心肌灌注显像显示多支病变、缺血区大(大于 2 个节段的心肌缺血)、缺血严重、肺摄取^{201}Tl 增高、运动影像示左心室一过性扩大等,是预后不良的表现,3 个以上心肌节段可逆性缺损的患者,心脏事件发生率高达 33%。该类患者经过血管重建的治疗可明显降低心血管事件和心肌梗死的发生率(见图 9-1-13)。

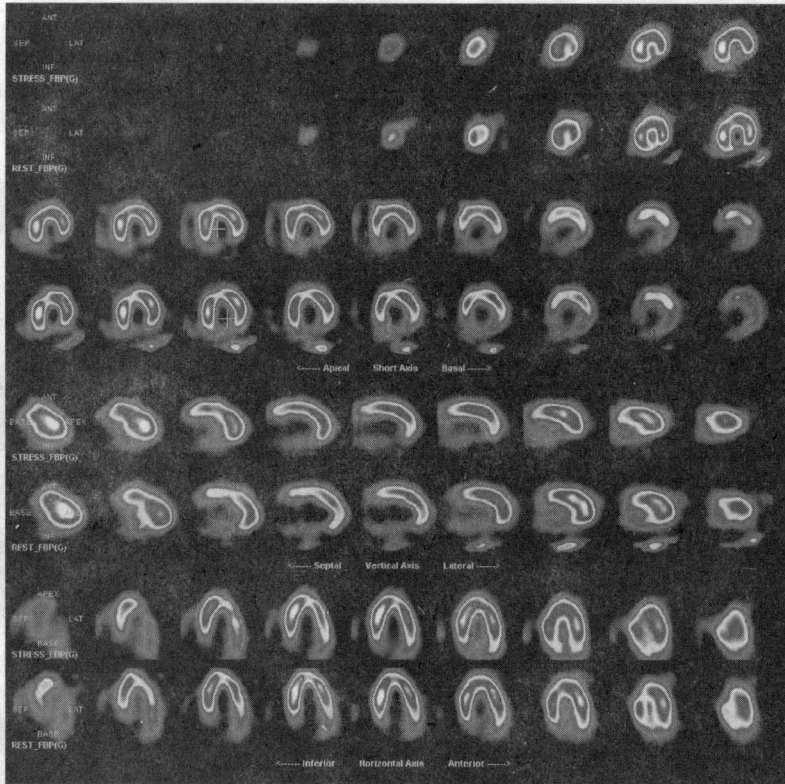

图 9-1-13 高危患者心肌显像

中危患者鉴于低及高危患者之间,一般心肌缺血节段在 1~2 之间,此类患者可以先接受药物治疗,并需密切观察,如有加重趋势及时行血管重建术(图 9-1-12)。

（三）判断心肌梗死区内是否有心肌存活

主要的方法有心肌灌注/代谢显像、^{201}Tl 再注射法心肌显像、^{201}Tl 静息/再分布法心肌显像及 ^{99m}Tc - MIBI 硝酸酯介入心肌显像等。其中 PET 的心肌灌注/代谢显像被认为是检测心肌存活的"金标准"。

（四）观察冠心病的各种治疗疗效的判断的有效手段

核素心肌灌注显像可以对血管重建术、药物治疗及干细胞移植治疗疗效进行观察。包括对 PTCA 的再狭窄的诊断及 CABG 后的桥血管再闭塞的判断(图 9-1-14)。

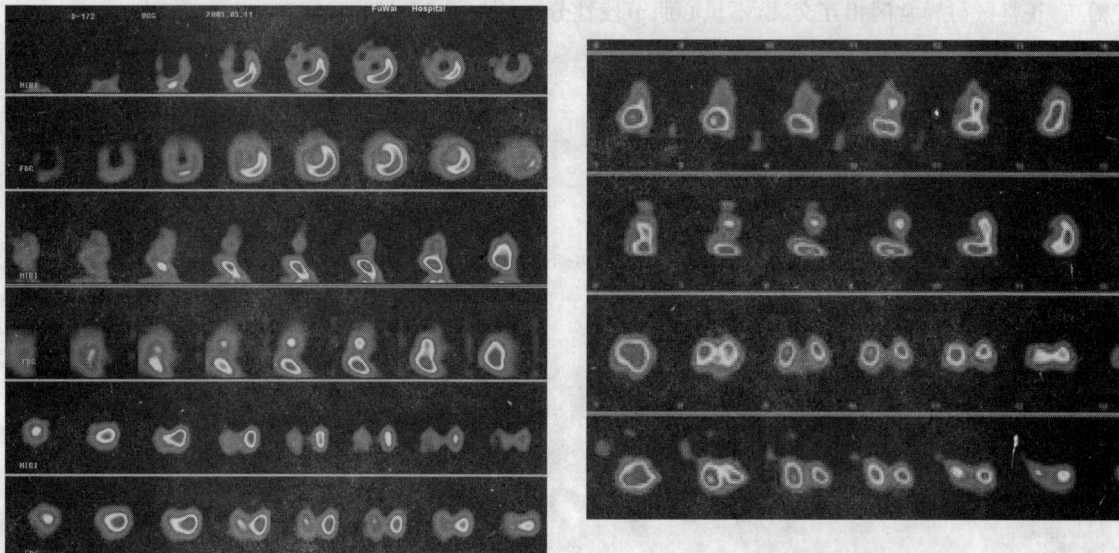

a 干细胞治疗前　　　　　　　　　　　b 干细胞治疗后(间壁有明显改善)

图 9-1-14 干细胞治疗前后的心肌灌注显像

(五)室壁瘤的诊断

室壁瘤在心肌灌注显像的表现为瘤体部位呈大片放射性缺损区,在短轴影像其缺损范围与瘤体基底部大小一致。如室壁瘤发生于心尖部,在垂直长轴、水平长轴显像图上,心肌显像呈"横八字"和"倒八字"形。如图 9-1-15 室壁瘤部位有反向运动。

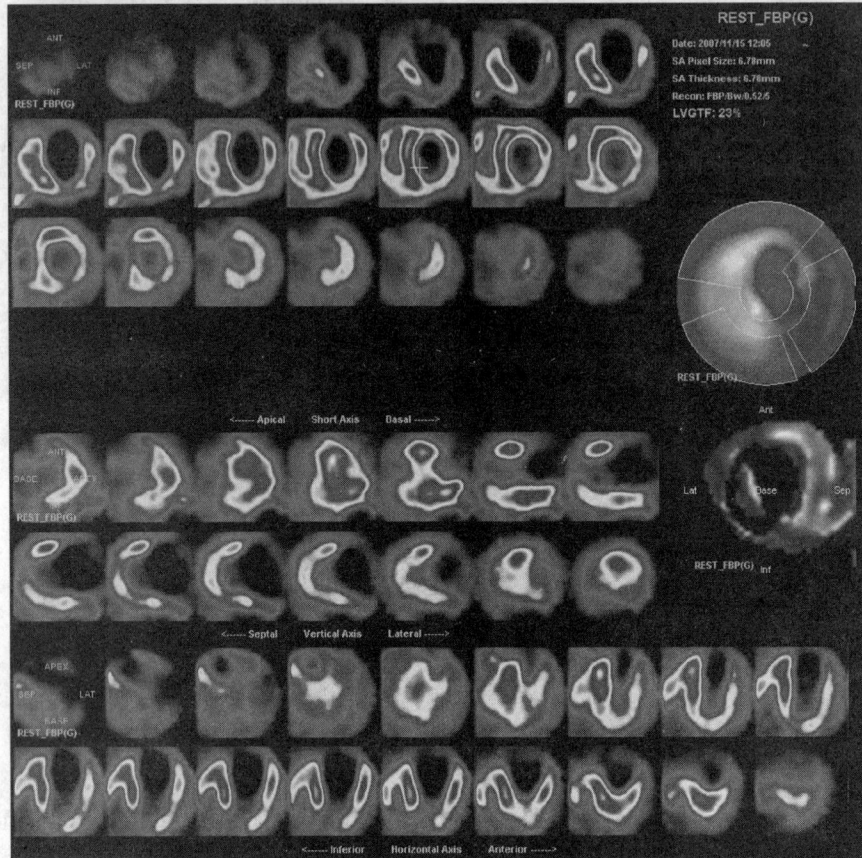

图 9-1-15 室壁瘤患者心肌灌注断层影像

(六)心肌病的辅助诊断

1. 扩张型心肌病 典型者为心腔扩大,心室壁弥漫性变薄,放射性分布不均匀,呈散在的、小斑块状稀疏,正常区与异常区相互交叉,不呈心肌节段性分布(图 9-1-16)。

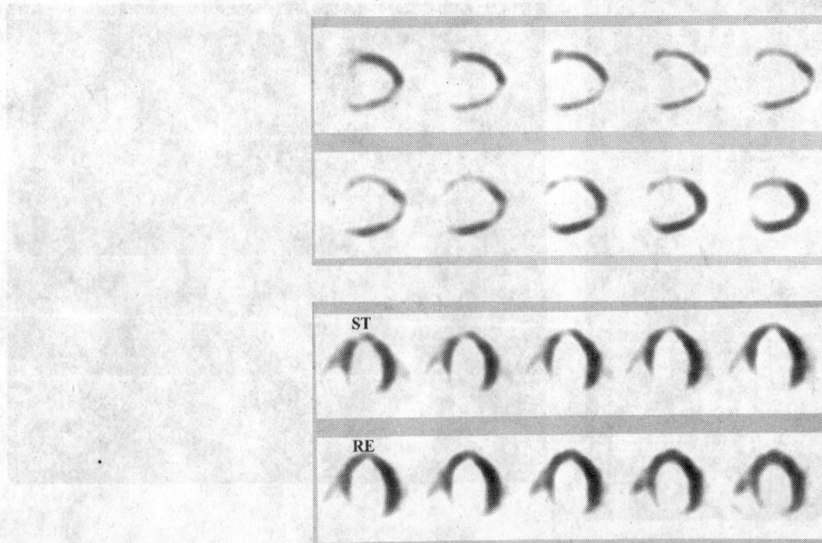

图 9-1-16 扩张型心肌病

(来自北京阜外医院)

2. 缺血性心肌病 典型者为心腔扩大,放射性分布不均匀,常出现与冠状动脉血管支配相一致的心肌灌注异常,呈节段性分布的放射性稀疏及缺损(图9-1-17)。

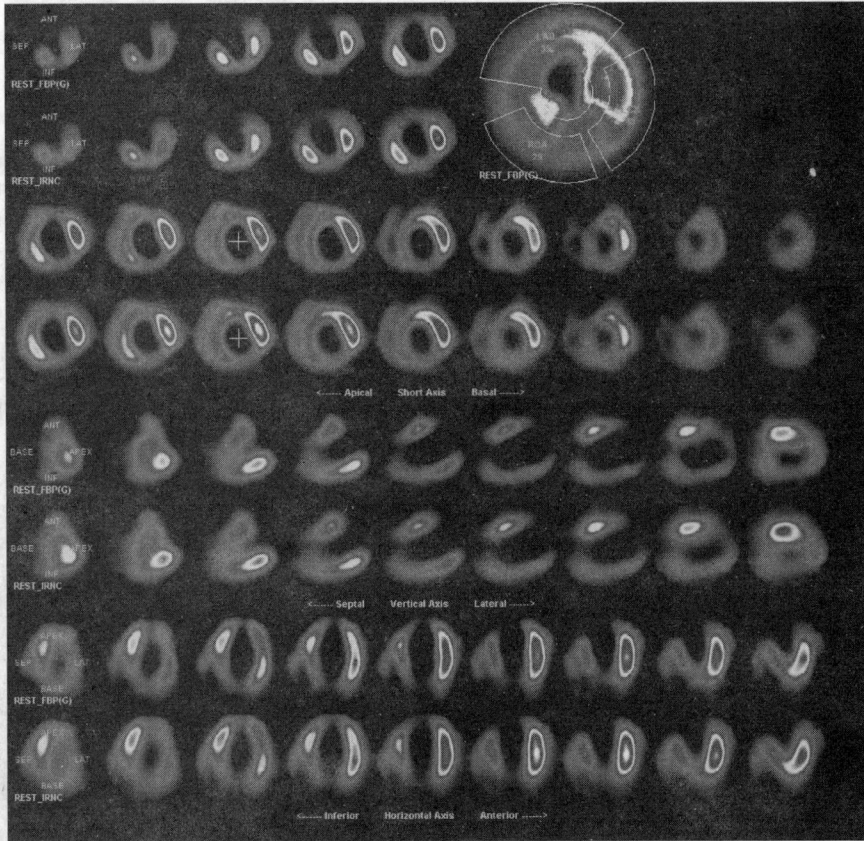

图9-1-17 缺血性心肌病

3. 肥厚型心肌病 典型者表现为室间隔部位或游离壁局限性放射性浓聚,还常见于心尖部,常伴有心腔缩小(图9-1-18)。

(七)其他心脏疾病引起的心肌缺血及梗死

心肌灌注显像可以检出川崎病、心肌桥等所致的心肌缺血、心肌梗死以及存活心肌,并可用于疗效观察。

第二节 心肌代谢显像

心肌可利用游离脂肪酸、葡萄糖、乳酸、丙酮酸、酮体、氨基酸等作为能量来源。其中脂肪酸和葡萄糖是心肌细胞代谢最主要的能量物质。这些能量物质标记以放射性核素,静脉注射入患者体内后能被心肌细胞迅速摄取,并按照其代谢状况在心肌内分布,使用核医学成像仪就可得到心肌代谢影像。

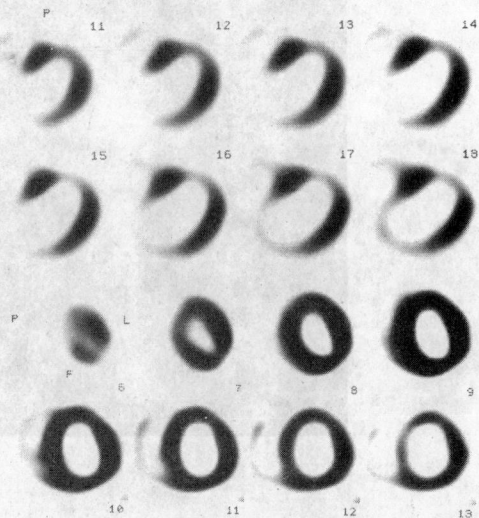

图9-1-18 肥厚型心肌病

(来自北京阜外医院)

一、心肌葡萄糖代谢显像

(一)原理和显像剂

空腹时游离脂肪酸成为心肌的主要能量底物。而进餐后正常心肌细胞主要利用葡萄糖。另外,葡萄糖是缺血心肌的唯一能源。^{18}F-脱氧葡萄糖(^{18}F-FDG)是葡萄糖类似物,与葡萄糖一样能被己糖激酶催化,变成^{18}F-FDG-6-P,由于^{18}F-FDG-6-P不是糖酵解的底物,不参与进一步代谢,而以^{18}F-FDG-6-P的形式滞留在心肌细胞内。

(二)显像方法

将血糖浓度控制在 7.8~8.8 mmol/L 之间。如果患者血糖浓度低于 7.8 mmol/L,需要口服葡萄糖补充,如果血糖浓度高于 8.9 mmol/L 则需要皮下注射胰岛素降低血糖浓度。在血糖控制后 20~30 min,静脉注射^{18}F-FDG 7~8 mCi,1 h 后显像。

(三)影像分析

糖负荷下心肌葡萄糖代谢显像正常影像表现为各节段的普遍摄取,左心室心肌内放射性分布均匀,其断层图像类似于心肌灌注显像的正常影像。禁食状态下正常心肌对^{18}F-FDG 摄取率低,个体差异大,影像质量差且不稳定。

心肌灌注显像呈现放射性减低或缺损的节段,葡萄糖代谢显像显示相应节段^{18}F-FDG 摄取正常或相对增加,表现为灌注-代谢不匹配。标志心肌细胞缺血但仍然存活(图 9-2-1)。反之,血流灌注减低的心肌节段不摄取^{18}F-FDG,表现为灌注-代谢相匹配。标志心肌细胞不再存活(图 9-2-2)。

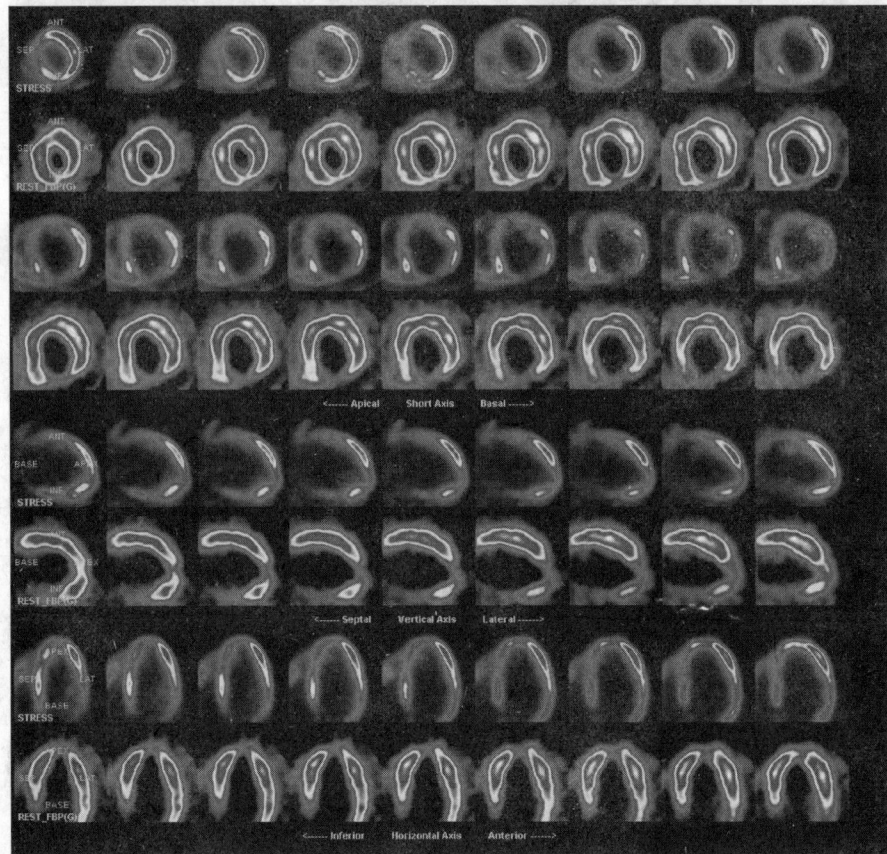

图 9-2-1 心肌存活

二、临床应用

(一)存活心肌的检测

为本检查最主要的临床应用,是判断存活心肌的"金标准"。存活心肌判断见图 9-2-1 及图 9-2-2。

(二)诊断心肌缺血

禁食状态缺血心肌^{18}F-FDG 摄取量有所增加,与正常心肌聚集量减少形成对比,成为"热区",据此可诊断心肌缺血。

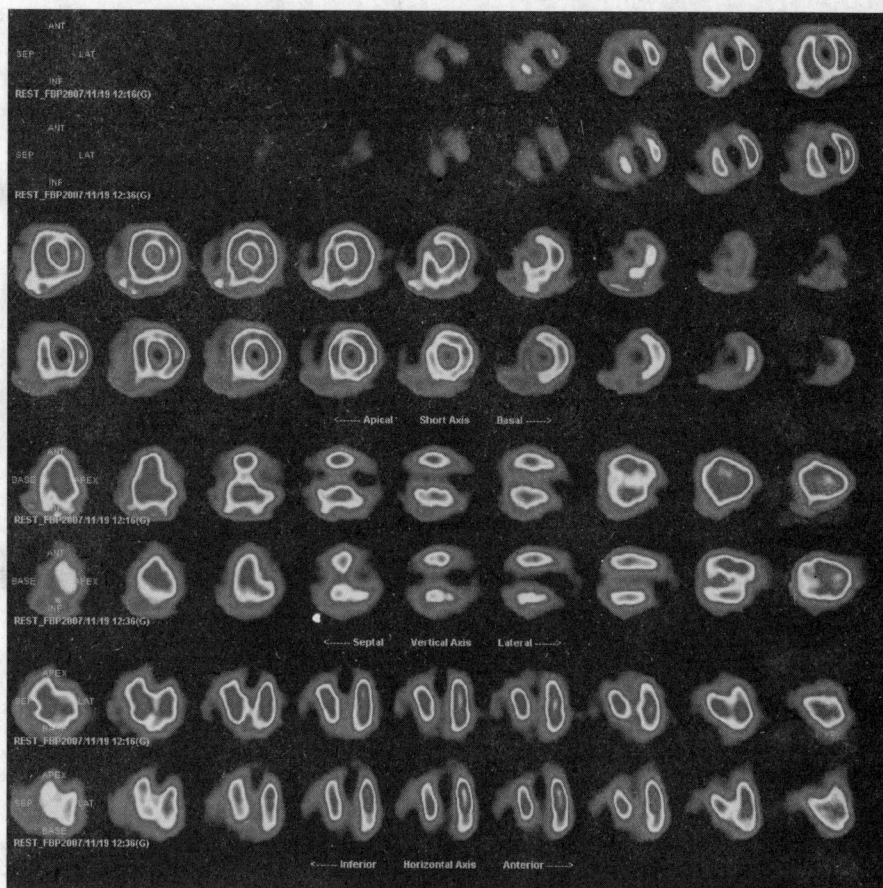

图 9-2-2　心肌不存活

三、心肌脂肪酸代谢显像

(一) 原理

心肌能选择性地利用脂肪酸或葡萄糖作为供能物质。在空腹状态下心肌约 80% 以上的能量来自脂肪酸的 β 氧化。各种原因造成的心肌缺血或氧供应不足抑制脂肪酸的 β 氧化,造成脂肪酸利用率低下。

(二) 显像方法

1. 常用显像剂　^{123}I-甲基碘苯脂-十五烷酸(^{123}I-BMIPP),^{11}C-棕榈酸。

2. 显像方法

(1) SPECT 显像:空腹状态下,静脉注射 ^{123}I-BMIPP 111 MBq 和 ^{201}Tl 111 MBq,注射后 15~30 min 双核素采集早期相,3~4 h 后作延迟相采集。

(2) PET 显像:静脉注射 ^{11}C-棕榈酸后即刻行 PET 心肌显像。

3. 图像分析　正常影像同 ^{201}Tl/^{99m}Tc-MIBI 心肌灌注显像,各节段放射性分布均匀。

异常影像心肌脂肪酸代谢障碍部位可见放射性稀疏、降低或缺损区域。与 ^{201}Tl/^{99m}Tc-MIBI 等心肌灌注显像的影像相比较,^{123}I-BMIPP 等心肌脂肪酸代谢显像影像中所示放射性稀疏、降低或缺损区域可与心肌灌注显像一致(E 型),也可大于(B 型)或小于(T 型)其缺损区,后两者称为心肌血流和脂肪酸代谢的解离。若两种解离状态存在于同一病例中,则定义为混合型(M 型)。若 ^{201}Tl 等浓集明显增加而 ^{123}I-BMIPP 影像仍为正常,则为 R 型。

(三) 临床应用

1. 心肌代谢的判断

1) 缺血性心脏病、急性心肌梗死、不稳定心绞痛、高血压性心脏病、瓣膜性心脏病及心肌病(肥厚性、扩张性)等的心肌代谢测定和作出对心肌活力的评价。高血压性心脏病患者 ^{123}I-BMIPP 上的放射性缺

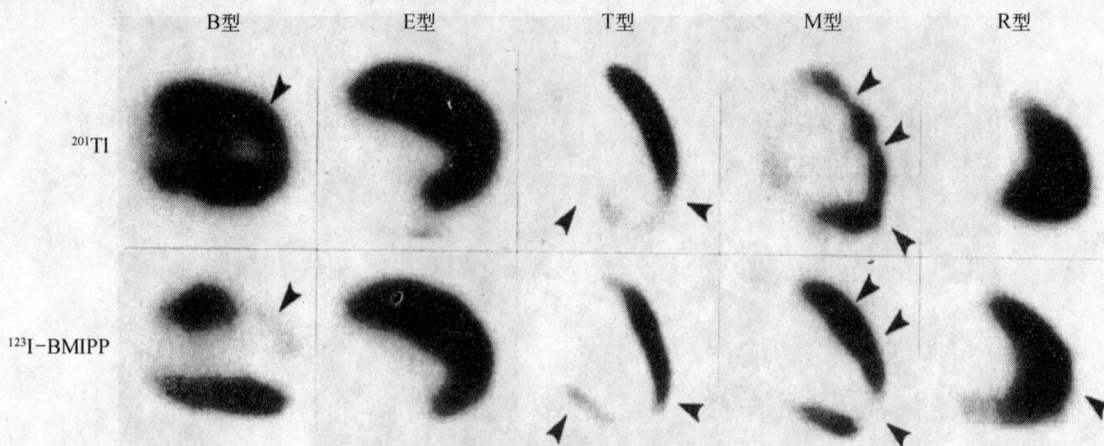

图 9 - 2 - 3 ^{123}I - BMIPP 与 ^{201}Tl 心肌灌注显像的影像相比较

(来自复旦大学附属中山医院)

损与 ^{201}Tl 相同(E 型)的占 1/3,而 B 型、M 型、R 型占半数以上。瓣膜性心脏病近半数病例表现为 B 型,即 ^{123}I - BMIPP 所示放射性缺损比 ^{201}Tl 的要大。

2)评价糖尿病对心肌病变代谢的影响。

2. 溶栓疗法或血管重建术术前、术后代谢比较。

四、心肌氧代谢显像

(一)原理

乙酸在心肌中先被转化为乙酰辅酶 A,然后在线粒体内氧化为 $^{11}CO_2$。$^{11}CO_2$ 的清除反映心肌血流和代谢状态,利用 ^{11}C-乙酸(^{11}C - acetate)显像可反映心肌氧代谢。

(二)显像方法

1. 显像剂 ^{11}C-乙酸。

2. 显像方法 静脉注射 ^{11}C-乙酸 370~550 MBq 即刻进行 PET 心肌氧代谢显像。

(三)图像分析及临床意义

静息状态,静脉注射 ^{11}C-乙酸血液清除曲线呈单指数型,清除曲线初始部分的衰减常数与心肌耗氧量呈线性关系,也与心率与血压的乘积相关。通过曲线动力学分析能反映心肌耗氧量和人体线粒体氧化通量。

心肌梗死患者心脏摄取和清除 ^{11}C-乙酸均减慢,证明局部心肌耗氧量减低。^{11}C-乙酸 PET 心肌氧代谢显像用于区别急性心肌梗死存活与非存活心肌,在心肌顿抑占优势的情况下,心肌氧化代谢的参数可能比 ^{18}F - FDG 更准确。再者,^{11}C-乙酸不受底物活性的影响,因此对慢性冠状动脉疾病伴有糖尿病的患者,可能比 ^{18}F - FDG 更适用,因为 ^{11}C-乙酸显像不需要测定血清胰岛素水平和使用胰岛素后系列定量血清葡萄糖。

五、心肌氨基酸代谢显像

^{13}N-谷氨酸是最常用的估价心肌氨基酸代谢 PET 显像剂,^{13}N-谷氨酸能被肺和心脏摄取,可用作为心肌氨基酸代谢显像剂。心肌缺血患者心肌清除 ^{13}N-谷氨酸加快。心肌肥厚和瓣膜病患者,心肌摄取 ^{13}N-谷氨酸增加。心肌梗死患者由狭窄的冠状动脉供血区的心肌对 ^{13}N-谷氨酸的摄取与运动试验 ^{201}Tl 心肌摄取有很好的相关。心肌缺血时 ^{13}N-谷氨酸与 ^{13}N-氨的心肌摄取是平行的,但与 ^{18}F - FDG 心肌摄取不平行。因此,可能 ^{13}N-谷氨酸主要反映心肌血流灌注而不是代谢。应用核素标记氨基酸进行心肌显像研究心肌氨基酸代谢目前在临床上应用尚少,临床意义有待进一步研究。

(王雪梅)

第三节 放射性核素心血池显像和心功能测定

心血池显像和心功能测定主要包括首次通过法和平衡法两种方法。

一、首次通过法心血池显像

1. 原理及适应证　"弹丸"(bolus)式快速静脉注射显像剂后,立即启动 γ 照相机快速记录显像剂通过右心房、右心室、肺动脉、肺、左心房、左心室流入主动脉的全过程。经计算机处理分析,获得显像剂首次通过右、左心腔的系列影像和多项心功能参数,包括心室射血分数(ejection fraction,EF),舒张末期容积(EDV),心输出量(CO)、室壁运动能力等。由于消除了左右心室重叠的影响,右心室的功能参数更为可靠。首次通过法心血池显像(first pass radionuclide angiography,FPRNA)用于上腔静脉畸形,动脉导管未闭,房间隔缺损,室间隔缺损等先天性心脏病(congenital heart disease,CHD)的辅助诊断以及观察有无分流。

2. 显像剂　370~925 MBq(10~25 mCi)^{99m}Tc - DTPA/^{99m}Tc - sestamibi /^{99m}Tc - tetrofosmin。

3. 显像方法　需配备多晶体探头或能处理并传输放射性计数 150 000 个/s 的计算机软硬件,能窗为 120~160 keV。大静脉弹丸注射,多取尺前静脉。如评价右室功能,给药速度需稍慢;如诊断或评价存在分流心脏功能,给药速度应偏快。患者体位取直立位、仰卧位、轻度右前斜位(20°~30°)。行负荷显像需于胸前置放射性核素标记物,用于运动伪影校正。

二、平衡法心血池显像

(一) 原理

血池显像剂经血液循环达到平衡后,以受检者心电图 R 波为触发信号,启动 γ 照相机,自动、连续、等时采集并储存每一时间段的信息,从而获得心动周期内的一系列影像。将 300~400 个心动周期内相同时段的信息叠加,可得到心动周期的清晰心血池影像,称平衡法心血池显像(equilibrium radionuclide angiocardiography,ERNA)。产生触发信号有规律的开启、关闭 γ 照相机从而记录整个心动周期心血池放射性和影像的装置称为门电路(gated)。因门电路在一个心动周期中多次开启(多数为 16、24 或 32次),故又称为多门电路(multiple gated,MUGA)。

(二) 显像剂

常用^{99m}Tc 标记红细胞(^{99m}Tc - RBC),可用体内标记法、体外标记法、半体内标记法。后两者标记率可分别达到 95% 和 97% 以上。也可用^{99m}Tc 标记人血清白蛋白(^{99m}Tc - HAS)。成人剂量 555~740 MBq(15~20 mCi)。

(三) 显像方法及图像处理

静息显像使用平行孔高分辨准直器或心肌专用扇形准直器。若行负荷显像则使用低能通用准直器,能窗为 140 keV±10%。若心律不齐,剔除标准为平均 R - R 间期±(10%~15%)。不同患者要求帧数不同,心率快者,至少采集 16 帧,心率慢者行静息显像至少采集 32 帧。要求采集浓度为左心室中央每 cm^2 放射性计数达到 20 000 个。静脉注射血池显像剂,约 15 min 待其达到平衡后,连接心电图门控装置,通过多门电路采集,分别在 ANT、LAO 和 LLA 采集 500 个左右心动周期。于 LAO 可将左右心室分开,其亦是测量 EF 值最准确体位。图像采集完毕后,进行时间空间解剖结构柔和,本底衰减校正,从而减少结构重叠和脏器外结构影响。本底常选取 LAO 图像 2 点~5 点方向。仔细鉴别以除外左心房、降主动脉、胃区及脾脏,因为不适当本底选取会得到不正确射血分数值。另需结合不同采集体位图像理解 EF。

(四) 负荷试验

可采用运动负荷或药物负荷,在负荷达到次极量或最大值时进行采集,得到心血池影像和心功能参数,通过与静息状态下的对应参数对比,可了解心脏的储备功能,提高诊断冠心病的灵敏度。

(五) 适应证

1) 观察心脏及大血管的形态、大小与功能状态。

2) 观察左、右心室在负荷试验下的心功能变化(包括运动与药物负荷)。

3) 评价冠心病患者的心功能状态、病变累及范围和程度,预后判断及药物或手术治疗的疗效评估。

4) 心肌梗死患者静息与运动心功能的测定,预后判断及参与制定治疗方案。

5) 室壁瘤定位及范围评估,对真假室壁瘤鉴别诊断。

6) 瓣膜病变的定性定量诊断,包括心脏功能与反流量测定以及手术疗效的观察。

7) 各种心肌病的诊断与鉴别诊断。

8）监测冠心病患者药物及介入治疗前后心功能的转归。

9）恶性肿瘤患者服用抗肿瘤药物对心脏毒性反应的监测。

10）心律失常患者异常兴奋灶的定位及 W‑P‑W 综合征旁道的定位，消融术及相关手术疗效的观察。

（六）检查结果的定性定量分析

1. 局部室壁运动（regional wall motion） 快速、连续地显示心动周期系列影像，构成心动电影。可直观显示心脏各室壁的收缩、舒张运动。评价心室壁节段运动存在以下 5 种情况：运动正常、轻度运动减低、重度运动减低、无运动和反向运动。反向运动又称矛盾运动，指心室舒张时病变节段向中心凹陷，收缩时反向离心膨出，与正常室壁运动方向相反，是诊断室壁瘤的特异征象。弥漫性室壁运动低下多见于扩张性心肌病、心力衰竭及广泛冠状动脉病变。节段性运动低下则提示冠脉病变，亦可作为病灶定位依据。

2. 心室容积曲线（ventricular volume curve） 自 LAO 45°心血池系列影像中可分别勾画左、右心室血池影，并形成心室内放射性计数随时间变化的曲线，称心室时间‑放射性曲线，反映心室容积（血量）变化的规律，故又称心室容积曲线。通过心室容积曲线能得出一系列心功能参数（图 9‑3‑1、图 9‑3‑2）。

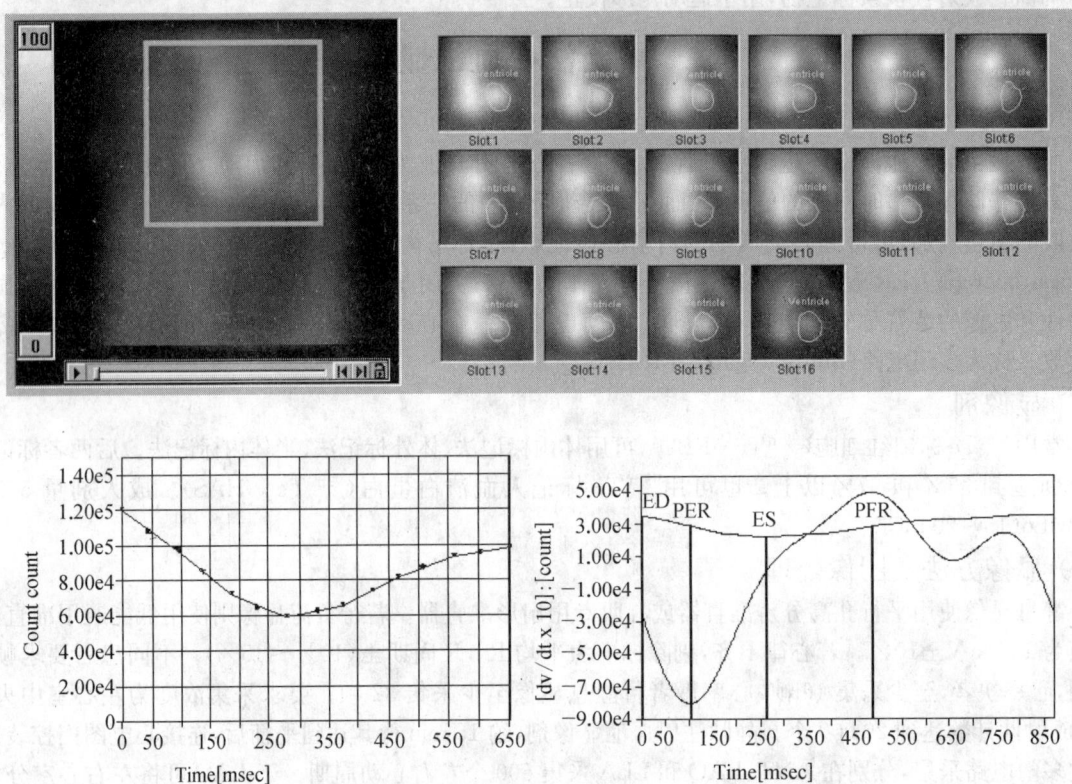

图 9‑3‑1 计算机自动勾画感兴趣区——心室时间‑放射性曲线

（1）**射血分数**（ejection fraction，EF）：最重要的心室收缩功能指标。

EF 指心室每搏量（stroke volume，SV）占心室舒张末期容积量（end-diastolic volume，EDV）的百分比：

$$EF(\%) = SV/EDV \times 100\% = (EDV - ESV)/EDV \times 100\% = (EDC - ESC)/EDC \times 100\%$$

式中，EF 为射血分数（%）；SV 为每搏量（ml）；EDV 为舒张末期容积（ml）；ESV 为收缩末期容积（ml）；EDC 为舒张末期放射性计数；ESC 为收缩末期放射性计数。

正常情况下左室射血分数（left ventricular ejection fraction，LVEF）＞50%，右室射血分数（right ventricular ejection fraction，RVEF）＞40%，负荷试验后应较静息态 EF 值增加 5% 以上。局部射血分数（regional ejection fraction，rEF）反映局部室壁运动状态，灵敏度高于整体 EF，尤其在冠心病缺血时。

（2）**高峰充盈率**（PFR）：研究认为冠心病等心血管疾病早期该舒张功能指标已有明显变化。

（3）**时相分析**（phase analysis）：连续、周期性变化的心室时间‑放射性曲线经傅里叶转换后，可获得心室各象素的开始收缩时间（时相）和收缩振幅（幅度）两个参数，这两个参数经计算机图像重建，形成心

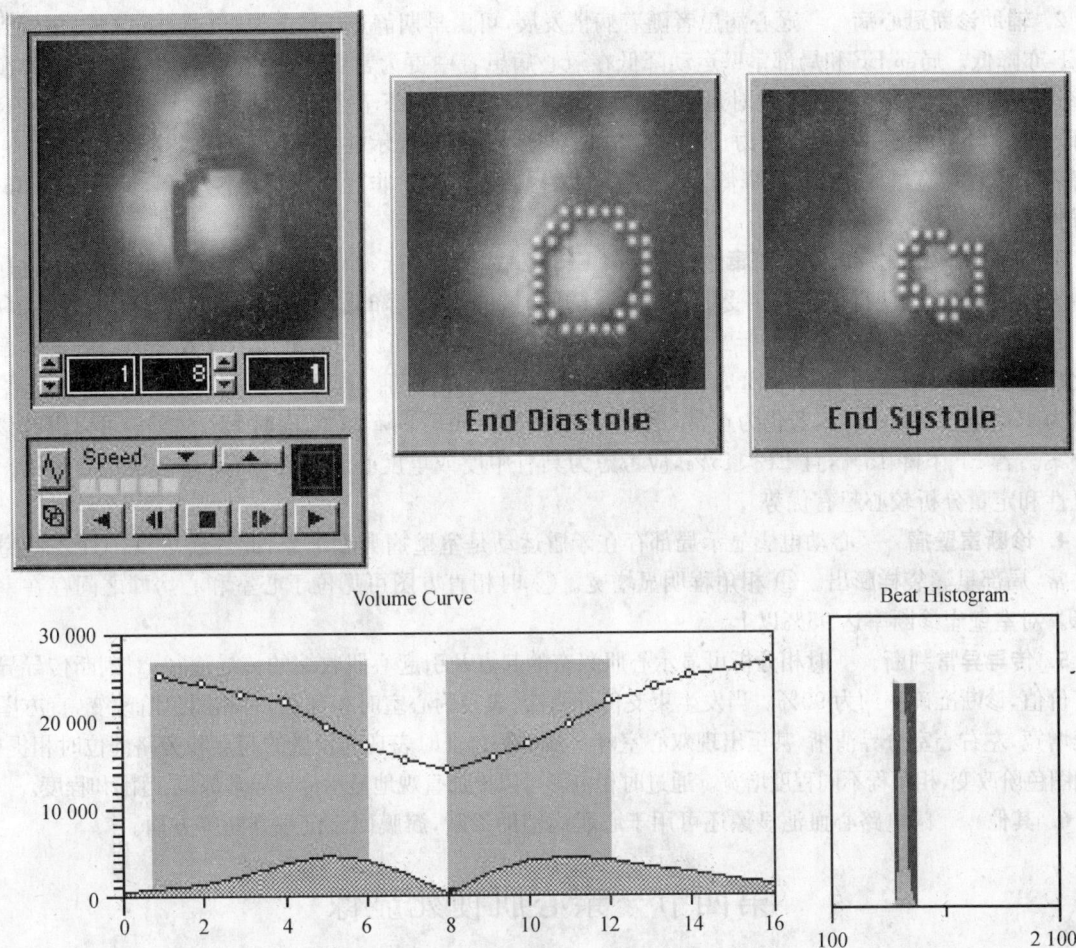

End Diastole　　End Systole

Volume Curve　　Beat Histogram

30 000

20 000

10 000

0

0　2　4　6　8　10　12　14　16

100　2 100

图 9-3-2　人工勾画感兴趣区——心室时间-放射性曲线

室整体的时相图(phase image)、振幅图(amplitude image)、时相电影(phase cine)和时相直方图(phase histogram)等功能性影像。这种系统分析方法称为时相分析,用来评估左右心室局部室壁收缩的起始时间、顺序和强度。

时相图:在心血池影像基础上以不同颜色或灰阶代表每一象素开始收缩的时间,构成时相图,亦称相位图。正常情况下左右心室收缩基本同步,故具有相同的灰阶和颜色,反映心肌收缩协调性良好。心肌缺血或梗死时,病变局部时相明显延迟,灰阶或颜色与正常部位有较大差异。预激综合征的传导旁路部位可显示时相提前。

时相直方图:一个心动周期的时相是 360°,以此作为横坐标,纵坐标为相同时相象素的频率,构成一个直方图。正常心室和心房时相频数呈正态分布,心室呈高而窄的单峰,其峰底宽度称为相角程(phase shift),正常值小于 65°,该参数代表心室最早收缩象素和最迟收缩象素之间的时间差,反映心室收缩的协调性。心房峰宽而矮,与心室峰相隔 180°。异常情况如心室峰呈双峰、相角程增宽或心室峰和心房峰之间出现杂乱的小峰等,分别提示冠心病和室壁瘤形成。

振幅图:在心血池影像基础上,将心脏各局部收缩幅度大小以不同灰阶或色彩显示。正常时左心室收缩幅度大于右心室。心肌梗死或室壁瘤可见局部振幅明显减低,后者还可出现反向异常振幅影像。

时相电影:在心血池系列影像基础上,以白点(或黑点)标示依次收缩及传导的顺序,通过电影方式显示心室肌激动和传导的模拟过程。正常时激动始于室间隔,下行至膜部传向左、右心室。传导阻滞时可见相应束支显影延迟。

(七) 临床应用与评价

1. 评估左心室功能　心血池显像是测定左室功能的可靠方法,所得结果与 X 射线心室造影具有良好的相关性。由于心血池显像无创、重复性较好,且能进行负荷试验,可同时得到收缩期和舒张期参数,因而得到临床广泛应用。最常用的参数是 EF 值,其次为相角程、舒张期参数等,逐渐受到重视。

2. 辅助诊断冠心病　　冠心病患者随着病情发展,可由早期静息 EF 正常、负荷 EF 降低,进展到静息 EF 亦降低。局部 EF 和局部室壁运动降低在冠心病患者中更为常见,且易与扩张性心肌病的弥漫性室壁运动降低相鉴别。PFR 测定对冠心病的诊断意义较大,在 EF 正常的冠心病患者即可发现 PFR 已下降。时相分析可显示心肌收缩力、收缩顺序和协调性,并直观提示缺血部位、范围及室壁瘤形成。冠心病患者相角程增宽可先于 EF 值降低。但需注意以上参数异常并非冠心病特异性表现,灵敏度为 86%,特异性为 79%。

3. 监测或评估化疗药物心脏毒性作用　　ERNA 在监测进行 anthracyclines 和 trastuzumab 化疗患者中充当重要角色,使得患者在接受最合适剂量的同时,最大限度降低心脏药物毒性作用,达到最大利益化。若 EF<30%,要对化疗药进行甄选。若 EF 为 30%～50%,可试用有更佳治疗效果但心脏毒性偏大的化疗药物,前提是给药前要测 EF,且一旦发现 EF 下降立即停药。若 EF>50%,需重复检查 EF,给药剂量为 450 mg/(min·m^2),若仍为正常,治疗可继续进行。EF 下降 10%,同时 EF>45%,可以继续该治疗方案。若 EF 下降 15%,且 EF<45%,应考虑为具有中度或重度心脏毒性作用,须更换化疗药物。可重复性和定量分析较心超有优势。

4. 诊断室壁瘤　　心动电影显示局部存在矛盾运动是室壁瘤典型征象,此外还可见:① 左心室形态失常,局部呈囊袋样膨出。② 相角程明显增宽。③ 时相直方图可见位于心室和心房峰之间存在室壁瘤峰。对室壁瘤诊断率达 95% 以上。

5. 传导异常判断　　时相分析可显示心肌兴奋的起点及引起心肌收缩的传导途径,对判断传导异常独有价值,诊断准确率约为 90%。当发生束支传导阻滞,表现为心室时相延迟,时相图色阶改变,直方图相角程增宽,左右心室分界清晰,甚至出现双心室峰。预激综合征时表现为预激的起点和旁路部位时相提前,时相图色阶改变,相角程不同程度增宽。通过时相电影可以更加直观地显示传导异常部位、范围和程度。

6. 其他　　门电路心血池显像还可用于心肌病辅助诊断,瓣膜回流定量判断等方面。

第四节　亲心肌梗死显像

　　放射性药物经静脉注射后能迅速被急性梗死组织所摄取,使之以"热区"显示,而正常心肌及陈旧性梗死心肌则不显影。故也称为急性心肌梗死显像、亲心肌梗死显像或心肌热区显像。

一、原　　理

　　因使用药物不同,原理各异。目前显像剂主要有两类:一是骨显像剂,常用药为 ^{99m}Tc-PYP,急性心肌梗死心肌摄取机制可能为急性心肌梗死后,钙离子迅速进入病灶,并在坏死心肌细胞线粒体内形成羟基磷灰石结晶并沉积,^{99m}Tc-PYP 通过与该结晶通过离子交换或化学吸附方式停留在心肌细胞,从而使梗死病灶显影,故该显像剂显像前提是局部有血流存在。另一类显像剂为放射性核素标记抗肌凝蛋白单克隆抗体。当心肌坏死后,受损心肌细胞膜通透性增高,此时若给患者静脉注射 ^{111}In 或 ^{99m}Tc 标记的抗肌凝蛋白单克隆抗体(antimyosin, McAb),则该标记物可透过受损细胞膜并与肌凝蛋白重链(即抗原)特异性结合,从而使梗死灶显影。

二、显　像　方　法

(一) ^{99m}Tc-PYP

　　静脉注射 ^{99m}Tc-PYP 555～740 MBq(15～20 mCi)后 2 h 行 ANT、LAO 和 LLA 平面显像,或断层显像,通常断层显像灵敏度高于平面显像。

(二) ^{111}In-抗肌凝蛋白单克隆抗体

　　静脉注射 ^{111}In-抗肌凝蛋白单克隆抗体 74～185 MBq(2～5 mCi)后 24 h 和 48 h 行心前区平面或断层显像。

三、正　常　图　像

　　正常人心肌不显影,但应用 ^{99m}Tc-PYP 显像时,胸骨、肋骨及脊柱等骨骼可显影。急性心肌梗死时,病变心肌可出现不同程度放射性异常浓聚,可根据其放射性强度不同,将^{99m}Tc－PYP异常图像分为5级。0级,心肌部位无显像剂浓聚;Ⅰ级,心肌区有可疑显像剂浓聚;Ⅱ级,心肌部位有明显显像剂浓聚,其强度低于胸骨;Ⅲ级,心肌病变部位放射性浓聚程度与胸骨相等;Ⅳ级,其浓聚高于胸骨。一般认为Ⅱ级以上为阳性。^{111}In－抗肌凝蛋白单克隆抗体显像时,除梗死灶显影外,肝脾亦显影。

四、临床应用

主要用于急性心肌梗死辅助诊断。通常冠心病患者胸痛后4～8 h,^{99m}Tc－PYP显像即可出现阳性,5 d内可持续显影,48～72 h阳性率最高,两周左右转为阴性。发病后两周阳性率约为95%,特异性>90%。但对于较小或非穿透性(如心内膜下)心肌梗死,该检查阳性率较低。在估计梗死面积大小,了解急性心肌梗死患者病情及预后方面有重要价值。一般在发病2周内显像呈持续阳性者,表明有连续性细胞坏死或再梗死可能;二是梗死区较大,特别是出现"炸面圈"(doughnut)图像分布者,提示心脏功能较差,梗死区中心已无残留血流灌注。同样^{111}In－抗肌凝蛋白单克隆抗体显像也具有预后价值,广泛性显像剂摄取者(大于50%的心肌摄取),发生心源性死亡、非致死性心肌梗死的概率,较低摄取或无摄取者高4～9倍。

(朱汇庆)

第五节　心脏神经受体显像

心脏受交感神经和副交感神经的双重支配,通过末梢神经递质作用于心肌细胞膜中的受体调节心肌功能。交感神经纤维末梢释放去甲肾上腺素(NE),与心肌细胞中的β_1－肾上腺能受体(β_1受体)作用;副交感神经纤维末梢释放乙酰胆碱(ACh),与心肌细胞中的毒蕈碱受体(M受体)相互作用。放射性核素标记的相应配体可用来作心肌受体显像。目前最易得并具有临床意义的是用^{123}I－间碘苄胍(MIBG)进行的心肌肾上腺能受体显像,可用SPECT进行。其他如^{11}C－merahydroxyephedrin、^{18}F－fluorodopa、^{8}F－fluorometaraminol等则需用PET作受体显像。

一、^{123}I－MIBG心肌肾上腺能受体显像

(一)原理和显像剂

MIBG(metaiodobenzylguanidine)是去甲肾上腺素类似物,通过与去甲肾上腺素相同的机制被交感神经末梢摄取并储存于囊泡中。^{123}I标记的MIBG被用来研究心肌交感神经系统的功能。^{123}I－MIBG作为肾上腺素的类似物而被摄取和储存,但不能被儿茶酚胺－O－甲基转移酶或单胺氧化酶代谢,因而在细胞内几乎不被代谢,仅有少量脱碘。^{123}I－MIBG经特异的第一摄取途径(uptake 1)摄取并储存在突触前囊泡内,从而可以显示心肌内交感神经受体的体内分布。在正常情况下^{123}I－MIBG被心肌均匀摄取,证明心肌交感神经支配的完整性。

(二)方法

静脉注射148～370 MBq(4～10 mCi)^{123}I－MIBG后10～20 min用SPECT采集早期相静态和断层心肌影像,4 h后采集延迟相,保持采集条件一致。可定量心肌局部或整体的摄取。用心脏/纵隔(H/M)比值反映早期摄取,代表心脏肾上腺能神经突触前膜功能。用洗脱率反映心肌滞留^{123}I－MIBG的功能,显示心脏肾上腺能神经的张力即紧张度。

(三)临床意义

正常^{123}I－MIBG影像显示心肌放射性分布均匀,与^{201}Tl或^{99m}Tc－MIBI影像相似。急性心肌梗死、缺血性心脏病、肥厚性心肌病、扩张性心脏病、糖尿病、充血性心力衰竭和其他一些病变均有心交感神经功能障碍的报告,表现为心脏交感神经功能异常或心肾上腺能受体密度变化之间的关联。

1. 急性心肌梗死　^{123}I－MIBG所显示的急性心肌梗死放射性缺损区较^{201}Tl的缺损区为大,表明去神经区比梗死后的血流灌注缺损广泛。治疗后好转病例,^{201}Tl血流灌注的恢复比^{123}I－MIBG快,表明去神经后再神经支配的恢复比血流灌注的恢复要慢。而在未经治疗或治疗失败的病例中,进入慢性期后,由于侧支循环的形成,部分病例^{201}Tl血流灌注显像可有少量恢复,但^{123}I－MIBG显像缺损区却未见改善甚至有扩大趋向。通过心脏受体显像与灌注显像的比较,可以证明:①急性心肌梗死患者去神经区

域明显大于血流灌注缺损区。②心肌梗死进入慢性期后恢复再神经支配滞后于血流灌注的恢复。③治疗失败或病情加重病例心肌梗死慢性期^{123}I-MIBG缺损可更明显。上述病变说明^{123}I-MIBG心肌受体显像可反映心肌梗死的疗效、预后和严重程度。

2. 缺血性心脏病 冠状动脉狭窄等缺血性心脏病患者受累血管所支配的心肌可表现为^{123}I-MIBG摄取低下,即使在经治疗解除冠状动脉狭窄后的一段较长时间内,仍可观察到^{201}Tl有填充而^{123}I-MIBG显示放射性缺损区的不匹配现象。有可能是由于心肌壁长期缺血状态造成其去神经变化,而其恢复过程也较为缓慢。因此有人提出,^{123}I-MIBG心肌显像诊断心肌缺血病变有可能较^{201}Tl等心肌血流灌注显像更为敏感。

3. 肥厚性心肌病 肥厚性心肌病^{123}I-MIBG心肌显像的典型表现为肥厚心肌^{123}I-MIBG的摄取低下和洗脱加速。表现为早期相肥厚心肌部位的放射性稀疏、缺损、心/纵隔(H/M)比值降低,延迟相的洗脱率增高,放射性稀疏、缺损更明显。这些变化尤其以心尖、下壁和室间隔下部为最明显,并与其病变程度、病程等密切相关。

4. 扩张性心肌病 扩张性心肌病对^{123}I-MIBG的摄取与左心室射血分数、心排血指数和左心室内压力呈正相关,而其洗脱率与这些参数呈负相关。因此^{123}I-MIBG心肌肾上腺能受体显像是客观评价心功能,扩张性心肌病分期的良好指标。

5. 充血性心力衰竭 充血性心力衰竭患者,心肌摄取^{123}I-MIBG明显减低,证实其肾上腺素储存耗竭,符合充血性心力衰竭的病理生理表现。而心肌这种摄取^{123}I-MIBG的异常可随着病情好转而逐渐趋向正常或由于病情的恶化而进一步加剧,故具有预测病情、反映治疗效果和预示预后甚至直接判断患者能否存活的作用。心肌摄取^{123}I-MIBG的能力与心力衰竭的预后呈相反关系。心/纵隔(H/M)比值是判断预后的强有力的指标。

6. 糖尿病 糖尿病病程中是否侵犯心脏自主神经对其预后的判断极为重要。其交感神经功能评价以^{123}I-MIBG显像为首选方法。与正常对照相比较,糖尿病不伴有自主神经功能损害者的心肌摄取^{123}I-MIBG为正常者的60%,而糖尿病伴有自主神经功能损害的心肌摄取^{123}I-MIBG仅为正常者的44%。相比之下差异非常显著。

二、其他心脏受体显像

除了^{11}C-merahydroxyephedrin、^{18}F-fluorodopa、^{18}F-fluorometaraminol等用PET作受体显像外,^{11}C标记的拟交感神经羟基麻黄素(HED)、^{18}F标记的氟间羟胺(FMR)和M-受体的配体均可用于心肌受体显像。应用^{123}I标记的心得静(PIN)可用于β$_1$受体显像。

第六节 心脏大血管动态显像

心脏大血管动态显像亦称为放射性核素心血管造影,与心导管检查技术不同,它属于无创伤性诊断技术,对先心病分流的定性、定量诊断,大动脉狭窄、畸形的诊断等有较好的应用价值。

一、原理和方法

心脏大血管动态显像主要是根据血流动力学与稀释原理进行的,放射性核素经外周静脉"弹丸"式注入人体内后,快速随血流经过中心循环和体循环,在体外用显像仪器对这一过程加以动态观察,可特异性地显示心脏各腔室及大血管的走形、形态及血流动力学功能状态,对某些心血管疾病作出诊断。由于本法是显示显像剂首次通过中心循环全过程的系列影像,所以又称首次通过法(first pass method)。因受到示踪剂通过肺循环时血液稀释的影响及显像设备空间分辨率等的限制,这一方法对于2~3级分支以下的小动脉系统难以直接显示。

^{99m}TcO$_4^-$或^{99m}Tc标记物均可作为显像剂,一般比活度要求在740~1 850 MBq/ml左右,成人每次用量为740~925 MBq,儿童逐减,注射体积应<1.0 ml。采集时间根据观察部位有所不同,一般大动脉0.5~1 s/帧,肺动脉采集时间可更快;分支动脉可用2~3 s/帧;肢体动脉3~5 s/帧。采集矩阵在大动脉显像时不宜超过128×128,分支显像时不宜超过64×64。

二、正 常 影 像

正常人从上腔静脉显影到腹主动脉显影历时约 10 s,按出现时间的先后分为三个时相:

1. 右心相　若从右肘静脉注药,一般 0.5～1 s 内可见右锁骨下静脉及上腔静脉,从上腔静脉到肺动脉圆锥陆续显影历时约 3 s,构成"U"形影像。"U"形影像的右支由上腔静脉和右心房影像构成,水平部由右心房和右心室影像构成,左支由右心流出道和肺动脉圆锥的影像构成。

2. 肺相　肺一般在注射后 3.0～4.0 s 显影,在两肺影像之间偏左下方的空白区为左心房室的位置。

3. 左心相　肺充盈后期,左心房室开始显影,房室之间区分并不明显,随后依次是升主动脉、降主动脉和腹主动脉陆续显影。

三、异 常 影 像

任何动脉走形、口径、内壁的改变,充盈速度、放射性残留或动脉外的放射性充盈均提示动脉或与动脉相关的疾病。常见以下两种血液异常分流的影像:

1. 左→右分流　最初右心相和肺相正常显影,当左心相出现时右心相重复显影,进而肺和左右心腔持续显影,称为"脏污(smudge)肺",同时主动脉显影较淡。

2. 右→左分流　影像表现为右心显影后左心和腹主动脉提前显影。

有些病理状态下会出现先右→左分流后左→右分流现象。

除肉眼影像分析,放射性核素心血管造影对分流量可做定量分析。

四、临 床 应 用 价 值

1. 先天性心脏病的诊断　首先结合系列影像和定量分析诊断有无左→右或右→左分流,再仔细分析各心腔和大血管的位置、形态和大小,根据病变的血流动力学改变进一步对疾病作出诊断。例如先心中最常见的室间隔缺损显像特点为右房、右室增大,肺动脉段增粗,肺部核素清除时间延缓。右室及肺部持续显影,腹主动脉显影变淡,一般右房显影后不再显影;而房间隔主要表现为左→右分流,但较严重肺动脉高压的患者可有右→左分流,这可与室间隔缺损鉴别;动脉导管未闭,由于肺血管阻力低于体循环血管阻力形成左→右分流,病变进展出现肺动脉高压时,就发生右→左分流。肺动脉狭窄核素造影显示狭窄部后面的扩张,放射性在肺动脉滞留,肺部显影延缓,右心扩大。法鲁氏四联症显像特点是右心扩大,肺动脉狭窄导致放射性进入肺部延迟,而右→左分流使得左心室提前显影,肺动脉显影迟于左心室。

2. 大动脉病变的诊断　先天性大动脉病变主要表现为动脉走形、口径和内腔、与其他血管解剖关系等的变化,一般内壁光滑。夹层动脉瘤、动脉内血栓或大动脉炎等在管腔口径变化同时有内壁不光滑、不规则等征象。夹层动脉瘤还可显示假腔,表现为沿主动脉长轴走形的不规则充盈,并常伴其他血管形态改变。急性、活动性炎症,肿瘤,假性动脉瘤等可见血管外异常充盈,表现为大动脉、分支动脉以外,组织内异常放射性浓聚,可与相邻动脉相连续,一般稍迟于相邻大动脉显影。脑、肺、肢体的动静脉瘘可表现为局部浓聚,有异常血管相连,并可见引流静脉提前显影。其他影像学改变如:动脉走形改变、充盈延迟、血管腔中断等可见于多种血管病变,多为非特异性的。

第七节　静脉血栓探测

一、放射性核素静脉造影(RDV)

(一)原理

下肢静脉有深浅两组。浅静脉在体表可以看到或摸到,形态和数量变化较多;深静脉伴行于同名动脉。两组静脉间有交通支连接,将浅静脉引入深静脉。深静脉是肢体最重要的血液循环通道,运送80%～90%的下肢血液回心脏。从足背静脉注射放射性药物,通过动态和延迟显像,可显示示踪剂自腓静脉-腘静脉-股静脉-髂静脉-下腔静脉回流的全过程,用以判断有无下肢静脉梗死或侧支循环形成。静态显像可以探测血栓的部位,^{99m}Tc-MAA 能黏附在血栓上,从而有利于确定血栓的部位。

(二)放射性药物

^{99m}Tc-高锝酸盐(^{99m}TcO$_4^-$)、^{99m}Tc-红细胞及^{99m}Tc-MAA(大颗粒聚合血清白蛋白)等均可用于放射性核素静脉造影。因^{99m}Tc-MAA 不透过血管壁,周围组织本底低,血管影像清晰,且同期可完成肺灌注显像。故目前以^{99m}Tc-MAA 最为常用。

(三)显像方法

患者无需特殊准备。患者仰卧,探头前后位对准双下肢。

1. 浅静脉显像 自双足背静脉同时推注^{99m}Tc-MAA,注射同时立即开始动态采集。采集结束后,活动 5 min 后重复扫描观察放射性清除情况开启。

2. 深静脉显像 双踝上方约 3 cm 处结扎止血带,阻断浅静脉回流。其余操作同浅静脉显像。

(四)正常影像

正常的静脉,走形自然,内壁光滑整齐,充盈良好,上、下腔静脉上下口径大致相等,下肢深静脉表现为一条连续而清晰的血管影,略有弯曲,两侧入腹后向内上汇合成下腔静脉(图9-7-1)。

(五)异常影像

表现为管腔形态、内壁变化,异常反流及分流等。

(六)临床诊断价值

1. 上腔静脉阻塞症 表现为相应静脉血管影像变细或中断,侧支静脉显影,呈网状或树枝状,称为"飞舞症",右心显影延迟。

2. 下腔静脉阻塞症 见下腔静脉变细或中断,远端静脉内示踪剂滞留,其影像与上腔静脉阻塞症相似,也可见"飞舞症"。

3. 血栓栓塞性静脉炎 动态显像见显像剂上行受阻,停滞或较健侧缓慢,侧支循环形成(图9-7-2)。运动后股部或盆腔延迟显像,出现明显的放射性浓聚灶呈"点"状或多发性。患侧深静脉影像纤细或中断,远端影像正常或粗浓。血栓形成完全阻塞时,显示正常的血流中断并有侧支循环形成。应注意的是肺动脉栓塞的血栓多来源于下肢深静脉,本法应列为常规检查,以及早发现血栓来源,积极治疗预防复发。

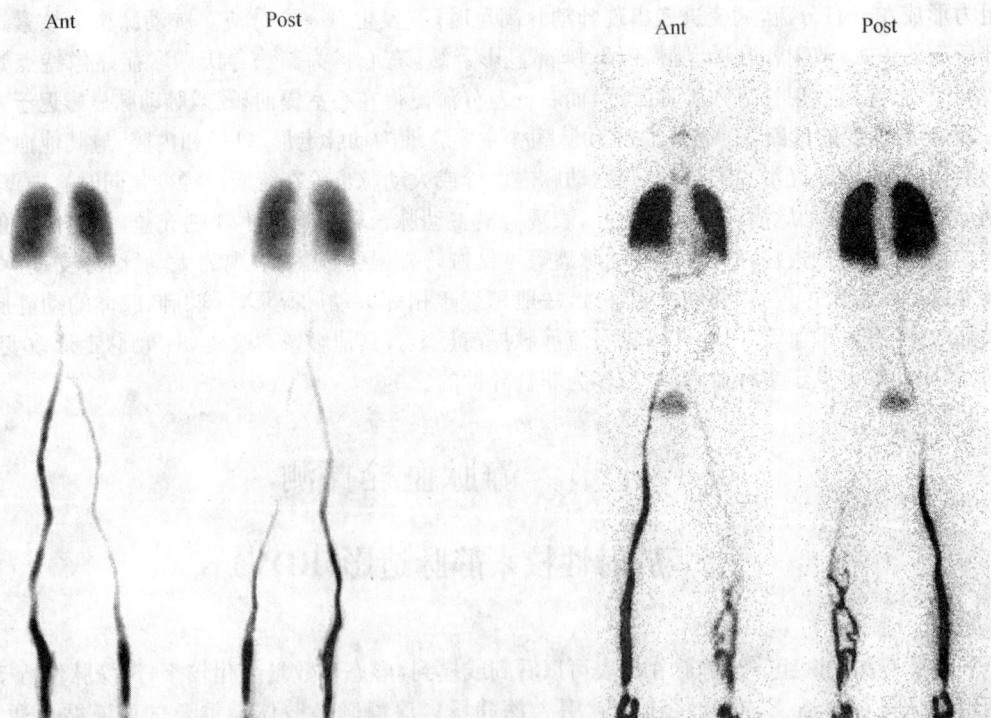

图9-7-1 正常影像   图9-7-2 左下肢深静脉回流受阻,伴侧枝循环形成

4. 静脉瓣功能不全　深静脉功能不全时,常表现为深、浅两组静脉同时显影而形态无明显改变。

5. 静脉曲张　主要表现为多条静脉迂曲、扩张、缠结成团、运动后清除不良。

二、纤维蛋白原显像

(一)原理和方法

静脉注射放射性核素标记的纤维蛋白原,能在血栓形成的部位被转化为纤维蛋白。因而与周围组织相比,血栓形成部位有较高的放射性浓聚。在纤维蛋白原或纤维蛋白沉积活跃的部位,如静脉血栓、炎症、出血、损伤等,可见放射性浓聚。常用^{123}I-纤维蛋白原,静脉注射 $37\sim111$ MBq,$6\sim24$ h后采集。其他有^{123}I标记尿激酶、链激酶、纤维蛋白溶酶原等药物。正常影像静脉通道路径无明显放射性浓聚。

(二)临床诊断价值

静脉血栓影像主要表现为:

1)静脉通路有明显离心性放射性浓聚。

2)静脉系统放射性连续性中断或分布不对称。

3)静脉内放射性呈"串珠"分布。

4)侧枝显影,特别是盆腔静脉和股静脉显影。

(何　薇)

第八节　核医学在防治冠状动脉再狭窄中的应用

经皮穿刺冠状动脉成形术(PTCA)是治疗冠状动脉狭窄最常用的方法,但 PTCA 术后再狭窄发生率高,严重影响 PTCA 的远期疗效。运用放射性核素血管内照射或血管内近距离照射治疗冠状动脉再狭窄,初步结果显示在冠状动脉再狭窄防治中有较高的应用价值和良好的应用前景。

(一)机制

利用放射性核素进行血管内照射防治冠状动脉再狭窄的机制在于血管内照射使得发生分裂的细胞内 DNA 结构发生不可逆性的破坏,抑制了血管外膜和中层细胞如平滑肌细胞的增生,以及对于受伤血管的后期重塑发生作用。

(二)照射源

常用的照射源主要包括发射β或γ粒子的核素,无论是β或γ射线源,只要达到靶器官的能量相同,就具有相同的抑制细胞分裂的作用。γ射线源一般都是线形源,如^{192}Ir,治疗大血管和支架内狭窄,但防护困难。β射线源具有低穿透性、易于防护的特点,常用的β射线源有^{90}Y、^{32}P、^{186}Re 和^{188}Re,^{188}Re 可从^{188}W-^{188}Re 发生器中淋洗获得,半衰期为 17 h,通过离子交换柱浓缩其活度可提高到 20 GBq/mL。它释放的高能β粒子($E_{\beta max}=2.12$ MeV,平均 764 keV)可满足治疗需要,而 155 keV 的γ粒子可用闪烁扫描法检测,这有助于患者和周围环境的污染控制。

(三)照射技术

血管内照射技术主要有血管内插入高活性的β或γ放射线粒子和金属线;放射性液体或气体充盈的扩张球囊导管;永久性植入放射性支架等。与放射性金属线相比,β放射性核素充盈的球囊提供的照射野符合血管的几何形状,到达血管壁的照射剂量均匀一致且易于使用。

(四)辐射剂量

血管内照射能否抑制新生内膜的形成,或者抑制的程度与血管壁的吸收剂量有直接的关系。最近,美国医学物理学委员会在血管内近距离照射治疗物理学的报告中推荐了一系列照射剂量。美国国家标准和技术学会也制定了用于血管内近距离照射的β放射性核素的活性标准,这些措施都将有助提高血管内照射的规范化和科学性。

(五)并发症

安全性也是进行血管内照射治疗需要考虑的主要问题之一,照射剂量越大,时间越长,出现并发症的机会也越大。就目前的研究而言,在冠状动脉和正常的心肌等组织中,尚未发现由血管内照射治疗引起的短期和中期严重并发症,但远期不良后果,如动脉瘤形成、穿孔、血管病变加重等都值得进一步研究。

(王卫东)

思考题

一、问答题

1. 心肌灌注显像的原理是什么?

2. 简述运动负荷心肌灌注显像的原理?

3. 简述潘生丁或腺苷药物负荷心肌灌注显像的原理?

4. 心肌灌注显像的主要的临床应用有哪些?

5. ^{18}F-FDG心肌代谢显像原理是什么?

6. 采用心血流灌注显像与^{18}F-FDG心肌代谢显像结合起来判定存活心肌时,有哪些表现形式?

7. 简述射血分数(EF)的定义及计算方法。

8. 简述相角程的定义。其在诊断冠心病中有何意义?

9. 简述心血池显像的临床应用。

10. 什么是"脏污肺"?简述其临床意义。

11. 试述骨显像剂^{99m}Tc-PYP诊断急性心肌梗死的最佳时段。

12. 试述心肌肾上腺能受体显像的原理和临床意义。

二、选择题

1. 患者,65岁,1h前突发心前区疼痛。ECG V1~V5 导联的 ST 段弓背抬高,为诊断急性心肌梗死需进行哪一种显像

    A. 心肌灌注显像   B. 心肌受体显像   C. 心血池显像

    D. 心肌热区显像   E. 18F-FDG心肌代谢显像

2. 男,62岁,2d前突发心前区痛伴胸闷,201Tl 负荷显像下壁局部放射性缺损,延迟显像放射性分布正常,此时患者的诊断最可能为

    A. 心肌缺血   B. 急性心肌梗死   C. 心肌炎

    D. 扩张性心肌病   E. 心梗伴心肌缺血

3. 负荷心肌显示节段性放射性缺损或稀疏,静息影像显示该部位放射性充填,常见于

    A. 心肌梗死   B. 心肌炎

    C. 心肌缺血   D. 心肌病

4. 患者46岁,发作性胸痛约1个月,患者应先做哪项检查

    A. 静息心肌灌注显像   B. 心肌代谢显像

    C. 心肌受体显像   D. 负荷心肌灌注显像

5. 注射^{99m}Tc-MIBI半小时服脂餐,其目的是

    A. 加速心肌对^{99m}Tc-MIBI的排泄

    B. 加速肺对^{99m}Tc-MIBI的排泄

    C. 加速肝胆对^{99m}Tc-MIBI的排泄

    D. 加速肠道对^{99m}Tc-MIBI的排泄

    E. 加速胃黏膜对^{99m}Tc-MIBI的排泄

6. 正常冠状动脉在运动负荷时其血流量较静息时增加

    A. 1~2倍   B. 3~5倍   C. 6~7倍

    D. 8~9倍   E. 10倍以上

7. 腺苷负荷心肌灌注显像,若患者在滴注过程中出现明显胸痛、头痛,应采取的最主要措施为

    A. 静脉推注阿托品   B. 静脉推注氨茶碱

    C. 减慢滴注速度或停止   D. 静脉推注利多卡因

    E. 含服硝酸甘油

8. 门控心血池显像中心动电影见局部室壁无运动多见于

    A. 心肌梗死   B. 可逆性心肌缺血   C. 肥厚性心肌病

    D. 扩张性心肌病   E. 室壁瘤

9. 在空腹条件下,下列 ^{18}F - FDG 心肌显像表现正确的是
   A. 缺血心肌摄取↓,正常心肌不摄取
   B. 缺血心肌摄取↑,正常心肌不摄取
   C. 缺血心肌不摄取,正常心肌↑
   D. 缺血心肌不摄取,正常心肌↓
   E. 缺血心肌摄取↑,正常心肌摄取↑↑

10. 反映心肌细胞脂肪酸代谢的显像剂下列中正确的是
    A. ^{82}Rb B. ^{15}O - H_2O C. ^{18}F - FDG
    D. ^{11}C-棕榈酸   E. ^{99m}Tc - MIBI

11. 下列心肌灌注显像剂中存在再分布显像的是
    A. $^{201}TlCl$ B. ^{99m}Tc - MIBI   C. ^{99m}Tc - CPI
    D. ^{99m}Tc - TBI   E. ^{99m}Tc - tetrofosmin

12. 空腹时,心肌细胞的主要能源物质是下列哪种物质
    A. 葡萄糖   B. 氨基酸   C. 多肽
    D. 脂肪酸   E. 蛋白质

第十章 消 化 系 统

第一节 消化道出血显像

一、原 理

正常情况下,静脉注射$^{99}Tc^m$-红细胞($^{99}Tc^m$- RBC)后,腹部可见大血管及血管床丰富的器官,如肝、脾、肾等影像,而胃肠壁含血量较低,一般不显影。当肠壁出现破损出血时,显像剂可通过出血部位不断渗出进入肠腔,导致异常的放射性浓聚影。当出血量较大时,可出现肠型影像。胃肠道出血显像(gastrointestinal bleeding imaging)可对出血病灶做出定位诊断。因上消化道出血的定位常受上腹部肝、脾、肾等富血管床器官和大血管的影响,而不如下消化道灵敏。所以临床上以下消化道出血定位占优势。

二、方 法

(一) 显像剂

1. ^{99m}Tc - RBC ^{99m}Tc-RBC 的优点是能较长时间存留在血循环内,可持续达 36 h 以上,因而可在注射显像剂后进行多次显像,有利于探查消化道急性和间歇性出血。缺点是血本底高并受含血量较多的器官影像的干扰。

2. ^{99m}Tc -植酸盐(^{99m}Tc - phytate)及 $^{99m}Tc^m$-硫胶体(^{99m}Tc - sulfur colloid, ^{99m}Tc - SC) ^{99m}Tc - phytate 和^{99m}Tc - SC,为胶体显像剂,静脉注射进入体内后,可不断地被肝脾单核-吞噬细胞系统所吞噬,腹部的血本底明显降低,图像清晰有利于出血部位的探查,减少假阳性。但由于胶体显像剂不能在血管中长时间滞留,因而不适于间歇性出血的探查。

(二) 显像方法

静脉注射显像剂前 30 min 口服 $KClO_4$ 200～400 mg,以减少胃黏膜对$^{99m}TcO_4^-$的摄取和分泌。静脉注射焦磷酸盐(PYP)溶液 1 支(内含氯化亚锡 1 mg)。15～30 min 后,患者取仰卧位,探头包括整个腹部。从肘静脉"弹丸"式注射高^{99m}锝酸盐($^{99m}TcO_4^-$)555～740 MBq(15～20 mCi),即刻以 1 帧/5 min 连续采集至 60 min,若为阴性,则适当延迟显像。若怀疑有慢性和间歇性出血,则应在 36 h 内多次显像,以捕捉出血时机,提高阳性检出率,并有利于动态分析出血灶的部位。

三、图 像 分 析

(一) 正常影像

^{99m}Tc - RBC 的正常影像可见肝、脾、肾、膀胱和腹部大血管影像,腹部其他部分为放射性本底,胃肠道各部位基本不显影。^{99m}Tc - SC 和^{99m}Tc - phytate 的正常影像仅见肝脾显像,腹部其他部分皆不显影。

(二) 异常影像

胃肠道任何部位有活动性出血即可见到相应部位出现异常放射性浓集,而且随时间延长出血量增加,放射性异常分布增加或沿肠蠕动方向延伸,其分布与肠道一致。由于出血部位肠蠕动增加,放射性异常浓聚灶可以十分迅速向下游方向流动,因此要准确定位出血点,必须捕捉到最早出现的异常放射性浓聚点。

1. 出血定位 在系列动态图像中,最早出现的异常放射性浓聚灶,即为出血部位。

2. 大量出血 出血部位放射性快速增浓且扩大成团块,并随胃肠蠕动很快充满肠腔,出现明显的胃肠影。

3. 中等量出血 出血部位放射性明显浓聚,范围不断扩大,并随肠蠕动,逐渐拉长变形,向下游移动,使远端肠腔内放射性陆续增高。

4. 小量出血 出血部位可见放射性小浓聚灶,时隐时现,但随时间逐渐延长,放射性逐步累积可见隐约肠影。

　　动脉瘤或血管畸形在^{99m}Tc‑RBC显像时也可见放射性异常浓聚；异位胃黏膜也可因未封闭胃肠道以至摄取^{99m}TcO$_4^-$而显影。但在多次延迟显像过程中，这些异常浓聚灶的位置、形态始终固定不变，而易于与出血灶鉴别。判断消化道出血应掌握三个要点：① 正常脏器组织外的异常放射性浓聚灶；② 随时间延长出血量增加，放射性分布范围扩大；③ 放射性沿肠道蠕动方向延伸，其分布与肠道一致。

四、适应证

1）寻找消化道出血(尤其是下消化道出血)的出血灶。

2）消化道急性活动性、间歇性出血的定位诊断。

五、临床应用

　　探测消化道出血的主要因素，包括是否存在活动性出血、出血部位、出血量及出血时间。急性活动性出血常用^{99m}Tc‑SC，间歇性出血则用^{99m}Tc‑RBC。两种显像剂诊断胃肠道出血灵敏度可达85%～90%以上，探测出血的最小量可达到0.1 ml/min。临床常用于诊断连续性或间歇性出血、出血量多少不一而难于进行内窥镜检查的疾病，如肠黏膜溃疡、空回肠克隆病(Crohri's disease)、胃肠道肿瘤、消化道血管破裂等。与内窥镜、DSA等相比具有无创、简便、准确等优点，但特异性较差，对慢性间歇性出血者定位困难，不能作出病因诊断(图10‑1‑1、图10‑1‑2、图10‑1‑3、图10‑1‑4)

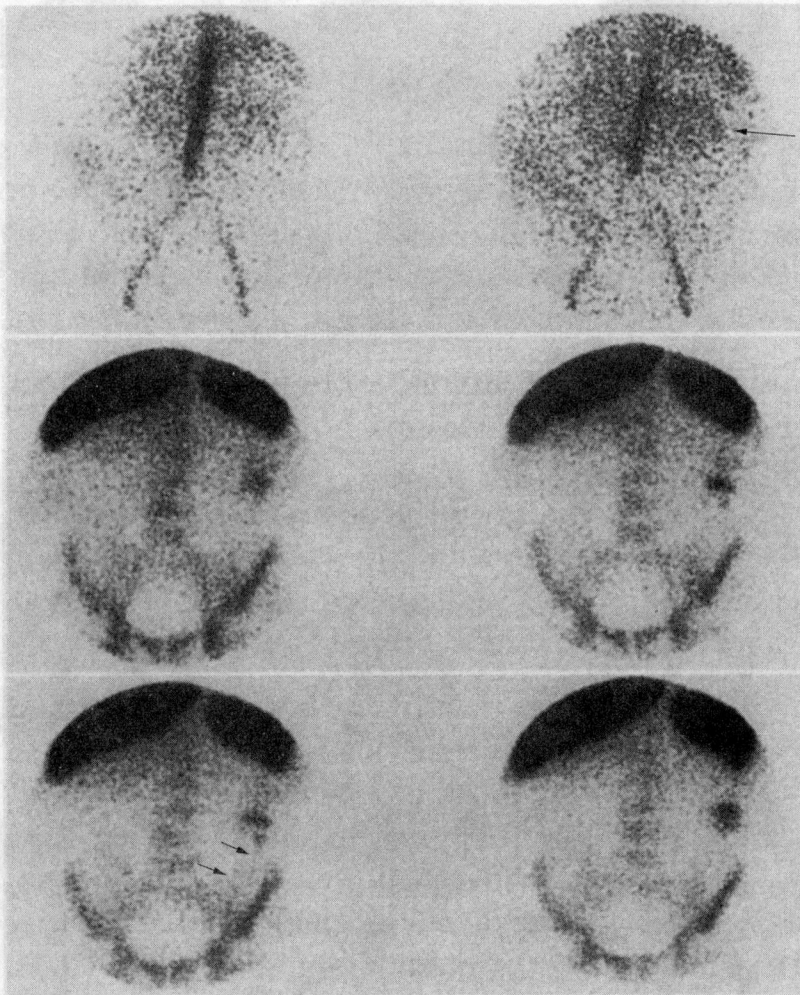

图10‑1‑1　^{99}Tc^m‑SC胃肠道出血显像，降结肠出血定位

　　上排：注射显像剂后1帧/3 s，箭头所指处为出血点。中排：1帧/5 min，出血点更加清晰。

　　下排：小箭头所指处为出血移动方向

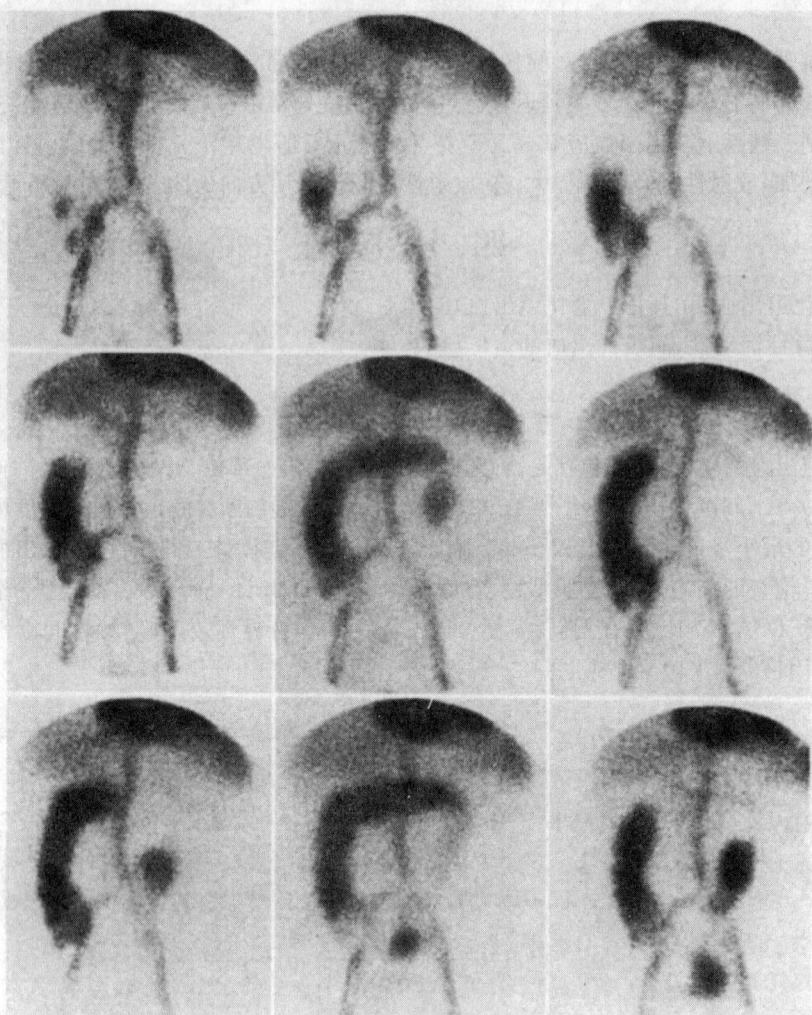

图 10-1-2 回盲部活动性大出血

至 60 min 时右腹见明显升结肠、横结肠影。手术证实为结肠癌,动脉破裂出血

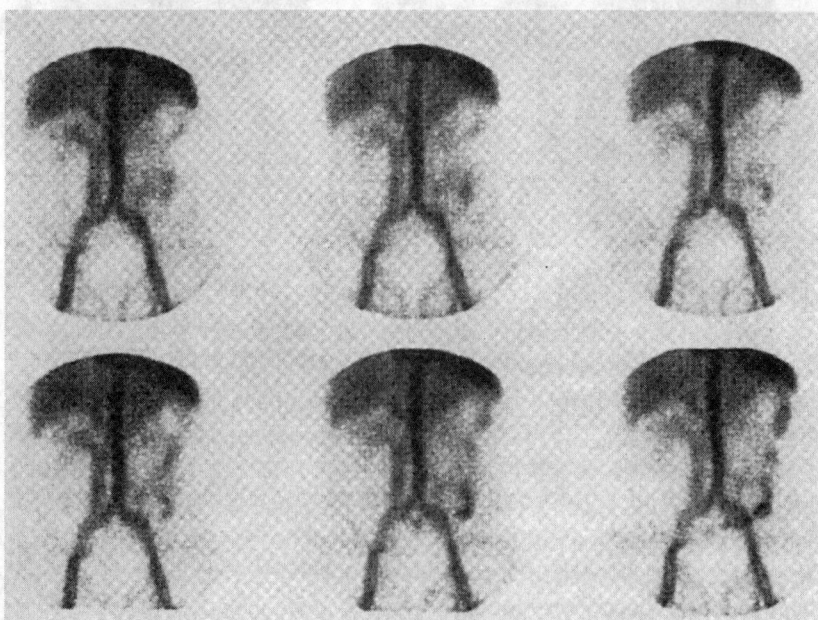

图 10-1-3 左结肠出血

60 min 内连续显像观察,见出血量逐步增加

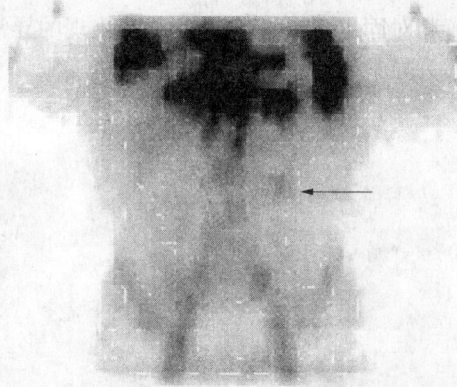

图 10 - 1 - 4　消化道大量出血动态^{99}Tc^m- RBC 显像

第二节　异位胃黏膜显像

一、原　　理

异位胃黏膜(ectopic gastric mucosa)主要好发于胃以外的消化道节段,包括巴瑞特食管(Barrett esophagus)、部分美克尔憩室(Meckel diverticulum)和小肠重复畸形。前者好发于食管下端,多由于长期胃-食管反流,刺激食管上皮化生,导致胃黏膜的壁细胞取代了食管下段的正常鳞状上皮所致;后两者好发于空肠、回肠段的先天性畸形,30%～50%的憩室内有异位胃黏膜。异位胃黏膜同样具有分泌胃酸和胃蛋白酶的功能,从而引起邻近的食管、肠黏膜产生炎症、溃疡和出血。本病通常以消化道出血为主要症状,探明出血原因和病灶部位对诊断和治疗有非常重要意义。

正常胃黏膜具有快速摄取高锝酸盐(^{99m}TcO$_4^-$)的特性,异位的胃黏膜同样具有这种特性,因此在注射^{99m}TcO$_4^-$后异位的胃黏膜可以很快摄取并浓聚^{99m}TcO$_4^-$,形成异常放射性浓聚灶。故可用于异位胃黏膜病的诊断。

二、方　　法

(一)显像剂

高锝酸盐(^{99m}TcO$_4^-$)。

(二)显像方法

1. 患者准备　检查当日禁食、禁水 4 h 以上,禁用过氯酸钾、水合氯醛等阻滞^{99}Tc^{m}O$_4^-$吸收的药物,以及阿托品等有抑制作用的药物或可刺激胃液分泌的药物。每次检查前都应嘱患者排空大小便。

2. 显像方法　静脉注射新鲜淋洗的^{99m}TcO$_4^-$ 370 MBq(10 mCi),小儿按 50～100 μCi/kg 给予。患者取仰卧位,食管显像探头视野以剑突为中心,怀疑肠道病变者探头视野范围从剑突到耻骨联合。一般可用动态或间隔显像方式检查。动态显像以 1 帧/5 min,持续 30 min,然后在 60 min 时再采集一帧。也可分别于 0、5、10、30、60 min 各采集一帧,每帧 5 min,总观察时间可为 60～120 min。每帧计数 500～1 000 k。食管显像可于病灶显示后,饮水 200～300 ml,重复显像。

三、图　像　分　析

(一)正常影像

正常影像仅见胃显影,食管不显影,肠道可因胃黏膜细胞分泌的显像剂的排泄而一过性显影,尤其是十二指肠球部较为明显,结肠脾区及肾脏有时显影。后期图像上可见到渐浓的膀胱影。在胃与膀胱影之间,腹部无其他异常浓聚灶。结果判断可采用肉眼定性分析和使用 ROI 技术进行半定量分析。

(二)异常影像

除正常影像位置外,出现位置相对固定不变的,与胃影同步出现的异常浓聚灶或条索状浓聚影,尤其在食管下段或小肠区出现,均提示为异常(图10-2-1)。

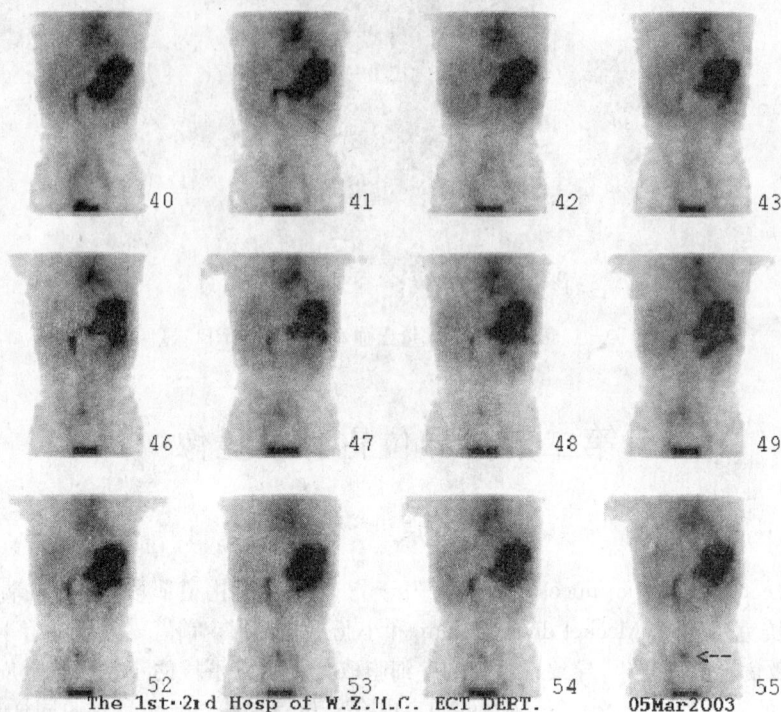

图10-2-1 异位胃黏膜显像

四、适 应 证

1) 下消化道出血疑有美克尔憩室和小肠重复畸形。
2) 小儿下消化道出血病因过筛检查。
3) 小儿慢性腹痛。
4) 肠梗阻或肠套叠疑与美克尔憩室或小肠重复畸形有关。
5) 不明原因的腹部包块。
6) 成人食管疾病的鉴别诊断。

五、注 意 事 项

在异位胃黏膜显像过程中还应注意:

1) 严格禁食、停用干扰、阻断胃黏膜摄取及促胃肠蠕动、胃肠液分泌的药物。

2) 在分析结果时需注意鉴别假阳性与假阴性。如肠套叠、阑尾炎、小肠梗阻、克罗恩病、溃疡、血管瘤等疾病可造成假阳性。而部分憩室在急性炎症期出血量大或血栓形成、梗阻及异位胃黏膜壁细胞数量过少、坏死,或由于局部分泌物较多等因素均可引起摄取 $^{99m}TcO_4^-$ 减少、清除过快或产生稀释作用,从而导致假阴性结果。

3) 本法不适用于无异位胃黏膜的憩室检查。

六、临 床 应 用

(一)Meckel 憩室

Meckel 憩室是最常见的先天性消化道发育异常,为胚胎期卵黄管未闭所致,多发生于回肠的肠系膜对侧肠壁,距回盲部80~90 cm。成袋状,属胃黏膜在小肠的异位症。该病在普通人群的发病率为1%~3%,男性较多,绝大多数患者可终生无症状,只有25%~40%的患者有自觉症状,2岁以下的患儿以消化道出血为主,成人患者主要出现肠套叠、梗阻和感染等并发症。在有临床症状的患者中约有 60% 存在异位胃黏膜,而发生出血并发症的患者中 98% 都有异位胃黏膜。

Meckel 憩室显像表现为腹腔内局部异常放射性异常浓聚,位置相对固定,与胃同步显影,通常出现在右下腹,也可在腹腔内任何地方。一般在注射后 5～10 min 即可显示放射性浓聚,之后随时间延长而逐步增强。侧位显像时浓聚灶靠近腹侧是诊断要点。45～60 min 后,个别病灶因分泌物排出、出血或蠕动加快等,浓聚范围可有扩大、变形、出现肠影等现象。对于高度怀疑本病但第一次显像阴性者,可皮下注射五肽胃泌素 6 μg/kg,或胰高血糖素 50 μg/kg,10 min 后再次进行显像,以提高显像的阳性率。五肽胃泌素可以加强胃黏膜对 $^{99}Tc^mO_4^-$ 的摄取,但同时也会加快小肠的蠕动;而胰高血糖素具有抑制肠道蠕动的作用,阻止 $^{99}Tc^mO_4^-$ 自憩室向肠腔内排泄,因此有人建议将两药联合使用。本法诊断临床符合率为 75%～85%,有报道其灵敏度与特异性可达 90%。

(二) Barrett 食管

Barrett 食管是由于慢性胃食管反流引起食管下段上皮化生,由柱状上皮替代鳞状上皮,从而导致溃疡、高度狭窄等并发症,有 8.5% 的病例还可转变为食管腺癌。$^{99}Tc^mO_4^-$ 显像可在胃显影的同时,在胃影上方的食管下段出现异常放射性浓聚影。并且随时间延长显影逐步增强,饮水后局部影像无明显变化。

$^{99}Tc^mO_4^-$ 显像对 Barrett 食管具有方法简便,灵敏度高,无创伤并且可进行定性和定位诊断等优点,自 1973 年起就成为临床诊断本病的常用方法。但目前临床上本病的诊断通常是采用内窥镜加黏膜活检的方法。

(三) 肠重复畸形

肠重复畸形是胃肠道先天性囊性或管性病变,由平滑肌和黏膜组成,多数发生于回肠,30%～50% 的病例有异位胃黏膜,临床表现与 Meckel 憩室相似。$^{99m}TcO_4^-$ 显像可见腹部出现较大范围的条状放射性浓聚影,形态与部位多变,其典型表现为浓聚灶呈肠襻状或多叶状。本病主要通过外科手术进行诊断,术前钡餐造影和 B 超检查也有较大的帮助。核素显像的方法较少使用。

第三节　唾液腺显像

一、原　　理

唾液腺的间叶导管上皮细胞能摄取和分泌 $^{99m}TcO_4^-$,随后逐渐排泌至口腔。静脉注射的 $^{99m}TcO_4^-$ 被上皮细胞从周围毛细血管中摄取并加以浓缩,在一定刺激下分泌出来。因此,可以得到唾液腺的核医学影像和摄取、分泌、排出显像剂的时间-放射性曲线。即为唾液腺显像(salivary gland imaging)。可以观察到唾液腺的大小、位置、形态与功能。

二、方　　法

(一) 显像剂

高锝酸盐($^{99m}TcO_4^-$)。

(二) 显像方法

患者无需特殊准备,静脉快速注射显像剂 185～555 MBq(5～15 mCi) 后,进行动态显像观察唾液腺血流灌注,随后 5、10、20、40 min 拍摄静态正位像。必要时加做侧位,或 1 帧/3 min～5 min 连续动态显像。探头视野应包括甲状腺。仅作静态显像时,在注射 $^{99m}TcO_4^-$ 前 30 min 皮下注射硫酸阿托品 0.5 mg,可以抑制唾液腺的分泌,减少口腔内的放射性,有助于唾液腺形态、位置的观察。而动态显像必要时可在腮腺放射性达平衡时,给受检者含枸橼酸钠盐或维生素 C 500 mg 等酸性物质,以观察和分析放射性下降情况。

三、图像分析

(一) 正常影像

静态影像见腮腺和颌下腺显影清晰,轮廓完整,两侧腺体位置、大小对称,腺体内放射性分布均匀。

动态显像可见两侧腺体血流灌注影像对称,放射性迅速在腺体内增加并排至口腔,在 10 min 内可见口腔"半月形"影像。并可获得口腔放射性出现时间(To)约为 10 min,腮腺放射性高峰时间(Tp)为 20～30 min,及口腔放射性大于腮腺放射性时间(Top)约为 40 min。酸性物质刺激可引起唾液分泌明显增加,如导管通畅时,可见口腔内放射性很快上升,腮腺内放射性明显下降(图 10-3-1)。

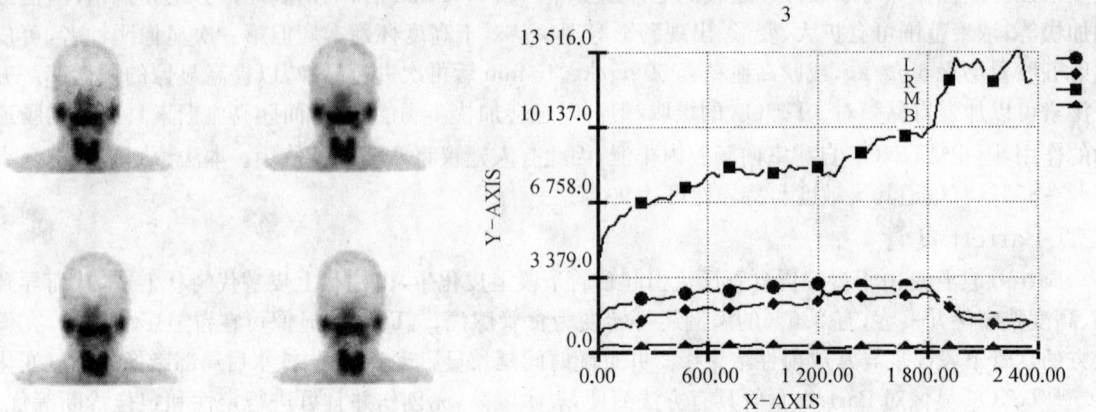

图 10-3-1　正常腮腺显像和口腔、左右腮腺时间-放射性曲线

(二) 异常影像

异常影像包括唾液腺增大、不对称,腺体内肿块出现温、冷、热区;唾液腺显影时间延迟,口腔放射性出现延迟,甚至不显影等。酸性物质刺激后唾液腺放射性不降反升等。

四、适 应 证

1) 唾液腺功能的判断,如干燥综合征的诊断、唾液腺手术后残留腺体或移植唾液腺功能的判断。
2) 占位性病变的诊断,如淋巴乳头囊腺瘤的诊断等。
3) 异位唾液腺的诊断等。

五、临 床 应 用

(一) 唾液腺肿块的定性诊断

肿块区域放射性增高(热区)以淋巴乳头状囊腺瘤(Warthin's tumor)多见(图 10-2-1、图 10-2-8)肿块区域放射性减低(冷区),若边缘光滑清晰多为良性病变如混合瘤、唾液腺囊肿、脓肿等;若边缘模糊不整多为恶性肿瘤。肿块区域放射性等同与周围正常组织(温区)则多为混合瘤。

(二) 干燥综合征的诊断

干燥综合征(sjogren syndrome)是慢性唾液腺炎的一种特殊类型,多表现为唾液腺和口腔黏膜显影不良(放射性减少或不显影),且酸刺激后口腔放射性不增加。

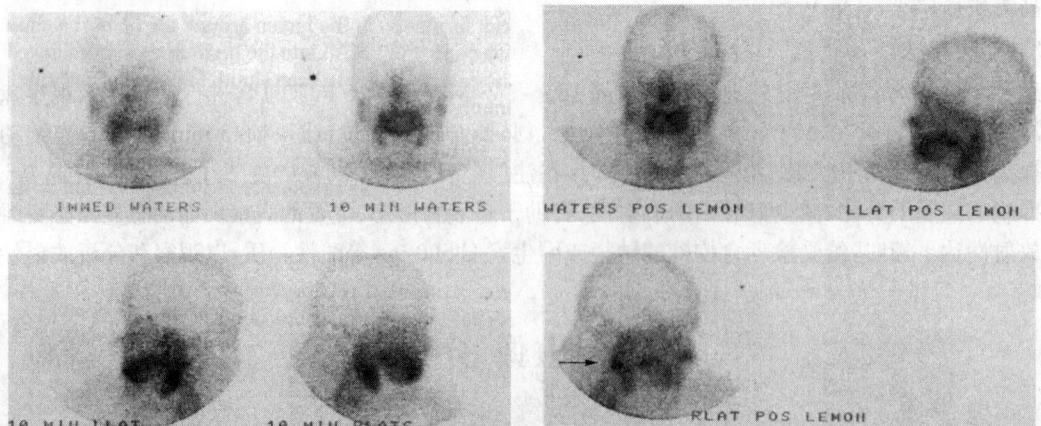

图 10-3-2　腮腺显像,箭头所指示为"热结节"——淋巴乳头状囊腺瘤

第四节 消化道动力学研究

核医学消化道动力学研究(kinetic study of gastrointestinal)是研究食道和胃肠功能的有价值的方法,它具有无创伤性,不需要插管,不会引起疼痛或不适的特点,患者易于接受并可重复应用。加上这些检查一般均不影响正常的胃肠道生理功能,因此更具有可信性和诊断意义。通过计算机技术可获取一系列生理参数,发现功能异常,并用于患者的随访和治疗效果之观察。

一、食道通过显像

放射性核素食道通过显像(esophageal transit imaging)是一种简便易行的了解食道运动功能的方法。可在患各种食道运动症状的患者中实施,没有创伤性并且可得到定量资料,不影响其生理状态,特别适用于治疗前后的疗效评价。

(一)原理

受检者吞食含有放射性显像剂的食物后,放射性显像剂随着食管的蠕动通过食道进入胃。用γ照相机或SPECT连续采集此过程,即可获得食团通过食道时的影像变化和相应的参数,以此来评价食道的运动功能。

(二)方法

放射性核素食道通过显像通常应用的放射性药物是^{99m}Tc-硫胶体或^{99m}Tc-DTPA,剂量11.1 MBq(300 μCi)。使用水溶液较普通,有些研究中认为应用半固体食物对诊断运动低下较为敏感。患者隔夜禁食,于环状软骨处放置一放射性标志,患者练习吞咽动作后"弹丸"式吞咽^{99m}Tc-硫胶体并每30 s干吞咽一次,共4次。用γ照相机或SPECT记录连续的动态影像并获得时间放射性曲线。

(三)正常影像及结果判断

自咽部起,可见一条垂直向下的食道影像,动态观察可清晰显示食团通过全食管的过程。资料分析和定量采用感兴趣区(ROI)技术勾画出全食道及分段食道(分为上、中、下段)经处理的到的时间-放射性曲线,定量分析其食道内残留率或食管通过时间。

食道内残留率计算公式如下:

$$食道内残留百分率 = \frac{E\max - E_t}{E\max} \times 100$$

式中,$E\max$为吞咽后15 s内食道内最大计数率,E_t为经过t次干吞咽后的计数率。食道通过时间(TETT)是指从放射性弹丸初次进入食道至90%放射性被清除的时间,正常值小于15 s。

(四)临床评价

放射性核素食道通过显像对于诊断贲门失迟缓症有较高的诊断敏感性。可对患病过程中的食道功能进行长期随访观察药物或手术的疗效。

病理情况下,食管运动功能呈现不同的变化,如贲门失弛缓症、硬皮病、DES和胃食管反流患者其食管通过率下降,食管通过时间延长。食管梗阻平面以上放射性显像剂滞留。食管瘘异常放射性浓聚可溢出食管。

二、胃食道反流显像

胃食道反流(gastroesophageal reflux)常伴有"心烧灼感",是常见的消化道症状。婴儿期少量反流是正常生理现象,7~8个月以后会逐渐消失。但其中1/3症状持续至4岁并有明显的后遗症,有些甚至引起营养不良或反复肺炎。

(一)方法和结果判断

患者隔夜禁食,喝置于150 ml 橘子水、150 ml 0.1 mol/L HCl溶液中的^{99m}Tc-硫胶体(或^{99m}Tc-DTPA)11.1 MBq(300 μCi),γ照相机探头覆盖胸部和胃。采集30 s图像,以确定放射性是否已通过食道。如未完全通过,给予30 ml水再次喝下以清除食道内残余放射性。搏腹带于肋缘下,连接血压计,从

0 到 100 mmHg 逐渐增压,每次增加 20 mmHg,每次增压后采集 30 s 图像;连续动态采集 60 min。放射性核素标记的试餐进入胃以后,如果贲门上方出现异常放射性,为胃食道反流的典型表现。如未发现反流,必要时作 2~4 h 延迟显像。每次增压后按公式计算胃食道反流指数 GER:

$$GER = \frac{E_t - E_b}{G_o} \times 100$$

式中,E_t 是 t 时间的食道计数,E_b 是食道内本底计数,G_o 为检查开始时胃内的计数。GER>4% 考虑为异常表现。婴幼儿不用加腹带和增加腹压。

(二)临床意义和评价

对诊断儿童胃食道反流有很大作用。报道的灵敏度多在 75%~88% 之间。胃食道反流引起肺部异物吸入往往是患儿反复肺炎,难治性肺炎,甚至是难治性哮喘的病因。胃食道反流显像诊断肺部吸入异物,有助于肺内病变的病因诊断。

三、胃排空试验

核素胃排空试验(gastric emptying study)由于其准确、灵敏、可定量和相对易于施行,已逐渐成为判断胃排空功能的标准方法。

(一)原理

摄入不被胃黏膜吸收的放射性显像剂标记的食物,用 γ 照相机或 SPECT 仪连续记录其从胃排入空肠的过程,以胃排空时间等参数反映胃的运动功能。

(二)放射性药物

放射性标记物必须牢固地与食物相结合,以组成试餐。仅仅测定液态食物胃排空,常用 ^{99m}Tc 硫胶体。需要同时测定固态和液态的胃排空时,用双核素方法测定,常常使用 ^{111}In-DTPA 作为液体食物的标记物,用 ^{99m}Tc 标记固态食物。因为 ^{111}In 具有较高的能峰(171 keV 和 247 keV)。考虑到在大多数临床研究中都需要了解固态食物的胃排空;加上固态食物胃排空正常时,液态食物胃排空一般都正常,而固态胃排空延迟时,液态食物的胃排空有可能正常,也有可能延迟,依其轻瘫的程度而定,因此推荐首先进行固态食物的胃排空测定。单纯的液态胃排空测定只适用于各种原因无法进食固态食物的患者。

(三)方法

患者吃下放射性标记的试餐,然后置于 γ 相机下,连续采集相当时间(1.5~2.0 h)。然后通过计算机划取胃的感兴趣区(ROI),计算胃排空半排时间($T_{1/2}$,min),胃排空百分比(%)和排空率(%/min)。

胃排空率:

$$GEt(\%) = \frac{Cmax - Ct}{Cmax} \times 100\%$$

式中,GEt:时间 t 时的胃排空率;$Cmax$:胃区内最大计数率;Ct:时间 t 时胃内的计数率(经衰减校正后)。

(四)胃排空的模式

液态食物胃排空:单纯液体试餐的排空从引入胃内即已开始,不具有延滞相,时间-放射性曲线呈单指数形式下降,正常值胃排空半排时间 $T_{1/2}$ 为 10~20 min。液体、固态混合试餐的液体食物胃排空曲线也呈指数形式,但较单纯液体试餐为慢。且液体试餐的排空率不受固态试餐排空率的影响。

固态试餐胃排空:首先呈现为延滞相,然后固体试餐呈直线形式排空。延滞相持续时间受胃排空因素的影响。糖尿病等疾病延迟延滞相,而一些药物如灭吐灵等通过缩短延滞相来加速胃排空。

(五)胃排空测定的临床意义

胃排空加速常可伴随心悸,发汗,虚弱和腹泻(倾倒综合征)。胃排空迟缓的症状包括厌食、腹胀、恶心、偶有呕吐。急性胃肠炎和代谢紊乱时可出现胃排空滞纳的急性症状。更多的疾病则引起胃排空延缓的慢性疾病的改变。

四、十二指肠-胃反流显像

放射性核素十二指肠-胃胆汁反流显像(Duodenum-Gastric Reflux Imaging)为诊断肠-胃反流和探讨

其致病机制提供了一种简便、无创伤性和较为可靠的新方法。

(一)原理和方法

方法学上的关键是要将放射性药物引入十二指肠。利用放射性核素肝胆显像剂静脉注射后,经由肝脏快速摄取并分泌入胆道,继而排至十二指肠的特点,可作十二指肠-胃反流显像。常用的放射性药物有^{99m}Tc-EHIDA、^{99m}Tc-Mebrofenin等(详见肝胆显像)。放射性药物进入十二指肠后,继续进行动态显像,连续30~60 min,探头视野包括肝脏、胆道、肠道和胃。正常情况下胃部检测不到放射性。当存在肠-胃反流时,经由肝、胆道排泄至肠的示踪剂逆流入胃,造成胃显影。

(二)结果判断

正常情况下胆汁不进入胃,表现为十二指肠空肠以上的胃区无放射性浓聚,促胆汁分泌后,胃部仍无放射性出现。当存在十二指肠-胃胆汁反流时,经由肝、胆道排泄至肠的显像剂逆流入胃,胃区出现放射性异常浓聚,造成胃显影,即可判断为十二指肠-胃反流。使用计算机划定"感兴趣区",可作出肠胃反流的时间-放射性曲线,并可定量反流程度。如果胃部投影区难以确定或难以判断有无反流,可在检查结束以前口服0.1~0.2 mCi^{99m}Tc-IDA,然后再次显像以确定胃的位置和外形轮廓。

(三)临床意义

胆汁从小肠反流入胃的现象常见于胃切除术后残胃胃炎、慢性胃炎、胃溃疡、胃癌、反流性食管炎及某些消化不良性疾病。以往检查小肠-胃反流的方法,大多数依靠胃管抽取或胃镜检查,既不方便,又不够准确。由于机械插入的刺激本身即可能导致肠-胃反流。^{99m}Tc-IDA类药物没有副作用及禁忌证,且辐射剂量小,婴幼儿或老年人均可适用。因此这是一种简便易行、安全有效和无创伤性的核医学诊断方法。

五、肠道转运时间测定

有两种核医学技术测定肠道转移时间研究(Intestinal Transit Study)的方法,一种运用影像诊断方法,一种是非影像方法。后者将放在本章呼气试验中介绍。

小肠通过时间:曾应用^{99m}Tc胶体或^{99m}Tc-DTPA加水或混合于半固态的食物中。用^{131}I、^{99m}Tc标记的纤维素,在酸性和碱性条件中都稳定,并且不受胃窦研磨的影响,是长期不被消化的物质。其他包括^{111}In标记的塑料颗粒,^{111}In标记的树脂等,都可用作小肠通过时间测定。

大肠通过时间:将示踪剂直接置入肠道可获得较为准确的结果和缩短检查时间。曾用过^{99m}Tc-DTPA、^{131}I-纤维素等,也可用放置于不被消化的胶囊中的^{111}In-DTPA。可用口服胶囊测定,应用^{111}In标记的聚氯乙烯阳离子交换树脂,示踪剂被置于对pH敏感的胶囊内,能够抵抗胃中的酸度和小肠中的碱性,但在盲肠附近由于pH的持续升高而破裂。使用大视野的γ照相功能追踪并定量其通过消化道各部位的时间。

临床意义:腹泻患者肠道通过时间加速,而便秘患者明显延长。

六、肠道蛋白丢失

肠道淋巴管扩张、克隆氏病(Crohn's病)、巨大肥厚性胃炎(Menetrier氏病)、淀粉样变和肠瘘等消化道和非消化道的疾病常常伴随着肠道蛋白的丢失。有可能造成严重的临床问题——低蛋白血症。

用^{51}Cr标记的白蛋白作肠道蛋白丢失(Protein Losing)测定,需要每日收集并计量粪便至48~72 h。^{99m}Tc标记的人血清白蛋白是第一个用于定量肠道蛋白丢失的放射性核素显像剂。存在肠道蛋白丢失时,静脉注射以后30 min动态影像即可发现肠道聚集放射性,并继续增强至24 h。也可使用^{111}In标记的输铁蛋白,静脉注射以后与血清蛋白结合,腹部γ显像可显示蛋白漏出。

第五节 门静脉压力测定

以往所用测定门静脉压力(Evaluation of Portal Hypertension)的方法,如经皮肝穿刺门静脉测压术、腹部手术术中测定等都具有创伤性,不易被患者接受,也无法反复测定。放射性核素无创伤性测定门静脉压力方法的引入,使之有可能成为临床测定的常规手段。

曾使用高锝酸盐作为放射性药物。患者仰卧,取膀胱截石位,γ照相机探头覆盖患者腹部和下胸部,$^{99m}TcO_4$经由肛门直肠注入后,立即启动γ照相机,动态连续摄取高锝酸盐被肠黏膜摄取、进入肝、心的影像,并作定量分析计算分流指数。正常人示踪剂绝大部分进入肝脏,心脏分流的量很少。门静脉压力增高时,进入肝脏的份额减少而心脏分流增加。其后又曾用^{123}I - IMP、^{201}Tl、^{99m}Tc - MIBI等作为示踪剂作门静脉分流测定。使用^{99m}Tc - MIBI测定门静脉压力,首次灌流后,^{99m}Tc - MIBI能被心肌和肝脏所摄取,因而既能获得影像资料,定量方法又相对简单和直观。方法是通过肛门插入导管后,将^{99m}Tc-MIBI注入距肛门20 cm以上的直肠肠腔中。正常人及非门静脉高压病例直肠黏膜吸收放射性示踪剂后,通过直肠上静脉至肠系膜下静脉进入门静脉而运行到肝脏,故绝大部分^{99m}Tc - MIBI被肝脏所处理,肝脏出现放射性的时间较心脏为早,且放射性强度远高于心脏。所以此时心前区放射性与肝区放射性比值(H/L)很低,反映心脏摄取放射性份额的参数——分流指数(SI值)亦很低。相反,门脉高压病例由于门静脉压力升高,门静脉和体静脉间吻合支呈代偿性扩张,使一部分血液通过吻合支绕过肝脏直接回心。其运行路线为:直肠上静脉→直肠中、下静脉(或肠系膜下静脉末梢处的侧枝)→下腔静脉→心。因此,心前区放射性有可能提早出现并显示明显的心影。此时,H/L值及SI值上升。由于该方法H/L值及SI值在给药后15 min至3 h内基本保持稳定,故只需在相应时间用γ相机采集一次静态影像,即可获得高质量的图像并计算定量指标。一般选择在给药后1.5 h采集。划取心脏和肝脏的感兴趣区后,以下述公式计算定量指标:

$$SI(\%) = \frac{心前区\ ROI\ 计数}{心前区\ ROI\ 计数 + 肝区\ ROI\ 计数} \times 100$$

临床上,随着肝病程度的加重,H/L值、SI值也呈上升趋势。门静脉压力测定用来了解病情,作肝硬化的分类,以及用作降低门脉高压药物治疗效果的评价

第六节 消化系统核医学中的非影像学方法

近年来,在消化系统核医学的临床应用中,出现了一些非影像学检查方法(non-imaging methods in gastrointestinal nuclear medicine),通过各项功能参数的定量或定性测定,了解消化道的功能状态和疾病。其中多种呼气试验特别引人注目。随着测定技术的完善,已能用于测定幽门螺杆菌、肝脏功能、乳糖酶缺乏症、脂肪代谢等,也是消化系统核医学的一个重要组成部分。

一、尿素呼吸试验诊断幽门螺杆菌感染

幽门螺杆菌(helicobacter pylori, HP)感染是消化性溃疡和胃炎的主要病因之一,明确有无HP感染对临床诊断及制定治疗方案有重要意义。Graham DY与1987年首先应用^{13}C -尿素呼气试验(urea breath test, UBT)诊断HP感染获得成功,但^{13}C属于稳定性同位素,标本定量测定需要质谱仪等,从而使^{13}C-尿素呼气试验价格相当昂贵。Marshall于1988年采用^{14}C -尿素呼气试验,获得同样的诊断效果。几经改进,^{14}C-尿素呼气试验现在已经十分成熟,并常规用于临床。

(一)原理

哺乳动物细胞中不存在尿素酶,而HP能产生大量活性很强的尿素酶,如果胃内存在尿素酶,则可视为HP存在的证据。为了检测HP,让受试者口服^{14}C -尿素,如果胃内存在HP,其产生的尿素酶迅速催化^{14}C-尿素水解生成NH_4^+和$H^{14}CO_2$,后者吸收入血并经肺以$^{14}CO_2$形式呼出,收集呼气标本并测量$^{14}CO_2$便可判断HP感染的存在。

(二)方法

1. 显像剂 ^{14}C -尿素。

2. 显像方法 受试者检查前禁食4~12 h,以凉开水(约20 ml)送服28 KBq(0.75 μci)的^{14}C -尿素胶囊一粒,静坐25 min。开启CO_2吸收剂一瓶,插入一洁净的吹气管,受试者通过吹气管平静吹气,可以换气,严禁倒吸。

(三)结果判断

(1)当CO_2吸收剂由红色变为无色时停止吹气。此即吸收CO_2 2 ml。吹气时间需1~3 min。

（2）若超过 5 min 褪色不全,亦停止吹气,此时 CO_2 吸收已饱和,但因唾液等进入干扰了非水滴定系统而影像变色,并不影响测试结果。

（3）气体收集完毕,用经甲醇冲洗洁净的吸量管加入稀释闪烁液 4.5 ml,加盖密封。若加入闪烁液后有分层现象,再加数滴甲醇即可溶解。在液体闪烁测量仪上作 ^{14}C 放射性测试 2 min。

（4）按公式计算结果：$^{14}C - UST =$（样品 dpm－本底 dpm）$/2$ dpm/mmol CO_2

（5）结果判断：$^{14}C - UST \geqslant 100$ dpm/mmol CO_2 可判断为 HP 阳性,灵敏度高达 $90\% \sim 97\%$,特异性达 $89\% \sim 100\%$。

（四）注意事项

（1）孕妇、哺乳期妇女作此项检查。

（2）近期内使用过抗生素或含铋的药物可引起假阳性。假阴性则可能由于胃酸缺乏、口腔中杂菌（能分解尿素）、其他螺杆菌等引起。

3.5 d 内有上消化道出血,检查的敏感性会降低。

（五）$^{14}C - UST$ 的安全性评价

^{13}C 为稳定性核素,可在任何人群中反复使用,尤其适合孕妇与儿童。但它使用的仪器价格昂贵,不易推广。^{14}C 为放射性核素,它的物理半衰期长达 4 000 余年,因此 ^{14}C 的放射性危害备受关注。研究结果表明,HP 阴性者口服的 ^{14}C-尿素 70% 以原型从尿中排出,5% 从呼气中排出；而 HP 阳性者约 34% 由尿中排出,38% 由呼气中排出,两者 24 h 的总排出率达 $86\% \sim 97\%$。$^{14}C - UST$ 对生殖腺及骨髓的辐射约为宇宙射线对人体全身一天的辐射剂量,而每年从大自然接受的辐射剂量为 2 mSV,相当于 700 次的 $^{14}C - UST$。单次 $^{14}C - UST$ 的辐射剂量为胸透的 1/7,钡餐的 1/1 000。因此,如此低剂量的 $^{14}C - UST$ 是十分安全的,所致的辐射损伤几乎可以忽略。

二、标记乳糖试验测定肠道转运时间

稳定性或放射性碳标记的乳糖被结肠细菌所发酵。标记乳糖随食物引入,测定标记 CO_2 出现的时间可获得食物从口腔到盲肠的转运时间。但它并不代表大块食物的转运时间。此外,乳糖本身对肠道蠕动是刺激因素,转运时间受到胃排空率的影响,加上结肠中必须有足够酵母菌的存在是这一方法的局限之处。实际上,在 1/4 的人群中体内缺乏酵母菌。

三、脂肪和碳水化合物肠道吸收障碍

碳水化合物、脂肪和其他物质氧化代谢的最终产物都是 CO_2 和 H_2O。因此,口服 ^{13}C 或 ^{14}C 标记的脂肪或碳水化合物后,收集呼出气体中的标记 CO_2 的量,可了解其吸收情况。如果标记物服下后只测到与本底计数接近的量,应考虑肠道吸收障碍的存在。

（张　琦）

思考题

一、问答题

1. 胃肠道出血显像所用的两种显像剂各有何优缺点？临床使用时如何进行选择？

2. 核医学检查在诊断异位胃黏膜方面有何优势？

二、选择题

1. 放射性核素食道通过显像使用的显像剂是放射性核素标记的

　　A. 固体食物　　　　　　　B. 液体食物　　　　　　C. 50%固体 50%液体混合食物

　　D. 25%固体 75%液体混合食物　　E. 胶体类食物

2. 异位胃黏膜显像诊断美克尔憩室需要的患者准备包括

　　A. 清洁口腔　　　　　　　B. 服用抗菌　　　　　　C. 灌肠作肠道准备

　　D. 禁食 4～6 h　　　　　　E. 口服灭吐灵

3. 异位胃黏膜显像的显像剂是

　　A. ^{99m}Tc 胶体　　　　　　B. $^{99m}TcO_4^-$　　　　　C. $^{99m}Tc - IDA$

　　D. $^{99m}Tc - DTPA$　　　　　E. $^{99m}Tc - RBC$

4. 下列诊断和定位活动性消化道出血的要点,哪项是错误的
    A. 放射性随时间增高
    B. 放射性不随时间移动的"热区"
    C. 出血点须和血管瘤、副脾鉴别
    D. 出血率达 0.1 ml/min,出血量达到 2～3 ml 就可被探测到
    E. 红细胞标记率不高往往造成膀胱显像过强

第十一章 肝胆显像

放射性核素肝胆显像不仅反映肝胆形态和解剖结构,更着重显示功能及其病理生理变化。如肝胆动态显像反映肝细胞功能和胆道排泄,广泛用于诊断急性胆囊炎和其他肝胆疾病;^{99m}Tc-RBC 肝血池显像,反映肝血容量,用于诊断肝血管瘤;选择性肝动脉内注射 ^{99m}Tc-MAA 行肝动脉灌注显像,用于肝肿瘤化疗、内放射治疗时观察肝内动静脉分流等。

第一节 肝胶体显像

一、原 理

肝脏由多角细胞和库普弗细胞(Kupffer cell)组成,库普弗细胞与肝实质细胞的分布相平行,均匀地分布在整个肝脏。静脉注入的放射性胶体颗粒约 85% 被库普弗细胞吞噬,从而使肝实质显影;其余 15% 则被脾脏和骨髓等的巨噬细胞摄取。当肝脏发生病变时,网状内皮细胞受到损害或功能不良,可表现为放射性稀疏或缺损区。根据肝内显像剂的分布状况,可以判断肝脏的位置、大小、形态以及有无占位性病变,从而达到诊断疾病的目的。

二、适 应 证

1) 肝脏位置、形态、大小的评估。
2) 肝库普弗细胞功能评价。
3) 肝脏占位性病变的部位、大小和累及范围的诊断。
4) 上腹部肿块的鉴别诊断,了解腹部肿块与肝脏的关系。
5) 术前评估术后肝脏残留功能及手术切除范围的确定。
6) 肝脏弥漫性病变的病情评估和追踪观察。

三、禁 忌 证

无明确禁忌证。

四、方 法

(一)显像剂

1. **^{99m}Tc-硫胶体(^{99m}Tc-sulfur colloid,^{99m}Tc-SC)** 它是一种细小的放射性胶体颗粒,静注后 90% 被肝的库普弗细胞吞噬,2%~3% 发布于脾,8% 分布于骨髓。

2. **^{99m}Tc-植酸钠(^{99m}Tc-sodium phytate,^{99m}Tc-Phy)** 植酸钠本身不是胶体颗粒,而当它自静脉注入体内后,与血中钙离子螯合形成不溶性 ^{99m}Tc-植酸钙胶体(颗粒直径约为 300 nm),可以被肝库普弗细胞吞噬而显像。

(二)显像方法

静脉注入 ^{99m}Tc-硫化胶体或 ^{99m}Tc-植酸钠 74~111 MBq(2~3 mCi),15 min 后行肝平面显像或SPECT 断层显像。注意显像前 24 h 内不宜进行钡餐检查;显像时除去衣物表面的金属物品;嘱受检者检查时平静呼吸,以减少脏器位移的影响。

五、影 像 分 析

观察肝脏的位置、形态、大小和放射性分布。正常肝影放射性分布均匀(图 11-1-1、图 11-1-2)。

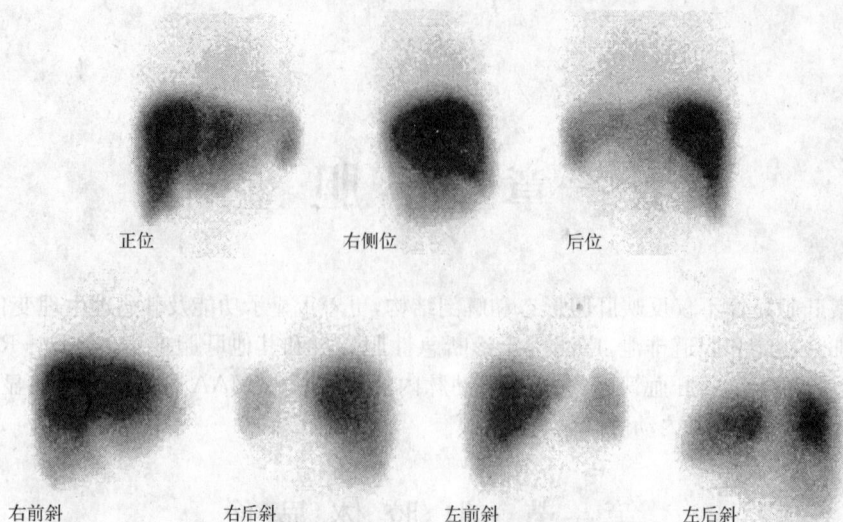

正位　　　　　　　右侧位　　　　　　　后位

右前斜　　　　右后斜　　　　左前斜　　　　左后斜

图 11-1-1　正常肝胶体平面显像

(温州医学院核医学教研室　张琦提供)

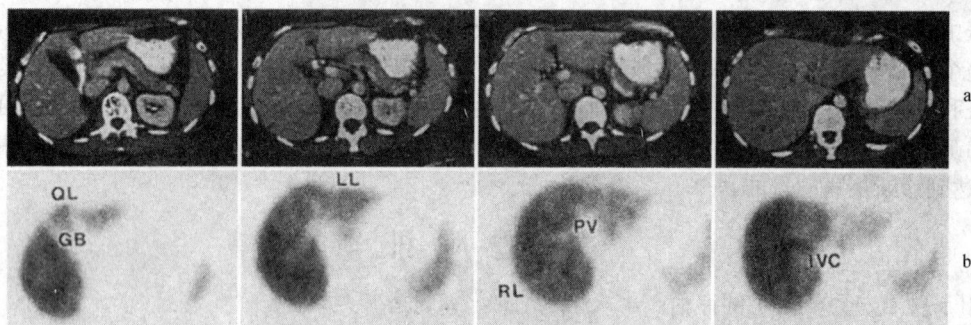

图 11-1-2　正常肝胶体断层显像

a. CT 图像。b. 相对应的 SPECT 图像

GB. 胆囊窝；QL. 长叶；PV. 门静脉分叉；IVC. 下腔静脉；RL. 右叶；LL. 左叶

(温州医学院核医学教研室　张琦提供)

异常图像可见肝的位置、形态、大小及放射性分布异常。

1) 位置异常如先天性左位肝,肝下垂、肝上移等。

2) 形态异常,包括先天发育异常,邻近组织器官外压变形。

3) 大小异常,肝影增大常见于急性和慢性肝炎、脂肪肝、血吸虫病、肝硬化代偿期、肝脓肿、肝囊肿、肝包虫病、原发性肝癌、肝转移癌、充血性心力衰竭等。肝影缩小常见于失代偿期肝硬化。

4) 放射性分布异常:

① 肝区放射性弥漫性分布不均匀:见于弥漫型原发性肝癌、肝转移癌、肝硬化、脂肪肝等。

② 肝区局限性放射性分布稀疏或缺损:见于肝脏恶性肿瘤、海绵状血管瘤、畸胎瘤、肝囊肿、肝脓肿、肝包虫、肝外伤血肿和肝撕裂等。当肝硬变时,由于肝组织萎缩和增生,使右叶缩小,左叶代偿性增大,伴有脾大的典型表现。

③ 肝边缘区和正常稀疏区的稀疏和缺损:常因肝外相邻器官病变所致。右叶顶部放射性稀疏和缺损,常见于膈下积液、脓肿或是右肺底肿物压迫所致。左叶放射性稀疏或缺损,常见于先天性左叶发育不良,这时剑突下未能触及肝脏,如能触及包块则应考虑肝内病变或肝外包块压迫所致。肝门切迹增宽,常见于胰头癌或肝门区占位性病变。

④ 肝区局限性放射性增高:偶见肝脏左右叶之间的尾叶出现放射性局部浓聚,称为"热区",常见于下腔静脉梗阻和肝静脉梗阻;肝结节增生以及个别肝脓肿和血管癌也可出现局部"热区"。产生"热区"的原因可能是由于肝静脉梗阻时,血流受阻,肝细胞坏死、萎缩纤维化,肝脏放射性浓聚不良而普遍降低,而尾叶血流直接注入下腔静脉维持着正常的血液循环,加上该叶的吞噬功能也增强,使该区出现相对性岛状热区。上下腔静脉梗阻时由于侧支循环的建立,使肝圆韧带及镰状韧带中的脐静脉和副脐静脉扩张成

为侧支通路,从而出现肝左右叶之间放射性胶体摄取增加。

六、临 床 应 用

(一) 肝脏肿瘤

肝脏良性、恶性、转移瘤显像都有各自的特点,但这些显像特点均不特异。

1. 原发性肝癌　显像图上巨块型原发性肝癌呈现大片放射性稀疏或缺损区,边缘不规则,约90%以上的患者肝影增大,形态失常(图11-1-3)。结节型者呈现相应大小的放射性稀疏区。弥漫型者常表现放射性普遍稀疏,分布不均匀,可见多数散在斑片状放射性稀疏区。

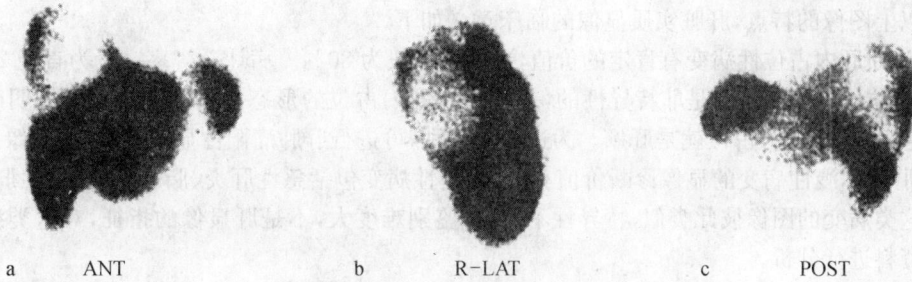

a　ANT　　　　　b　R-LAT　　　　　c　POST

图11-1-3　原发肝癌肝胶体平面显像

a. 前后位。b. 右侧位。c. 后前位

2. 转移性肝癌　多见肝弥漫性增大,呈单个或多个放射性稀疏或缺损区,通常呈圆形或类圆形,缺损边缘较整齐。结合病史,容易作出诊断。

3. 肝脏良性肿瘤　最常见的为肝海绵状血管瘤。显像图上,病变部位呈现放射性稀疏或缺损,边界较清楚,大多呈椭圆或类圆形(图11-1-4),肝脏一般无明显增大,如瘤体过大过多时可出现肝脏弥漫性肿大。

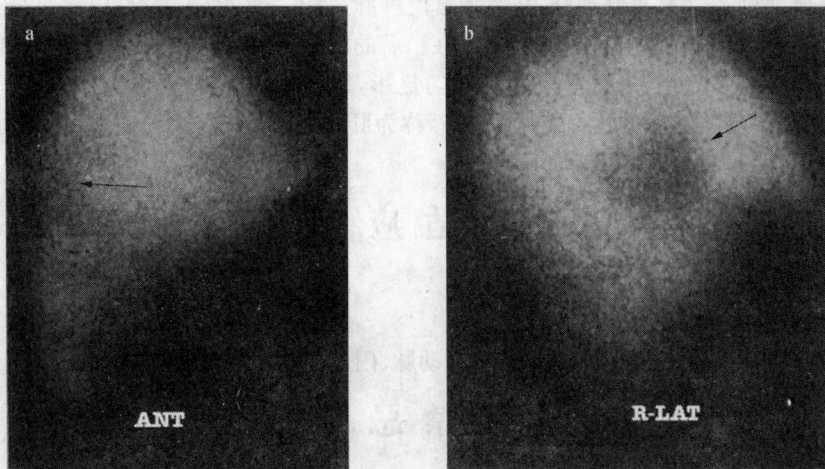

图11-1-4　肝血管瘤胶体平面显像

a. 前后位。b. 右侧位

肝脏海绵状血管瘤在肝实质显像图的表现与肝癌占位难以区别,对疑为肝血管瘤的占位性病变可做肝血池显像以资鉴别。

(二) 肝囊肿

显像图表现为球形缺损或大片缺损。

(三) 肝脏炎性病变

如阿米巴肝脓肿显像多呈单个或大片状放射性稀疏区或缺损区,边缘模糊。

(四) 肝硬化

典型表现为全肝实质细胞摄取胶体颗粒功能差,放射性普遍稀疏,分布不均匀,呈现弥漫性"虫蛀状"或小斑点状稀疏区。肝硬化早期功能代偿期,肝影明显增大;失代偿期肝硬化时,肝影明显缩小,但脾影显著增大,通常骨髓也显影(图11-1-5)。肝硬化的局灶性肝细胞坏死、纤维化、脂肪性变等所产生的局限性放射性稀疏区,容易误诊为肝实质占位性病变,必须结合临床其他检查结果进行鉴别。

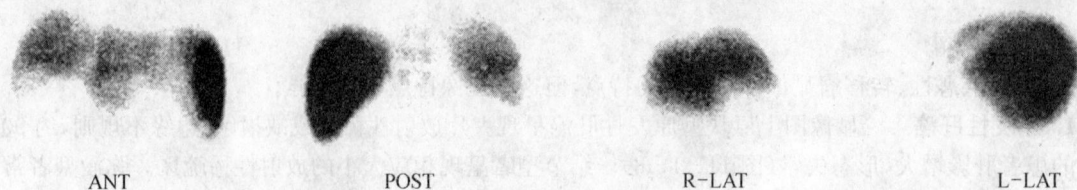

ANT   POST   R-LAT   L-LAT

图11-1-5 肝硬化肝胶体显像

概括以上图像的特点,肝脏实质显像的临床意义如下。

1) 对诊断肝内占位性病变有肯定的价值,准确率一般为80%。病灶分辨率一般为直径2 cm以上。

2) 对占位性病变的诊断是非特异性的,只能显示肝内占位的形态、位置和大小,不能明确占位为何种疾病引起,更不能认为占位就是肝癌。为进一步鉴别,可进行肝肿瘤阳性显像、肝血池显像。

3) 对肝脏弥漫性病变的显像诊断价值有限,弥漫性病变包括急性肝炎、脂肪肝、代偿性肝硬化、血吸虫病等。这类病变的图像彼此类似,特异性不明显,鉴别难度大,不是肝显像的指征,对这类疾病一定要结合临床资料进行分析。

第二节 肝血流灌注与血池显像

肝血流灌注显像(hepatic blood flow perfusion imaging)与肝血池显像(hepatic blood pool imaging)可以了解肝内占位性病变的血供特点及血液分布情况,从而判断病变的性质。

一、原 理

由于正常肝脏血供25%来自肝动脉,75%来自门静脉,故在“弹丸”式静脉注射^{99m}Tc标记的红细胞(^{99m}Tc-RBC)后的肝动脉灌注期肝脏不显影,而在稍后的门静脉灌注期肝内放射性逐渐增高;当^{99m}Tc-RBC在全身血循环中达平衡后,肝脏呈放射性均匀显影,即肝血池显像。肝恶性肿瘤主要由肝动脉供血,故于动脉期可见肿瘤部位有明显的放射性分布,称为肝灌注阳性。肝血管瘤因瘤体含血量很高,故在血池相放射性显著高于周围正常肝组织。

二、适 应 证

1) 肝血管瘤的诊断。
2) 评估肝内占位性病变的血流灌注状态。
3) 肝脏的血流灌注评价(如肝血流量测定,肝动脉、门脉血流比的测定等)。

三、禁 忌 证

无明确禁忌证。

四、显 像 方 法

受检者无需特殊准备。肘静脉“弹丸”式注射^{99m}Tc-RBC 555～740 MBq(15～20 mCi),同时启动显像仪进行连续动态的肝血流灌注显像。每2 s一帧,共计30帧。显像剂在体内达到平衡后(30 min后)进行肝血池静态显像,必要时进行延迟显像。可进行平面显像或断层显像。

五、正 常 图 像

(一)正常肝血流灌注显像

正常时,腹主动脉显影后8 s内为动脉相,可见肝区仅有少量放射性聚集,肾和脾脏动脉灌注影像明显,原因是肝动脉只提供肝血量的25%,若肝区放射性出现时间提早到与肾脏相同时,往往提示肝区病变区动脉成分增加。动脉相后肝影逐渐显示清晰,放射性分布基本均匀(图11-2-1)。

（二）正常肝血池显像

肝血池影像与肝显像影像相近,另可见心脏压迹上方有明显的心脏血池影像,同时可见腹主动脉和下腔静脉影像,脾脏显影明显,有时可见肾脏显影(图11-2-1、图11-2-2)。

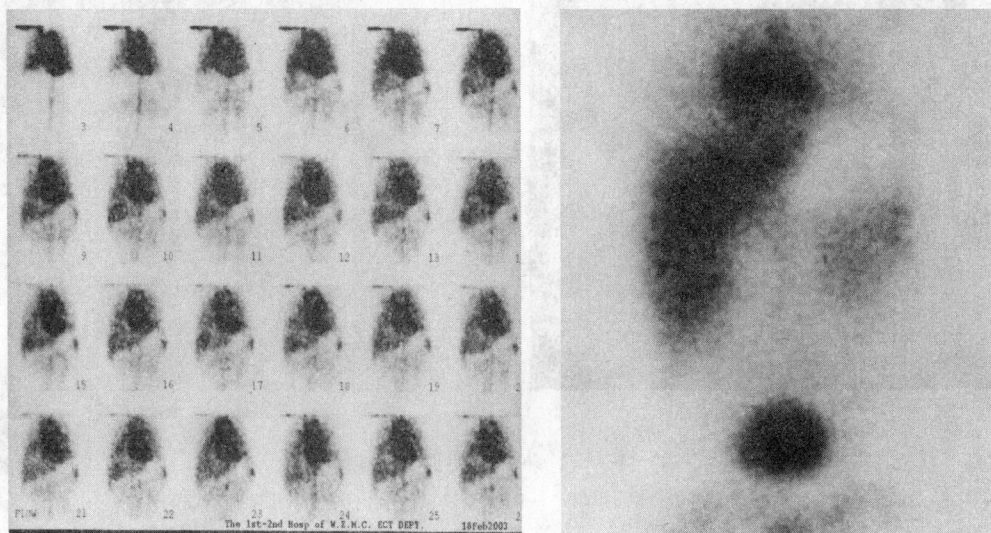

图11-2-1 正常肝血流灌注显像

左图:静脉注射^{99m}Tc-RBC即刻进行显像,1帧/2s,6s见腹主动脉影,8s见双肾及脾影,12s后肝区才逐渐见放射性增浓。右图:肝血池显像图,注射显像剂后2h显像,延迟相,前后位,心、肝、脾清晰显像。
(温州医学院核医学教研室 张琦提供)

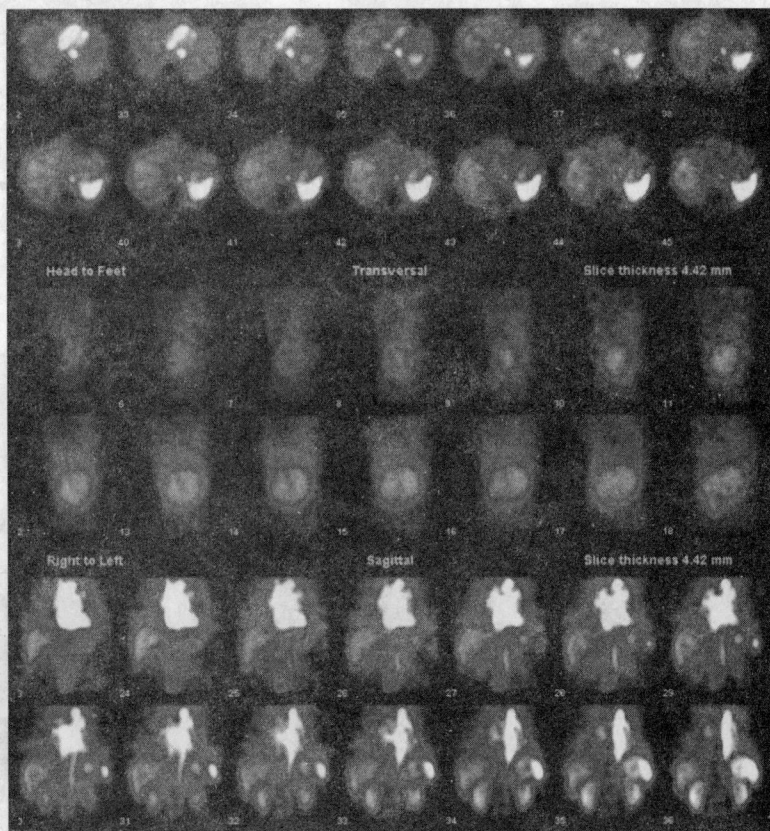

图11-2-2 正常肝血池断层显像

六、异 常 图 像

病变区域血运的丰富程度可根据其放射性聚集程度分为下列三种。

1. 不填充 病变区无放射性聚集,与肝胶体显像图无区别,说明病变区无血供或血供很差(图11-2-3)。

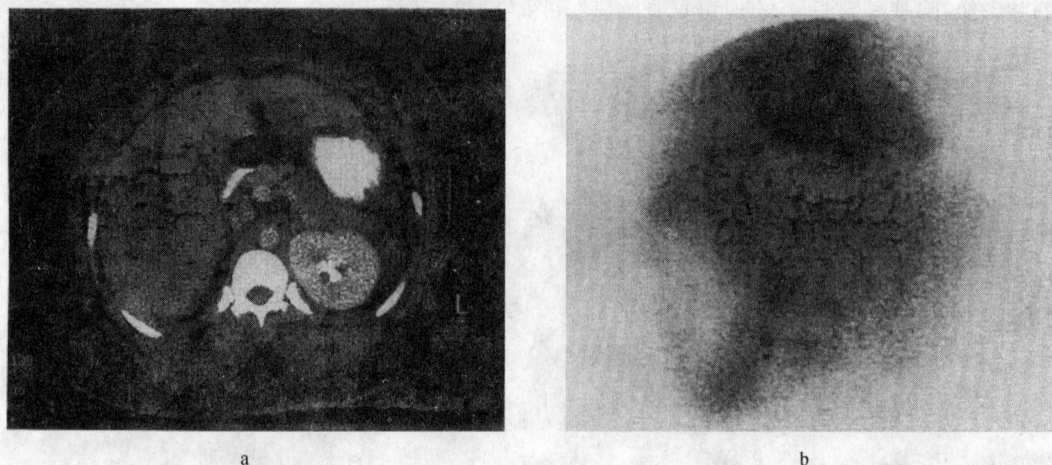

图 11-2-3 肝血池显像

a. CT 示肝右叶巨大占位。b. 图 $^{99}Tc^m$-RBC 血池显像示"不填充",排除血管瘤的诊断

2. 一般填充 病变区放射性与周围正常肝组织相似而不高于正常肝组织,说明其血供情况与正常肝组织相当。

3. 过度填充 病变区全部或部分放射性高于周围正常肝组织并接近心脏或脾脏,说明病变区血供很丰富。

七、临 床 应 用

1. 肝血管瘤的诊断 肝血管瘤在肝实质显像可见单发或多发的放射性稀疏缺损区;肝血池显像表现为相应部位的放射性"过度填充",即局部放射性明显高于周围正常肝组织(图11-2-4、图11-2-5、图11-2-6)。一般直径>2 cm 的血管瘤诊断准确性可达90%。

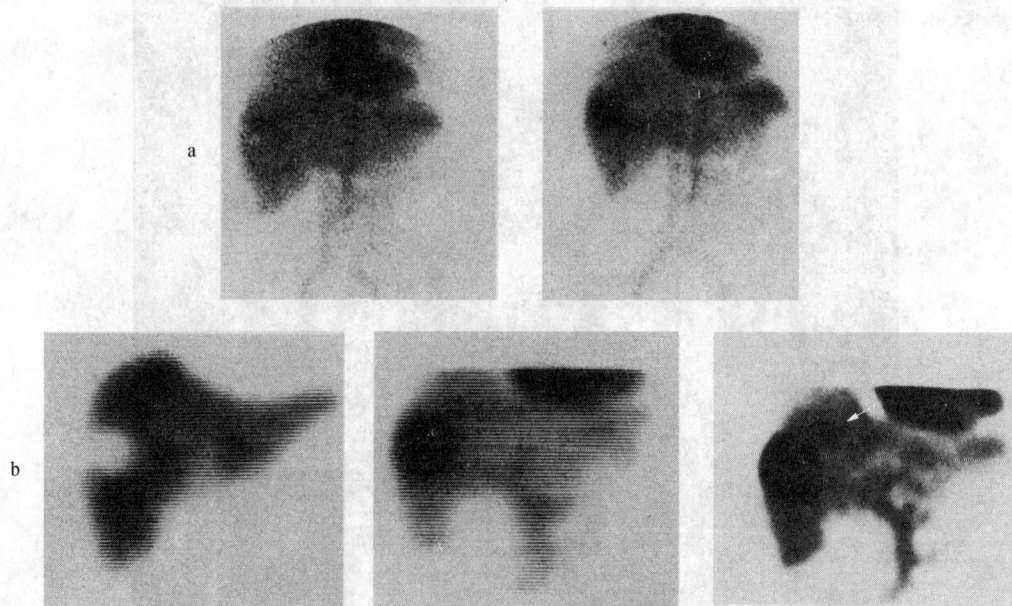

图 11-2-4 肝右叶血管瘤平面显像

a. 平面显像,注射显像剂后即刻显像,见右叶上侧放射性缺损(左图)。注射显像剂后 60 min 延迟显像,相同位置见放射性"过度填充"(右图),提示肝血管瘤的诊断。b. 同一患者单探头 SPECT 胶体断层显像(冠状位),见相同位置一放射性缺损区(左图);相同仪器肝血池断层显像,同一位置见一放射性浓聚影,表现为"过度填充",提示肝血管瘤(中图)。但单探头 SPECT 断层与平面显像差别不大。同一患者三探头 SPECT 断层显像,在原病灶上方还可见一小病灶(右图),可见三探头 SPECT 灵敏度优于单探头 SPECT

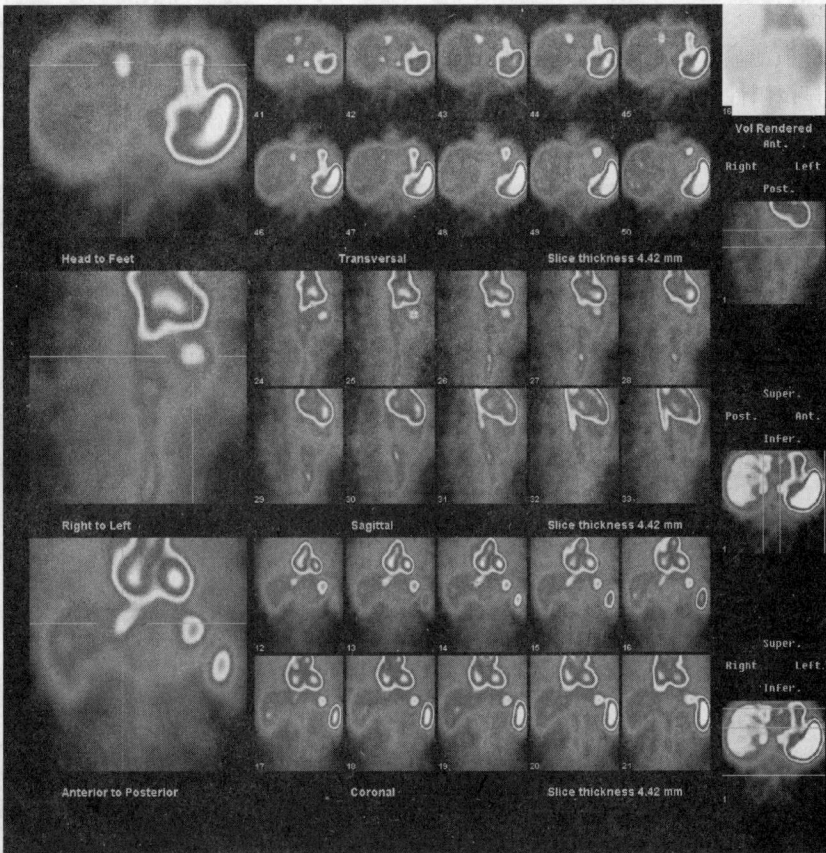

图 11-2-5 肝左叶血管瘤肝血池断层显像

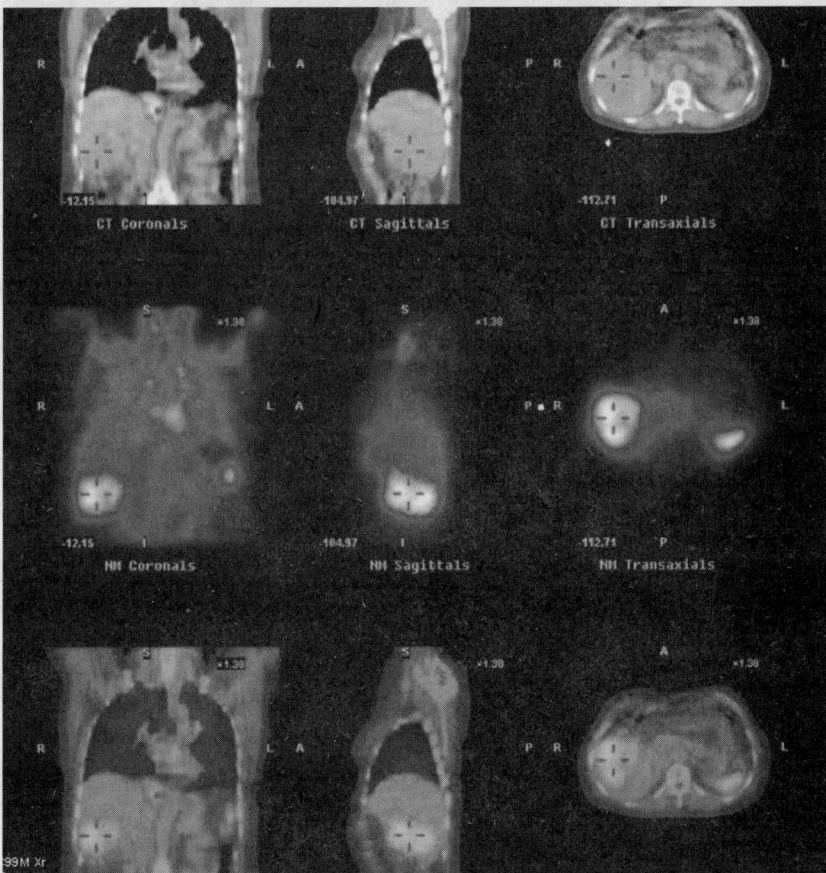

图 11-2-6 肝右叶血管瘤肝血池断层显像与 CT 融合

2. 原发性肝癌 原发性肝癌肝实质显像可见肝内单发放射性稀疏缺损区,肝血流灌注显像阳性(图11-2-7),肝血池显像示相应局部"一般填充",即其放射性浓度与周围正常肝脏基本相同或稍减低。肝癌患者,灌注显像阳性者占60%～90%;平衡后病灶显示放射性填充而不高于正常肝组织的放射性者达100%。

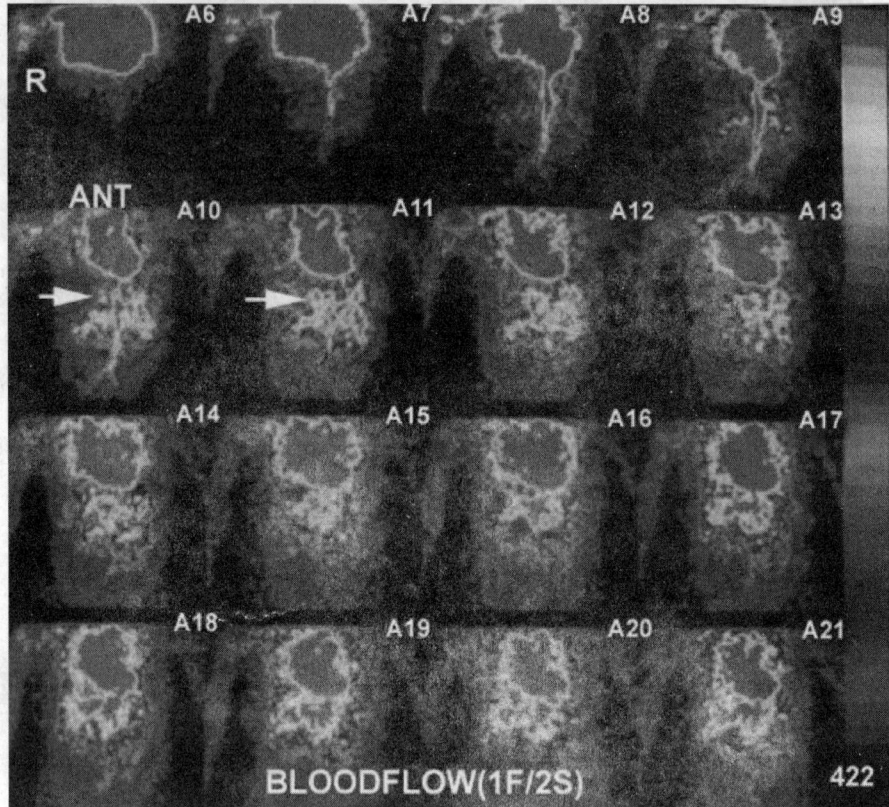

图 11-2-7 原发性肝癌肝血流灌注显像

箭头示尾状叶占位性病变部位动脉期提前灌注

3. 转移性肝癌 除肾癌等血管丰富的肿瘤外,大部分肝转移癌的血管不如原发性肝癌丰富,血流较少。因此,肝转移癌胶体显像常表现为多发放射性减淡缺损区,极少数为单发,肝血流灌注显像常为阴性,肝血池显像常表现为病变局部血池"一般填充"。

4. 肝囊肿及肝脓肿 血流灌注像及血池像病灶区均表现为放射性缺损,不填充,境界清晰(图11-2-8)。说明病变区无血管供血,与肝实质胶体显像结果相同。但部分脓肿四周充血,动脉期可显示环状放射性增强区。

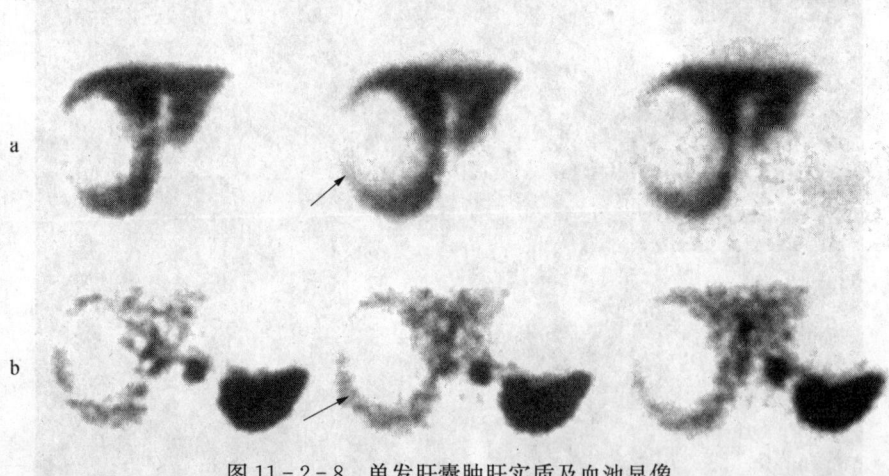

图 11-2-8 单发肝囊肿肝实质及血池显像

a. 肝实质断层显像。b. 肝血池断层显像

第三节 放射性核素肝胆动态显像

放射性核素肝胆动态显像(hepatobiliary imaging)可以观察肝胆系统的形态、功能以及胆系的通畅情况,对肝胆系统疾病的诊断和鉴别诊断有着重要的价值,体现了核医学"功能显像"的原则,临床应用日益增多。

一、原 理

静脉注射的肝胆显像剂,能被肝脏多角细胞主动摄取,然后在肝细胞内分离并迅速分泌、排入毛细胆管、肝管、胆囊和胆总管,最后经十二指肠排出,此过程近似于处理胆红素的过程。利用 γ 相机动态显像可观察药物被肝脏摄取、分泌、排出至胆道和肠道的过程,从而了解肝胆系的形态结构和功能,诊断肝胆疾病。

二、适 应 证

1) 诊断急性胆囊炎,鉴别诊断慢性胆囊炎。
2) 鉴别诊断肝外胆道梗阻和肝内胆汁淤积(梗阻性黄疸和肝细胞性黄疸)。
3) 先天性胆道闭锁和婴肝综合征的诊断和疗效观察。
4) 诊断胆总管囊肿等先天性胆道异常。
5) 肝胆系手术如肝移植、胆道-肠道吻合术等术后的疗效观察和随访。
6) 肝细胞癌、肝腺癌、肝局灶性结节增生的诊断。
7) 异位胆囊的确定。
8) 肝胆功能的辅助评价。
9) 诊断十二指肠-胃反流。

三、显 像 剂

常用的显像剂有两类:① ^{99m}Tc 标记的亚氨基乙酰乙酸衍生物(^{99m}Tc - Iminodiacyetic acid derivatives,^{99m}Tc - IDA$_S$),包括二甲基 IDA(HIDA)、二乙基 IDA(EHIDA)、二异丙基 IDA(DISIDA)、对异丙基 IDA(PIPIDA)、对丁基 IDA(BIDA)、三甲基溴 IDA(BrIDA,mebrofenin)等,其中 HIDA、DISIDA 和 mebrofenin 获得美国 FDA 的批准,以 DISIDA 和 mebrofenin 在临床的应用最为广泛。② ^{99m}Tc 标记的吡哆氨基酸(^{99m}Tc - Pyridoxylidene amino acid,^{99m}Tc - PAA),以^{99m}Tc-吡哆-5-甲基色氨酸(^{99m}Tc - pyridoxyl - 5 - methyl tryptophan,^{99m}Tc - PMT)最为常用(表 11 - 3 - 1)。

表 11 - 3 - 1 常用的肝胆显像剂

放射性药物	肝脏摄取率(%)	半清除时间($T_{1/2}$)(min)	肾脏排泄率(2 h)(%)
^{99m}Tc - IDAs 类			
^{99m}Tc - HIDA	84	42	>14
^{99m}Tc - DISIDA	88	19	<9
^{99m}Tc - BrIDA	98	17	<1
^{99m}Tc - PAA 类			
^{99m}Tc - PMT			<1

^{99m}Tc - IDAs 类放射性药物在体内很稳定,不发生明显的代谢以原型排出体外。经静脉注射后立即与血液中的蛋白质相结合,通过肝脏时经高容量载体介导的阴离子清除机制输送到肝细胞内。显像剂被肝细胞摄取后,通过主动膜转运系统分泌到胆小管,然后随胆红素经胆囊管进入胆囊,并经总胆管最后进入十二指肠。显像剂在胆管系统内的流动与胆汁一样,主要取决于胆管的开放、胆管内的压力以及奥狄括约肌的张力。血清中促胆囊收缩素(cholecystokinin,CCK)水平升高可促使胆囊的收缩和排空。

由于^{99m}Tc-IDAs的肝脏摄取、运转和排泄途径与胆红素相同,所以血清胆红素水平升高可对^{99m}Tc-IDAs产生竞争性抑制作用。^{99m}Tc-HIDA 在血清胆色素水平高于 5 mg/dl 时,图像质量已明显下降,但^{99m}Tc-DISIDA 和^{99m}Tc-BrIDA 具有较好的拮抗胆红素的能力,在血清胆红素分别高达 20 mg/dl 和 30 mg/dl 时仍可获得高质量的肝胆图像。应用时根据血清胆色素水平调节显像剂用量(表 11-3-2)正常情况下^{99m}Tc-IDAs 很少经肾脏排泄,但在肝脏功能受损时,肾脏排泄增加。

表 11-3-2 血清胆色素水平与注射显像剂的剂量

成人:血清胆红素	<2 mg/dl	185 MBq(5.0 mCi)
	2～10 mg/dl	278 MBq(7.5 mCi)
	>10 mg/dl	370 MBq(10 mCi)
儿童:		7.4 MBq/kg(0.2 mCi/kg)
		(不超过 37 MBq 或 1 mCi)

^{99m}Tc-PMT 在体内的代谢途径及机制与^{99m}Tc-IDAs 相同,并且也具有良好的拮抗胆红素的能力,可用于血清胆红素高于 30 mg/dl 的患者,但其标记过程比^{99m}Tc-IDAs 复杂。

四、方 法

(一) 患者准备

检查前至少禁食 4 h,但不得超过 12 h。

(二) 显像方法

静脉注射显像剂后,以 1 帧/2～5 min 的速度采集 60 min。如欲了解胆囊收缩功能,可在胆囊充分显影时,嘱患者进食脂餐或用缩胆素(CCK),观察胆囊收缩情况。若怀疑急性胆囊炎,胆囊 60 min 未显影,则应延长显像时间至 2～4 h,也可使用吗啡介入试验。胆总管梗阻、胆管狭窄等须在 18～24 h 做延迟显像。

(三) 介入试验

肝胆动态显像时为了明确诊断,需用药物或物理等介入试验方法,使胆道系统的功能发生改变,并通过一系列影像变化鉴别该系统疾病。

1. 脂肪餐(fatty meal test)或缩胆囊素试验(cholecystokinin test) 为了解胆囊的收缩功能,当胆囊显影稳定后可口服脂肪类食物或缓慢静脉注射缩胆囊素 200 mg/kg,结束后立即以 1 帧/2 min 的显像方式连续采集 15 帧。15 min 时胆囊收缩达到高峰,若 30 min 后胆囊仍不收缩可停止采集。采集结束后可以测定胆囊的排胆分数(gallbladder ejection fraction, GBEF),了解胆囊的收缩功能。方法为用感兴趣区(ROI)分别勾画出试验前(收缩前)胆囊区的计数和试验后(收缩后)30 min 胆囊区的计数,按下列公式计算 GBEF 值:

$$GBEF = (收缩前计数 - 收缩后计数) / 收缩前计数 \times 100\%$$

GBEF<35%时,提示胆囊收缩功能异常。

2. 吗啡试验(morphine test) 为诊断急性胆囊炎,如果肝胆动态显像 40～60 min 胆囊不显影,可静脉注射吗啡 0.04 mg/kg,然后继续显像 30 min,观察胆囊显影情况。当胆管通畅时,注射吗啡后 20～30 min 胆囊可以显影。本试验是利用吗啡刺激 Oddi 括约肌收缩的功能,使肝外胆管压力升高,延缓显像剂从胆囊排出。

3. 苯巴比妥试验(phenobabital test) 鉴别先天性胆道闭锁和新生儿肝炎,可行苯巴比妥试验。方法是口服苯巴比妥钠 2.5 mg/kg 每日 2 次,连服 5 d 后作常规肝胆动态显像。

五、正 常 图 像

注射显像剂后 3～5 min 肝影清晰,10～20 min 后肝影逐渐消退,肝内外胆管、十二指肠和小肠相继显影,15～20 min 胆囊开始显影并不断增大变浓,脂肪餐后迅速缩小,至 80 min 时一般肝胆影像完全消退,只见肠管内大量放射性(图 11-3-1)。

显像剂注射后1h内胆管系统各部位都应显像,如显像延迟或不显像,或肠影不显示,则为异常,需做延迟显像以进一步观察分析。

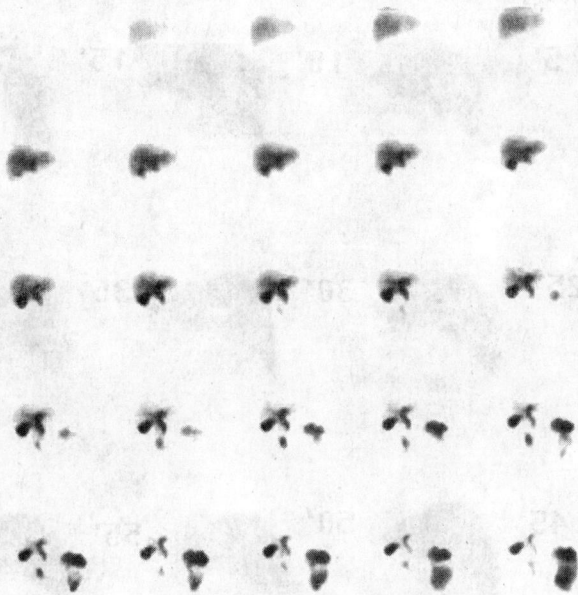

图 11-3-1　正常胆道动态显像

六、临 床 应 用

1. 急性胆囊炎　95％以上的急性胆囊炎合并胆囊管炎症水肿,造成机械性或功能性完全梗阻,因此表现为肝、胆管、肠道显影正常,而胆囊持续不显影(图11-3-2、图11-3-3)。若注射显像剂后1h内胆囊显影,基本可以排除急性胆囊炎的可能。肝胆显像诊断急性胆囊炎准确性达99.7％,特异性为99.2％,假阳性仅0.58％。

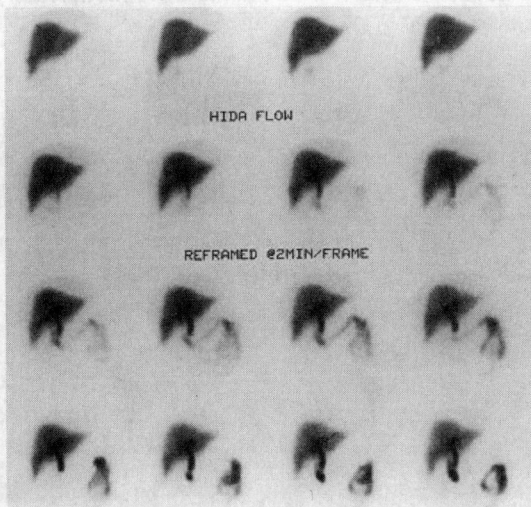

图 11-3-2　急性胆囊炎肝胆影像

肝、胆管、肠道显影正常,而胆囊 30 min 内未显影

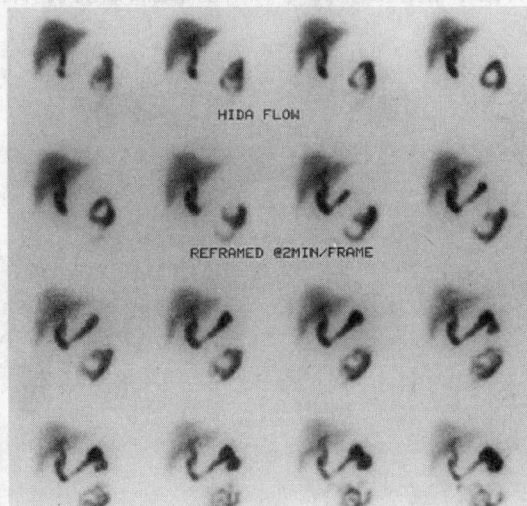

图 11-3-3　急性胆囊炎静脉注射吗啡后肝胆影像

静脉注射吗啡 0.04 mg/kg,继续显像 30 min,胆囊仍未显影

2. 慢性胆囊炎　肝胆显像对此病的诊断可表现为多种情况,如胆囊显影可表现为正常、显影延迟或显影不良等,其主要表现是脂肪餐后胆囊无明显收缩。

3. 新生儿黄疸的鉴别诊断　先天性胆道闭锁和新生儿肝炎是新生儿黄疸最常见的原因。临床鉴别有困难,使用核医学肝胆显像鉴别,安全准确。先天性胆道闭锁的特征为肝外胆道完全梗阻和肝内胆管发育不良,肝胆显像示肝影肿大,追踪至 24 h 后肠道仍无放射性出现(图 11-3-4)。苯巴比妥试验胆汁促排无效,可诊断胆道闭锁。新生儿肝炎肝胆显像多表现为肠道出现放射性延迟或不出现放射性,一般苯巴比妥试验胆汁促排有效。

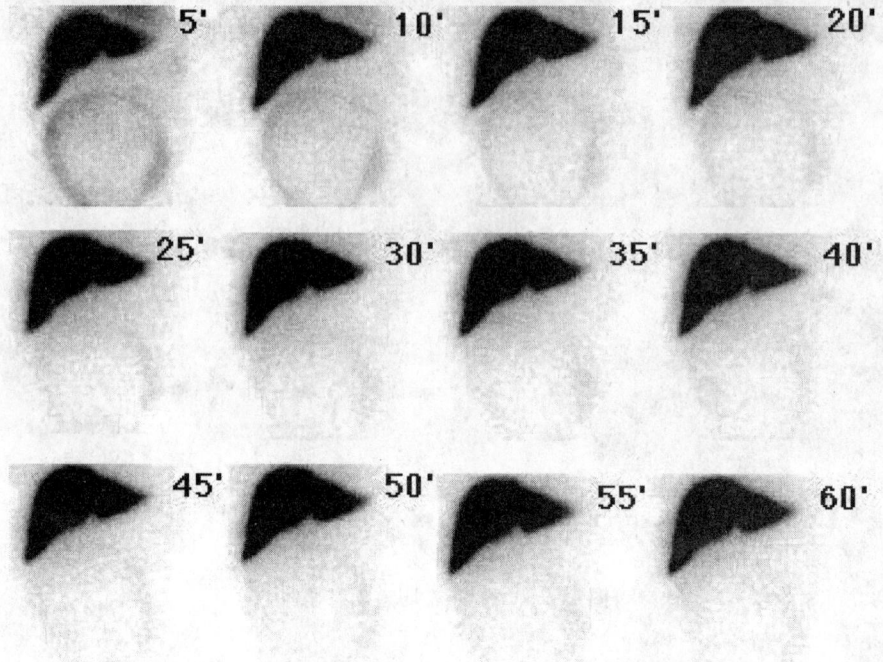

图 11-3-4 胆道闭锁肝胆影像

4. 肝外完全性梗阻性黄疸 注射显像剂后 1~2 h,可见肝内胆管扩张,胆囊扩大,肾影显示清晰,延迟至 24 h 甚至 48 h 肠内仍无放射性。如肝脏受损害,相应部位出现放射性降低。

5. 肝外不完全梗阻性黄疸 由于梗阻部位不同,肝胆显像的情况也不同。如总胆管受阻,则胆囊可显像;如梗阻部位更高,胆囊可不显影,肝内胆管可有不同程度的扩张。延迟 1 h 以上肠腔才出现放射性并逐渐增多(图 11-3-5),肠内是否出现放射性,是胆管完全性梗阻和不完全性梗阻的鉴别指标。

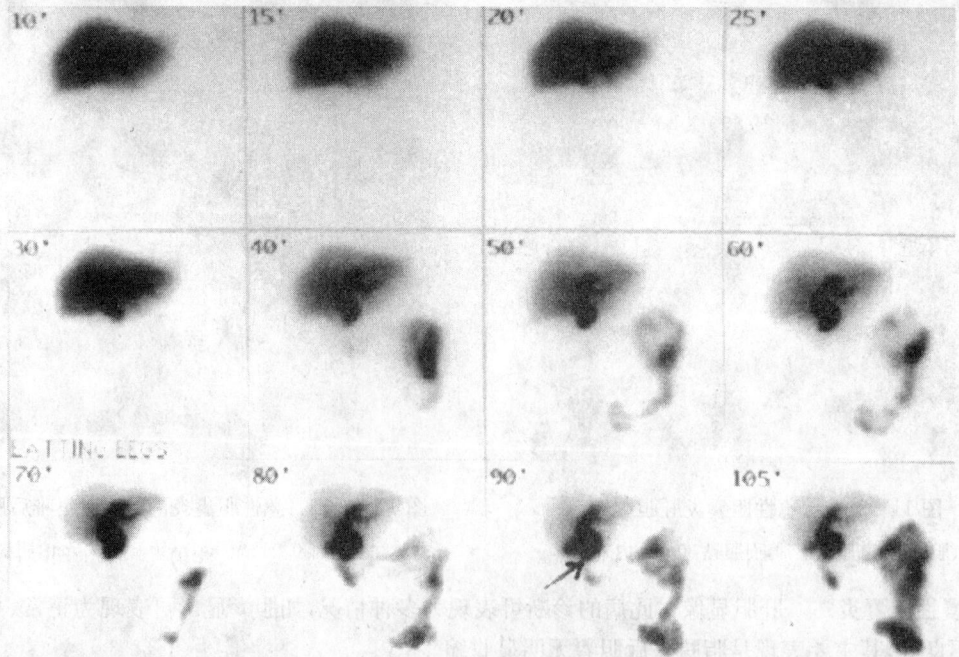

图 11-3-5 肝外不完全梗阻性黄疸
肠道放射性出现延迟

6. 肝细胞性黄疸 此类黄疸由于肝细胞的功能受损害,肝脏功能降低,胆小管内水肿或炎症改变,造成胆汁从肝细胞分泌清除速度缓慢并在胆小管内滞留。肝显像可见肝实质放射性降低,显影维持时间较长,放射性消除缓慢,胆管不出现扩张。中度或严重损害时,胆囊不显影。肠腔放射性可以正常或延迟24 h内出现,但常不能构成明显肠影。心、肾显影持续时间较长。肝、心、肾显像的程度取决于肝病的严重程度。

7. 先天性胆总管囊肿 本病可继发于胆道梗死,是肝外胆道的囊肿,核素显像剂积聚在囊肿里,将囊肿的位置、大小和形态明确地显示出来。

第四节 肝肿瘤阳性显像

一、原 理

利用肝肿瘤细胞选择性摄取某些放射性显像药物,直接把肿瘤的部位、大小、数量和形态显示出来而肝脏不显像的方法称为肝癌阳性显像。放射性核素肝肿瘤阳性显像,以放射性浓聚区(热区)显示肝肿瘤病灶,是放射性核素肝肿瘤显像技术的一大进步。利用与肝癌组织具有特殊亲和力的放射性核素、标记化合物或肿瘤特异抗体在肝癌组织中大量浓聚,直接显示肝癌的部位、大小、数量和形态,对于肝癌的定性、定位诊断具有特殊意义。

二、适 应 证

凡肝脏实质显像发现占位性病变疑为肝脏恶性肿瘤者均可做此项检查。

三、显 像 剂

1. "亲"肝肿瘤放射性核素类 ^{67}Ga、^{201}Tl、^{111}In。^{67}Ga为应用最早和最广泛的一种亲肿瘤显像剂,88%的肝细胞癌有浓集^{67}Ga的能力而获阳性显像,约有10%的假阳性和少数假阴性(肝癌组织血供不良或有出血坏死)。^{67}Ga的不足之处是炎症病灶特别是化脓性炎症亦可浓集此显像剂,这是产生假阳性结果的主要原因。^{67}Ga显像的机制尚不十分明确,有如下学说,^{67}Ga属元素周期表中ⅢA族,它的生物特性与三价铁离子相似,静脉注射后至少可与4种含铁蛋白即输铁蛋白、乳铁蛋白、含铁蛋白和含铁细胞相结合,但主要与输铁蛋白结合成复合物,然后与肿瘤细胞表面特异性铁蛋白受体作用进入细胞内,Hoffer等则认为乳铁蛋白在肿瘤组织摄取^{67}Ga上起关键作用。某些肿瘤产生过量乳酸使肿瘤细胞外的pH降低,^{67}Ga脱离输铁蛋白而与肿瘤细胞膜上的乳铁蛋白结合,通过离子载体作用进入细胞,沉积在细胞质内的溶酶体中。另一方面,在肝硬化基础上的弥漫性癌变呈阴性结果,又使其敏感性降低。

2. 标记药物类 ^{99m}Tc-葡庚酸盐(^{99m}Tc-GH)、^{99m}Tc-(V)-DMSA、^{99m}Tc-MIBI。

3. 肝胆显像剂 ^{99m}Tc-PMT或^{99m}Tc-EHIDA。肝细胞癌起源于肝细胞,因此有可能摄取放射性肝胆显像剂,但正常肝组织摄取显像剂后迅即通过分泌、排泄的过程,将其排入胆道系统,肝区放射性迅速降低。而肝癌病灶缺乏有效的胆道系统,摄入的放射性肝胆显像剂无法及时排出,因此,放射性滞留于病灶部位,呈"热区"表现。通常需在肠道排泄相后病灶方能显示,故要进行"延迟显像"。

4. 放射免疫显像剂 ^{131}I、^{111}In、^{90}Y等标记的抗AFP抗体、抗铁蛋白抗体,通过与肝癌细胞表面抗原的特异性结合,使肝癌显像。

5. 正电子放射性药物 ^{13}N-氨、^{18}F-FDG等。

四、显像方法及临床应用

肝实质显像,发现占位性病变后2~3 d,即可进行本项检查。常规采集前位、后位及右侧位影像,特别注意对占位最清晰的体位进行显像,方便对比分析。

(一) ^{67}Ga显像

^{67}Ga是回旋加速器生产的放射性核素,物理半衰期78 h,电子俘获方式衰变,发射的主要γ射线是

93(41%)，185(93%)，300(18%)和394(4%)keV。常用标记化合物为^{67}Ga-柠檬酸盐；给药剂量为74～185 MBq(2～5 mCi)；静脉注射给药。SPECT能谱置于185 keV；如采用多能装置同时置93 keV，185 keV，300 keV可增加计数率，窗宽20%，低能或中能准直器，给药后24～96 h(以48～72 h显像最佳)置患者在探头下行正侧位平面显像和断层显像。显像结果与肝实质显像对照，如果原放射性缺损区被填充，说明病变区亲和了恶性肿瘤显像剂，诊断为肝癌可能性很大。诊断时应排除肝脏炎性病变、肝脓肿和继发性肝癌。如^{67}Ga显像仍为放射性缺损区，恶性肿瘤可能性较小。

（二）^{99m}Tc-PMT阳性显像

^{99m}Tc-PMT为较理想的肝胆显像剂之一，其与胆汁一样可被肝实质细胞摄取分泌和排泄，也可被肝癌和肝腺瘤细胞摄取和分泌，但后者即癌瘤细胞病灶无胆管系统供其排泄，故^{99m}Tc-PMT被其摄取分泌后，可在其中较长时间聚集，在注射显像剂2～5 h做延迟显像时，正常肝组织放射性已由胆道系统完全排出，而癌瘤病灶区仍滞留大量的放射性，形成"热区"显像。

^{99m}Tc-PMT静脉注射量185～740 MBq(5～20 mCi)。检查前进食以减少胆囊浓聚放射性的干扰。静脉注射^{99m}Tc-PMT 5 min后，肿瘤部位呈现出放射性减低区(冷区)，但2～5 h延迟显像该放射性减低区变为放射性浓聚区(热区)。肝癌/肝组织放射性比值可达4∶1，肝腺瘤/肝组织放射性比值更高达10∶1。

^{99m}Tc-PMT延迟显像对于肝细胞癌的诊断具有较高的特异性，优于目前较好的肿瘤阳性显像剂如^{67}Ga-枸橼酸盐等。它的临床价值为：① 用于小肝癌的定位及定性诊断。所显示的最小肝癌直径为2 cm；② 对临床诊断较困难，占肝癌总数30%左右的AFP阴性肝癌的诊断有独特价值，^{99m}Tc-PMT延迟显像的阳性率达62.2%；③ 用于原发性与继发性肝癌的鉴别诊断，^{99m}Tc-PMT延迟显像阳性的肿瘤可排除继发性肝癌。另外，^{99m}Tc-PMT肝显像可直观地显示肝脏肿瘤的大小、数量和部位，为手术提供参考。对肝癌肝外转移灶的寻找及肝腺瘤的诊断也有较大价值。

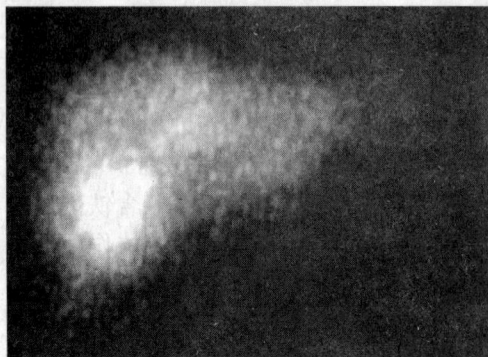

图11-4-1 原发性肝癌^{131}I-抗AFP抗体前后位显像

（三）放射免疫显像

利用免疫学原理，将放射性核素标记抗体引入体内定向地与肿瘤相关抗原结合，用核仪器显示肿瘤的位置大小称为放射免疫显像(radioimmunoimaging，RII)。可用于肿瘤原发灶的定位、良恶性肿瘤的鉴别。

如用^{131}I标记的显像剂，患者需口服复方碘溶液封闭甲状腺。注射标记抗体前做皮肤过敏实验。注射抗体前即刻静脉注射地塞米松2～4 mg，或肌内注射异丙嗪25 mg。

将放射免疫显像图与肝实质显像图比较，相当于原肝内放射性缺损区，可见明显的放射性浓聚则为阳性，反之为阴性。有用^{131}I-AFP抗体做原发性肝癌的定性诊断的(图11-4-1)，但所报道的阳性率高低不一。用^{131}I-抗人肝细胞癌抗体的放射免疫显像用于诊断原发性肝癌及其转移灶，特异性更强。

（四）PET显像

原发性肝癌对^{18}F-FDG的摄取呈多样性。Okazumi等观察了35例肝占位病变对^{18}F-FDG的摄取，发现的肝内病灶分为三种类型：A型：^{18}F-FDG摄取高于周围正常组织；B型：^{18}F-FDG摄取与周围正常组织相近；C型：^{18}F-FDG摄取低于周围组织或无摄取。A型表现见于所有的CCC和肝转移，但只有55%的HCC呈A型摄取，其余呈B、C型表现。HCC摄取多样性的原因是其细胞分化程度。部分HCC分化好，可以迅速清除摄入的^{18}F-FDG，在显像时表现为B或C型。

PET对肝癌治疗后的疗效监测价值较大。介入治疗对于不能手术的肝肿瘤是有效的姑息性治疗手段。临床上有时在患者术前使用血管内栓塞以降低肿瘤活性，使手术切除更容易更安全。介入治疗后CT可以观察栓塞后碘油聚积的情况和肿瘤坏死后变化，但不能显示残存的肿瘤活性。根据国内经验，对肝癌治疗后的PET观察，发现介入治疗后肿瘤坏死部位呈C型，而在治疗灶周边出现高浓聚区者，随诊均证实有肿瘤复发。PET表现为A、B型者，病灶部位仍存在病灶组织，而C型中90%的肿瘤组织坏死，提示PET发现肿瘤活性比CT所见的瘤内碘油存留更准确。

除了过小的病灶^{18}F-FDG摄取表现为假阴性外，几乎所有转移性肝癌都表现为高摄取(图11-4-

2)。国内一组 14 例转移性肝癌,PET 共发现转移病灶 19 个,均为 A 型。相应的 CT、MRI 分别检测出 11 和 13 个转移灶。

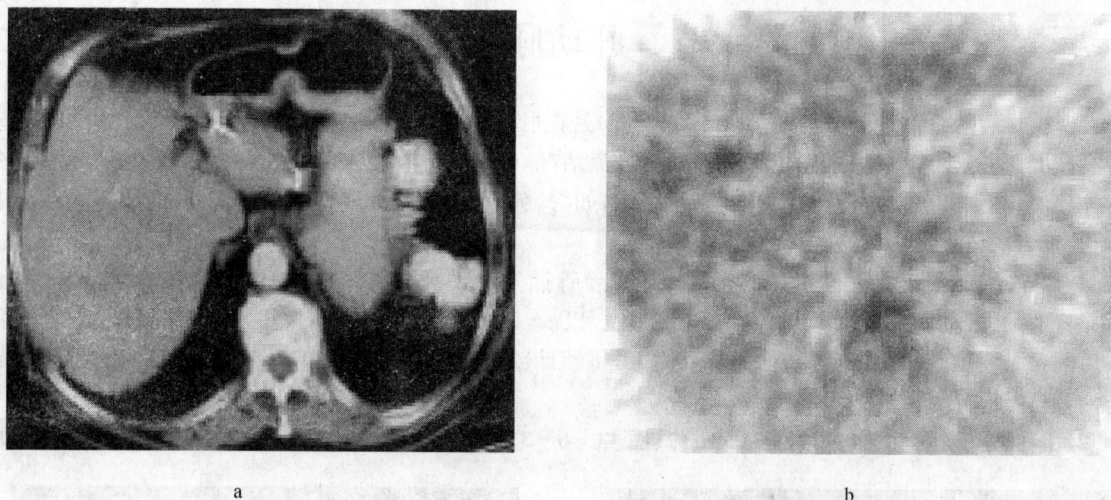

图 11-4-2 直肠癌肝转移 CT 及 FDG PET 显像

a. 直肠癌患者,增强 CT 提示可疑低密度区。b. FDG PET 显示高代谢区,提示为肝转移癌。手术病理结果证实直肠癌肝转移。

肝 PET 检查的假阳性主要见于肝脓肿,偶尔扩张的胆道或小胆管阻塞并周围炎症可以表现出类似转移灶的摄取。假阴性主要见于过小病灶,以及约 40% 左右的高分化 HCC。结合其他影像发现和对 HCC 摄取多样性的了解,是减少漏诊的必要条件。

第五节 肝受体显像

肝受体显像是近年来发展的一种既能获得肝解剖形态,又能通过动态测定肝受体功能来判定患者的预后的方法。早在 20 世纪 60 年代,已发现肝细胞膜上的肝结合蛋白(hepatic binding protein,HBP)是血浆糖蛋白的受体。1984 年 Vera 等,化学合成了类似血浆糖蛋白的标记物 ^{99m}Tc-半乳糖新糖白蛋白(^{99m}Tc-neoglucosy galactose albumin, ^{99m}Tc-NGA),它能选择性地与肝细胞膜上的 HBP 结合,形成配体-受体结合物,于是实现了肝受体显像。

1. 放射性药物 ^{99m}Tc-NGA。

2. 显像方法 受检者仰卧于 γ 照相机探头下,采用低能平行孔准直器,静脉注射 ^{99m}Tc-NGA 185 MBq(5 mCi),注射同时以每 1 帧/30 s 连续照相至 30 min,在静注后 2 min 自另一侧静脉取 0.5 ml 血样,测定 ^{99m}Tc-NGA 的浓度(每克血样中放射性活性与标记物稀释标准比),用标准软件程序获得心前区、肝区的时间-放射性曲线,30 min 后取前后位、左前斜位、右前斜位及后前位 4 个体位,静态采集,700～1 000 k/帧,以观察肝内病变的部位、大小及数目。

3. 影像分析 由于肝结合蛋白(HBP)仅存在于肝细胞内,故肝是特异性结合 ^{99m}Tc-NGA 的唯一组织,静脉注射后 12～15 min 达峰值,60 min 时肠道和胆囊出现放射性,由于 ^{99m}Tc-NGA 显像时没有脾显影和骨髓的摄取,故它的肝影清晰度较 ^{99m}Tc-硫化胶体佳,同时它摄取不受胆红素的影响,即使高胆红素血症患者,也可获得解剖分辨率高的肝脏影像并可做出肝细胞功能的正确评价。 ^{99m}Tc-NGA 探测肝脏病变的能力与 CT 和血管造影相似,尤其对弥漫性病变且缺乏血管的肿瘤,仅能被受体显像发现。用 ^{99m}Tc-NGA 进行断层显像,也可获得与 PET 相同的结果。

4. 受体显像反映肝储备功能 静脉注射 ^{99m}Tc-NGA 后 1 min,就出现选择性肝浓聚,通过血液清除的测定和心前区与肝的时间-放射性曲线,可以评估与肝灌注相应的肝内 HBP 浓度。HBP 的浓度可作为评估肝功能的依据,因为 HBP 的结合活性随许多生理和病理变化而变化,如血清中的结合抑制剂(唾液酸糖蛋白的异质成分 IgA 等)与糖类的代谢有关,如糖尿病时,HBP 浓度降低。在一些肝疾病,如肝硬化、肝炎、癌前结节和原发性肝癌等,由于血清中存在结合抑制剂,其 HBP 浓度降低,而且 HBP 浓度下降对患者预后的估计有重要意义。

5. 临床评价 提供了一种无创性测定肝细胞储备功能的方法。$^{99m}TC-NGA$ 受体显像方法,不仅显示脏器的解剖形态,还提供生理化学信息,是新一代的放射性药物,有重要临床价值。

第六节 肝动脉灌注显像

肝动脉灌注显像(Hepatic Perfusion Imaging)是在肝肿瘤化疗、内放射治疗前,将 $^{99m}Tc-MAA$ 经选择性肝动脉插管注入肝动脉,以了解肝内动脉分流情况,确定经导管注入的肝肿瘤化疗、内放射治疗药物是否准确灌注到肿瘤部位,避免灌注到正常组织,如胃、肺等,作为可否进行肝肿瘤化疗、内放射治疗及决定给药剂量的依据。

1. 方法 在介入手术室由介入科医师将导管插入肝动脉。显像检查前要了解肝动脉插管的位置。经选择性肝动脉插管或经输液泵缓慢注入 $^{99m}Tc-MAA$ (<1 ml/min),注入后立即显像。取前后位、后前位及右侧位,显像范围包括腹部和胸部,每帧计数 $500\sim1\,000$ K。胸部肺显像的目的是为了确定是否有肝内动静脉瘘。

2. 图像分析(图 11-6-1、图 11-6-2、图 11-6-3、图 11-6-4) 评价肝外放射性聚集情况,如

图 11-6-1 示肝肿瘤部位显著放射性聚集

a. 前后位。b. 后前位。示肝肿瘤部位显著放射性聚集

图 11-6-2 示肺内未见明显放射性聚集

a. 前后位。b. 后前位。图像示肺内未见明显放射性聚集

胃、肺、胰腺等。如果肝动脉导管位置正常,而肺部出现少量放射性,提示有肝内动静脉瘘。如果肺内有非常明显的放射性聚集,那么经肝动脉内肝肿瘤化疗、内放射治疗将要放弃。利用 ROI 技术,分别框取肺和肝脏,可计算肺内放射性与肝内放射性计数比值,了解肝内动静脉分流情况,也可作为计算肝肿瘤化疗、内放射治疗给药剂量的依据。如果胃或脾脏出现放射性提示插管位置不正确。

（韩星敏　刘保平）

图 11-6-3　示肝肿瘤部位显著放射性聚集

a. 前后位。b. 后前位。图像示肝肿瘤部位显著放射性聚集

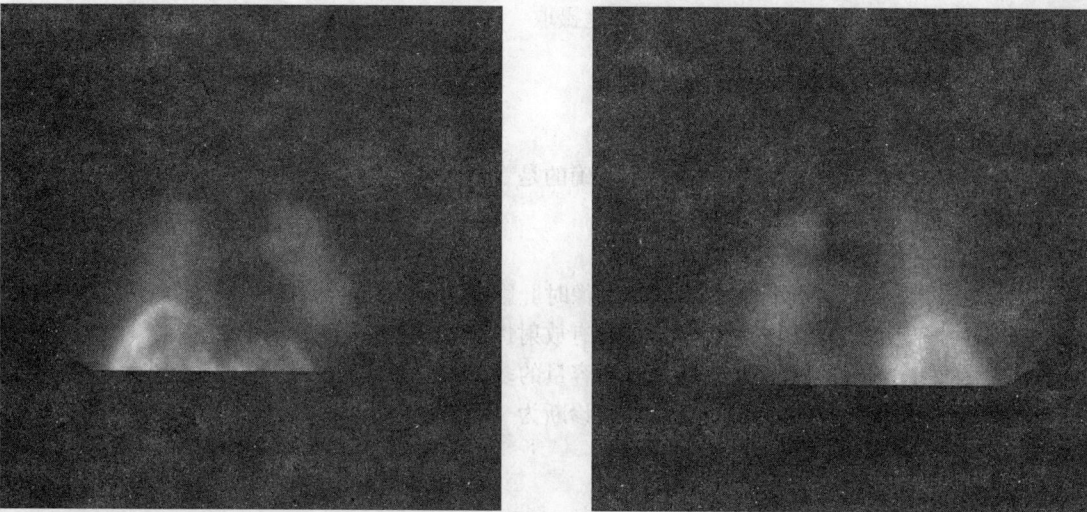

图 11-6-4　示肺内可见放射性聚集,提示肝内动静脉瘘

b. 前后位。b. 后前位。图像示肺内可见放射性聚集,提示肝内动静脉瘘

思考题

一、问答题

1. 肝血管瘤的核医学影像特点是什么?

2. 原发性肝癌在肝实质显像、肝血流显像和肝血池显像的影像学特点是什么?

3. 怎样应用核医学显像方法鉴别诊断急性胆囊炎?

4. 如何应用核医学显像方法鉴别先天性胆道闭锁和新生儿肝炎?

5. 何谓肝动脉灌注显像? 该显像有何临床价值?

二、多选题

1. 肝血管瘤的典型的核医学影像是
    A. 肝胶体显像为局部放射性缺损,血池表现为局部过度充盈
    B. 肝胶体显像为局部放射性充盈,血池表现为局部过度缺损
    C. 肝胶体显像为局部放射性缺损,血池表现为局部正常
    D. 肝胶体显像为局部放射性充盈,血池表现为局部正常

2. 肝海绵状血管瘤的典型影像特征是
    A. 肝血池显像呈部分充填　　　　　　　　B. 肝血池显像未见充填
    C. 肝血池显像呈过度充填　　　　　　　　D. 肝胶体显像呈局限性放射性浓缩影

3. 先天性胆道闭锁的肝胆动态影像特征是
    A. 肝影出现及消退延迟　　　　　　　　　B. 肠道内放射性延迟
    C. 胆囊显像时相后延　　　　　　　　　　D. 肠道内始终不出现放射性

4. 肝血流灌注显像的正常影像是
    A. 肝脏影像较双肾影先出现　　　　　　　B. 肝脏影像较脾脏影迟出现
    C. 肝脏影像与双肾影同时出现　　　　　　D. 肝脏影像与脾脏影同时出现

5. 肝胶体显像的采集方法是
    A. 静脉注射后即刻作动态显像　　　　　　B. 静脉注射后 10 min 作动态显像
    C. 静脉注射后 10 min 作静态显像　　　　　D. 皮下注射后 10 min 作动态显像
    E. 皮下注射后 10 min 作静态显像

6. 静脉注射肝胆显像剂后可被肝内何种细胞摄取
    A. 肝单核吞噬细胞　　　　　　　　　　　B. 胆管细胞
    C. 血管上皮细胞　　　　　　　　　　　　D. 肝细胞
    E. 转移性肿瘤细胞

7. 静脉注射肝实质显像剂后可被肝内何种细胞摄取
    A. 肝单核吞噬细胞　　　　　　　　　　　B. 胆管细胞
    C. 血管上皮细胞　　　　　　　　　　　　D. 肝细胞
    E. 转移性肿瘤细胞

8. 肝血流灌注显像和血池显像,下列描述不正确的是
    A. 主要用于发现肝内占位病变
    B. 主要用于肝内占位病变性质的鉴别诊断
    C. 正常时,在腹主动脉和脾脏、肾血管床显像时肝影不明显
    D. 肝恶性病变在动脉相即可见到病变局部有放射性充盈
    E. 血池影像各部位放射性高低反映局部血容量的多少

9. 肝实质显像表现为放射性分布缺损区,即可诊断为
    A. 肝炎　　　　　　　B. 肝癌　　　　　　　C. 肝海绵状血管瘤　　　　D. 肝占位性病变

10. 急性胆囊炎时肝胆显像的表现是
    A. 胆囊始终不显影,但肝、肝管、总胆管及肠道影像正常
    B. 胆囊影像增浓,肠道影像延迟
    C. 胆囊显影时间提前,肝、肝管、总胆管及肠道影像正常
    D. 胆囊、肝管、肠道显影延迟
    E. 胆囊影像增大,胆囊内可见占位性病变

11. 慢性胆囊炎时肝胆显像的表现可以为
    A. 胆囊显像正常　　　　　　　　　　　　B. 胆囊显影延迟
    C. 胆囊显影不良　　　　　　　　　　　　D. 脂肪餐后胆囊明显收缩

12. 非介入状态下肝胆显像时,胆囊不显影应该考虑下列哪些可能
    A. 显像前受检者进食　　　　　　　　　　B. 急性胆囊炎
    C. 慢性胆囊炎　　　　　　　　　　　　　D. 先天性胆管闭锁

E. 新生儿肝炎

13. 正常肝脏血供
    A. 25%来自肝动脉,75%来自门静脉　　　　B. 35%来自肝动脉,65%来自门静脉
    C. 45%来自肝动脉,55%来自门静脉　　　　D. 55%来自肝动脉,45%来自门静脉

14. 肝胆显像注意事项包括
    A. 检查前至少禁食 4 h
    B. 检查前至少禁食 24 h
    C. 检查前 6 h 至 12 h 应停用对奥狄括约肌有影响的麻醉药物
    D. 儿童患者检查前 15~30 min 使用镇静剂

15. 肝胆动态显像介入试验方法包括
    A. 脂肪餐或缩胆囊素试验　　　　　　　　B. 硝酸甘油试验
    C. 吗啡试验　　　　　　　　　　　　　　D. 苯巴比妥试验

16. 肝动脉灌注显像
    A. 了解肝内动脉分流情况
    B. 评价肿瘤良恶性
    C. 确定经导管注入的肝肿瘤化疗、内放射治疗药物是否准确灌注到肿瘤部位
    D. 作为能否进行肝肿瘤化疗、内放射治疗及决定给药剂量的依据

第十二章　呼吸系统

静脉注射放射性蛋白颗粒显像剂能暂时滞留于肺毛细血管床,其分布反映肺局部血流灌注,称为肺灌注显像(pulmonary perfusion imaging);吸入放射性惰性气体或放射性气溶胶使之暂时沉积于肺泡内,可反映气道的通畅情况和局部肺通气功能,谓之肺通气显像(pulmonary ventilation imaging)。通过放射性核素显像判断肺血流灌注和通气功能状况,对肺部疾病的诊断及疗效评价均有非常重要的临床意义。

第一节　肺灌注显像

一、显 像 原 理

静脉注射较肺毛细血管直径略大的放射性蛋白颗粒(radioactive albumin particles)后,颗粒随血循环经右心房进入右心室,并与肺动脉血流混合均匀后最终到达肺毛细血管前动脉和肺泡毛细血管,随机地一过性嵌顿在该处,嵌顿的放射性蛋白颗粒数量与局部肺血流灌注量成正比,通过显像获得多体位肺平面影像或断层影像观察肺动脉血流分布状况。当肺动脉血流减少或中断时,放射性颗粒在该区域的分布则相应减少或缺如,呈现相应放射性分布减低或缺损区域。通过图像分析,结合临床表现和其他检查结果,可以对肺部疾病做出诊断。应用感兴趣技术进行定量分析,可对局部肺血流和功能进行评估及预测。

一次静脉注射颗粒 20 万～70 万即可获得清晰的影像,而受堵血管数量占整个肺血管总数的 1/1 500～1/3 000,故不影响血流动力学;白蛋白颗粒最小中毒剂量为 20 mg/kg 体重,一次显像注射的蛋白量仅为 1～10 mg,为最小中毒剂量的 1/100～1/1 000。放射性颗粒在肺中可被单核巨噬细胞吞噬而清除,大部分解离后经尿排出,其生物半排期为 2～6 h。因此,该显像方法是安全的。

二、显 像 方 法

(一)显像剂

常规用于肺灌注显像的放射性蛋白颗粒包括锝标记人血清聚合白蛋白(technetium-99m-labeled macroaggregated albumin, ^{99m}Tc - MAA)和锝标记人蛋白微球颗粒(technetium-99m-labeled human albumin microspheres, ^{99m}Tc - HAM)。MAA 颗粒直径为 10～90 μm,HAM 颗粒直径为 10～30 μm。MAA 平均直径大,可使许多肺毛细血管和直径略小的肺毛细血管前动脉受到堵塞,甚至在伴有慢性肺动脉高压(pulmonary hypertension)的肺栓塞(PE)患者中,因血管收缩而使直径更大的微小动脉也受阻;且 HAM 重量明显大于 MAA,故目前 MAA 应用最为普遍。

(二)检查方法

1. 显像前准备　检查前应询问过敏史,必要时应做过敏试验。受检前患者常规吸氧 10 min,以避免因肺血管痉挛造成局部肺放射性分布不均匀性减低。注射药物前,鼓励患者进行深呼吸,使药物均匀而充分地分布于肺部的各个部位。^{99m}Tc - MAA 注射前需要振荡摇匀,注射时尽量避免回血,以防止血液与 MAA 凝聚成更大颗粒,造成持续不退的肺内大"热点"假象。

2. 注射显像剂　注射速度要缓慢,不采用"弹丸"注射,以免引起急性肺动脉压增高。特殊需要时,可行"弹丸"注射,但应慎重。^{99m}Tc - MAA 放射性活度为 74～185 MBq(2～5 mCi),重度肺动脉高压患者及儿童应适当减量。对于需做双下肢深静脉显像的患者,在阻断浅静脉后,于双侧足背静脉匀速缓慢推注 ^{99m}Tc - MAA,每侧 185 MBq(5 ml)。

3. 注射体位　由于 MAA 入血后受重力的影响,易向肺的底部沉降,故注射显影剂时患者应采取平卧位,在评价是否存在原发性肺动脉高压时,可采取坐位。

4. 显像方式　平面显像和断层显像。平面显像常规取6个体位,即前位(ANT)、后位(POST)、左侧位(L-RAT)、右侧位(R-RAT)、左后斜位(LPO)和右后斜位(RPO),必要时加做左前斜位(LAO)和右前斜位(RAO)。对肺深部或亚肺段的小病灶,有必要进行断层显像,以提高检查的敏感性,减少假阴性。原始数据经断层图像处理,得到肺横断面、冠状面及矢状面的断层影像。

三、适应证和禁忌证

(一)适应证

1) 肺栓塞(pulmonary embolism,PE)和慢性血栓栓塞性肺动脉高压(chronic thromboembolic pulmonary hypertension,CTEPH)的诊断及疗效判断,结合肺通气显像剂下肢深静脉核素显像可明显提高诊断的准确性。

2) 肺叶切除术适应证的选择和术后肺功能预测。

3) 慢性阻塞性肺疾病(chronic obstructive pulmonary disease,COPD)患者肺减容手术适应证的选择、手术部位和范围的确定。

4) 判断急性呼吸窘迫综合征(adult respiratory distress syndrome,ARDS)和COPD患者肺血管受损程度及疗效评价。

5) 肺动脉高压及先天性肺血管病变患者评价。

6) 观察各种肺部疾病对肺血流影响的程度与范围,为选择治疗方案、疗效评价提供参考。

7) 疑有全身性疾病(胶原病、大动脉炎等)累及肺血管者。

(二)禁忌证

1) 右向左心内分流患者慎用。

2) 严重肺动脉高压及肺血管床严重受损者慎用或禁用。

3) 严重蛋白过敏者慎用。

4) 孕妇及哺乳期妇女禁用。

四、影像分析

(一)正常影像

1. 平面影像(图12-1-1)

(1)前位:双肺轮廓完整,右肺影较左肺影大;两肺中间空白区为纵隔及心影;左肺下方几乎被心影所占据,肺门部纵隔略宽,肺底呈弧形,受呼吸运动的影响而稍欠整齐。双肺内放射性分布,除肺尖、周边和肋膈角处略显稀疏,其余部分放射分布均匀。进行肺血流定量分析时,左肺为45%,右肺为55%。

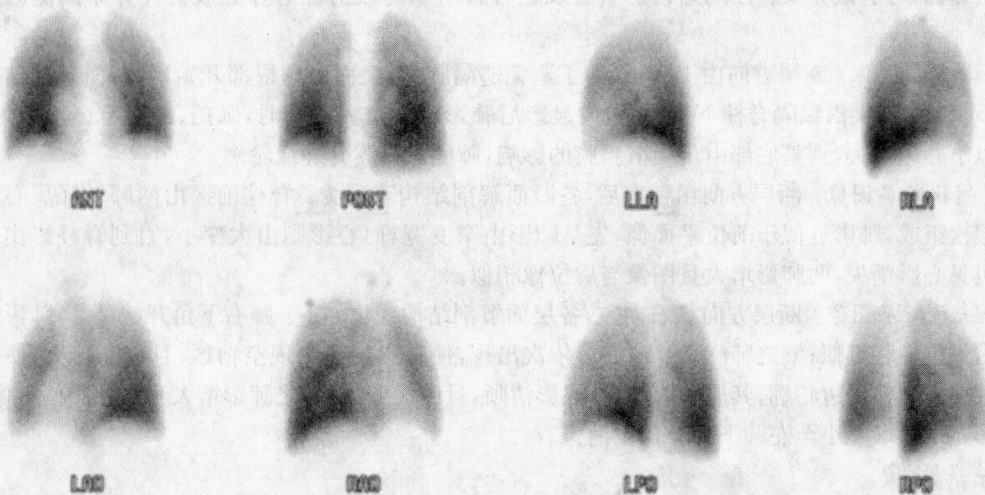

图12-1-1　肺叶和节段解剖对照图

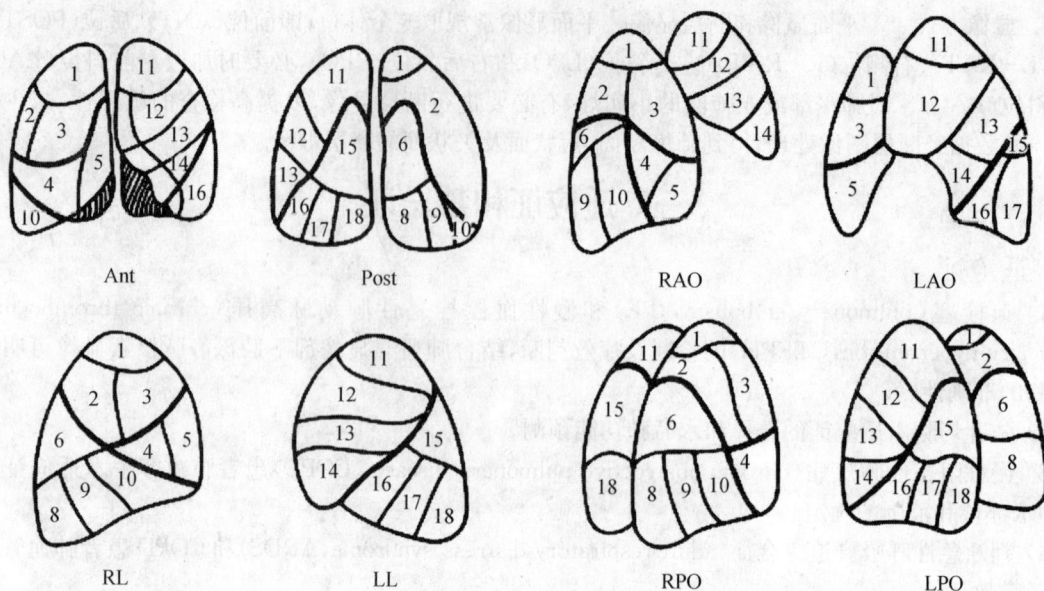

图 12-1-2 肺叶和节段解剖对照图

右上叶:1 尖段,2 后段,3 前段
右中叶:4 外段,5 内段
右下叶:6 背段,7 内基底段(图中未标出,因从表面不能显示),8 后基底段,9 外基底段,10 前基底段
左上叶:11 尖后段,12 前段,13 上舌段,14 下舌段
左下叶:15 背段,16 前内基底段,17 外基底段,18 后基底段

(2)后位:双肺轮廓完整清晰,两肺面积大小近似;两肺中间空白区为脊柱及脊柱旁组织所构成,左肺下内方近脊柱旁可见一心脏压迹;双肺放射性分布均匀,肺周边略稀疏。应用^{99m}Tc-MAA 肺显像时,因受肩胛骨及其附近肌群的屏蔽,可使肺上方呈现放射性稀疏,应予以注意。此体位双肺显示最为完整,是观察双肺下野和下界的首选体位。

(3)侧位:双肺影呈蛤蚌形,前缘较直略呈弧形,后缘约120°。左侧位显示左肺影,右侧位显示右肺影,形态相似但方向相反,左肺前下缘受心脏影响略向内凹陷。由于常规取仰卧位静脉注射,受重力影响,双肺后部放射性分布较浓,中部由于受肺门影响,放射性略显稀疏。侧位像有助于前基底段、右肺中叶和舌段间的区分。分析左、右侧位显像时,要注意来自对侧肺放射性的干扰。

(4)斜位:为了获得肺脏的切线显像,以便观察肺脏基底段的改变而采用后斜位。在斜位像上两侧肺影难免重叠,故诊断时,最好用 X 射线胸片做对照,以便对病变局部做合理的解释。70%以上的患者斜位显像有助于病灶的定位。

2. 断层影像 肺断层图像以人体纵轴为长轴,分为横断层、冠状断层及矢状断层 3 个方位图像。通过断层显像,可有效克服肺段间结构的重叠及正常肺组织的放射性对邻近放射性分布减低区影像的干扰。

(1)横断层图像:断层方向由上到下,为了避免遗漏肺尖,上面由颈根部开始,各层面解剖结构变化依次如下:自两肺尖沿纵隔脊柱下行,在肺尖显影后肺影逐渐增大的同时,肺门、心影空白区相继出现,在肺门以下心影增大,到基底部由于受横膈膜的影响,肺底只显露其外缘轮廓。

(2)冠状断层图像:断层方向由前向后,各断面解剖结构表现为:脊柱前区由两肺、纵隔、心影及肺门等各层次组成,肺影近似于前位平面像,先是肺影由窄变宽,而心影则由大变小,直到脊柱影出现。脊柱后区可见心影消失,两肺影增大且图像与后位像相似。

(3)矢状断层图像:断层方向从右向左,各层面解剖结构变化如下:肺右下角开始显影,肺影逐渐增大至与右侧位像相近似;继之肺门、纵隔、心影依次出现,使肺影中心出现空白区,且逐渐扩大,使肺影只能见到淡薄的完整周边轮廓;其后肺影增大,心影清晰,且由大变小;随之肺影增大至与左侧位影像相似,其后肺影再次逐渐变小至左肺下叶外侧段消失。

(二)异常影像

肺灌注影像可呈单肺、肺叶、肺段、亚肺段性(subsegmental)、楔形(wedge shaped)或非节段性(no

segmental)显像剂分布明显稀疏或缺损。楔形、节段性或亚肺段性血流灌注缺损多见于肺栓塞；非节段性显像剂分布缺损多见于肺部肿瘤、炎症、心衰等。肺内显像剂分布明显减少，而体循环中出现大量显像剂时，尤其脑部，表明有右向左分流性疾病。

1. 局限性放射性减低或缺损

（1）一侧肺不显影：多见于一侧肺动脉栓塞、肺门肿瘤、先天性一侧肺动脉发育不全等。

（2）各肺叶核素分布减低：与各个肺叶解剖位置和形态相一致的放射性减低或缺损区排除肺炎、肺不张后主要见于肺叶动脉栓塞。

（3）肺段性减低：单发核素分布减低区需要结合临床及其他检查才能正确诊断；多发性核素分布减低或缺损多见于肺动脉栓塞。

（4）一个核素分布减低区涉及一个以上肺叶或肺段，减低或缺损区近似球形，以及围绕正常肺组织影像的环形放射性减低或缺损区均为肺动脉栓塞所致。

2. 弥漫性放射性减低或缺损　　两肺核素分布不均匀，可见多发散在放射性减低或缺损区，常见于多发性肺梗死或 COPD 所致血流灌注不良，结合肺通气显像可明确诊断。

3. 放射性分布逆转　　由于重力原因，正常肺灌注显像双肺尖放射性分布较双肺底部稀疏，如果出现双肺尖放射性分布明显高于双肺底部，呈倒"八"字状，多见于肺动脉高压。

第二节　肺通气显像

一、显像原理

将密闭系统(closed system)中的放射性气体(radioactive gas)或放射性气溶胶(radioaerosol)经呼吸道充分吸入并沉积在终末细支气管和肺泡内，采用 γ 照相机或 SPECT 体外探测肺内的放射性分布。由于放射性在肺内的分布与局部肺通气量成正比，因此通过体外显像可以了解局部气道的通畅性，评估肺局部通气功能。气道局部狭窄或阻塞，有阻塞性通气功能障碍，表现为局部的放射性浓聚或缺损分布不均匀。通过探测放射性气溶胶在呼吸道内沉降情况来判断气道通畅情况及病变状态，以达到诊断目的。

放射性气溶胶肺显像反映的是进入气道气溶胶的分布状态，它与放射性惰性气体吸入显像的根本不同在于它无法呼出体外，因此不能判断气道的清除功能状态。

二、显像方法

（一）显像剂

1. 放射性气溶胶　　常用的气溶胶是由气溶胶雾化器将 ^{99m}Tc - DTPA 溶液雾化而成，雾化颗粒大小与气溶胶沉积部位直接相关，当气溶胶颗粒>10 μm 时，主要沉积于细支气管以上部位，颗粒愈大愈靠近大气管；5～10 μm 的微粒主要沉积于细支气管；3～5 μm 的颗粒都沉积于肺泡之中，更小者易经过气道呼出体外。由于一次吸入的气溶胶颗粒肺内只有 5%～10% 沉积，因此应反复吸入气溶胶。

2. 锝气体　　使用锝气体(Technegas)发生器将高比度的高锝酸钠洗脱液吸附于石墨碳棒上，在充满氩气的密闭装置内通电加温，2 500℃条件下获得锝气体，即 ^{99m}锝标记纯碳微粒的超细分散体，直径为 2～20 nm。正常人 Technegas 通气显像与惰性气体 ^{133}Xe 相似，COPD 患者也如此，并且未见 Technegas 在中央气道沉积。吸入后 60 min 内 Technegas 分布稳定，为获得多体位平面显像和断层显像提供了充分的时间。在对疑诊肺栓塞患者的研究中，Technegas 与 ^{133}Xe 的准确性相近。

（二）检查方法

1. 显像前准备　　检查前无需特殊准备，但要向患者说明检查的整个过程，以取得患者的配合。患者取坐位，接通雾化器各管口，使之处于工作状态。让患者用嘴咬住口管，用鼻夹夹住鼻子，通过雾化器回路进行正常呼吸。

2. 吸入微粒

（1）气溶胶雾粒吸入：将 1 480 MBq(40 mCi) ^{99m}Tc - DTPA 溶液，体积为 2 ml，注入雾化器，再注入 2 ml 生理盐水，调整氧气流速为 8～10 L/min，使其充分雾化。经过分离过滤，产生雾粒大小合适的气溶胶,受检者吸入时间为 5～8 min。

(2) 锝气体吸入：患者通过连接管及口罩吸入 3～5 次锝气体即可。

3. 显像方式和体位 同肺灌注显像。

三、适应证和禁忌证

(一) 适应证

1) 与肺灌注显像结合鉴别诊断肺栓塞或 COPD。

2) 肺实质疾病的诊断、治疗效果的观察及预后评估。

3) 通过测定 V/Q 比值判断肺功能。

4) 阻塞性肺疾病的诊断及病变部位的确定。

(二) 禁忌证

无明确禁忌证。

四、影像分析

(一) 正常影像

经反复吸入的放射性气溶胶颗粒大部分沉积于末梢小气道和肺泡内,呼出清除速度较慢。锝气体肺通气显像肺内放射性分布基本均匀,段以上大气道内无放射性沉积,肺野周边部和肺门部略低(图 12-2-1)。正常肺通气显像与肺灌注显像所见基本一致,无不匹配现象。放射性气溶胶显像双肺内放射性分布基本均匀,大气道有放射性沉积,肺野周边部影像较淡。

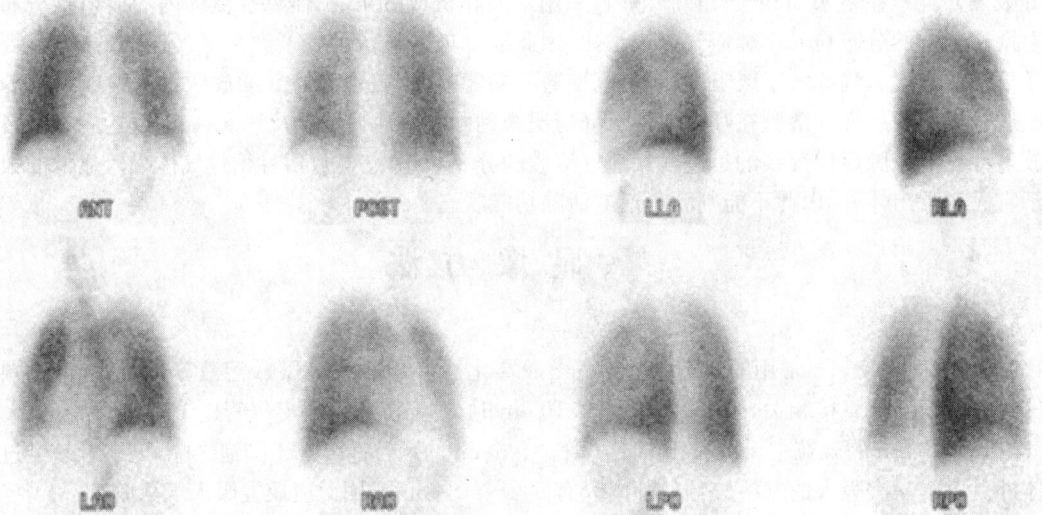

图 12-2-1 正常肺通气影像

平面及断层显像基本上与肺灌注显像相似,所不同之处在于可因吸入颗粒不够均匀及气溶胶受气道内气流影响较大,大气道内沉积较多,使喉头、大气道显影。如采用锝气体显像,则不会出现喉头和大气道等显影,且图像质量好于气溶胶显像。

(二) 异常影像

1) 气道狭窄不畅:狭窄部位两侧形成涡流,气溶胶雾粒部分沉积,呈现放射性浓聚的"热点",而狭窄部远端的气溶胶雾粒分布正常。

2) 气道完全性阻塞:因气溶胶雾粒不能通过,因而呈放射性缺损区。

3) 气道和肺泡内如有炎性物或液体充盈,或肺泡萎陷、气流减低,可致使气溶胶雾粒难以进入,呈现放射性减低区。

第三节　肺灌注显像和肺通气显像的临床应用

(一)肺栓塞

肺栓塞(pulmonary embolism,PE)是来自全身静脉系统或右心的内源性或外源性栓子阻塞肺动脉及其分支,引起肺循环和呼吸功能障碍的临床和病理生理综合征。肺栓塞患者肺通气显像放射性分布大致均匀,无明显放射性稀疏或缺损,而肺灌注显像则表现为肺段或多个亚肺段分布的放射性稀疏缺损区,称为V/Q显像不匹配(图12-3-1)。是肺栓塞的典型表现。

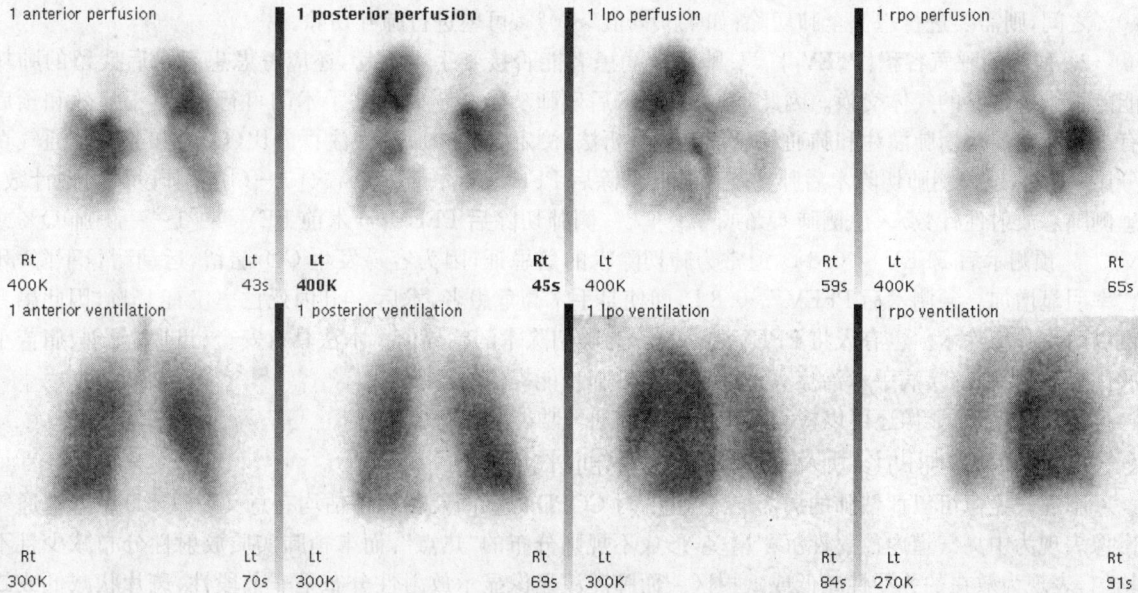

图12-3-1　灌注和通气显像不匹配提示肺栓塞
上排:灌注影像多发节段和亚节段缺损　　下排:通气影像正常

肺通气-灌注显像(ventilation/ perfusion scintigraphy,V/Q scan)检测肺血管病变和肺内血流分布受损的灵敏度极高,诊断PTE具有安全、无创、灵敏度高、特异度好、准确性高的优点,是PTE的确诊手段之一,也是临床随访肺栓塞治疗效果的有效方法(图12-3-2)。鉴于PTE-DVT在发病上的一致性,联

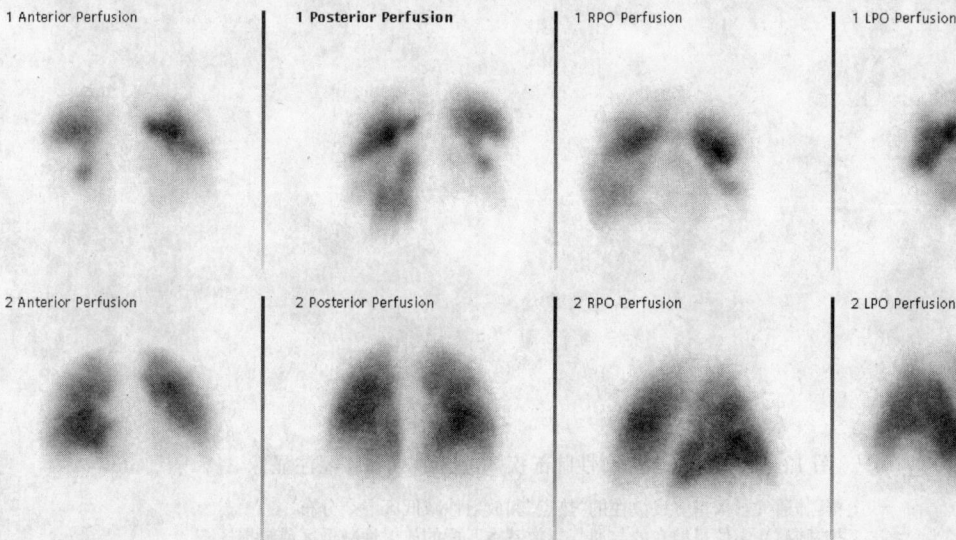

图12-3-2　肺灌注显像监测肺栓塞溶栓治疗疗效
上排:溶栓前　　下排:溶栓后

合双下肢静脉核素显像检测 DVT 可明显提高 PTE 诊断的准确性。有关肺通气-灌注显像的详细描述和诊断肺栓塞的临床意义请参见本书第二十章。

(二)肺部疾病手术决策及术后评估

COPD、肺癌和支气管扩张等肺部疾病都有可能压迫邻进肺血管导致其灌注区血流减少,在肺灌注显像上出现边缘清楚的放射性稀疏或缺损区,根据放射性稀疏或缺损区的大小估计肺血管的受累程度,对决定能否手术切除、手术切除范围和术前准确预测术后残肺的功能均匀重要的指导意义。

1. 肺灌注残余量占全肺灌注量的百分数(Q%) 术前将两肺的放射性计数通过勾画感兴趣区(region of interest,ROI)进行定量分析,计算肺灌注残余量占全肺灌注量的百分数(Q%)来进行评估。Q%值越小说明肺血管受累程度越大,如果 Q%值<30%,手术切除的成功率很小;如果 Q%值在 30%~40%之间,则需要进行患侧全肺切除;如果 Q%值>40%,可望进行肺叶切除。

2. 残肺的呼气容积(PFEV$_1$) 肺部疾病患者能否接受手术治疗,还应考虑患者术后残留的肺功能能否维持足够的气体交换。因此,术前预测术后残肺功能和正确评估手术的可行性,对于疗效和预后有重要意义。采用肺灌注和肺通气显像定量分析法,测定分侧肺血流灌注百分比(Q%)和分侧肺通气百分比(V%),以预测肺切除术后肺功能。肺叶切除后 PFEV$_1$=术前 FEV$_1$×[1-(切除肺段放射性计数/患侧肺总放射性计数)×患侧肺 Q%或 V%]。一侧肺切除后 PFEV$_1$=术前 FEV$_1$×[1-一侧肺 Q%或 V%]。预测术后 PFEV$_1$<0.8 L,通常为肺切除术的禁忌证,因为容易发生 CO_2 潴留,运动耐量下降,死亡率明显增加。预测术后 PFEV$_1$>0.8 L,即使是手术高危患者,术后 30 d 内死亡率仅有 15%,因此患者可以耐受肺切除术。也有人将 PFEV$_1$≥1 L 作为肺切除术的临界值。本法具有安全、迅速、无创、痛苦小的优点,可为肺部疾病手术治疗决策和预测术后肺功能提供科学依据。

肺通气-灌注显像还可以检测肺移植术后肺通气功能和血流灌注。

(三) COPD 的辅助诊断及其肺减容术术前评价

肺通气显像可以评估肺的局部通气功能,对 COPD 的诊断及预后评估均有意义。COPD 患者肺通气影像表现为中央气道内放射性沉积增多,形成不规则分布的"热点",而末梢肺实质放射性分布减少且不均匀,表现为散在的弥漫性减低或缺损区。而肺灌注显像显示放射性分布呈非节段性,斑片状减低或缺损区,病变部位与肺通气图像基本匹配(图 12-3-3)。

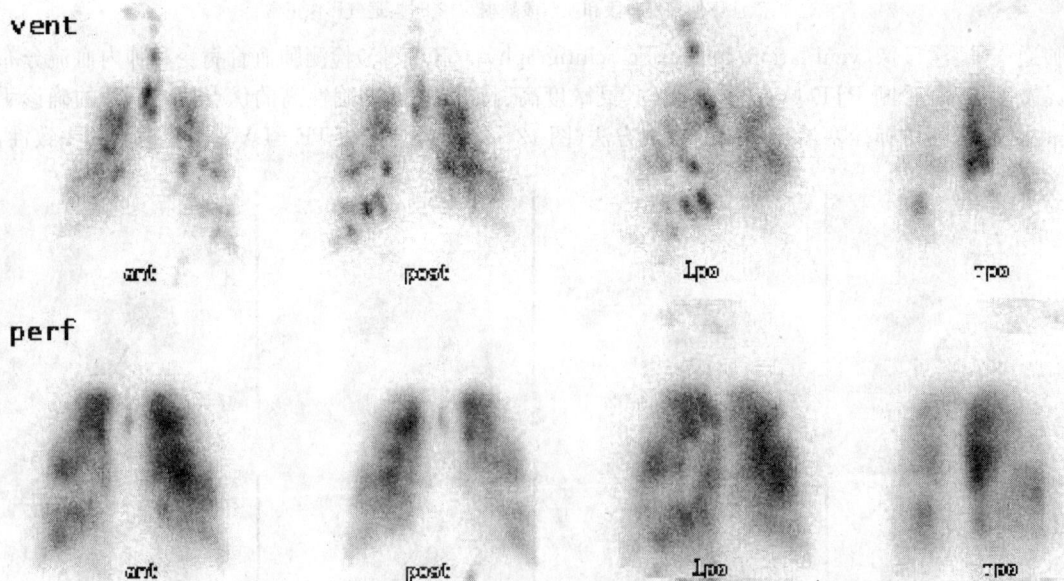

图 12-3-3 慢性阻塞性肺部疾病的肺通气和肺灌注显像
上排:肺通气影像呈多发散在的"热点"和放射性减低区混杂分布
下排:肺灌注影像呈散在的与通气影像基本匹配的放射性减低区或缺损区

COPD 患者常伴有肺动脉高压,部分患者肺内血流可反向分布,肺尖血流增多,肺灌注显像示两肺尖或两上肺野放射性分布增多,甚至超过两肺下野,形成"八"字形分布。病情严重的 COPD 患者可形成肺大泡,其表现为肺通气及肺灌注显像为匹配的呈肺叶状分布的放射性缺损区。V/Q 显像对 COPD 患者肺血管床的损害部位、范围、程度及治疗效果的判断有一定的价值。

肺减容术(lung volume reduction surgery)是 COPD 改善肺功能的有效治疗手段,通过手术切除过度膨胀的组织可减少换气死腔,改善通气/血流比例。通过显像分级和分类能准确显示病变的部位、范围和病情程度;由于术后显像改善与 FEV$_1$% 改善一致,对比术前、术后的通气、灌注显像,可以准确评价治疗效果。

(四) 心脏及肺内右向左分流患者的诊断和定量分析

先天性心脏病出现右向左分流时,肺灌注显像剂可进入体循环,在肺外器官组织中有大量显像剂出现,表现为双肾、脑组织显影。因此,该法也可偶尔被用于评价右向左分流性疾病。但在进行气溶胶同日法 V/Q 显像时,因先做通气显像的 ^{99m}Tc-DTPA 可通过肺泡弥散进入血液,或在完成肺灌注显像数小时后 ^{99m}Tc-MAA 降解成小颗粒而使肾脏显影,易被误认为假性右向左分流结果。此时,应对脑部进行局部显像,若脑组织显影,即可确诊。在明确有右向左分流性疾病后,利用肺灌注影像对双肺和全身进行感兴趣区勾画,分别计算双肺和全身的放射性计数,并通过下式计算出右向左分流的分流率,以判断分流性疾病的分流程度,该分流率的正常值<5%;若分流率>10%,则有临床意义:

$$右向左分流率(\%) = \frac{全身放射性计数 - 双肺计数}{全身放射性计数} \times 100\%$$

(五) 肺动脉畸形及肺动脉病变的诊断

1. 肺动脉闭锁　患侧肺因无血流灌注,故肺灌注显像不显影。

2. 肺动脉狭窄　有相应狭窄肺动脉供血的肺区无血流灌注或减少,肺灌注显像放射性分布稀疏或无血流灌注,呈肺段分布。

3. 肺动脉发育不全或缺如　患侧肺血流灌注缺如或稀疏,通气功能正常。结合临床及 X 射线胸片与肺栓塞鉴别。

(六) 全身性疾病累及肺动脉的诊断

大动脉炎、胶原病等全身性疾病可累及肺动脉,使肺叶、肺段肺动脉狭窄甚至闭塞。因此,肺灌注显像可呈肺叶或肺段的放射性分布稀疏或缺损,可用来判断此类患者肺血流灌注受损的程度与范围。此类患者肺通气显像大多正常,与肺栓塞征象相同,故要注意结合临床与肺栓塞鉴别。

(七) 肺肿瘤

肿瘤压迫和浸润支气管,相应部位的肺通气显像显示通气功能异常。对原发性支气管肺癌,肺通气显像可见肿瘤部位及远端区呈放射性稀疏缺损。此外,通过 V/Q 比值对局部肺功能及分肺功能的测定,可对肿瘤患者术前肺功能的判断及手术预后的评估提供可靠依据。

(八) 支气管哮喘

哮喘发作时气管痉挛,肺通气显像可见中央气道内放射性沉积增多,在阻塞气道近端更为明显,肺叶或肺段可见放射性减低或缺损,用支气管扩张药物后病情减轻者,重复显像可见影像回复正常。因此,肺通气显像可以显示支气管痉挛的部位、范围及程度,对哮喘诊断、疗效观察及预后判断均有重要意义。

(陈　萍)

第四节　肺肿瘤显像

一、正电子发射计算机断层扫描/计算机体层扫描(PET-CT)

PET-CT 显像在肺部肿瘤方面的主要临床应用包括:① 良、恶性疾病的诊断及鉴别鉴别;② 肺癌的 TNM 分期;③ 评价治疗后反应及探查肿瘤复发;④ 判断残余占位病变的性质(纤维化抑或残余肿瘤);⑤ 区分复发和放疗所致坏死;⑥ 活检定位。

(一) 肺内局限性病变良恶性的诊断及鉴别诊断

^{18}F-FDG PET 主要反映肿瘤的代谢、血流、增殖能力等,并根据这些生物学特性来鉴别病灶的

良恶性。通常肿瘤细胞的恶性程度越高,倍增时间越短,SUV 值越高,因此表现为恶性病变与良性病变的 ^{18}F-FDG 摄取有明显的差异。以 SUV 作为良恶性的鉴别指标,其临界值尚无统一标准,目前普遍将 SUV=2.5 作为良恶性的分界点,有研究报道诊断 15 mm 以上结节的 PET 诊断的敏感性和特异性分别为 96% 和 80%。Gould 等采用 meta 方法总结分析了 1 474 个肺结节的 ^{18}F-FDG PET 显像结果,发现 ^{18}F-FDG PET 诊断的敏感度和特异度均为 91.2%。目前研究证实肺肿瘤 ^{18}F-FDG PET 延迟显像可明显提高对恶性肿瘤诊断的敏感性和对良、恶病变鉴别的能力(图 12-4-1)。Hiekeson 等对 141 例肺结节患者进行双时相检查,结果示双时相与单时间点诊断的灵敏度分别为 95.7% 和 88.3%。

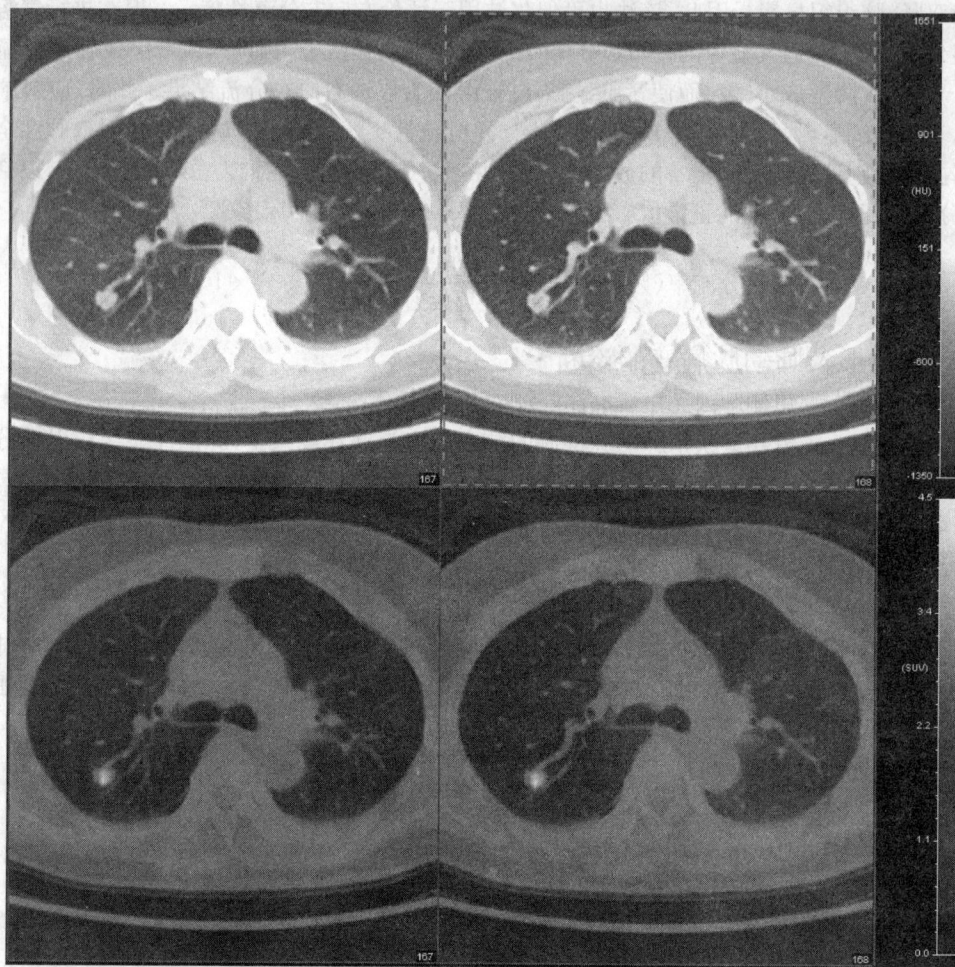

图 12-4-1　^{18}F-FDG PET 延迟显像提高肺癌诊断的敏感性和鉴别能力
患者,男,右肺上叶肺癌,SUV 最大值 3.3,延迟扫描 SUV 最大值 4.3

但有时单纯 ^{18}F-FDG PET 可能出现假阳性,如结核、炎症、结节病、寄生虫病(如肺吸虫)等,这是由于肉芽肿类疾病或其他感染性疾病活动期巨噬细胞糖代谢活动加快所致。此外,单纯 ^{18}F-FDG PET 可能出现假阴性,这些病灶表现为低 FDG 摄取,这种假阴性是由于低级的恶性肿瘤、支气管肺泡癌(结节型)、类癌或肿瘤直径较小所致(图 12-4-2)。

PET-CT 可将功能显像与解剖显像有机地结合,同时显示病灶的代谢状态及形态特征,明显优于单纯的 ^{18}F-FDG PET 或 CT,使假阳性和假阴性降低,诊断正确率提高。

(二)肺癌分期

PET-CT 应用于肺癌诊疗工作中的重点之一在于可对肺癌进行 TNM 分期。肺癌的原发肿瘤、淋巴结、远处转移分期过去主要根据 CT 及磁共振成像等影像诊断技术,但均存在很大的局限性。PET-CT 提供功能和解剖相结合的图像,能精确区分肿瘤的边缘、大小、形态及与周围毗邻的关系,并能准确查找全身转移灶,对肿瘤进行准确分期(图 12-4-3)。

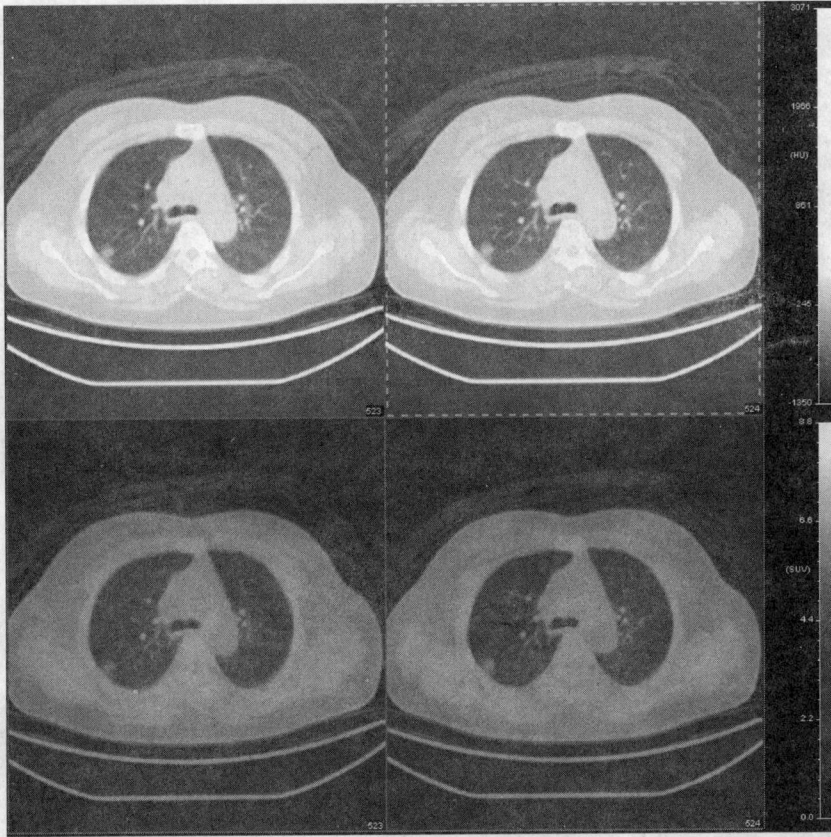

图 12-4-2 表现为病灶低 FDG 摄取的 ^{18}F-FDG PET 显像假阴性

右肺上叶斑片状阴影 ^{18}F-FDG PET 显像为阴性,病理证实为:支气管肺泡癌伴部分腺癌

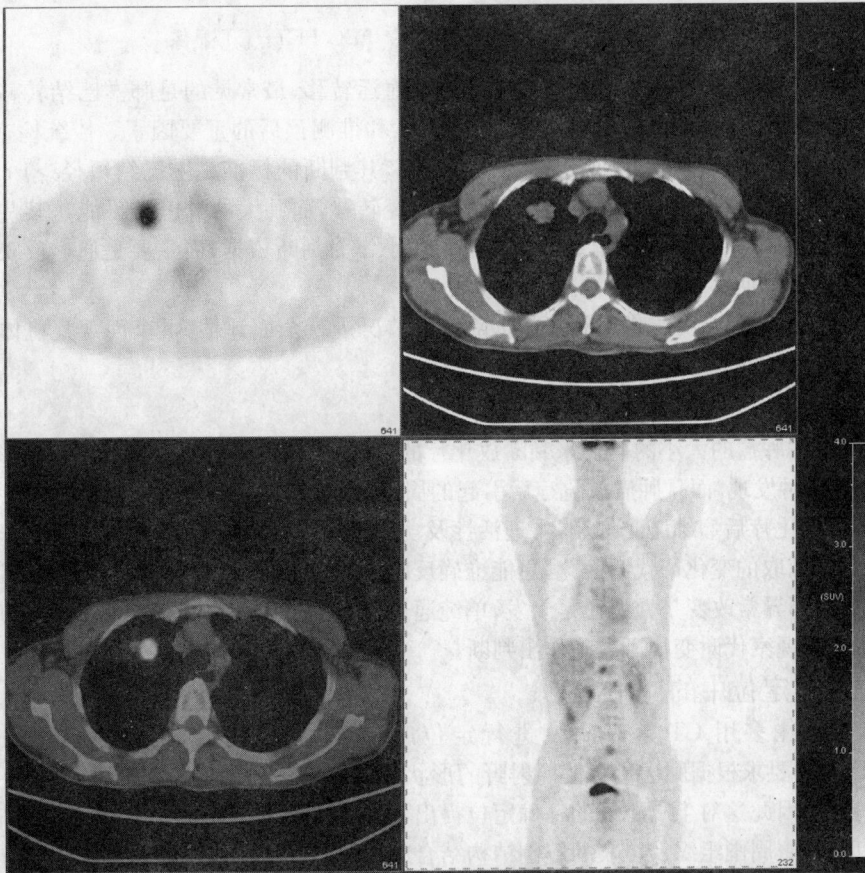

a

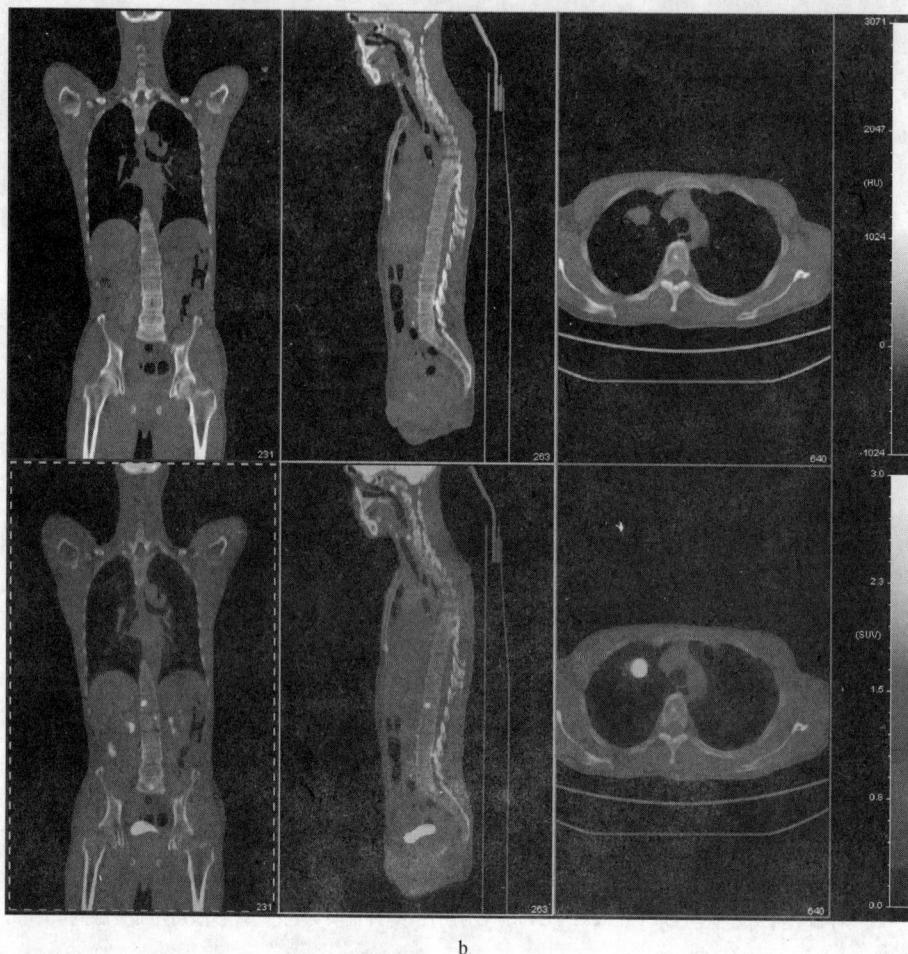

图 12-4-3 肺腺癌骨转移 ^{18}F-FDG PET-CT 显像

  肺癌容易较早发生转移,主要途径是通过淋巴道和血运转移,最常见的是肺淋巴结转移和纵隔淋巴结转移,有无淋巴结转移是确定肺癌分期、决定治疗方案和推测预后的重要因素。传统检查如 CT 或磁共振成像均依据淋巴结的大小来判断淋巴结的转移情况,其判断的标准是淋巴结短径>1 cm,结果发现其假阳性及假阴性率较高,即正常大小的淋巴结可能已经转移,而肿大的淋巴结可能是某些良性原因所致。^{18}F-FDG PET-CT 的应用并不单纯依靠淋巴结大小作为判断依据,而主要是通过反映恶性肿瘤细胞葡萄糖代谢变化而早期发现原发肿瘤及其转移灶。

  PET-CT 扫描可通过全身显像对肺癌的远隔转移情况进行全面评估,可全面观察机体各部位的代谢情况,为肺癌治疗方案的确定提供可靠依据。

(三)判断治疗后疗效和肿瘤复发

  临床上通常采用肿瘤的大小的变化来判断放化疗的疗效,肿瘤组织增殖受抑制后解剖形态学变化较缓慢,难以被 CT 及时发现,而且肿瘤放化疗后引起的周围软组织水肿、纤维化等在 CT、MR 上可显示为病变有所增大;而放化疗后瘤细胞受抑制,生理活性及功能代谢降低。^{18}F-FDG PET-CT 显像可通过观察治疗前后葡萄糖摄取的变化即代谢变化,更能准确反映治疗效果,从而有利于治疗方案的调整和改进。对手术或放疗后局部异常改变是瘢痕还是复发,单纯通过形态学检查往往难以作出准确判断,^{18}F-FDG PET-CT 显像通过观察代谢变化可准确作出判断。

(四)在肺癌放疗定位中的应用

  肺癌放疗前以往多用 CT 来对病变进行定位,调强适形放射治疗技术(intensity modulated radiotherapy,IMRT)要求根据肿瘤形状使照射野的形状和剂量分布必须与病变(靶区)形状一致,其关键是肿瘤体积的确定,因此这对生物靶区的精确定位提出了更高的要求。PET-CT 技术将肿瘤体积、肿瘤的代谢活跃程度、肿瘤周围组织及体表的解剖结构结合起来,用于设计放疗计划,进一步完善肿瘤靶区的剂量分布,达到肿瘤靶区剂量分布最佳,而对周围正常组织的损伤最小。

二、^{67}Ga 显像

(一)显像原理

^{67}Ga 经静脉注射后可明显浓聚于恶性肿瘤细胞内。肿瘤细胞摄取^{67}Ga 的机制尚未完全明了,主要有几种可能机制:

(1) 转铁蛋白受体学说:认为^{67}Ga 的生物学活性与铁离子相似,^{67}Ga 注入人体内后与血浆转铁蛋白结合,形成转铁蛋白复合物,后者与肿瘤表面的特异性转铁蛋白受体结合进入细胞。

(2) 肿瘤细胞膜的高通透性是引起^{67}Ga 选择性浓聚的主要原因,可能由于肿瘤细胞膜的脂质双层膜及其相关蛋白的结构发生紊乱所致,如肿瘤细胞膜孔径增加与通透性增强,允许非离子^{67}Ga 在肿瘤部位浓聚。另外^{67}Ga 还受下列多种因素影响:① 肿瘤组织的血供;② 肿瘤细胞内糖酵解程度,细胞内 pH 水平;③ 肿瘤细胞的分裂增殖速度;④ 血清铁含量等。

(二)显像方法

患者停用铁剂 1 周,进行腹部、盆腔局部或全身显像前一天服用缓泻剂或检查前清洁肠道。注射剂量多用 296～370 MBq(8～10 mCi),注药后 48～72 h 显像,必要时增加 96 h 显像。作胸部平面、全身或断层采集。

(三)临床应用

1. 肺癌的诊断及鉴别诊断　　^{67}Ga 显像是诊断肺癌的一种简便有效的常用方法,恶性肿瘤组织对^{67}Ga 的浓聚程度明显高于正常组织,诊断灵敏度可达 80%～85%,与一些炎症、结核等有^{67}Ga 浓聚的良性病变在显像特征上有明显区别。^{67}Ga 显像对肺癌诊断的阳性率可能与肺癌的病理类型、肿瘤病灶的大小、肿瘤组织的活性、^{67}Ga 的使用剂量及病灶所处的部位等有关。在肺癌的病理类型中,一般以小细胞肺癌和鳞癌的阳性率为最高,大细胞癌次之,腺癌最低。

多种肺部炎性病变和肉芽肿性病变等良性疾病均可导致肺部^{67}Ga 的异常摄取浓聚,但大多数炎性病变(包括肺结核)的^{67}Ga 浓聚程度较低或无明显浓聚,且这些病变也常常表现为非局灶性的片状阴影、边缘模糊不清的云片状、散在性或弥漫性浓集影。与肺癌病变大多成斑块状、边缘清晰且浓聚程度较高的显像特征形成了明显的区别。结节病患者^{67}Ga 显像有双侧肺门"γ 征"及(或)头部呈"熊猫面容"等典型的结节病特征,可与肺癌鉴别。另外,^{67}Ga 显像特征可用于判断肺结核的活动性及其疗效观察。

^{67}Ga 显像的假阴性率为 0～22%,最常见的假阴性原因是肿瘤直径小于 1.5 cm;肝影在右肺下叶病变探查的影响;肿瘤退化和坏死或合并肺病及近期应用细胞生长抑制剂等。

2. 探查纵隔转移　　^{67}Ga 显像是一种安全可靠、简便无创的探查纵隔或肺门淋巴结有无转移的方法,有益于探查纵隔淋巴结受累情况从而避免不必要的纵隔镜检查,并可指导纵隔镜活检部位的选取,区别残余病变和复发病变及考察治疗后合并症。研究证实,在评价纵隔是否受累时,与纵隔 X 射线-CT 断层和平片相比^{67}Ga 显像更敏感;当^{67}Ga 显像和纵隔 X 射线-CT 均呈阳性时,两者方法提示局部淋巴结受累的准确率相近(87% 和 85%)。但是,当检查均呈阴性时,^{67}Ga 显像的准确度(80%)明显比胸部 X 射线检查高。学者建议,如果原发性肿瘤摄取^{67}Ga,而纵隔无摄取,即纵隔^{67}Ga 显像为阴性时,患者可以不通过纵隔镜进行疾病分期,直接行开胸探查术。如果原发肿瘤和纵隔均摄取^{67}Ga,或原发肿瘤无摄取仅纵隔处摄取,或胸部 X 射线提示有纵隔扩散,患者应行纵隔镜组织活检以确定有否纵隔受累。

^{67}Ga 显像出现的假阴性可能是由于受累的纵隔淋巴结与纵隔旁原发病灶距离过近;由于分辨率限制,使得^{67}Ga 显像无法发现淋巴结内微小转移。

3. 放、化疗疗效的评价　　肺癌放、化疗后可出现^{67}Ga 摄取降低或完全受抑,治疗后^{67}Ga 摄取的变化与放射学证实的肿瘤大小的变化之间有良好的相关性。^{67}Ga 在肿瘤内摄取变化与放疗照射剂量有关,可用于指导放疗方案的确立。治疗后,^{67}Ga 显像可先于放射学检查发现纵隔受累或复发病灶。

^{67}Ga 临床应用中的主要问题是缺乏特异性。在术后手术创口处,急、慢性炎症,自身免疫性疾病是,^{67}Ga 的摄取均增加。

三、^{201}Tl 显 像

(一)显像原理

^{201}Tl(thallium-201)是心肌显像剂,在临床实践中发现它也是良好的亲肿瘤显像剂。^{201}Tl 亲肿

瘤机制不太清楚,研究者发现^{201}Tl在肿瘤细胞内的摄取、蓄积与K$^+$进入细胞内的机制相似,即依赖细胞膜上的Na$^+$-K$^+$-ATP酶系统,^{201}Tl的细胞摄取可以被阻断Na$^+$-K$^+$泵的哇巴因、洋地黄、呋塞米索抑制。在临床诊断肿瘤的应用中,影响肿瘤细胞摄取^{201}Tl的因素除Na$^+$-K$^+$-ATP酶系统外,还有肿瘤组织的血供、肿瘤细胞类型、活性和细胞膜通透性等。^{201}Tl能被有活性的肿瘤细胞聚集,而结缔组织摄取率低,坏死组织根本不摄取;^{201}Tl仅在肿瘤细胞内有明确的摄取,而在炎症组织内有吸收,但排除快。

(二)显像方法

^{201}Tl常用剂量111～185 MBq(3～5 mCi)。注药后10～20 min时肿瘤/本底比值最高,为肿瘤显像最佳时间。在注药后20～60 min时显像,肿瘤/本底比值变化最小。在2 h内,大多数肿瘤^{201}Tl的清除率为25%左右。可参考下式作肿瘤滞留指数半定量分析:

$$RI = \frac{延迟摄取比值(T/N) - 早期摄取比值(T/N)}{早期摄取比值(T/N)} \times 100\%$$

式中,RI为肿瘤滞留指数;T/N为肿瘤(T)与正常部位(N)的放射性比值。

(三)临床应用

1. 原发性肺癌的诊断及淋巴结转移的诊断　　^{201}Tl显像是一种非常有用诊断肺癌及评估肿瘤增殖活性的显像方法,诊断准确性可达到87%。通过计算滞留指数,有助于鉴别肺内肿物的良恶性,即滞留指数愈高,肿瘤恶性程度可能性愈大,而对于检测1.5 cm病灶检测率较低。

研究报道^{201}Tl显像在探查肺癌淋巴结转移时有较高的灵敏度及特异性,诊断灵敏度可达到67%～83%,特异性60%～74%,准确性73%～90%。

2. 疗效评价　　通过计算^{201}Tl显像早期像、延迟像肿瘤摄取率、滞留指数及清除率,可早期对肺癌患者进行疗效评价。研究发现,治疗有效的患者早期就可发现病灶延迟期摄取率和潴留指数的明显下降。^{201}Tl显像可先与X-CT发现肺癌复发患者的病变,表现为病灶延迟期摄取率和滞留指数的明显增高。

四、^{99m}Tc-MIBI显像

(一)显像原理

锝标记甲氧基异丁基异腈(technetium-99m methoxyisobutylisonitrile,^{99m}Tc-MIBI)目前被作为一种广谱肿瘤阳性显像剂可应用于多种肿瘤显像,是一种带正电荷的脂溶性化合物,在肿瘤细胞中浓聚的确切机制尚不清楚,可能的机制通过被动扩散进入肿瘤细胞,不与细胞的膜性成分结合,与细胞膜、线粒体膜及较高的电位密切相关。^{99m}Tc-MIBI在体内分布也可能与细胞代谢有关,癌细胞具有较高代谢水平,可促使^{99m}Tc-MIBI浓集。

(二)显像方法

静脉注射^{99m}Tc-MIBI 555～740 MBq,10～30 min后显像为早期像,2～4 h后为延迟像。断层显像采集矩阵64×64,共64帧,15～20 s/帧。

可用半定量分析方法判断肿瘤对^{99m}Tc-MIBI的摄取情况,通常常用的方法有:肿瘤摄取比值(TUR)=肿瘤ROI内每个像素的平均放射性计数/对侧健区ROI内每个象素的平均放射性计数;滞留指数=[(晚期T/NT-早期T/NT)/早期T/NT]×100%。

(三)临床应用

1. 肺癌的诊断　　^{99m}Tc-MIBI可用来探查原发肺癌及纵隔淋巴结转移,能对肿瘤诊断和分期提供有效的信息,区分存活和坏死的肿瘤细胞,是一种灵敏度高、无创性方法,且准确性比CT高。^{99m}Tc-MIBI断层显像的灵敏度与病变大小有关,当病灶直径小于1.5 cm时,宜采用断层显像。Nosotti M等对116例原发性肺癌患者进行病理及^{99m}Tc-MIBI显像对比研究,结果表明^{99m}Tc-MIBI诊断的灵敏度达89.8%、特异性为100%、阳性预测值为100%、阴性预测值为62.9%、准确性为91.4%,诊断纵隔淋巴结转移的灵敏度54.5%、特异性100%。^{99m}Tc-MIBI诊断假阳性的主要原因为感染,如活动性结核、真菌感染、肉芽肿、急性术后感染等,由于炎性病灶局部血液旺盛,血管通透性变高,^{99m}Tc-MIBI诊断易向细

胞内积聚。假阴性的形成因素较复杂,肿瘤的病理分型、TNM 分期、肿瘤直径、多药耐药性(MDR)及显像仪器的分辨率等均可造成假阴性。

2. 肺癌的多药耐药及疗效评估　　由于化疗效果受肿瘤内血管分布、血流量、有氧代谢、细胞活性、MDR 基因表达等多种因素影响,多药耐药(multidrug resistance,MDR)是癌症有效化疗的主要障碍,与 MDR 表型的表达改变高度相关。P-糖蛋白(P-gp)系细胞质膜上多药耐药基因(MDR-I)表达产物,可将细胞内抗癌药物以主动转运方式排出细胞外,^{99m}Tc-MIBI 是 P-糖蛋白多药耐药酶系统作用底物,^{99m}Tc-MIBI 在肿瘤细胞内的滞留与 P-gp 表达水平成负相关。通过计算滞留指数,可评估肿瘤多药耐药性和预测化疗的敏感性。

(赵　葵　董孟杰)

思考题

一、问答题

1. 比较肺通气显像和肺灌注显像的原理、正常影像特点及临床意义的异同。
2. 肺栓塞危险度分层有几型? 主要指标是什么?
3. 肺栓塞患者的肺通气/灌注显像的特点是什么?
4. 肺通气/灌注显像在肺栓塞诊断中的价值。
5. 比较各种肺栓塞诊断方法的特点。
6. 简述放射性核素检查在肺部疾病手术中的应用。
7. 患者女,74 岁,左股骨头置换术后 2 d,突然出现呼吸困难呈进行性加重、不能平卧、胸痛,左大腿根胀痛。查体:患者气促、发绀,左下肢浮肿,左小腿周径比右小腿大 2 cm。血压 80/50 mmHg。血气分析:PaO_2 50 mmHg,$PaCO_2$ 45 mmHg。
    (1) 患者可能是什么疾病?
    (2) 为了明确诊断,对患者首先要做什么处理? 简述其诊断策略。
    (3) 如果患者血压正常,其诊断策略是什么? 核医学科应做什么检查?
8. 肺肿瘤核医学显像方法有哪些? 各自显像原理是什么?
9. ^{18}F-FDG PET/CT 显像在肺肿瘤中的临床应用有哪些?

二、选择题

1. 下列哪种显像剂可获得肺血流分布影像
    A. ^{99m}Tc-DTPA 　　　B. ^{99m}Tc-MAA 　　　C. Technegas 　　　D. ^{133}Xe
2. 目前图像质量最好的肺通气显像剂是
    A. ^{99m}Tc-DTPA 　　　B. ^{99m}Tc-MAA 　　　C. ^{133}Xe 　　　D. Technegas
3. 肺栓塞在放射性核素显像的典型征象是
    A. 灌注显像有缺损,通气显像也有缺损　　　B. 灌注显像有缺损,通气显像正常
    C. 灌注显像无缺损,通气显像也无缺损　　　D. 灌注显像无缺损,通气显像有缺损
4. 以下哪种疾病的肺通气/灌注显像是不匹配异常
    A. 肺结核 　　　B. 肺间质纤维化 　　　C. 肺栓塞 　　　D. 肺气肿
5. 下列哪一种不是肺栓塞危险度分层的指标
    A. 临床表现 　　　B. 危险因素 　　　C. 右心功能不全表现 　　　D. 心肌损伤标志物
6. 高危疑诊肺栓塞患者首选的检查时
    A. X 射线胸片 　　　B. MRI 　　　C. 超声心动图 　　　D. CT
7. 非高危疑诊肺栓塞患者首先的处理是
    A. 临床可能性评估 　　　B. D-二聚体检测 　　　C. 肺通气/灌注显像 　　　D. CT 检查
8. 以下哪种检查结果正常可以排除肺栓塞
    A. X 射线胸片 　　　B. 超声心动图 　　　C. 肺通气/灌注显像 　　　D. 心电图
9. 肺动脉高压患者的肺灌注显像表现为
    A. 两肺下部放射性增高　　　　　　　　　B. 两肺下部放射性减低
    C. 两肺上部放射性增高　　　　　　　　　D. 两肺上不放射性减低
10. 下列哪一项不是肺通气显像的适应证

A. 与肺灌注显像结合鉴别诊断肺栓塞或 COPD
B. 肺实质疾病的诊断、治疗效果的观察及预后评估
C. 通过测定 V/Q 比值判断肺功能
D. 肺结节病

第十三章 骨、关节系统

第一节 骨 显 像

一、骨 显 像 原 理

骨骼组织由有机物和无机物等成分构成。有机物包含骨细胞,细胞间质(主要由葡萄醛酸和氨基己糖的聚合物组成)和胶原,而构成无机物的主要成分是羟基磷灰石晶体$[Ca_{10}(PO_4)_6(OH)_2]$,它大部分沉积在骨胶质纤维中。成年人骨骼组织中羟基磷灰石晶体总面积可达 $3×10^6$ 平方米,因此它对体液可交换的离子或化合物能充分发生离子交换或化学吸附。

目前临床常用的显像剂为^{99m}锝(^{99m}Tc)标记的含有 P - C - P 键的磷酸盐化合物,其中以^{99m}Tc 标记的亚甲基二磷酸(^{99m}Tc - MDP)临床应用最为广泛。

骨骼摄取磷酸盐化合物的机制主要涉及下列内容:① 化学吸附,^{99m}Tc 标记的磷酸盐化合物可与碱性的羟基磷灰石晶体的钙离子(Ca^{2+})结合,进行离子交换;② 与有机质结合,^{99m}Tc 标记的磷酸盐化合物可直接与有机基质,特别是未成熟的胶原结合;③ 酶和酶受体结合位点的影响和作用,碱性磷酸酶对^{99m}Tc 标记的磷酸盐化合物在有机基质中的沉积起着重要的作用。实际上,骨骼摄取磷酸盐化合物还受着骨的代谢活性、局部血流量和交感神经状态的影响。总之,当骨代谢活性增强,骨的局部血流量增加,成骨细胞活跃和新骨形成时,局部骨组织可聚集更多的^{99m}Tc 标记的磷酸盐化合物,而呈现"热区"(浓聚区);反之当骨的局部血流量减少,或病损区发生溶骨性改变时,^{99m}Tc 标记的磷酸盐化合物随之减少,则呈现放射性"冷区"(稀疏缺损区)。所以当骨骼组织发生病理性改变时,骨显像于相应部位呈现异常的放射性分布,从而对骨骼疾病提供定位依据和临床诊断。

二、骨 显 像 方 法

静脉注射^{99m}Tc - MDP 555~740 MBq(15~20 mCi)后,嘱患者在 2 h 内饮水 500~1 000 ml,排尿时应避免污染体表和衣物,取出衣袋内的金属物品,2~3 h 后患者取卧位进行前后位全身显像。根据需要进行局部骨显像和断层显像、融合显像。

骨断层显像可改善图像的对比度和分辨率,克服平面显像结构重叠的不足对于深部病变的探测更为准确和敏感。利用解剖成像方式(CT)和功能图像(SPECT)融合技术,进一步提高空间分辨率和定位能力。

三相骨显像又称动态骨显像。静脉弹丸式注射^{99m}Tc - MDP 后于不同时间进行连续动态采集,分别获取血流、血池及延迟显像的资料。血流相在注射后即刻进行动态采集,2 s/帧,采集 1 min,反映较大血管的灌注和通畅情况。注射后 1~4 min 采集一帧静态局部像为血池相,反映软组织的血液分布。静脉注射后 2~4 h 采集全身或局部骨显像为延迟相,反映全身骨的代谢活性。

三、适 应 证

1) 有恶性肿瘤病史者,早期发现骨转移灶。

2) X 射线片、CT 等检查发现或疑有骨转移灶,骨显像进一步确定并寻找其他部位有无转移灶。

3) 肺癌、乳腺癌、前列腺癌等肿瘤患者治疗前分期和治疗后定期随访。

4) 已知原发骨肿瘤,检查其余骨骼受累情况及转移灶。

5) 各种代谢性骨病的诊断及骨关节病。

6) 诊断应力性骨折和细微骨折。

7) 早期诊断急性骨髓炎。

8) 股骨头坏死的早期诊断。

9）骨活检前定位。

10）观察移植骨的血供和存活情况。

11）诊断骨外的骨化组织或病变，如骨化性肌炎、软组织钙化等。

12）评价骨病变治疗后的效果。

四、图 像 分 析

（一）三相骨显像

1. 正常图像

（1）血流相：静脉注射显像后 8～12 s，可见局部较大动脉显影，随后软组织轮廓逐渐显示。骨骼部位放射性较软组织明显减低，左右两侧动脉显影出现时间及局部放射性分布浓度基本一致。

（2）血池相：软组织轮廓清晰显示，放射性分布均匀，两侧对称，大血管可持续显示。此期骨骼放射性仍较低。

（3）延迟相：骨骼显示清晰，软组织影消退。

2. 异常图像

（1）血流相：局部放射性增高提示该部位动脉血流灌注增强，常见于骨肿瘤和急性脊髓炎；局部放射性减低表明动脉血流灌注减少，可见于股骨头缺血性坏死、骨梗死和一些良性骨骼病变。

（2）血池相：放射性增高提示局部充血状态如急性骨髓炎、蜂窝组织炎等。放射性减低提示局部血供减少。

（3）延迟相：详见骨静态局部/全身骨显像的图像。

（二）全身骨显像/局部显像

1. 正常图像 正常全身骨骼影像清晰，放射性分布左右两侧呈均匀性、对称性分布。扁平骨如颅骨、肋骨、胸骨、椎骨等和长骨干骺端因含松质骨多、血运丰富、代谢旺盛，故能摄取较多的显像剂；而致密骨如长骨骨干放射性聚集相对较少。肋骨清晰显示是显像剂标记良好和显像时间适宜的标志。因显像剂经肾脏排泄，所以双肾和膀胱显像（图 13-1-1）。儿童处于生长发育期，其骨骺尚未愈合，骨显象可见骨骺生长中心处有明显的显像剂聚集（图 13-1-2）。

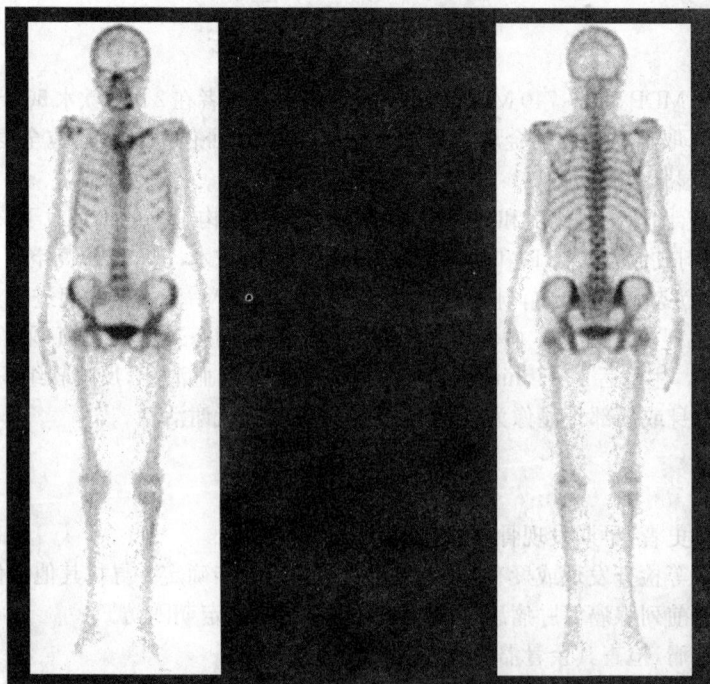

图 13-1-1 正常成人全身骨显像

2. 异常图像

（1）放射性异常浓聚：是骨骼显像最常见的异常表现，凡有骨质破坏、新骨形成及骨代谢紊乱的良、

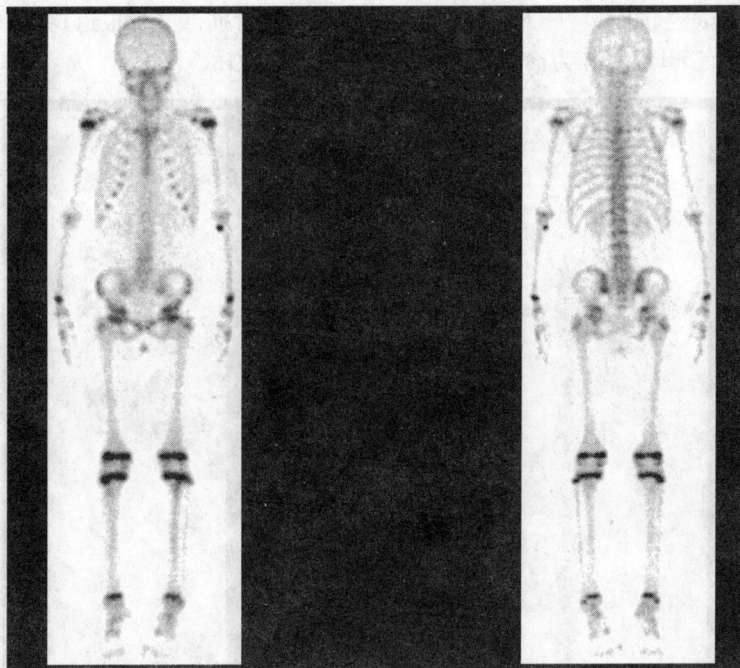

图 13-1-2 儿童正常全身骨显像

恶性病变均可产生病灶区浓聚,呈现所谓的"热区"分布。对于单发的异常放射性浓聚,应用骨断层融合显像观察浓聚部位、与骨质破坏或增生的相互关系进行良恶性的鉴别。

(2) 放射性缺损:在临床上凡局部骨质病变以破骨过程为主或骨组织血供减少的情况均可引起放射性分布减低,如骨囊肿、骨梗死、骨缺血性坏死、多发性骨髓瘤、骨转移瘤等。

(3) "超级影像"(super scan):全身骨显像呈现普遍均匀摄取增加,显像异常清晰,软组织显像很少,双肾未显影,称为"超级影像"。对于由甲状旁腺功能亢进症引起的"超级骨显像"表现为颅骨(尤以下颌骨)、中轴骨、四肢骨放射性分布均匀,显影清晰。而对于恶性肿瘤广泛骨转移的"超级影像",其异常浓聚多局限于中轴骨和骨盆且伴有不均匀的多发性放射性浓聚。

(4) 闪烁现象(flare phenomenon):恶性肿瘤骨转移病灶,经过治疗后约 3 个月,患者临床症状明显好转,但复查骨显像可见病灶部位的放射性聚集较治疗前更为明显,在延长观察随访(2~3 个月)后,骨显像可见病灶消退或有所改善,这种现象称为闪烁现象。闪烁现象是骨愈合和修复的表现,或放疗后短期放射性骨炎所致局部血流增加和新生骨代谢增强所致。在一些治疗前没有发现转移的椎体也可见到隐性肿瘤的闪烁反应。

(5) 肺性肥大性骨关节病(hypertrophic pulmonary osteopathy,HPO):该病是一种原因不明的综合征,具有骨膜新骨形成、杵状(指)趾和滑膜炎三征。肺癌、慢性肺疾患或胸膜炎以及鼻咽癌肺转移患者常伴有 HPO。骨显像表现为沿长骨的骨皮质放射性增高,呈所谓的"双轨征",不侵及长骨的两端,常见部位为尺骨、桡骨、胫骨、腓骨、肱骨和股骨等长骨。

五、临床应用

(一)恶性肿瘤骨转移

全身骨显像最常用于各种恶性肿瘤的骨转移病灶诊断、骨转移治疗后的随访和原发性恶性肿瘤的诊断。恶性肿瘤常发生骨转移,其中以肺癌、乳腺癌、前列腺癌、鼻咽癌等最常见,全身骨显像诊断转移性骨肿瘤的灵敏度>95%,可较 X 射线片或 CT 提前 3~6 个月甚至更长时间发现骨转移灶。

1. 多发非对称无规律放射性浓聚 是骨转移瘤最常见的典型表现(图 13-1-3、图 13-1-4、图 13-1-5)。骨显像显示有多发、无规律、大小不等和形态各异的放射性浓聚区时,首先考虑是否有骨转移。80%病灶以中轴骨为主(脊柱、骨盆、肋骨、胸骨),20%以下位于四肢骨和颅骨。这种类型常见于以成骨性转移为主的恶性肿瘤(如前列腺癌、成神经管细胞瘤、甲状腺髓样癌等),或成骨性和溶骨性转移同时存在的恶性肿瘤(如肺癌、乳腺癌、胃癌、鼻咽癌、结肠直肠癌等)。此外,在肺癌患者骨显像能见到肥大性骨关节病（HPO）的表现（图13-1-6），患者可因该症而伴有骨痛。文献报道，鼻咽癌肺转移患者可合并HPO，认为骨显像有HPO可作为诊断鼻咽癌肺转移的辅助指标。

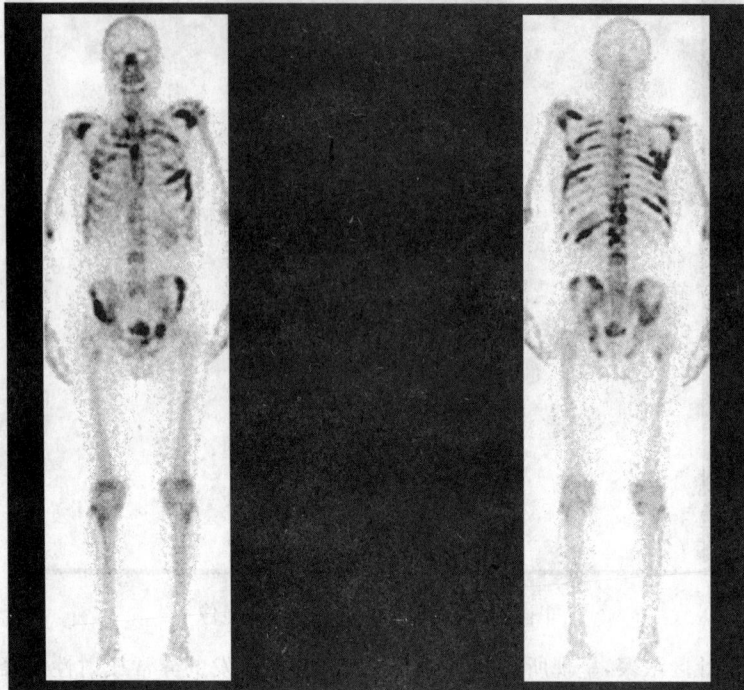

图13-1-3 前列腺癌全身骨转移

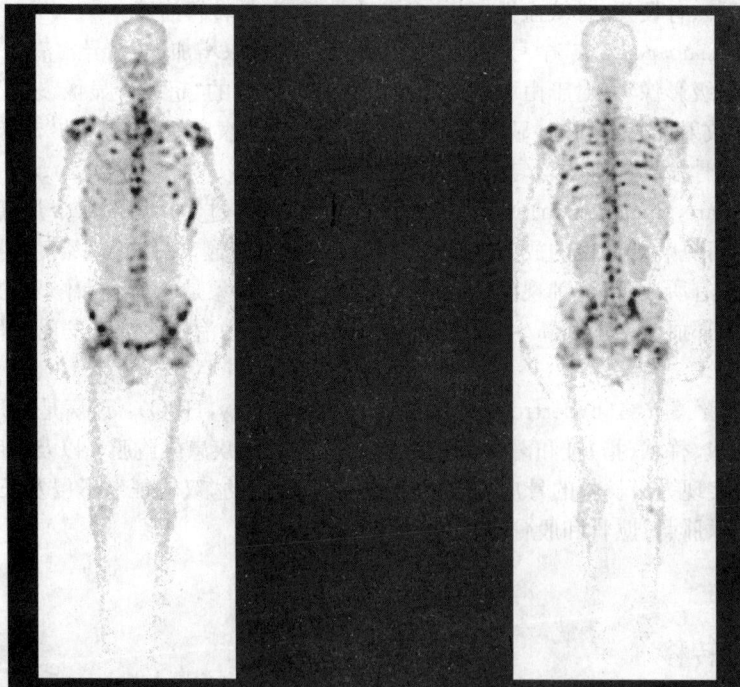

图13-1-4 乳腺癌全身骨转移

2. 多发无规则放射性缺损区 较少见，主要见于溶骨性转移破坏为主的肿瘤，如肾癌、消化道肿瘤、多发性骨髓瘤、皮肤鳞癌（图13-1-7）。

3. 超级影像 全身骨显像放射性摄取普遍显著增加，呈均匀对称的放射性浓聚，骨与软组织本底的高对比度，肾不显影或呈淡影，中轴骨对四肢骨放射性摄取比值增加（图13-1-8）。

4. 孤立性放射性浓聚病灶 骨显像中孤立性浓聚很常见但又较难判断其性质，孤立性病灶最常见于肋骨，其次为脊柱。对肿瘤患者而言，局灶性放射性增高可以是早期骨转移，也可以由良性病变引

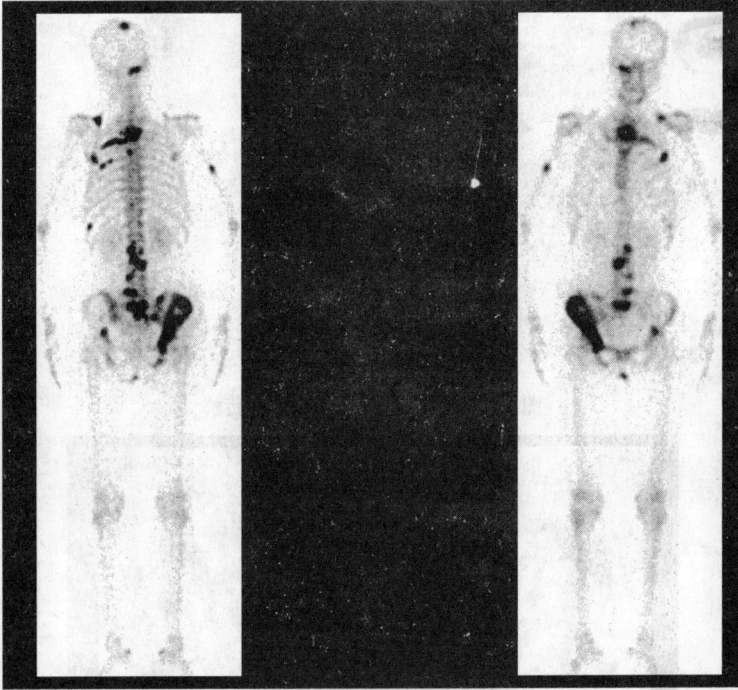

图 13 - 1 - 5 肺癌全身骨转移

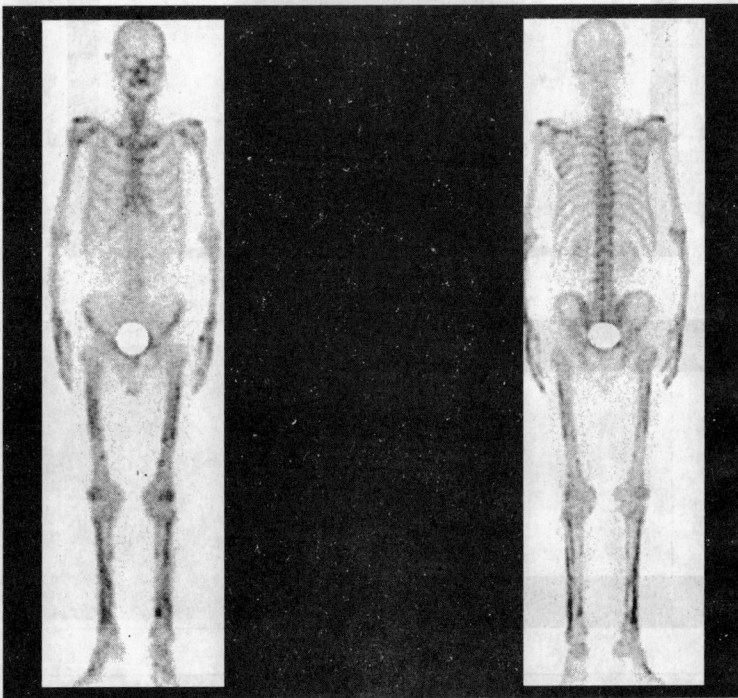

图 13 - 1 - 6 肺癌肺性肥大性骨病

起,缺乏特异性,假阳性率较高。SPECT - CT 结合了 CT 解剖结构定位细致与^{99m}Tc -亚甲基二磷酸盐(^{99m}Tc - MDP)反映骨代谢的特性,既提高了诊断的特异性更提高了准确性(图 13 - 9)。SPECT 局部骨断层图像发现放射性药物浓聚于 CT 发现的椎体骨质破坏的溶骨区或椎体局部团块状密度增高的成骨区,视为骨转移性病变;SPECT 局部骨断层图像发现放射性药物浓聚区局限于椎体或侵及椎弓根和(或)出现溶骨性改变和(或)出现成骨性改变,视为骨转移性病变;CT 显示无骨质病变,而 SPECT 断层骨显像放射性药物浓聚区局限于椎体或侵及椎弓根,视为骨转移性病变。SPECT 局部骨断层图像发现放射性药物浓聚位于椎小关节和(或)骨质增生、骨赘形成,视为退行性病变;CT 显示骨质病变,而 SPECT 断层骨显像未见相应部位的放射性药物异常浓聚,视为良性病变。

5. 闪烁现象(flare phenomenon)　患者对化疗、放疗或内照射治疗有较好的治疗反应,骨痛等临床

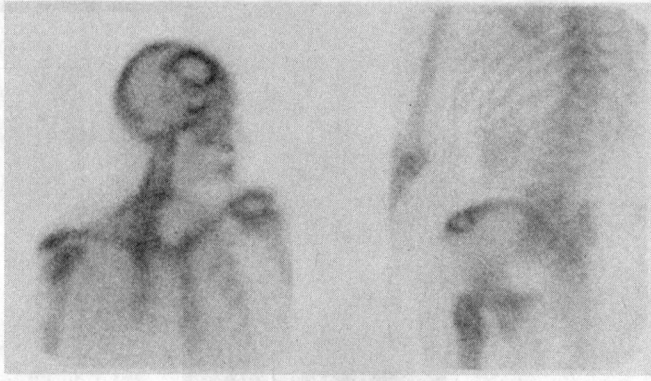

图 13-1-7 肾癌颅骨、髂骨转移

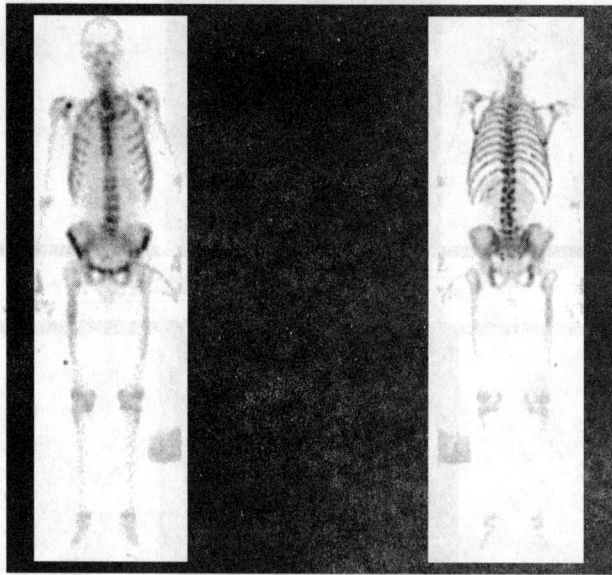

图 13-1-8 前列腺癌全身骨转移性超级影像

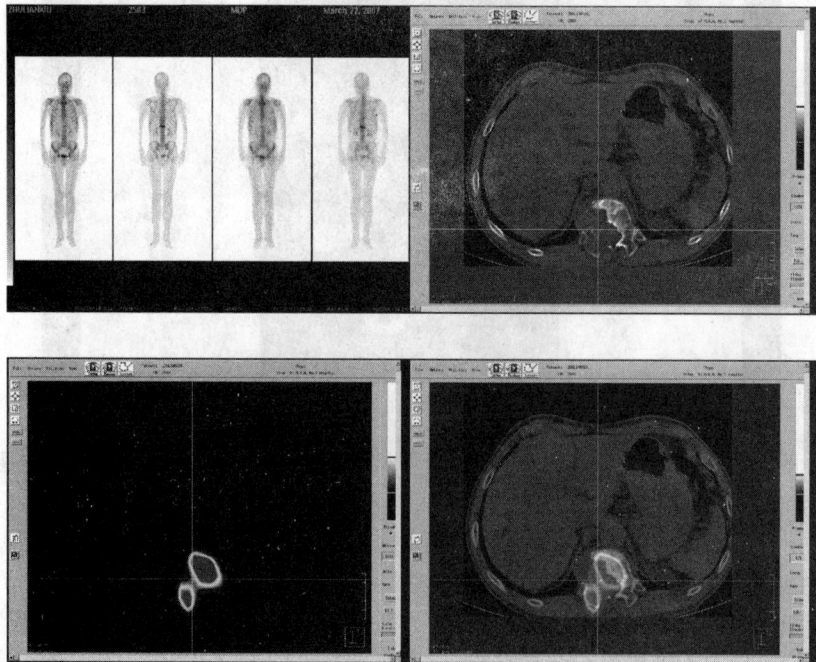

图 13-1-9 SPECT-CT 融合影像诊断骨转移

第 12 胸椎放射性浓聚分布,融合显像示椎体、椎弓根、椎板骨质破坏区放射性浓聚分布,提示骨转移性改变。后经病理证实症状明显改善,最明显出现在治疗后 3 个月,但骨显像显示原病灶区放射性摄取却增高,范围甚至增大,称之为"闪烁现象",在前列腺癌和乳腺癌治疗过程中最常见。其他肿瘤亦可能发生,已有骨肉瘤、非小细胞肺癌发生闪耀现象的报道(图 13-1-10)。该现象一般的解释是转移灶治疗后有新骨反应修复,导致原有病变处放射性摄取进一步增高;原来没有发现的已经存在的转移灶也开始暴露出来,若病灶对治疗持续有反应,放射性摄取程度最终将减弱。闪耀现象的存在有时提示治疗成功,治疗后骨显像病灶数目减少,范围缩小,是延长存活期的指征。

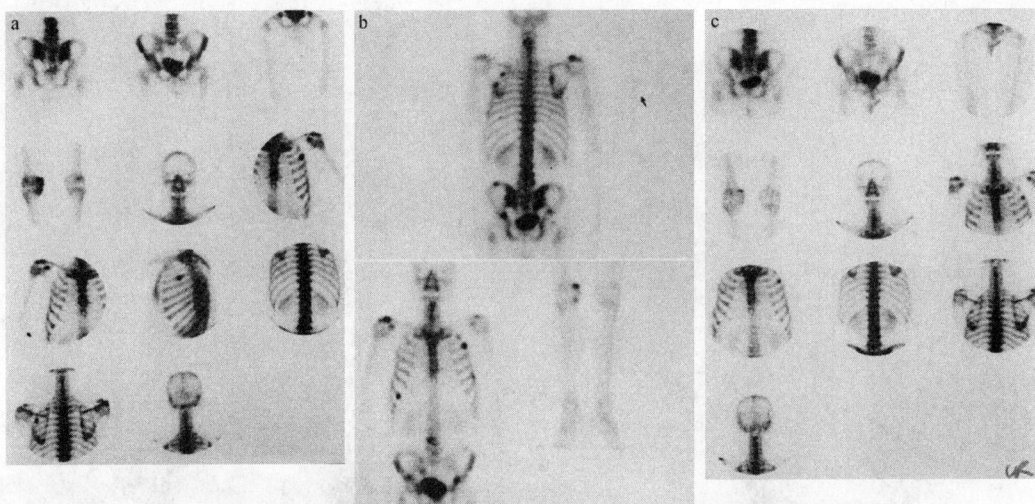

图 13-1-10 非小细胞肺癌治疗过程中的闪烁现象

a. 化疗前骨显像第 3 肋摄取增高(活检证实转移灶)。b. 化疗 6 周后显示了肋骨和多个腰椎新发病灶。c. 化疗 12 周后肋骨病灶摄取明显减低,腰椎病灶几乎消失

(二) 原发性骨肿瘤

原发性骨肿瘤起源于骨的基本组织,包括骨、软骨和骨膜或骨的附属组织(血管、神经、脂肪及骨髓网状内皮系统等),均有良性、恶性之分。骨恶性肿瘤以骨肉瘤、软骨肉瘤、Ewing 肉瘤、多发性骨髓瘤等为多见,而良性肿瘤则以骨软骨瘤、软骨瘤等为多见。

放射性核素骨显像诊断原发性骨肿瘤的阳性率一般为 70%～90%,能在 X 射线或血清学检查出现异常之前显示肿瘤灶的存在,可准确的显示原发肿瘤浸润的实际范围,骨显像显示的肿瘤范围往往较 X 射线检查范围大,这有助于确定手术范围;并且有助于检出远处转移灶(图 13-1-11)。由于恶性

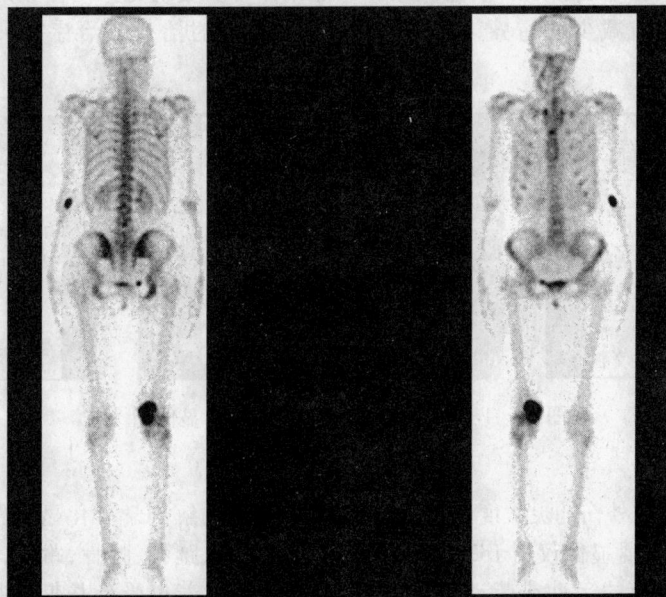

图 13-1-11 骨肉瘤全身骨显像,无远处转移

及良性的骨肿瘤在骨显像上主要表现为放射性浓聚,故鉴别其良恶性意义有限。利用三相骨显像对于鉴别良、恶性病变有一定帮助,一般恶性肿瘤血供丰富,在血流灌注和血池相上,恶性骨肿瘤部位呈现为血供增加或高血供改变(图 13-1-12)。而大多数良性骨肿瘤血液循环多不丰富。因此,骨动态显像有助于良恶性骨肿瘤的区别。对于良、恶性病变进行鉴别还可利用其他肿瘤阳性显像剂或进行 PET 显像。

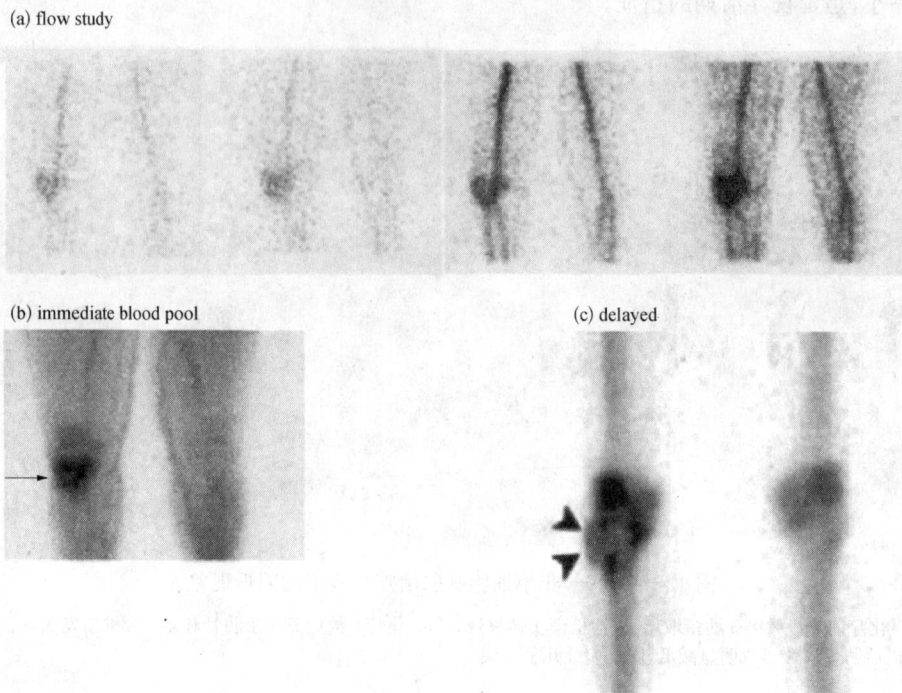

(a) flow study

(b) immediate blood pool

(c) delayed

图 13-1-12 骨巨细胞瘤骨三相显像阳性

(三)骨髓炎

 X 射线摄片对于此病的早期诊断有困难,一般需在发病 1~2 周后才能明确显示出溶骨性改变。而实际上发病后 24 h 内病变局部已有明显的血流和代谢异常,因此核素骨骼显像早期即显示为热区,可使患者得到早期诊断和治疗。在骨三相动态显像时,急性骨髓炎三个时相的放射性增高主要局限在骨内,而且放射性随时间的延长而更加浓聚和集中(图 13-1-13)。据此可与开放性骨折或内固定后引起的软组织蜂窝织炎相鉴别。后者的血流相和血池相异常多表现为弥漫性放射性增多,但随时间的延长病变部位的放射性有减少的趋势。急性骨髓炎如不能及时治疗或治疗方法不当,可转为慢性骨髓炎。

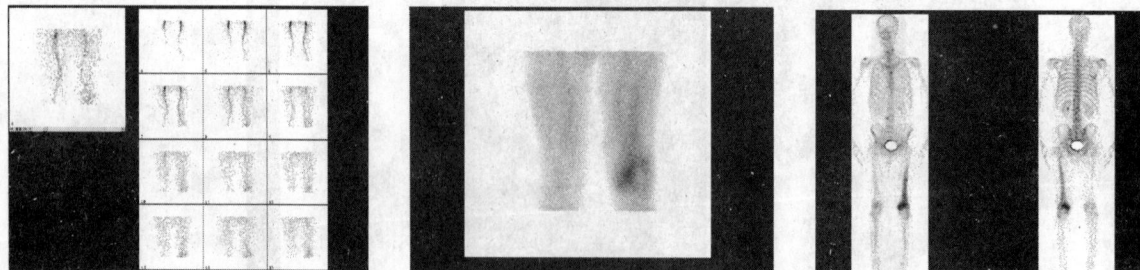

图 13-1-13 急性骨髓炎骨三相骨显像阳性

(四)骨骼外伤

 骨显像虽然诊断骨骼外伤的灵敏度较高,但对于骨骼病变的解剖学变化显示较差。完全性骨折,通常可用 X 射线片诊断,而骨显像仅用于 X 射线难以发现的指骨、趾骨、腕骨、跗骨、胸骨和肩胛骨等处的隐匿性骨折。长期超负荷的运动或劳动过程中,由于骨骼肌附着点受到长期牵拉而出现应力性骨折(stress fracture),又称为疲劳性骨折。应力性骨折部位并未出现骨质断裂,而是损伤部位发生骨的再吸收、骨小梁萎缩和微小骨折刺激骨的重塑,进而发展到骨皮质的损害。X射线片多为阴性,而骨显像能较X射线片早1~6周发现病变(图13-1-14)。骨显像显示骨折部位放射性呈卵圆形或梭形浓集,亦有弥漫性放射性增高。另外,骨折后定期进行骨显像对于了解骨折愈合或不愈合有较大的临床价值,骨折远端血供良好,出现放射性浓集区为趋于愈合的表现。反之出现缺血"冷区"示为不愈合。

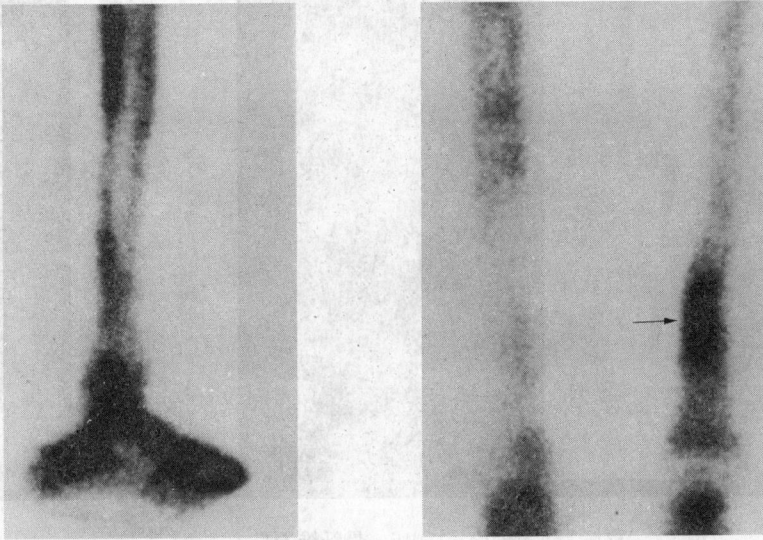

图13-1-14 应力性骨折早期(左)和后期(右)的骨显像

(五)代谢性骨病

骨代谢性疾病指一组以骨代谢异常为主要表现的疾病,例如骨质疏松、甲状旁腺功能亢进、肾性骨营养不良、骨纤维不良等。利用核素示踪技术是最理想的辅助诊断方法,在代谢性骨病的核素显像中可见以下异常类型:① 中轴骨示踪剂摄取增高。② 长管状骨示踪剂摄取增高。③ 关节周围示踪剂摄取增高。④ 颅骨和下颌骨示踪剂摄取增高。⑤ 肋软骨连接处放射性密度增高呈"念珠状"。⑥ 胸骨柄和胸骨体侧缘示踪剂摄取增高。⑦ 肾影像变淡甚至消失。以上这些代谢征仅是疾病的共同征像,具体疾病则具有各自的影像特点,应注意鉴别(图13-1-15、图13-1-16)。

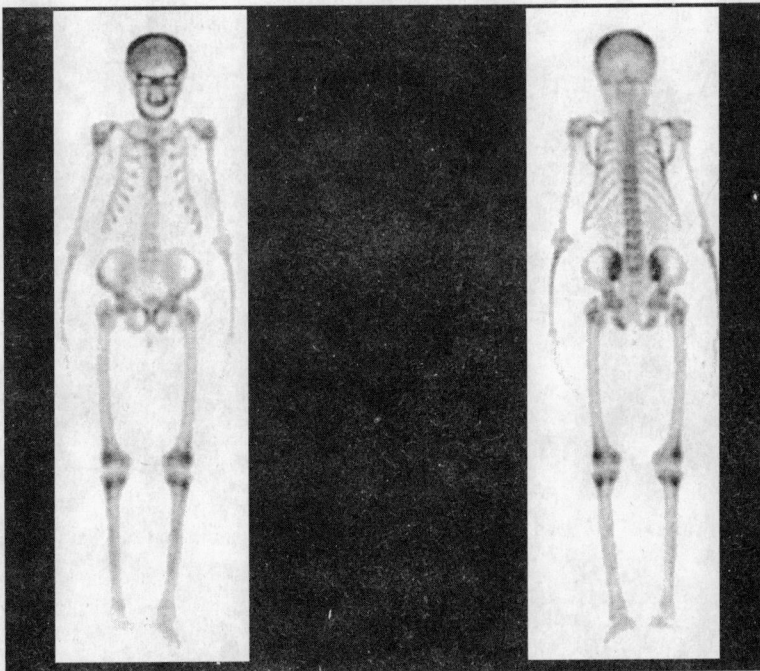

图13-1-15 甲旁亢代谢性骨病

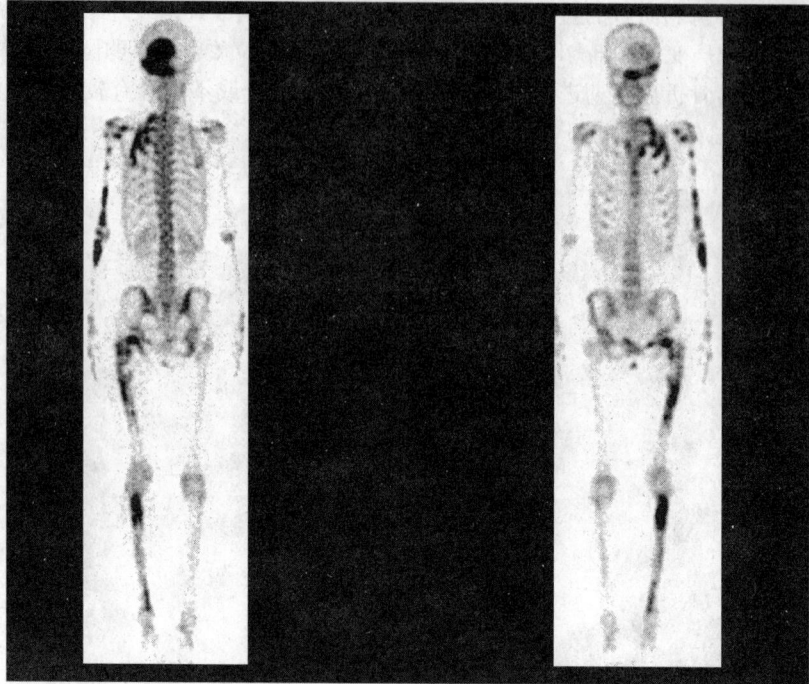

图 13-1-16　骨纤维不良

（六）缺血性骨坏死

　　骨血管性疾病又称无血管性骨坏死,如常见的股骨头缺血性坏死。三相骨显像、针孔显像和断层骨显像是诊断这些疾病的非常有价值的检查方法,骨显像常常可以在 X 射线检查呈现异常前,探查到缺血性骨坏死,且能评估血管重建的临床过程。

　　骨组织由于各种原因导致血运中断可造成骨的缺血性坏死,原因有骨折、内分泌及代谢失常、糖皮质激素治疗、酗酒、放射、电损伤等。骨显像的特点根据病程的不同阶段有不同表现。初期因血供中断,股骨头部位呈现"冷区";随着骨修复开始,出现典型的"炸面圈"征,即股骨头放射性缺损区周围有环状浓

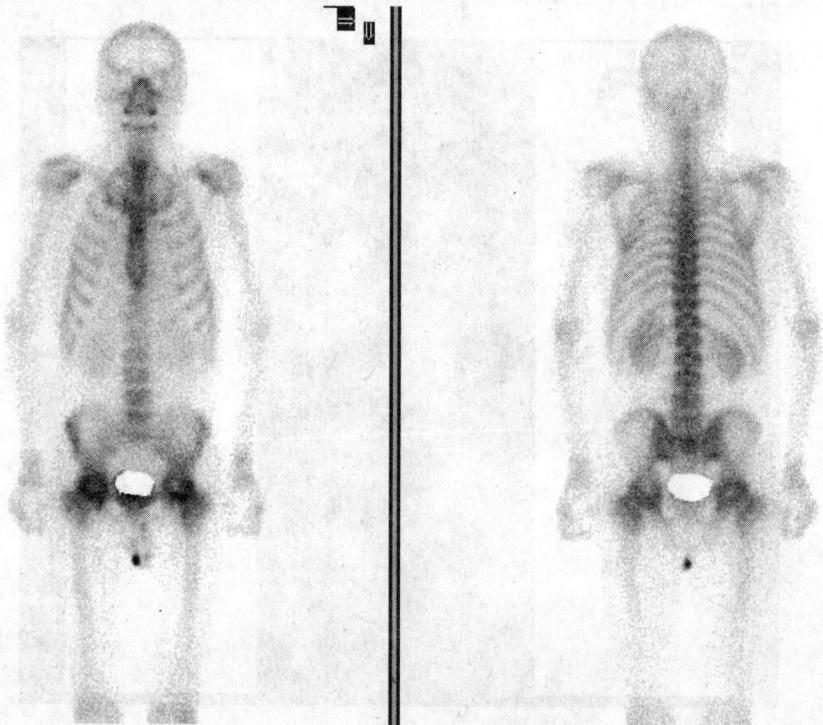

图 13-1-17　股骨头缺血性坏死,"炸面圈"征

聚,为本病的特征性表现;当病变进一步发展至晚期时,则放射性浓聚更加明显。由股骨颈骨折引起者,在外科干预之前可见清晰的骨折线强烈的放射性摄取。另外,Legg-Calvé-Perthes disease 在骨显像上常表现为患侧股骨头放射性部分或全部缺如。

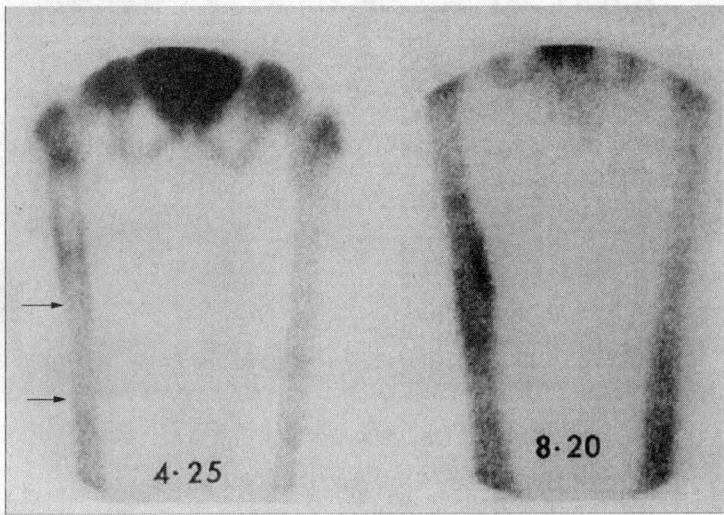

图 13-1-18　骨梗死早期和后期修复

(七) 移植骨监测

通过骨显像能及时了解移植骨的血供和新骨形成情况,对评价移植骨的成活具有重要意义。比 X 射线早数月提示移植骨是否存活,一般移植骨术后 2 周至 3 个月做骨显像,若移植骨放射性分布接近或高于正常骨组织,与骨床连接处放射性浓集,表明移植骨血运良好,植骨已经成活。如果血流相及延迟相呈局部放射性减低区或透明区,提示移植骨未成活。

(八) 假体松动与感染的鉴别

假体置换术后常见的并发症是松动和感染,临床采取的治疗方法不同,因此鉴别假体松动与感染具有较高的临床价值。假体若有松动表现为假体远侧端组织或两端组织有放射性增加的表现,若感染则表现为假体周围弥漫性放射性摄取增加,为了进一步诊断可利用炎症显像和胶体显像(图 13-1-19,图13-1-20)。

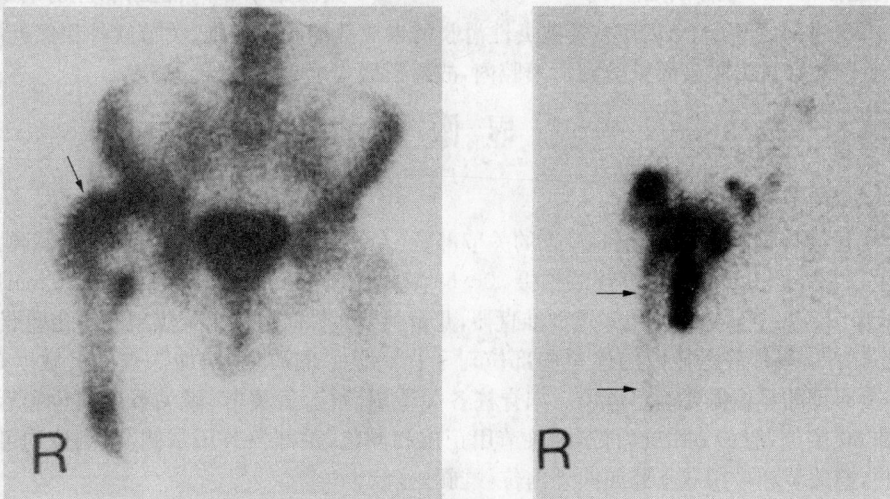

图 13-1-19　髋关节置换术后松动

(左)骨显像,(右)胶体显像,示松动

(秦永德)

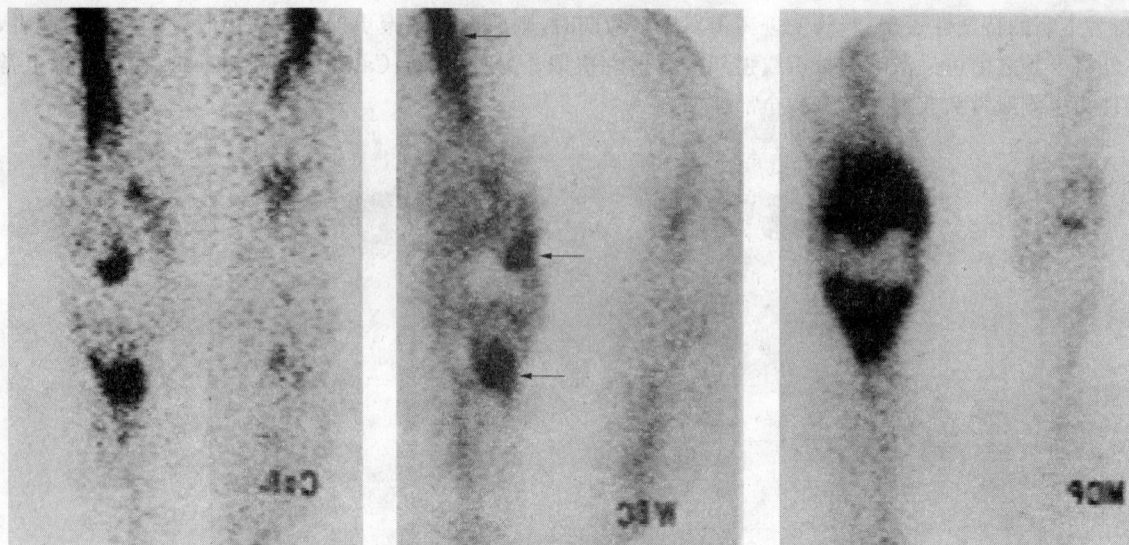

图 13 - 1 - 20　膝关节置换术后感染

(左)骨显像,(中)炎症显像,(右)胶体显像,示感染

第二节　关节显像

一、原　　理

由于关节的炎性过程、退行性变或骨性关节压力的改变,使局部血流增加、成骨细胞活跃。此时通过静脉给予$^{99m}Tc - MDP$或$^{99m}TcO_4^-$,新骨在形成中使$^{99m}Tc - MDP$在局部聚集,而^{99m}Tc又可与关节腔渗出液中蛋白相结合,从而使骨关节显影。关节显像(joint imaging)是检查活动性关节疾病的灵敏方法,可以评价关节和关节附近的骨骼疾病,还有助于骨关节病的早期诊断和鉴别诊断。当关节病的类型已明确时,关节显像可以显示病变的范围和大小,随访观察治疗反应。

二、显　像　剂

目前关节显像常用的显像剂是$^{99m}Tc - MDP$和$^{99m}TcO_4^-$,其次是^{99m}Tc-白蛋白,注射剂量均为555～740 MBq(15～20 mCi)。$^{99m}Tc - MDP$主要被炎性滑膜的未成熟的胶原纤维、关节软骨和邻近的骨组织摄取。$^{99m}TcO_4^-$由于能穿过滑膜表面扩散到滑膜腔内,故对滑膜炎症更为特异。

三、显　像　方　法

(一) $^{99m}TcO_4^-$关节显像

动态显像:患者取仰卧位,探头正对待查的关节部位(左、右关节均应包括在视野内)。弹丸式静脉注射$^{99m}TcO_4^-$后立即以1～2 s/帧的速度连续拍摄30～60帧,然后于5 min、10 min、20 min、30 min时各采集一帧局部静态显像图。关节显像宜使用聚焦型准直器,儿童关节显像时最好用聚焦型或针孔型准直器。

局部静态显像:局部静态显像的体位和部位对于提高显像的质量,增加探查的灵敏度是非常重要的,应根据各个部位的显像需要确定体位。如脊柱各关节用后位,肩关节、髋关节用前位和后位,膝关节用前位和屈曲60°侧位,肘关节用旋后位,踝关节用正位和侧位,手部关节用掌侧/背侧位均可,脚则用正位片和侧位片,髋关节亦可用双下肢屈曲外前位(蛙腿)显像。

(二) $^{99m}Tc - MDP$关节显像

·同骨显像(包括关节部位的三相显像和局部静态显像)。

四、正常关节显像

关节由骨骺端松质骨、软骨和滑膜三种组织构成。正常关节显像图中,关节处放射性摄取增高,大关节如膝关节、肘关节、肩关节和髋关节等部位影像清晰,骨骼边界光滑,轮廓完整,软骨不显影,关节间隙清晰,放射性明显高于附近骨骼,内部放射性层次匀称,松质骨摄取较多,密质骨摄取较少。通常,两侧关节放射性分布对称。但肩关节可能例外,优势手一侧的肩关节肩峰突起,放射性分布亦可能稍高于另一侧。手关节的正常活性水平,从腕关节开始,到腕掌关节、掌指关节、近端指间关节和远端指间关节逐渐减少,而且从第1至第5手指(足趾)关节,活性水平也逐渐减少。青年人的关节活性明显高于老年人。儿童生长期其骨骺呈规则的两侧对称的条状浓聚带,其关节周围的活性亦比成人大得多。正常情况下,$^{99m}TcO_4^-$ 显像可见关节部位的活性比邻近的肌肉部位更少,但小的关节显示局部活性增加。

五、临床适应证

1) 关节炎的早期诊断和鉴别诊断。
2) 确定关节炎的部位、范围及活动程度。
3) 疑有骨关节疾病,但 X 射线结果未见异常者。
4) 检测人工关节的松动或感染。
5) 骶髂关节活动程度的定量分析。
6) 用于关节疾病治疗后的疗效观察。
7) 各种原因引起的儿童髋关节疼痛的鉴别诊断。

六、异常关节显像和临床价值

分析关节影像,两侧对比十分重要。在三时相或局部显像时,单侧放射性增高,常为阳性结果。局部异常放射性浓聚是关节显像最常见的异常表现。浓聚区出现的部位、数目、放射性活度及形态表现均有助于关节疾病的早期诊断和鉴别诊断。例如,多发的小关节浓聚区常提示有类风湿性关节炎的可能。髋关节髋臼部位出现弧形放射性浓聚影常提示为髋关节骨性关节炎。膝关节骨性关节炎的放射性浓聚区常出现在内翻或外翻畸形关节受力的一侧,并常伴有"热髌",在"三相"检查中的血流相和血池相常无异常。而化脓性关节炎"三相"均为阳性。在作上述鉴别诊断时应结合病史、发病机制和各种关节炎的好发部位进行综合分析。

$^{99m}TcO_4^-$ 和 $^{99m}Tc-MDP$ 关节显像对关节炎和滑膜炎的探查是灵敏的,通常在 X 射线检查出现异常前,即可发现骨膜炎的存在。偶尔也能发现一些尚无症状的关节病变。即使患者临床症状已经明显改善,关节显像仍可获得阳性结果。一些临床上难以检查的关节病变,特别是骶髂关节,可用感兴趣区(ROI)半定量分析技术来进一步提高探查的灵敏度。

骨显像对关节疾病的诊断没有特异性,$^{99m}TcO_4^-$ 关节显像对滑膜炎的诊断比 $^{99m}Tc-MDP$ 关节显像更为特异,阴性的结果可以排除活动性炎症。因前者可穿过滑膜表面扩散到滑膜腔内,因此当腰和骨关节滑膜充血时,显像表现像字母 C 或 O 型,而且关节周围像镜框。$^{99m}Tc-MDP$ 骨扫描对关节炎的探查更灵敏,当 $^{99m}TcO_4^-$ 扫描仅仅显示血肿时,骨扫描已显示异常病灶。$^{99m}TcO_4^-$ 关节显像对滑膜炎虽有特异性,但也不能明确病因。因此,骨和关节显像必须与 X 射线相结合才能做出正确判断。

关节炎的显像为弥漫性而非局灶性放射性分布增高。在治疗过程中,根据病变部位的放射性分布增高的程度,可对药物治疗的效果进行评价。半定量分析可以作为治疗前后及随访观察过程中的对比依据。

强直性脊柱炎和风湿型关节炎多见于老年人,临床表现以腰痛为主,部分患者可进展为有 X 射线片异常的骶髂关节炎。此类病变关节显像较 X 射线诊断先出现异常,年龄较长者,腰椎和骶髂关节摄取的放射性减少。骶髂关节放射性比值可作为诊断依据。

第三节 骨密度测定

一、骨质疏松症的实验室检查

骨密度的定量测定是目前进行骨质疏松诊断、骨折危险度评价等不可缺少的手段。通过骨密度检查可了解骨矿含量,并能对骨质疏松的程度作出明确诊断。X 射线平片测量是最早发展的测定骨矿物含量的方法,优点是简便、经济。但由于仅在在骨矿丢失量达 30%～50% 时才显示出病变,因此敏感性低,不适于早期骨质疏松症的评估,且不宜用于随访骨质疏松治疗过程中骨矿含量的变化。以后发展了单光子吸收法(SPA)和单能 X 射线吸收法(SXA),用于测量尺、桡骨远端和跟骨的骨密度。SPA 是最先应用于骨质疏松诊断的具有定量数据的方法,通过放射性核素^{125}I(以后为^{241}Am)放出的光子对骨进行扫描。由于获得的是骨皮质和骨小梁密度的总和,故不能反映代谢较快的骨小梁的变化,因此对骨代谢改变早期的监测尚有局限性。躯干及髋部 SXA 主要以 X 射线为放射源取代 SPA 的同位素光子放射源,使测量结果的精确性明显改善。SPA 和 SXA 为消除软组织影响,检查时都要求被测量部位放在水中。随着 20 世纪 70 年代以后发展的双光子吸收法(DPA)和双能 X 射线吸收法(DEXA)的出现,SPA 和 SXA 已经很少应用。DPA 基本原理与 SPA 相同,采用能发射两种不同能量光子的核素作放射源,利用高能和低能射线通过被测部位的不同衰减分布来计算骨的能量衰减分布,故可用来测量一些软组织变异大的部位如脊椎、髋等全身部位的骨矿含量,从而消除软组织及脊髓对测量结果的影响。但 DPA 结果受放射性核素衰变等因素的影响,且扫描时间长,故目前已被 DEXA 所取代。DEXA 通过 2 种 X 射线源来模拟产生双光子能量,该方法速度快,精度、准确度比 DPA、定量计算机断层扫描法(QCT)高,接受剂量低于 DPA、QCT。理论上全身 DEXA 可作全身任何部位的扫描,但目前最常用的测量部位是腰椎和髋关节,也可扫描手、尺桡骨等其他部位。QCT 是目前唯一可以分别测量松质骨和皮质骨密度值的方法,准确性高。但其的辐射剂量高于 DEXA 多倍,检查速度也较 DEXA 慢,硬件也较昂贵。20 世纪 80 年代末,无辐射性的超声波骨密度和骨质量测定仪迅速地发展起来评价骨状态和骨质量,测量部位包括跟骨、髌骨、胫骨和手指骨等。

评价骨质疏松有关的骨丢失率的主要方法有重复进行骨密度测量、骨代谢生化测量如血碱性磷酸酶,骨钙素及尿羟脯氨酸、尿钙的测定和有创伤性的骨组织形态计量学测量如取骨活检制成的病理切片,通过图像分析仪进行的分析计算等。

目前骨质疏松症检查中 DEXA 是运用最广的方法,其注意事项如下:

1. 禁忌证

1) 怀孕。

2) 近期进行了放射性核素检查,如^{99m}Tc-MDP 骨扫描、^{99m}Tc-SC 肝扫描(48 h 内);^{99m}Tc-MA 肺扫描、^{99m}Tc-DTPA 肾扫描(24 h 内);^{131}I 扫描大于 0.37 mBq(100 uCi)(48 h)和核素治疗者须待体内无放射性后方可进行骨密度测定。

2. 注意事项

1) 身上的金属物,如钮扣、硬币、挂钩、拉链等,在测量中应除去。

2) 遇有肢体骨质钢板、钢钉内固定术后和人工关节等,应尽量避开该区域。

3) 近期做过增强 CT 或增强 MRI,服用了肠道内不能吸收的药物,如钡剂、钙剂等,须间隔一周后进行检查。一般食物不影响测量,但最好在餐后 2~4 h 后进行测量。

二、临 床 应 用

骨密度测量的主要目的是骨质疏松症的诊断,适用人群主要为:

1) 绝经后妇女。

2) 早期绝经,无月经,全子宫及附件切除的妇女。

3) X 射线片提示骨质减少或椎体畸形。

4) 轻度外伤引起骨折。

5) 长期应用皮质激素治疗。

6) 类风湿性关节炎。

7) 原发性甲状旁腺功能亢进症。

早期发现骨质疏松,将有助于早期进行干预,防止骨质疏松的发展并预防骨折。另外,骨密度测量还可用于骨质疏松症的筛选、程度评估、疗效监测和骨折危险度的预测。

第四节　骨骼系统比较影像学

医学影像技术学的发展日新月异,设备不断更新。计算机体层摄影(CT)及其螺旋扫描与 3D 成像、射线数字成像技术(CR、DR)及其数字减影照相(DSR)与数字减影血管造影(DSA)、放射性核素γ照相、单光子发射计算机体层成像(SPECT)及 SPECT-CT 符合显像、正电子发射计算机体层成像(PET)及 PET-CT 符合显像和磁共振成像(MRI)的出现,让放射医生如虎添翼,使以往困难的诊断变得相当容易。

传统 X 射线诊断技术由于具有廉价及良好的空间分辨率等优点,仍然是目前诊断骨关节病变,特别是创伤,最常用的方法。

CT 在骨关节系统的应用已日益普及,并在许多方面体现出了特殊的优势。CT 优于常规 X 射线照相的优点主要在于它可以提供极好的对比分辨率,能较好地显示骨内、骨外、髓腔和关节周围结构,有利于发现病变、明确病变的位置和大小,了解病变和周边组织的空间毗邻关系,并可以发现普通 X 射线片难以发现的细小病变;正确测量组织的衰减系数,对确定病变的性质有一定帮助;得到直接的轴位影像,及螺旋 CT 的多层面重建或 3D 重组有助于分析解剖结构复杂的部位,在评价多数创伤与不同骨、软组织肿瘤性病变时不可缺少。CT 可以提供可视性引导,有助于骨或软组织病变的吸引活检。虽然 CT 扫描较常规 X 射线检查有诸多优势,但需强调的是,常规 X 射线检查和 CT 检查各具特点,并且常规 X 射线检查是 CT 扫描的基础,两者宜互相补充,不可互相取代。此外,CT 也存在一些缺点,包括部分容积效应,特别是病理改变和正常组织的交界处在同一检查层内;组织特异性较差,简单的 CT 值分析不能给出确切的组织特征;图像采集时运动伪影和金属伪影使图像质量下降;检查时如采用连续扫描或重叠扫描时,患者接受的辐射剂量高。

MRI 是一种无创伤性的安全检查方法。由于具有高度对比分辨率,通过信号特点和形态学改变提高了病理过程的灵敏度,在骨关节病变的诊断中逐渐显露其特有作用,特别适用于诊断和评价骨和软组织,为普通 X 射线和 CT 所不及。MRI 中软组织分辨率高,能清晰显示关节周围的关节囊、韧带、滑膜等软组织,且对液体尤为敏感,能发现关节腔内少量液体。创伤后的韧带撕裂、滑膜损伤等软组织创伤,MRI 均可较 X 射线和 CT 更早、更准确地发现病变。MRI 还可以进行关节造影、关节运动成像以及关节软骨成像检查。MRI 是唯一可以对骨髓直接成像的影像学检查方法,能直接、准确的显示全身骨髓分布和红、黄骨髓的转换。一些异常,如骨挫伤、骨小梁微小骨折,MRI 可以很好显示。传统 X 射线诊断骨髓病变灵敏度低,依靠骨髓内病变引起的骨质破坏或增生反应等间接征像来判断病变的情况。CT 虽有较高的密度分辨率,但是较难区分正常与异常骨髓,且骨皮质伪影明显干扰髓腔的显示。放射性核素骨髓显像则更多地提示骨髓的血流、代谢活性、骨髓容量等生理信息,无法提供解剖细节,特异性低。磁共振波谱成像(MRS)通过在体研究人体能量代谢的病理生理改变,可以评价骨骼肌的能量代谢情况、代谢性疾病及继发性及代谢改变、诊断原发性骨和软组织恶性肿瘤、判断治疗后反应、鉴别瘤内存活瘤组织和坏死组织。需注意的是,有心脏起搏器、脑动脉瘤手术金属夹与幽闭恐怖症的患者是典型的检查禁忌证。体内的金属物体可造成影像中的"洞",铁质物可引起严重的图像扭曲。在评价骨的解剖和骨折时,MRI 的分辨率仍不及 X 射线和 CT。MRI 也有类似 CT 的平均容积效应,有时可以对图像解释造成困难。

由于骨骼对声能的巨大衰减,超声对骨病变的评估无明显优势,临床开展不多。但是超声可以清晰显示关节周围肌腱、韧带、滑囊等软组织,有效诊断软组织疾病,如外伤引起的肌肉或肌腱撕裂、感染、软组织肿瘤,具有很高的敏感性和特异性。通常,超声可以准确定位软组织肿瘤,良、恶性的鉴别准确率达 90%以上。对临床的诊断、治疗具有很强的指导意义。超声对婴儿髋关节的评价最为有效,是首选的检查方法。介入性超声的所有操作均在超声实时观察下进行,方便准确、无放射性,可以对各种含液软组织肿块进行抽吸及注射药物或硬化剂治疗,引导临床操作难度较大的滑膜活检。

放射性核素骨显像提供的是"代谢影像",通过显示病变与相邻正常骨代谢的差异为病变进行解剖定位。骨显像可以证实病变的存在,显示病变的分布,并帮助评价其病理过程。应用指征包括肿瘤(原发或转移瘤)、创伤、关节炎、感染和代谢性骨病。检查的异常包括亲骨性放射性药物摄取增加(如肿瘤、创伤、炎症)或摄取减低(如骨坏死早期)。一些正常结构,如骶髂关节和正常生长的骺板也可表现为放射性摄取增强。

骨显像的最大优势在于灵敏度高,可以早期发现疾病,骨的局部血流代谢只要有细微的变化即可被探查到异常。其次,骨显像可以一次作整个骨骼的显像,了解全身所有骨骼的状况,是其他所有影像技术所不能及的。需指出的是,骨显像特异性低,通常不能鉴别引起摄取增加的不同病变,如不能鉴别良性病变和恶性肿瘤。骨显像对溶骨性骨病变类型肿瘤检出的敏感度较低,基本没有或只有极少量的摄取,例如多发性骨髓瘤或侵入性快速骨破坏转移病变。大范围的溶骨性病变在骨显像上可以显示为"冷区",通常不会被忽略。而小的溶骨性病变往往表现为正常图像而被漏诊。

在创伤时，骨显像极有助于应力性骨折的早期诊断，是常规 X 射线可能看不到的。老年患者骨质疏松骨折常规 X 射线表现正常时，骨显像也很有诊断价值。

对于代谢性骨病的诊断，骨显像可以确定骨的受累范围及其对治疗的反应。

骨显像可用来诊断感染，特别是[99m]锝亚甲二膦酸盐(MDP)与[111]铟，对诊断早期和隐性骨髓炎的敏感性相当高。[67]镓骨扫描判断对治疗是否有反应的正确性高。慢性骨髓炎患者活动性感染复发时，首选[99m]锝硫化胶体骨髓显像结合[111]铟标记白细胞检查。

检查肿瘤患者是否骨转移是骨显像的首选应用指征。骨显像阳性时，由于不能诊断肿瘤的类型，对于原发性骨肿瘤和多病灶病变，只能进行病灶的检出和定位。虽然骨扫描可以显示骨原发恶性肿瘤的范围，但准确性低于 CT 和 MRI。

与平面显像相比，SPECT 影像对比更好，克服了叠加平面视图可能造成的对病灶进行解剖定位的限制，在发现骨骼病变方面更为敏感，定位更准确。近年来由于 PET－CT、SPECT－CT 在临床的广泛应用使骨骼系统影像发生了根本性变化。PET－CT、SPECT 既能够为临床提供解剖结构、形态学、组织学的信息，还能够提供血流灌注和组织细胞代谢的综合信息。

(李蓓蕾)

思考题

一、问答题

1. 试述放射性核素骨骼显像的基本原理。
2. 试述代谢性骨病和恶性肿瘤骨转移所致的"超级影像"的差异。
3. 试述骨显像诊断恶性肿瘤骨转移的依据。
4. 试述骨显像诊断原发性骨肿瘤的临床价值。
5. 试述骨三相显像的临床应用价值。
6. 试述融合骨断层显像的临床应用价值。
7. 试述骨关节显像的临床适应证。
8. 简要列举骨质疏松症的实验室检查方法。

二、选择题

1. 目前最常用的骨显像剂是下列哪一个
   A. [89]Sr　　　　　　　B. [99m]Tc－HEDP　　　　C. [47]Ca　　　　　　　D. [99m]Tc－MDP

2. 核素骨显像较 X 射线检查提前多长时间就能发现恶性肿瘤骨转移
   A. 0.5～1月　　　　　B. 2个月　　　　　　　C. 3～6个月　　　　　D. 7～9个月

3. 临床上对前列腺骨转移最灵敏的诊断检查是下列哪项
   A. X－CT 检查　　　　B. 碱性磷酸酶　　　　　C. 核素全身骨显像　　D. 酸性磷酸酶

4. 骨转移瘤最多来自
   A. 胃癌　　　　　　　B. 脑癌　　　　　　　　C. 甲状腺乳头癌　　　D. 前列腺癌

5. 骨肉瘤常发生在长管状骨的部位
   A. 骨骺　　　　　　　B. 骺板　　　　　　　　C. 干骺端　　　　　　D. 骨干

6. 临床上为判断有无早期股骨头缺血坏死，最好的显像方法
   A. X 射线片检查　　　B. 超声检查　　　　　　C. ECT 全身骨扫描　　D. ECT 局部断层检查

7. 放射性核素全身骨骼闪烁显像，骨转移瘤常见的主要特征是
   A. 孤立的骨异常放射性增高区　　　　　　　B. 随机多发性放射性缺损区
   C. 炸面圈样影像　　　　　　　　　　　　　D. 随机多发形态不一的放射性增高病灶

8. 男性，15岁，右股骨下端剧痛，肿大两个月，夜间重，局部可见静脉怒张，X 射线片右股骨下端干骺端骨质虫蛀状破坏，密度增高，两侧可见日光放射状阴影，ECT 可见右股骨下端呈不规则团状放射性浓聚影。其诊断可能是
   A. 巨细胞瘤　　　　　B. 骨髓炎　　　　　　　C. 软骨瘤　　　　　　D. 骨肉瘤

9. 放射性核素骨显像最主要的缺点是
   A. 有较高的假阳性　　B. 有较高的假阴性　　　C. 灵敏度较低　　　　D. 无特异性

10. 影响显像剂在骨折部位分布的因素有
    A. 与显像剂的剂量有关
    B. 骨折的大小
    C. 机体的营养状态
    D. 局部血流、成骨细胞活性及骨折引起的局部交感神经活性

第十四章　血液和淋巴系统

第一节　骨　髓　显　像

一、骨髓显像原理及显像剂

骨髓组织位于骨髓腔内,是人体的主要造血器官。骨小梁内的网状细胞呈三维结构,构成骨髓基质,网状细胞具有吞噬细胞和未分化的吞噬细胞两种,前者主要存在于红细胞"岛"中,是放射性胶体骨髓显像的靶细胞。造血细胞和脂肪细胞存在于基质网中。骨髓实质由红细胞生成细胞、粒细胞生成细胞、血小板生成细胞和小的淋巴组织构成。

根据放射性显像剂作用和靶细胞不同,骨髓显像可以分为三类:

(一) 红细胞生成细胞骨髓显像

^{52}Fe 具有较为理想的生理特性,可真正反映红细胞的生成和分布,但^{52}Fe 的来源(回旋加速器生产)及 PET 的昂贵价格限制了该方法在临床上的广泛应用。

^{111}In 因能与血清输铁蛋白结合,也可作为显像剂反映红细胞生成细胞的功能和分布。

(二) 单核-巨噬系统骨髓显像

静脉注射放射性胶体颗粒后,主要被体内单核-巨噬系统的吞噬细胞吞噬。网状内皮系统主要有肝库普弗细胞,脾内的巨噬细胞和骨髓网状吞噬细胞。临床上常用的显像剂为^{99m}Tc - SC 和^{99m}Tc - PHY。

(三) 粒细胞生成细胞骨髓显像

与粒细胞结合的^{99m}Tc 标记鼠多克隆抗体可以和细胞的非特异性交叉反应抗体 95(Non-specific-cross-reacting-antigen 95,NCA - 95)结合。NCA95 在胞质、血液中粒细胞膜和骨髓中粒细胞表达,红细胞生成细胞、血小板生成细胞和淋巴细胞生成细胞不表达 NCA - 95。由于骨髓中粒细胞与外周血中粒细胞之比高达 50～100∶1,静脉注射的^{99m}Tc 标记的抗 NCA95 抗体(^{99m}Tc - NCAA)主要分布在骨髓中。

二、显　像　方　法

静脉注射^{99m}Tc 标记的胶体类显像剂如^{99m}Tc - SC 400～740 MBq 20～30 min 后,或静脉注射放射性铁(或似铁类)显像剂 6～26 h 后,或静脉注射^{99m}Tc - NCAA 300～400 MBq 3～4 h 后,进行 SPECT 全身显像。

三、影　像　分　析

(一) 正常骨髓显像

正常成人主要见中央骨髓(包括中轴骨架的椎体、胸骨、肋骨、肩关节和骨盆诸骨骨髓)和颅骨骨髓显影,外周骨髓中只有肱骨和股骨的近心端 1/3 显影。儿童期整个四肢骨骨髓可以显影,至 13 岁左右接近成人分布。整体影像左右基本对称。肝脾内聚集放射性胶体很多,因此明显显影,常影响对下位胸椎和上位腰椎骨髓影像的观察。

(二) 异常类型及其临床意义

根据显像骨髓的分布、放射性聚集程度,将骨髓显像分为以下几种类型。

1) 中央骨髓和外周骨髓皆显影不良甚至不显影,提示全身骨髓功能呈普遍减低或功能受抑制(图 14 - 1 - 1)。

2) 中央骨髓显影不良伴肱骨及股骨骨髓远心端扩张显影(称外周骨髓扩张),提示中央骨髓受抑制,外周骨髓代偿增生。

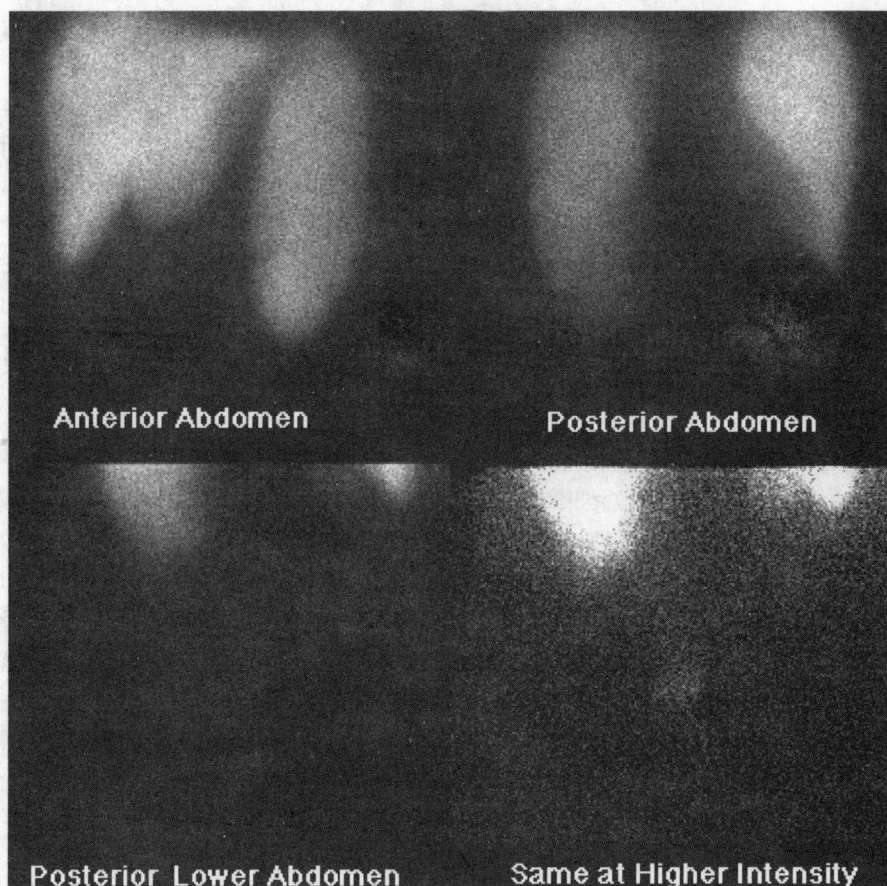

图 14 - 1 - 1　骨硬化症患者的 ^{99m}Tc - SC 骨髓显像

半小时影像和四小时延迟影像均未见骨髓明显显影,当明显调浓图片时,才可在约 L5 水平处发现轻度示踪剂浓聚影

3) 骨髓局部放射性减低或增高,提示局部骨髓功能减低或增高。

4) 骨髓显影不良,骨髓以外的地方出现放射性局灶性增加,或肝、脾整体或局部放射性异常增高,提示骨髓造血代偿和髓外造血,是一种代偿现象。

5) 局部骨髓显示局灶性减低或缺损,表明局部骨髓造血受抑制或破坏。

四、临床应用

(一) 血液病方面的应用

骨髓显像在血液病的辅助诊断,病情演变监测,疗效观察和预后判定等方面有一定的临床价值。

1. 再生障碍性贫血(简称再障)　根据功能性骨髓分布和活性水平,骨髓影像分为五种类型。

(1) 荒芜型:全身骨髓不显影,提示全身骨髓造血功能弥漫性重度抑制,骨髓活性 0 级,属重度再障,预后极差。

(2) 抑制型:全身骨髓的分布和活性较正常人差,骨髓活性抑制的程度反映病情的轻重。此类患者常需多次多部位骨髓穿刺,常规治疗效果较差,预后不良。

(3) 灶Ⅰ型:在全身骨髓功能受抑的背景中,在中心部或外周出现界限清晰的岛状放射性增高区,此为再障骨髓显像的特征性表现,通常见于慢性再障,此类患者常规治疗效果及预后较好。

(4) 灶Ⅱ型:在四肢长骨出现节段性灶性放射性增高区,分布对称,界限明显。界限明显的活性较高的孤立热区,也是再障的特征性表现,与其他血液病的外周骨髓扩张显然不同。这种节段性病灶多发生在青年患者,预后取决于中心性骨髓活性的高低。节段性病灶部位骨髓穿刺活检证实,灶内有功能性造血组织存在,骨髓细胞增生度高于对照部位,主要为红细胞系统增生活跃,但仍可见红细胞成熟障碍和病理性细胞等再障变化。灶Ⅱ型再障患者可对胎肝治疗反应良好,能明显提高再障的缓解率。

(5) 正常型:此类患者通常临床病情轻,属轻型再障,对常规治疗反应好,预后好。

2. 白血病 白血病骨髓影像呈多样性表现,与白血病的不同类型,化疗与否和化疗后所处的不同临床状态有关。急性白血病骨髓影像有中心性骨髓活性明显降低和外周骨髓扩张的特点。前者有时呈花斑样,表明各部位骨髓活性受抑程度不尽相同。中心性骨髓活性抑制的程度与病情平行,但其恢复滞后于末梢血象的变化。组织学检查证明,外周骨髓扩张显影是原来无造血功能的黄骨髓重新活化并转化为白血病性骨髓的结果。临床经验表明这些白血病性骨髓对化疗的敏感性不如中心性骨髓,容易残留一些白血病灶,易复发,预后差,对此在治疗中应特别注意。

3. 多发性骨髓瘤的诊断 40%~50%的患者^{99m}Tc-SC显像中央骨髓可以出现多发性局灶性缺损,这种变化较X射线检查出现溶骨性改变早发现几个月。^{99m}Tc-NCAA显像时,约60%的病例出现局灶性缺损。大多数患者伴有外周骨髓扩张。偶见局灶性"热"病灶。骨髓显像的诊断灵敏度较骨骼显像为高,表现为单个或多个放射性缺损区。

4. 真性红细胞增多症 急性期骨髓显像大多正常,少数患者可出现外周骨髓扩张。骨髓纤维化期多表现为外周骨髓扩张。进入贫血期,由于骨髓衰竭和存在髓外造血,显像时可见全身骨髓摄取放射性明显减少,影像模糊,肝脏和脾脏高浓聚(特别是^{99m}Tc-NCAA显像时),出现这种征象提示预后不良。动态骨髓显像对于观察本病病情的演变有一定的帮助。

5. 骨髓纤维化 疾病早期,胶体骨髓显像多正常,同时伴有肝脾肿大。随着病情进展,骨髓摄取放射性胶体颗粒的能力逐渐减少,外周骨髓扩张。^{99m}Tc-NCAA和骨显像联合检查发现,多数骨髓纤维化表现为:由于骨质钙化,骨显像上全身骨骼弥漫性放射性增多而肾脏不显影,类似于"超级骨显像";^{99m}Tc-NCAA骨髓显像则表现为中央骨髓活性降低或缺乏,伴有外周骨髓扩张和脾脏聚集显像剂明显增多。

6. 霍奇金淋巴瘤(HL)和非霍奇金淋巴瘤(NHL) 约10%的霍奇金淋巴瘤患者存在骨髓损害,骨髓显像依累及骨髓部位及程度不同,可表现为局灶性缺损、多发性局灶性缺损、弥漫性骨髓受损。非霍奇金淋巴瘤是否累及骨髓取决于细胞类型,50%~70%的小裂细胞性NHL和5%~10%的大细胞性NHL存在骨髓受损,通常表现为局灶性缺损。部分患者可以出现外周骨髓扩张。

7. 肿瘤骨转移的诊断 骨髓系统是恶性肿瘤转移的常见部位。骨转移时肿瘤细胞首先侵及骨髓,病在骨髓腔内种植,此时骨显像可正常,而骨髓显像表现为异常。90%以上的骨髓转移发生于红骨髓内。骨髓转移常表现为局部局灶性缺损,约75%的骨髓转移患者同时出现外周骨髓扩张。

8. 放射治疗后改变 骨髓显像可用于放疗后评价、监测受照射区域骨髓受损的范围、程度及恢复的过程。放疗后,骨髓显像表现为界限清晰、范围和照射野一致的放射性稀疏区。

9. 其他疾病 银屑病和全身性硬化病患者骨髓显像表现为中央骨髓衰竭而外周骨髓扩张。

(二)选择最佳的骨髓穿刺部位

骨髓穿刺是诊断血液病的主要方法,但临床常遇病理结果与临床不符(如再生不良性贫血)的情况,其主要原因是取材不当。通过核素骨髓显像可提供最有代表性的活检部位,提高检出率。

(三)骨髓栓塞的诊断

骨髓栓塞多见于镰状细胞贫血,急性期X射线摄片常无异常发现,而此时骨髓显像即可出现与临床症状相符的局部放射性缺损区,其周围有放射性增高现象,偶伴有外周骨髓扩张,属代偿性变化(图14-1-2)。同时骨髓显像也可应用于治疗后随访复查。

(四)股骨头无菌性坏死的判断

各种原因引起股骨头血液供应破坏,最早受到损害的是骨髓细胞,患侧股骨头的放射性明显低于对侧,甚至呈放射性缺损。断层显像缺损区更加明显。但部分正常人可以双侧股骨头骨髓不显影,也可显影不对称,故当出现放射性减低,还需注

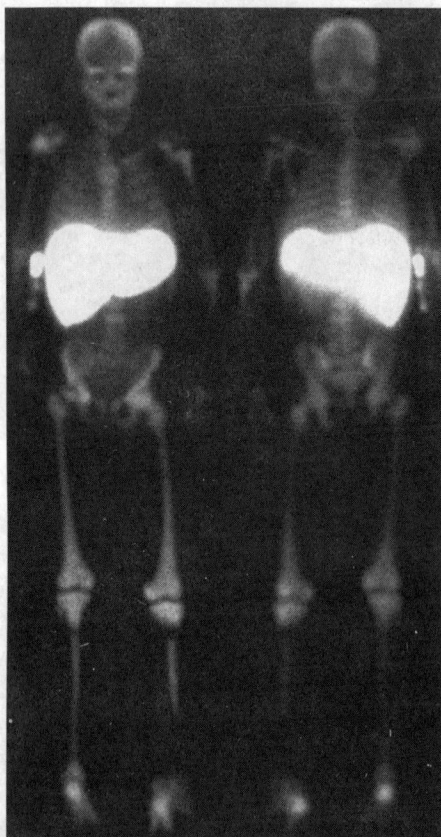
图14-1-2 18岁骨髓栓塞患者的^{99m}Tc-SC骨髓显像

意结合临床考虑其意义。若双侧正常显影,则对排除股骨头无菌性坏死有较高的临床价值。

第二节　脾　显　像

在脾的影像学检查方法中,CT、MRI及超声的分辨率均比较高,对脾形态的显示均优于放射性核素显像,但是放射性核素显像的特点是可以独特反映脾脏生理功能,因此在诊断脾血管瘤、脾破裂、游离脾方面具有良好的作用,在脾脏术后、移植脾的疗效观察方面仍具有不可替代的作用。

一、脾　显　像　原　理

脾脏具有清除血液中异物和衰老及变异红细胞的功能。脾脏显像方法可以根据显像剂的不同分为两类。第一类为胶体类:利用脾脏内网织内皮细胞对放射性胶体颗粒的吞噬作用。当胶体颗粒直径约大于 1 000 nm 时,主要浓集于脾脏内,直径为 1 000~3 000 nm 时,仅部分浓集于脾脏,大部分被肝脏库普弗细胞吞噬。由于目前临床用于显像的胶体颗粒大多数在 300~1 000 nm 以内(如^{99m}Tc - 硫胶体、^{99m}Tc - PHY),静脉注射后仅少量浓集于脾脏内因此脾脏显像结果不佳。以^{99m}Tc - 硫胶体为例,静脉注射后 80%~85% 浓集于肝脏,10%~15% 浓集于脾脏,剩余的 1%~5% 浓集于骨髓内。第二类为非胶体类:利用脾脏单核-巨噬系统具有拦截、破坏衰老或受损红细胞的功能。放射性核素标记的变性红细胞进入血液系统后,被脾脏的单核-巨噬系统吞噬至脾脏血窦中,应用核素显像仪器使脾脏在体外显影。此法进行脾显影时,肝脏、骨髓仅轻微显影,脾脏显影清晰。红细胞变性方法有化学法和热变法,后者较为常用。

二、适　应　证

1) 了解脾脏大小、位置。
2) 脾内占位性病变的探查。
3) 先天性脾脏异常的诊断。
4) 左上腹部肿块的鉴别诊断。
5) 探查脾脏外伤、脾梗死。
6) 脾脏术后、移植脾的观察。

三、显　像　剂

(一) 胶体类
常用的胶体类显像剂主要有^{99m}Tc - 硫胶体、^{99m}Tc - PHY,常用剂量:74~148 MBq。此类显像剂优点:制备方法简单;肝脏、脾脏及骨髓同时显影,有助于比较彼此之间对胶体颗粒的吞噬能力;有利于了解左上腹部肿块与肝脏、脾脏的解剖关系。缺点:肝脏明显显影时常影响对脾脏的观察,尤其对于体积小、功能差的脾脏或观察副脾的影响大。

(二) 非胶体类
^{99m}Tc - 热变性红细胞(DRBC)是较为理想的脾显像剂,常用剂量:74~148 MBq。此类显像剂优点:脾显影清晰,肝脏、骨髓轻微显影,有利于对内脏异位、无脾、多脾、副脾、脾切除术后的残留体及自体移植脾的观察。缺点:制备方法相对繁琐,制备过程中存在血液污染的潜在可能性。

四、方　　　法

(一) 脾静态显像
静脉注射^{99m}Tc 标记的胶体显像剂 10~15 min 或^{99m}Tc 标记的 DRBC 30 min 后显像。常规采集脾脏后前位、左侧位静态像。必要时加做前后位、斜位,显像结束后,在体表做出相应的解剖标志。采用断层显像时,重建脾脏横断面、矢状面、冠状面影像。

(二) 脾动态显像
脾动态显像时,体位同静态显像。静态注射^{99m}Tc 标记的胶体显像剂后连续采集 30 s。结束后再进行静态显像。

（三）脾脏放射指数(Spleen Activity Index，SAI)及脾脏栓塞百分率(Percent of spleen Embolized，POSE)测定

^{99m}Tc胶体常规显像后,利用计算机感兴趣区(Region of interest，ROI)技术,分别测定后前位肝脏、脾脏及脾脏邻近组织本底的ROI放射性计数,通过以下公式计算SAI及POSE。

$$SAI = (脾\,ROI\,计数 - 本底\,ROI\,计数)/(脾\,ROI\,计数 - 本底\,ROI\,计数$$
$$+ 肝脏\,ROI\,计数 - 本底\,ROI\,计数)$$

$$POSE = (栓塞前脾\,SAI - 栓塞后脾\,SAI)/栓塞前脾\,SAI$$

五、影　像　分　析

（一）正常图像

后位脾影多呈卵圆形、逗点形,其内缘略向内凹陷为脾门,放射性分布略稀疏,轮廓完整,脾内放射性分布均匀;左侧位多呈椭圆形。正常后位脾脏影长径和横径分别约9 cm和6 cm(图14-2-1)。正常人中约有20%可见副脾影像,副脾大小和数目不一,多位于脾门附近,也有远达盆腔者。

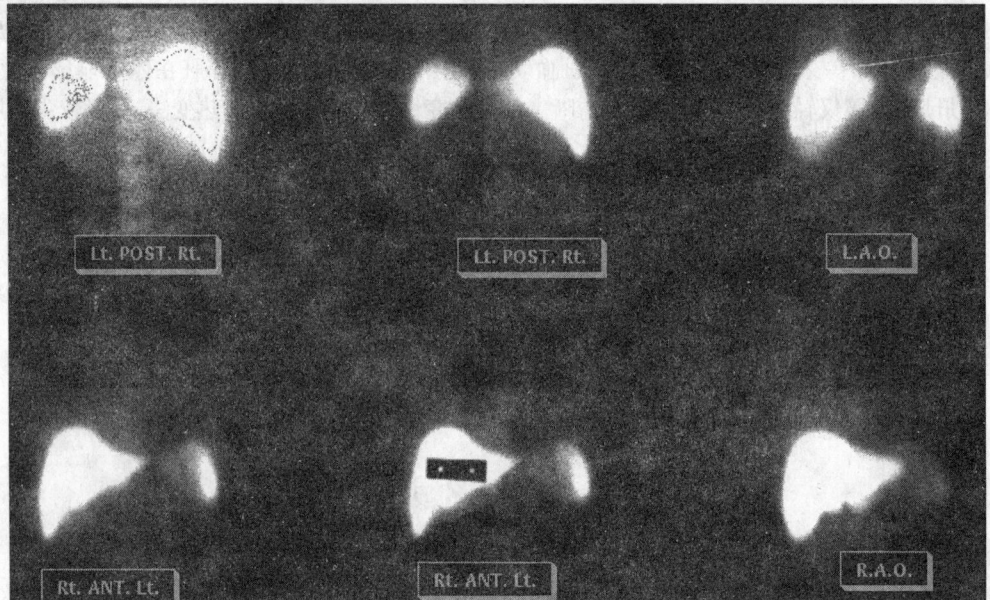

图14-2-1　正常脾^{99m}Tc-硫胶体显像

（二）异常图像

脾脏长径超过12 cm,横径超过8 cm,脾影下缘超过左后肋第12肋缘时,一般认为脾肿大(图14-2-2)。脾内病变或全身性疾病影响脾脏时,常表现为局限性放射性分布稀疏或缺损区,以及散在性放射性分布稀疏区;有时可导致脾脏形态和位置的改变。

图14-2-2　^{99m}Tc-RBC脾显像示脾肿大,脾功能亢进

六、临床应用和评价

（一）脾脏位置、大小的观察

脾脏固有韧带、脾蒂过长可使脾脏位置发生改变，形成游离脾，脾显影有助于脾脏位置的确定、脾脏大小的观察，以帮助放疗布野、穿刺定位和腹腔肿物的鉴别诊断；同时其可以显示副脾，脾切除前显像发现副脾，有助于较彻底地切除脾组织，术后可用本法追踪有无副脾代偿性增生或脾组织种植，供病情解释和进一步处理时参考。

（二）占位性病变的探查

脾内的占位性病变如脾肿瘤、脓肿、囊肿等均可以在脾脏显像时表现为局限性放射性缺损区。当然，目前这些病变多通过其他相关影像学方法诊断。

（三）左上腹部肿块的鉴别

与脾相邻部位的左肾肿瘤、胃及胰腺肿瘤、左上腹部转移癌，有时不易与肿大的脾脏相鉴别或误以为脾脏肿块。此时借助脾显像观察脾脏内放射性分布与形态的变化鉴别肿块与脾脏的关系。

（四）脾外伤与脾栓塞的诊断

脾外伤后常导致脾内血肿，脾显像图上显示为血肿部位呈局限性放射性缺损区及轮廓失常。脾显像有助于脾破裂治疗后的随访观察。脾脏放生栓塞时，脾显像表现为楔形的单发或多发放射性缺损区，此特点有助于鉴别脾内血肿。本法对脾破裂的诊断正确率达 95% 左右，优于 X 射线、CT 和超声检查。采取保守治疗时，本法是随访观察的有效手段，对进一步处理有重要价值。

（五）先天性脾发育异常和功能性无脾的诊断

应用胶体显像剂进行脾显像时，部分功能性无脾经常不显影。而 $^{99m}Tc-DRBC$ 显像时，脾脏可以模糊显影。故怀疑功能性无脾时，应当选用 $^{99m}Tc-DRBC$ 显像法。

副脾的发生率为 10%～30%。当脾切除后副脾可以代偿性增大，脾显像可以观察副脾存在的部位、大小。

（六）判断自体移植脾的存活

脾脏移植后 3 个月左右，应用 $^{99m}Tc-DRBC$ 显像可以判断移植脾是否存活及功能恢复状况。如移植脾成活则可见移植脾位置显像剂浓聚（图 14-2-3），未存活则移植脾不显影。

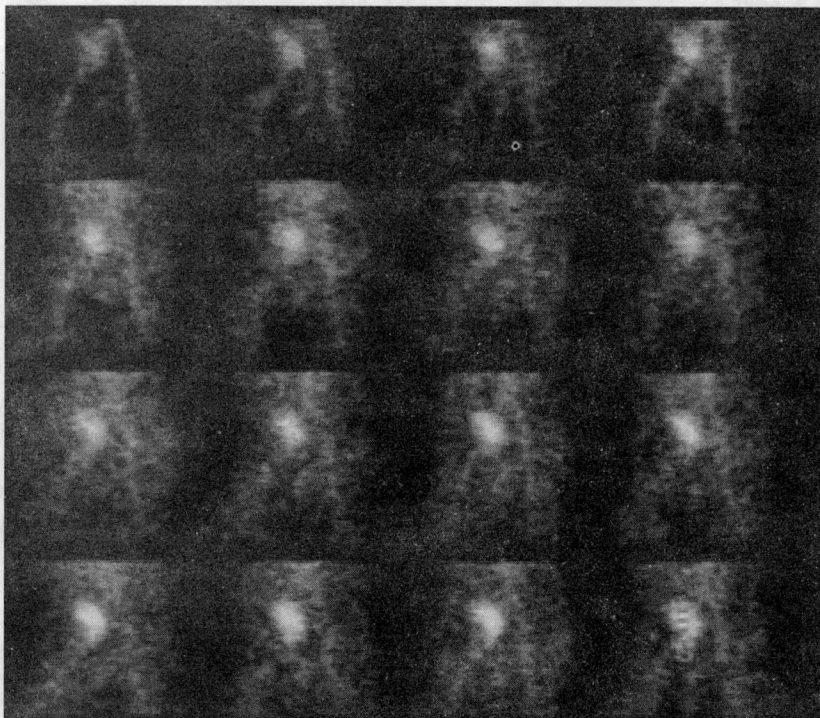

图 14-2-3　$^{99m}Tc-RBC$ 脾显像

3 s/帧，1～16 帧异体脾髂窝移植，移植脾功能良好

第三节 淋巴系统显像

淋巴显像可显示淋巴系统的解剖分布,简便快速,安全无创。不仅可提供淋巴系统结构变化的信息,更能动态显示淋巴回流功能,因而在鉴别淋巴水肿及疗效监测上具有独特价值。

一、显像原理

在组织间隙内注入放射性标记的大分子或胶体物质,不能通过透过毛细血管基底膜而主要经毛细淋巴管吸收,并在向心性引流过程中部分为引流淋巴结窦内皮细胞所摄取,部分随淋巴液归入体循环,最后被肝、脾网状内皮系统清除。用γ照相机或 SPECT 可显示各级引流淋巴结(链)的分布、形态、相互关系及淋巴引流功能状态。

二、适应证

1) 了解局部引流淋巴结的解剖分布及生理功能。
2) 了解恶性淋巴瘤的累及范围。
3) 了解其他恶性肿瘤经淋巴系统转移的途径及程度。
4) 恶性肿瘤手术、放疗和化疗前后对比。
5) 淋巴结清除根治术后效果判断。
6) 经淋巴系统转移的恶性肿瘤的临床分期、治疗方案选择和预后判断。
7) 其他累及淋巴系统的良恶性疾病的监测。

三、显像剂和注射部位

淋巴显像剂(表 14-3-1)应具有胶体颗粒分散度小,稳定性高,局部注射后清除速率较快,半衰期、射线能量合适等特点。

表 14-3-1 常用淋巴显像剂及使用剂量

显 像 剂	使 用 剂 量
胶体类	
^{198}Au 胶体	1.85~3.7 MBq(50~100 μCi)
^{99m}Tc-硫化锑	37~74 MBq(1~2 mCi)
^{99m}Tc-硫胶体	37~74 MBq(1~2 mCi)
蛋白类	
^{99m}Tc-白蛋白	74~222 MBq(2~6 mCi)
大分子聚合物	
^{99m}Tc-葡聚糖	74~222 MBq(2~6 mCi)
^{99m}Tc-脂质体	37~74 MBq(1~2 mCi)

常用^{99m}Tc 标记的显像剂,注射剂量一般每点 37~74 MBq(1~2 mCi),体积不超过 0.5 ml。有时为较快获得淋巴回流影像,可选择胶体颗粒或分子质量较小的显像剂,如^{99m}Tc-葡聚糖(DX),并可适当增加剂量,既能满足淋巴转运回流的动态显像要求,又能获得清晰的影像。

淋巴显像注射部位的选择至关重要,应明确注射点与显示病变引流淋巴区域的关系(表 14-3-2)。注射方式采用皮下或组织间隙注射,为便于健患侧对照,常两侧同时进行注射。注射时避免将显像剂注入血循环,并嘱咐患者主动活动注射肢体或按摩以利于显像剂的回流。

表 14-3-2 常用注射部位与显示淋巴引流区域

注 射 部 位	显示的淋巴区域
双耳乳突皮下	颈淋巴结
拇指、食指间	腋窝、锁骨下淋巴结

注 射 部 位	显示的淋巴区域
肋缘下腹直肌后鞘	胸骨旁、乳内淋巴结
肛 周	直肠旁、闭孔、骶前、髂内、髂总及腹主动脉旁淋巴结
足 1、2 趾间	腹股沟、髂外、髂总、腹主动脉旁淋巴结
下唇黏膜	颌下淋巴结
食道黏膜下	纵隔淋巴结
某部位皮下	该部位皮肤局部引流淋巴结

四、正常影像表现

不同部位的淋巴系统有自己的形态,但正常变异较大。正常淋巴结影像具有以下共同的特点:① 影像清晰,左右两侧基本对称。② 淋巴结内放射性的多少与距离注射点的远近有关,随着距离增加有逐渐减少趋势。③ 淋巴链影像连贯,无中断现象。④ 淋巴结影多呈圆形或卵圆形,放射性分布均匀(图 14-3-1)。

五、异常图像及其临床意义

(一) 异常图像

1) 显影明显延迟,2～4 h 后仍不见清晰、完整的淋巴结(群)影像。

2) 双侧淋巴结明显不对称,尤其是明显增大、放射性增强的淋巴结。

3) 主要淋巴结缺失或多处淋巴结明显稀疏或缺损。

4) 淋巴结链中断,伴远端淋巴滞留征象。

5) 异常引流途径不应显示的淋巴结显影或明显侧支淋巴通路。

6) 皮下示踪剂反流或明显淋巴管扩张。

7) 4～6 h 后仍不见肝显影。

(二) 异常图像的临床意义

1) 主要淋巴结缺失或明显稀疏,多见于占位性病变。

2) 淋巴结链中断,伴远端淋巴结滞留征象,多见于肿瘤转移、丝虫病。

3) 肢体无淋巴管显影伴皮下示踪剂反流或者明显淋巴管扩张,见于淋巴水肿。

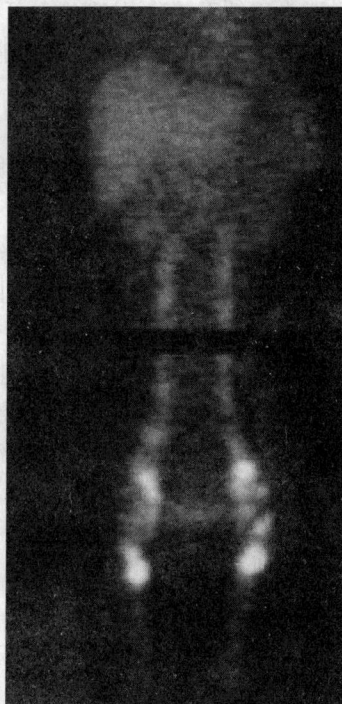

图 14-3-1　正常成人双侧髂窝及后腹膜淋巴结影像

六、临 床 应 用

1. 了解淋巴结解剖分布及生理功能　　淋巴显像可直接显示淋巴结的解剖分布及形态,并可同时反映淋巴回流及淋巴结功能。

2. 肿瘤淋巴结转移的诊断　　如淋巴显像出现局部淋巴结影像缺失或放射性摄取明显减少,多提示该处淋巴结内有转移病灶,因此可为肿瘤分期、协助制定治疗方案等提供科学依据。

3. 恶性淋巴瘤的辅助诊断　　受累淋巴结放射性减低甚至缺损,影像增大,可能为多个淋巴结融合所致。

4. 肢体淋巴水肿的诊断　　淋巴水肿多为先天性或寄生虫病、外伤、肿瘤、手术等引起的淋巴系统严重梗阻所致。淋巴显像示淋巴结长时间不显影或淋巴链影像中断,伴远端放射性滞留或出现侧支循环、皮肤回流。因此,淋巴显像可明确淋巴梗阻的部位和程度,为手术适应证选择提供依据。

5. 为放疗布野提供准确位置　　淋巴显像可提供局部引流淋巴结的空间分布及位置,这有助于恶性肿瘤放射治疗布野的实施,由此提高放射治疗布野的准确性及肿瘤的治愈率。

6. 乳糜外溢定位　　凡有乳糜外溢者,需对瘘道进行定位,以便手术根治。淋巴显像可显示瘘道影像,随后见胸腔(乳糜胸)、腹盆腔(乳糜腹水)、肾和膀胱(乳糜尿)内放射性明显增高。

第四节　前哨淋巴结显像和探查

一、前哨淋巴结的定义和意义

原发肿瘤淋巴引流区域最先接受肿瘤淋巴引流，最早发生肿瘤转移的淋巴结，称之为前哨淋巴结（sentinel lymph node）。但前哨淋巴结并不一定是与原发肿瘤空间距离最近的淋巴结。

前哨淋巴结显像和探测用以定位肿瘤前哨淋巴结，通过病理活检或免疫组化分析，确定该淋巴结有无转移，从而对肿瘤进行明确的分期和预后判断。其中最受临床关注的是指导某些肿瘤手术的术式。如前哨淋巴结无转移，从理论上可推断其他淋巴结也无转移，据此就不必进行广泛的淋巴结清扫术，这样能最大限度地保留正常组织和功能，减少手术的并发症，提高患者的生活质量。

二、原理和方法

前哨淋巴结显像和探测原理上与淋巴结显像没有区别。只是显像剂注射部位都采用肿瘤周围或肿瘤体内的多点注射方式，并连续显像以发现最先显像的淋巴结。所以，显像剂（^{99m}Tc-硫化锑、^{99m}Tc-硫胶体等）及使用剂量也与淋巴显像基本相同。由于不同的显像剂颗粒大小不尽相同，因此，显示前哨淋巴结的时间也不同。显像剂颗粒小前哨淋巴结显影出现的时间短，颗粒越大显影出现的时间越长。一般以50～200 nm 的胶体颗粒为宜。

前哨淋巴结探测可以用非影像方法，注射显像剂后采用便携式 γ 探针于术前或术中进行体表或深部肿瘤淋巴引流区域的放射性计数测定，当探测到放射性计数的最高点（常为本底计数的 10 倍以上），该部位即可确定为前哨淋巴结所在部位。

三、临床应用

（一）乳腺癌

前哨淋巴结显像探测乳腺癌前哨淋巴结有很高的检出率。依据前哨淋巴结病理活检结果，腋窝淋巴结有转移者应行腋窝淋巴结清扫；仅锁骨上窝或乳内淋巴结转移，则行相应淋巴结切除。前哨淋巴结无转移可不必标准淋巴结清扫，只需行功能保全手术，这样既不影响胸壁外观，也可避免上肢水肿、活动障碍等并发症的发生，明显提高患者的生活质量。但应重视很少数的乳腺癌患者淋巴结呈"跳跃式"转移，造成前哨淋巴结活检假阴性，低估淋巴结转移。

（二）皮肤黑色素瘤

黑色素瘤（melanoma）瘤体大小与前哨淋巴结转移呈正相关，显像表明，大于 1 mm 的瘤体前哨淋巴结转移率为 15.2%，小于 1 mm 的瘤体前哨淋巴结转移率为 5.6%，无淋巴结肿大的黑色素瘤，在行局部淋巴结切除术后，活检发现淋巴结转移大多发生于前哨淋巴结；并且有前哨淋巴结转移者复发率比无转移者高。前哨淋巴结显像及探测有助于黑色素瘤的诊断分期和预后评价（图 14-4-1）。

（三）其他肿瘤

前哨淋巴结显像及探测在宫颈癌、外阴癌、头颈部肿瘤的临床应用中都获得了良好的效果，胃肠、肺等深部肿瘤采用 γ 探针探测前哨淋巴结亦引起临床的极大关注。对于这些表浅或深部肿瘤进行前哨淋巴结显像及探测，不仅能提高肿瘤临床分期的准确性，而且在选择治疗方法上也有重要的指导意义。

（李林法）

思考题
一、问答题
1. 再生障碍性贫血的骨髓显像分型与意义。
2. 异常骨髓显像的分类及其意义。
3. ^{99m}Tc 标记的胶体类和热变性红细胞脾显像剂有何不同；何种情况必须用 DRBC 法？
4. 淋巴显像的原理是什么？

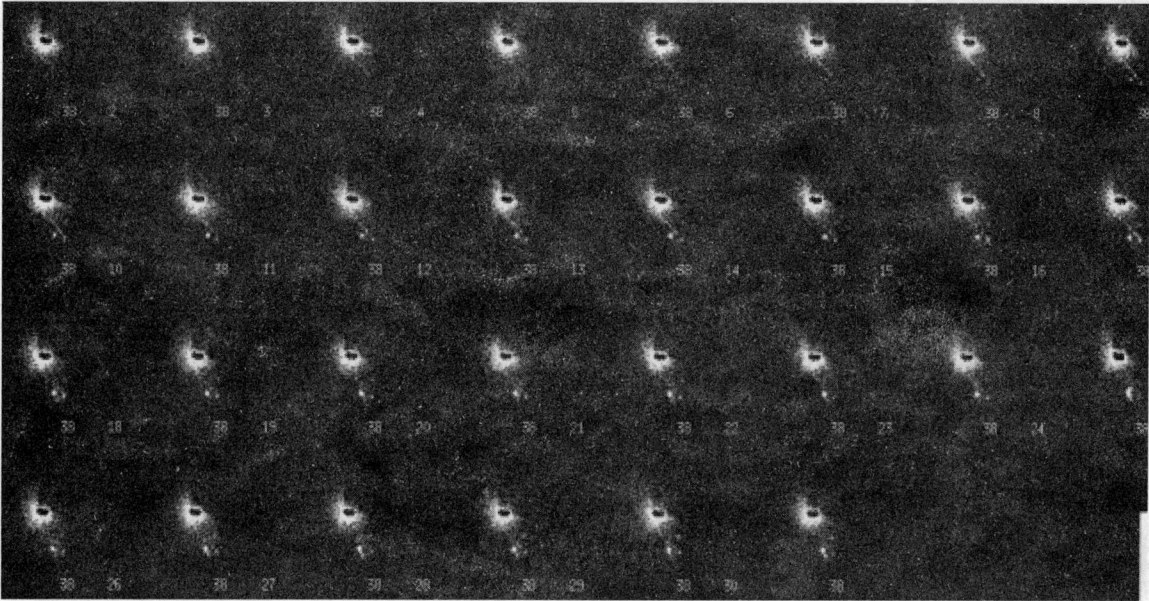

图 14-4-1　黑色素瘤前哨淋巴结显像

21 岁患者左肩部 1.2 cm 恶性黑色素瘤，显像见左侧腋窝前哨淋巴结显影

二、选择题

1. 前哨淋巴结是

   A. 离肿瘤最近的淋巴结　　　B. 最早发生肿瘤转移的淋巴结　C. 位于肿瘤之前的淋巴结

   D. 与肿瘤融合的淋巴结　　　E. 接受肿瘤淋巴引流的淋巴结

2. 正常成人骨髓显像可见

   A. 中央骨髓显影　　　　　　B. 颅骨骨髓显影　　　　　　　C. 肱骨和股骨整体显影

   D. 肝显影　　　　　　　　　E. 脾显影

3. 正常儿童骨髓显像可见

   A. 中央骨髓显影　　　　　　B. 颅骨骨髓显影　　　　　　　C. 肱骨和股骨整体显影

   D. 肝显影　　　　　　　　　E. 脾显影

4. 淋巴显像时放射性药物注射在

   A. 静脉　　　　　　　　　　B. 肌肉　　　　　　　　　　　C. 皮下

   D. 淋巴结　　　　　　　　　E. 动脉

第十五章 泌尿系统显像和功能测定

泌尿系统由肾、输尿管、膀胱和尿道组成,其主要生理功能是排泄人体代谢产物、维持水、电解质及酸碱平衡、分泌激素和活化维生素 D3。早在 19 世纪 50 年代放射性核素就已应用于肾脏功能的评价。随着计算机技术的普及和放射性药物的进展,放射性核素显像在泌尿系统各种疾病的诊断中起到越来越重要的作用。

第一节 肾 动 态 显 像

一、原 理

肾动态显像(renal dynamic imaging)包括反映肾动脉血流的灌注显像(又称放射性核素肾血管造影),和反映肾实质功能及上尿路引流的肾动态显像两部分。经静脉以"弹丸"式注射能迅速经肾小球滤过或肾小管上皮细胞摄取、分泌而不被重吸收的放射性药物,应用 SPECT 或 γ 相机连续采集系列影像,可以依次观察显像剂通过腹主动脉、肾动脉后迅速聚集在肾实质,随后由肾实质逐渐流向肾盏、肾盂,经输尿管到达膀胱的动态过程。应用计算机感兴趣区(region of interest,ROI)技术对影像处理后,可得到双肾的时间-放射性曲线(time-activity curve,TAC)。肾动态显像是检测泌尿系统疾患的常规方法,不仅能为临床提供肾脏位置、形态、大小等解剖学信息,更能对肾血流、功能及上尿路通畅情况进行定性定量分析,方法简便、无创、准确、灵敏,当血浆 BUN>37.5 mmol/L 和 Cr> 880 μmol/L 时双肾仍能显影。

二、显 像 剂

1. **^{99m}Tc-二乙三胺五醋酸(^{99m}Tc-diethylenetriamine pentaacetic acid,^{99m}Tc-DTPA)** 肾小球滤过型显像剂(glomerular filtration agent)。其血浆蛋白结合率小于 2%,几乎 100% 经肾小球滤过。静脉注射后肾首次通过率为 10%~20%,3~4 min 肾皮质摄取达到峰值。^{99m}Tc-DTPA 清除快速(生物半衰期为 2.5 h),有助于估计双肾血流、肾实质功能、肾集合系统完整性,亦用于肾小球滤过率(GFR)测定。成人剂量 185~370 MBq(5~10 mCi),儿童剂量 7.4 MBq/kg。

2. **^{131}I-邻碘马尿酸钠(^{131}I-orthoiodohippurate,^{131}I-OIH)** 经典的肾小管分泌型显像剂(tubular secretion agent)。经静脉注入后 80% 被肾小管分泌,20% 被肾小球滤过。24 h 内超过 98% 的 ^{131}I-OIH 自体内清除。^{131}I-OIH 的使用量为 11.1 MBq。由于 ^{131}I 的 $T_{1/2}$ 较长(8.04 d),能量高(364 keV),近年来已很少应用,其替代品 ^{123}I-OIH 虽然能量适中(159 keV),$T_{1/2}$ 相对较短(13 h),但价格较贵,而且受使用剂量所限,不适合肾血流的观察。

3. **^{99m}Tc-巯基乙酰基三甘氨酸(^{99m}Tc-mercaptylacetyltriglycine,^{99m}Tc-MAG$_3$)和^{99m}Tc-双半胱氨酸(^{99m}Tc-ethylenedicysteine,^{99m}Tc-EC)** 性能类似于 ^{131}I-OIH。经静脉注射后可快速被肾脏收集并经肾小管分泌(^{99m}Tc-MAG$_3$ 约 98% 由肾小管分泌,少量经胆道排泄;^{99m}Tc-EC 100% 由肾小管分泌),适宜于动态观察肾小管功能。由于 MAG$_3$ 血浆蛋白结合率高于 OIH,清除率仅为 OIH 的 60% 左右,不能直接计算肾有效血浆流量(ERPF),但两者清除率相关性较好,可用于间接估算 ERPF。成人剂量 296~370 MBq(8~10 mCi),儿童剂量 3.7 MBq/kg。

三、显 像 方 法

患者检查前 30~60 min 饮水 300~500 ml,显像前排空膀胱。^{131}I-OIH 显像前 1 天口服复方碘液 10 滴,检查后继续服用 2 d。常规取坐位或仰卧位,后位采集,视野包括双肾和膀胱。肾移植患者或疑为马蹄肾者可采集前位影像。肘静脉"弹丸"式注射显像剂(体积<1 ml),同步开始双肾连续动态采

集,1~2 s/帧采集 60 s,30~60 s/帧采集 20~40 min,分别得到肾血流灌注及肾功能影像。经计算机处理,获得双肾肾图、分肾峰时、半排时间等肾功能相关参数。使用^{99m}Tc 或^{123}I 标记显像剂时,探头配置低能通用准直器,能峰 140 keV 或 159 keV;使用^{131}I 标记显像剂时,配置高能准直器。窗宽 20%,矩阵 64×64。

为一次显像获得肾小球滤过和肾小管分泌功能影像,可以将^{99m}Tc-DTPA 和^{131}I-OIH 混合进行"弹丸"式注射,探头配置高能准直器,设置 140 keV 和 364 keV 双能窗,窗宽 20%。因 γ 射线能量呈连续分布,二者能窗会交叉,要分别将对方计数率扣除。

四、图 像 分 析

(一) 正常影像

1. 血流灌注相(flow phase) 腹主动脉上段显影后 2 s 左右,双肾同时隐约显影,4~6 s 后肾影轮廓清晰,腹主动脉影开始消退。此后肾影放射性逐渐增强,双肾形态完整,大小一致,放射性分布均匀、对称。双肾的峰时差小于 1~2 s,峰值差小于 25%(图 15-1-1)。

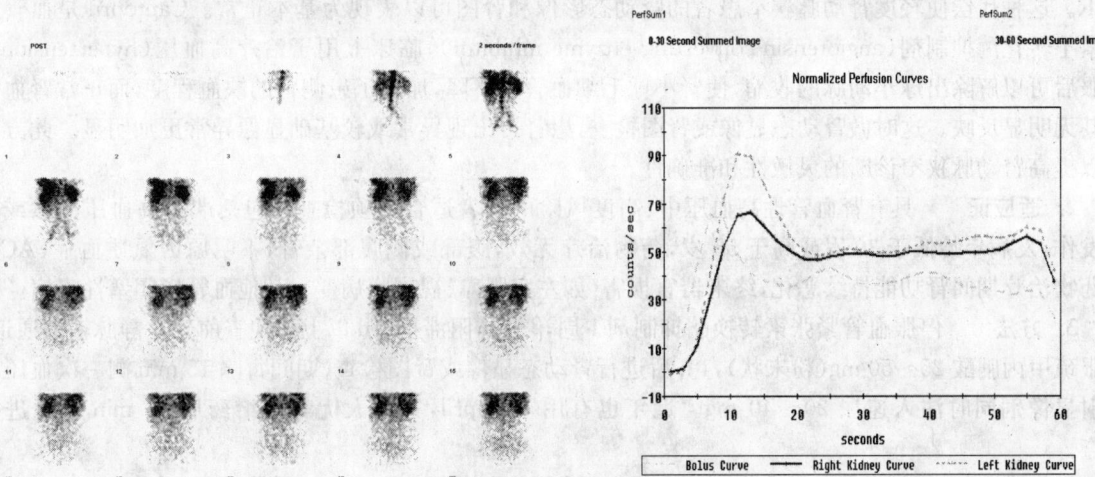

图 15-1-1 ^{99m}Tc-DTPA 正常肾血流灌注图像及时间-放射性曲线(TAC)

2. 皮质功能相(cortical function phase) 显像剂注入 2~4 min 时,肾实质内放射性达到高峰,双肾影清晰,形态完整,放射性分布均匀,肾盏、肾盂放射性很低。

3. 清除相(clearance phsae) 显像剂逐渐进入肾盏、肾盂,肾皮质影像减淡,5 min 左右膀胱显影,随时间延长,两肾影放射性基本消退,膀胱影像逐渐增强,输尿管通常不显影或隐约显影(图 15-1-2)。双肾半排时间少于 20 min。

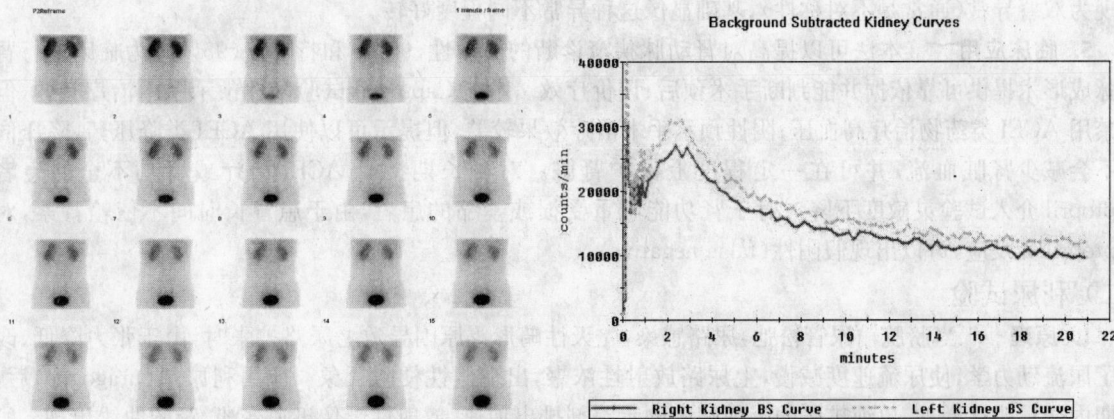

图 15-1-2 ^{99m}Tc-DTPA 正常肾皮质功能相及清除相图像及时间-放射性曲线(TAC)

计算机处理上述图像,获得时间-放射性曲线(TAC),也可称肾图,有助于进一步估计肾血流、肾皮质及集合系统功能状态,尤其对肉眼分析难以发现的问题意义更大(具体内容将在第三节中讲解)。

（二）异常影像

血流灌注相异常主要包括单或双侧肾灌注显像延迟、影像缩小；肾区灌注减低或无灌注；肾内局限性灌注减低、缺损或增强。功能相异常主要包括肾皮质显影减低或不显影，峰时后延，膀胱显影延迟；肾皮质持续显影，集合系统及膀胱无放射性；肾皮质变薄，肾盏肾盂放射性减低区扩张；肾盂或输尿管放射性滞留等。

五、介入试验

临床应用时，为了鉴别肾性高血压的性质，或鉴别诊断上尿路梗阻与非梗阻型尿路扩张，需要进行介入试验。

（一）Captopril 介入试验

1. 原理 肾动脉狭窄时，肾脏血流灌注减低导致肾小球毛细血管压下降，肾小球滤过率（GFR）降低，刺激患肾近球小体释放肾素，其促进血管紧张素原转换为血管紧张素 I，后者在血管紧张素转化酶（ACE）作用下转换为血管紧张素 II，血管紧张素 II 能够收缩出球小动脉，提高肾小球毛细血管压，维持 GFR。这种代偿使轻度肾动脉狭窄患者的肾动态影像和肾图可以表现为基本正常。Captopril 是血管紧张素 I 转化酶抑制剂（angiotensin-converting enzyme inhibitor），临床上用于治疗高血压（hypertension），口服后可以解除出球小动脉的收缩，使肾小球毛细血管压下降，加重了患侧肾的缺血程度，而正常肾血管对其无明显反映。这时做肾动态显像或肾图检查，患肾可出现异常或较基础显像异常更加明显。此方法可以提高肾动脉狭窄诊断的灵敏性和准确性。

2. 适应证 具有肾血管性高血压中、高度风险的患者适合此项检查。包括严重高血压突然或近期发作，发病年龄低于 30 岁或高于 55 岁，药物治疗无效，腹部或侧腹部杂音，不明原因氮质血症，ACEI 类药物治疗期间肾功能持续恶化，终末器官损害（如左室肥厚、视网膜病变），其他血管床闭塞性疾病。

3. 方法 停服血管紧张素转换酶抑制剂 1 周，β 受体阻滞剂 3 d 以上。检查前建立静脉输液通道。口服巯甲丙脯酸 25～50 mg（粉末状），1 h 后进行肾动态显像或肾图检查（期间每隔 15 min 测一次血压）。注射显像剂同时注入速尿 20～40 mg。近年也有用 enalapril，其最大优势是给药后 15 min 即可进行检查。

常规先进行 Captopril 介入试验，如 Captopril 试验正常则不需进行基础显像；如果介入试验异常，隔日行无 Captopril 介入的肾动态显像或肾图检查。

4. 结果分析 单侧肾动脉狭窄的典型表现与显像剂的选择有关。Captopril 介入试验后，^{99m}Tc-DTPA 示患侧肾影出现及消退延缓，摄取减低；^{99m}Tc-MAG$_3$ 显示患肾摄取基本正常，以肾皮质持续显影为特点。两者的基础肾动态显像患肾均显示为大致正常的摄取与清除影像。正常 ^{99m}Tc-MAG$_3$ 显像，肾 20 min 计数/最大计数小于 0.3，Captopril 介入后，比值增加 0.15 提示为肾动脉狭窄，比值增加 0.1～0.15 为可疑。Captopril 对血流灌注相无明显影响。双侧肾动脉狭窄时，Captopril 介入肾动态显像表现为双肾异常（通常是不对称性），基础显像这种异常不同程度好转。

5. 临床应用 本法可以提高对肾动脉狭窄诊断的灵敏性（90%）和特异性（95%），为临床施行肾动脉成形术提供可靠依据并能判断手术预后、评价疗效。术前 Captopril 试验阳性预示手术治疗有效，但应禁用 ACEI 类药物治疗高血压；阴性预示手术治疗效果较差，但提示可以使用 ACEI 类降压药，降压同时不会减少肾脏血流，并可在一定程度上保护肾脏。对于长期接受 ACEI 治疗或肾功不全的患者 Captopril 介入试验灵敏度下降。对于肾功能严重受损或萎缩的患者，由于患肾长时间不依赖肾素，对 Captopril 无反应，可以出现假阴性（false negative）。

（二）利尿试验

1. 原理 当膀胱输尿管松弛，尿路感染，先天性畸形等原因导致上尿路扩张时，由于张力降低，改变了尿流动力学，使尿流速度减慢，上尿路放射性浓聚，出现假性梗阻征象。应用利尿剂（uragogue）后，短期内尿量明显增加，单纯扩张的上尿路内的示踪剂排出加速，放射性影像迅速变淡，肾图曲线出现 c 段或原有 c 段下降增快。反之如为机械性梗阻所致的上尿路扩张，虽然尿量增加，但由于梗阻未解除，肾动态影像和肾图无改善。

2. 方法 检查前 30～60 min 常规饮水 300～500 ml。显像前排空膀胱。老年人和儿童最好留置导尿管。速尿使用量与肌酐呈正相关,常用剂量为成人 40 mg,肾功能正常的儿童按 1 mg/kg 给药。

　　检查方法分为一次法和二次法。一次法是在常规肾动态显像或肾图扫描 15～20 min 时,有明显肾盂扩张、放射性滞留或肾图曲线呈持续上升型,即刻缓慢(1～2 min)静脉注射速尿,继续采集双肾影像或记录肾图 20 min。整个过程患者体位保持不动。二次法是常规肾动态显像或肾图扫描呈梗阻表现者,隔日待肾区示踪剂排出接近本底水平时,再进行一次肾动态显像或肾图扫描。第 2 次检查时注射示踪剂前 3～5 min 注射速尿。

　　3. 结果分析　　对比注射速尿前后两次肾动态显像和肾图曲线:注射速尿后肾盏、肾盂内放射性持续浓聚或肾图曲线无明显变化,提示机械性梗阻(完全性)的存在;若肾内放射性有一定程度下降,肾图曲线有改善,提示存在不完全性机械性梗阻;若注射速尿后肾盏、肾盂内放射性迅速减少或肾图曲线的 c 段明显下降,提示非梗阻性尿路扩张的存在。

　　新近国际上基于 ^{99m}Tc - MAG_3 利尿肾动态显像,提出了肾排出率(renal output efficiency,ROE)的概念。ROE 指双肾排泄的放射性计数占肾最高放射性计数的百分比。目前认为是判定上尿路梗阻的重要指标,尤其对尿路梗阻伴肾功能受损患者,可明显提高诊断的准确性。

　　4. 临床应用　　主要用于机械性上尿路梗阻与非梗阻型尿路扩张的鉴别诊断;观察上尿路梗阻术后,梗阻是否已经解除;随访非梗阻型尿路扩张的变化。

　　轻度不完全性机械性梗阻与非梗阻型尿路扩张对利尿剂的反应相似;不同个体对利尿剂的反应存在差异,当肾功能严重受损时,应用利尿剂后利尿效果不明显,直接影响对结果的判断,分析时必须结合临床资料进行全面分析。

六、临床应用

(一)判断肾实质功能

　　肾动态显像可用于评价肾前性、肾性、肾后性原因所致的肾实质功能损害,尤其对分肾功能的评价意义更大。结合 TAC 曲线进行定量、半定量分析,有助于客观估计肾功能受损程度,了解残余肾功能,对协助外科确定治疗方案及评价疗效有很大帮助。肾功能受损的程度不同,肾动态影像的表现也不同。轻度受损可能仅表现为肾功能定量指标的异常;受损程度进一步加重则可能出现血流灌注减低和延迟,肾脏摄取显像剂减少及排泄延缓等异常图像;肾功能极差时,肾脏甚至不显影。肾动态显像方法简单、安全、灵敏性高,明显优于 X 射线静脉造影(intravenous pyelography,IVP),但对病因学诊断缺乏特异性。

(二)肾血管性高血压的筛选

　　肾血管性高血压(renovascular hypertention,RVH)是由于肾动脉或其主要分支狭窄导致肾脏低灌注而引起的一类高血压,发病率虽然不足 1%,但常规药物治疗效果不好,需要血管成形术缓解高血压,而且诊断与治疗越早,预后越好。

　　肾动脉狭窄的诊断方法有多种,肾动态显像是常用方法之一。其影像学特点为:患侧肾动脉血流灌注减少且延迟;肾实质影像小而放射性分布稀疏(图 15-1-3)、肾影显影延迟;清除缓慢;TAC 曲线典型表现为小肾图型(图 15-1-4)。病史长的因伴有不同程度的肾功能损害而出现相应的异常影像及 TAC 曲

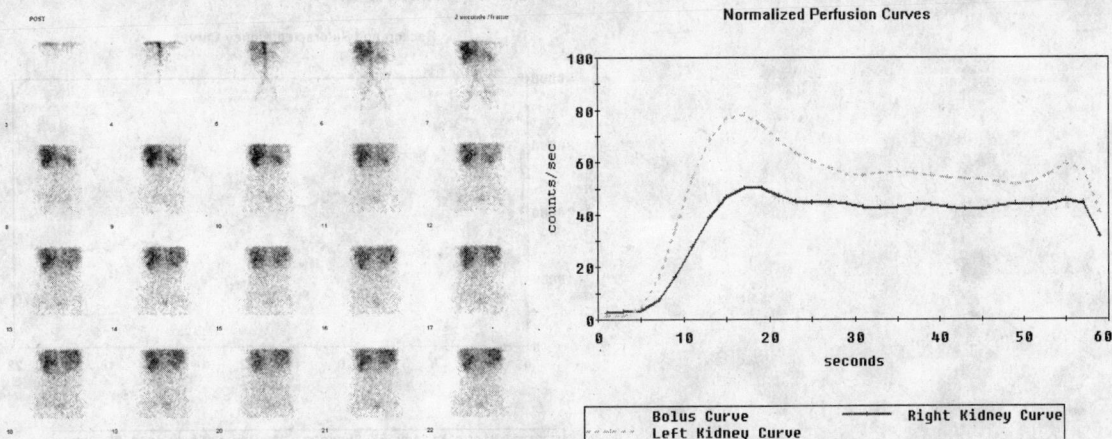

图 15-1-3　^{99m}Tc-DTPA 肾动脉狭窄血流灌注图像 TAC

线。由于基础肾动态显像诊断的特异性和准确性不能令人满意,近年来应用血管紧张素转化酶抑制剂(angiotensin-converting enzymme inhibitor,ACEI)介入试验有效提高了肾血管性高血压的阳性检出率,其中 Captopril 介入试验是最先采用也是最经典的方法。

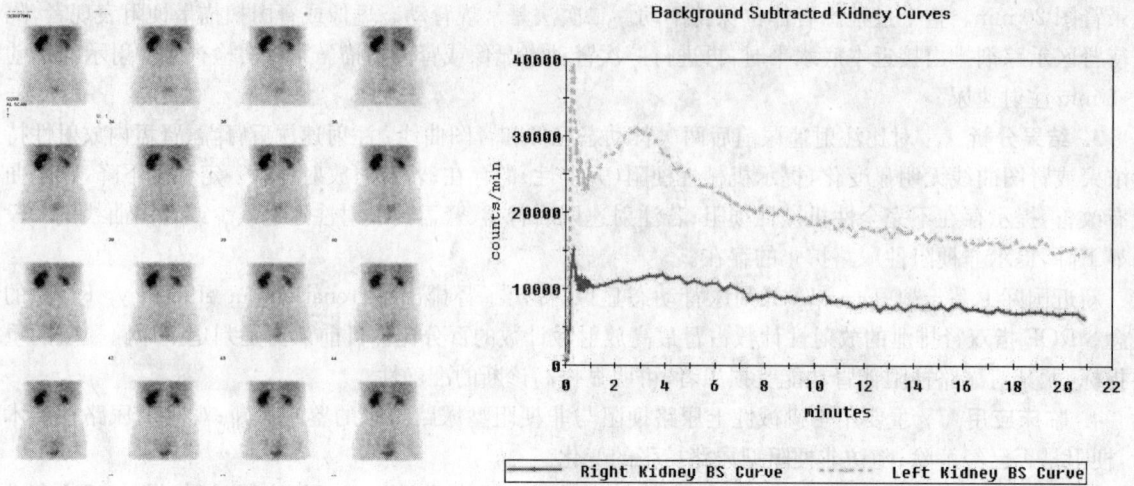

图 15-1-4 ^{99m}Tc-DTPA 肾动脉狭窄功能图像及 TAC(右肾动脉狭窄)

(三)尿路梗阻的诊断

上尿路梗阻的程度、部位和功能状态不同,肾动态显像结果不同。肾外上尿路梗阻的影像特点为:肾皮质显影清晰,虽时间延长逐渐消退,肾盂、肾盏或输尿管显影明显、扩张,消退缓慢,扩张影像的下端为梗阻部位(图 15-1-5)。根据肾功能受损程度不同,肾脏血流灌注及功能显像可出现各种异常表现(图 15-1-6)。但某些急性上尿路梗阻时,由于肾小球出球小动脉的反射性痉挛,导致肾皮质显影极差,

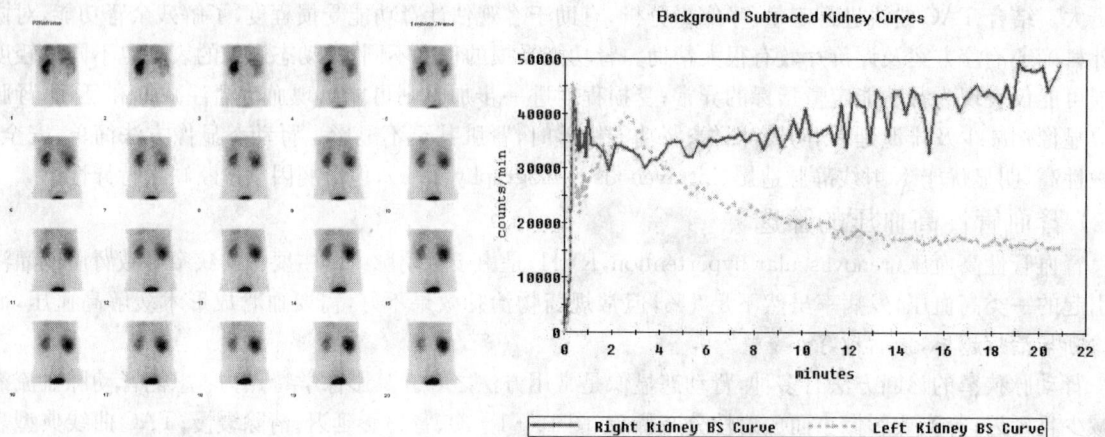

图 15-1-5 ^{99m}Tc-DTPA 右肾积水功能图像及 TAC

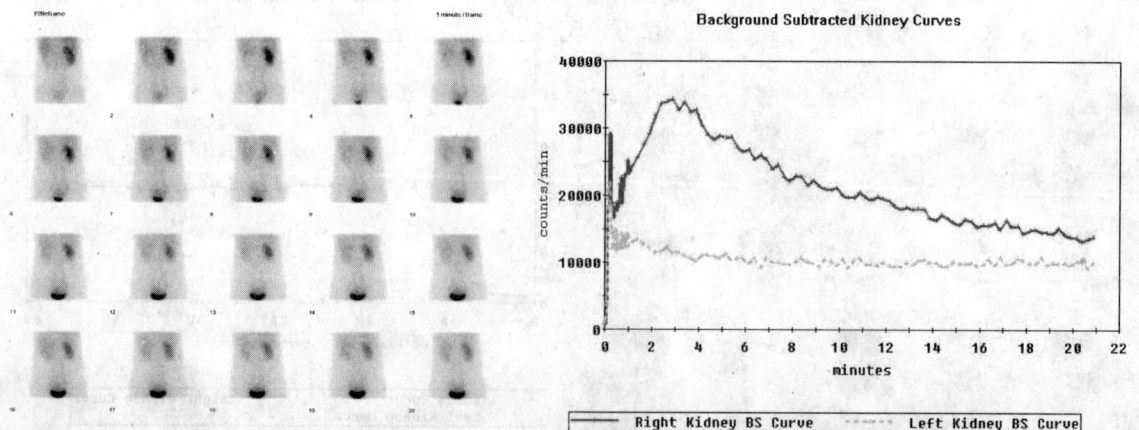

图 15-1-6 ^{99m}Tc-DTPA 左肾严重积水功能图像及 TAC(左肾皮质隐约显影)

肾图曲线近似于低水平延长线型,要结合注意临床进行分析。肾内梗阻时,肾显影延迟且放射性分布稀疏,肾实质影像消退明显延缓,同时肾盏、肾盂部位无放射性逐渐增高之势,肾图曲线大多呈持续上升型。

尿路梗阻可以引发炎症、肾功能损害、甚至肾皮质萎缩。梗阻程度和持续时间直接影响肾功能受损程度,严重的完全性梗阻如能及时进行手术治疗,肾功能通常可完全恢复,如持续超过1周,手术后仅能恢复部分肾功能;部分性梗阻可持续数周或数年没有或仅有轻度肾功能损伤。

机械性梗阻(mechanical obstruction)和非梗阻性尿路扩张(nonobstructive dilatation)两者的预后和治疗方案完全不同,而IVP、B超和常规的核素肾功能显像难以对此进行鉴别,此时可进行利尿试验。

(四) 移植肾的监测

肾移植术后常见的并发症有血管阻塞、肾动脉狭窄、急性肾小管坏死(acute tubular necrosis, ATN)、排异反应(rejection)、输尿管吻合口狭窄导致的尿路梗阻、输尿管坏死导致的尿漏等。肾动态显像广泛应用于移植肾的监测及并发症的诊断与鉴别诊断。移植成功且没有排斥反应的移植肾,其血流灌注、显像剂摄取与排泄均与正常肾脏的表现相似。

血管阻塞、肾动脉狭窄等肾前性并发症,肾动态显像显示移植肾无血流灌注及肾功能(图15-1-7)。输尿管吻合口狭窄导致梗阻时,可见梗阻部位以上放射性聚集而膀胱不显影,膀胱计数与肾计数比值(B/K)下降;移植肾或其输尿管坏死出现尿漏时,移植肾血流灌注及功能正常,腹腔或盆腔内可见异常的形状不规则的放射性浓聚。

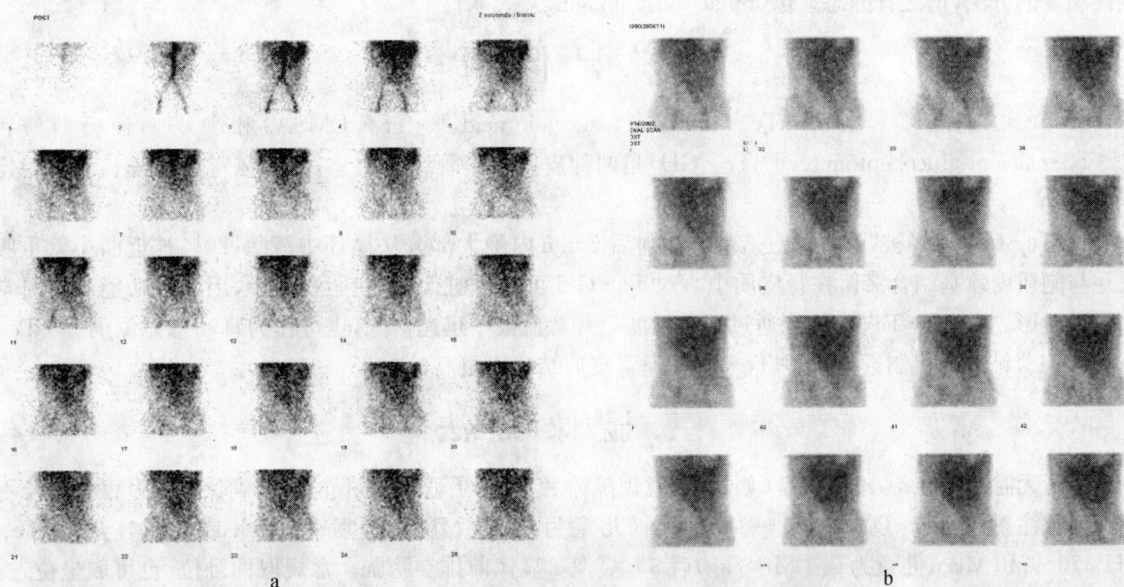

图15-1-7 肾移植后肾动脉狭窄($^{99m}Tc-DTPA$)(前位)

a. 血流灌注图像。b. 动态图像

急性肾小管坏死(ATN)更准确的名称应为血管收缩性肾病(vasomotor nephyropathy),因为其病理生理学过程是局部肾素-血管紧张素轴活性增强导致的肾脏反应性缺血。ATN多发生在肾移植后24 h以内,影像学表现为血流灌注轻度减少,肾皮质摄取功能极差,肾内甚至没有放射性聚集,膀胱内持续无放射性,尿液排出量减少。其典型表现为灌注影强于功能影像。

排异反应主要包括:超急性排异反应(hyperacute rejection)、急性排异反应(acute rejection)、慢性排异反应(chronic rejection)。超急性排异反应是由于移植肾受体的体内抗体导致的肾移植后的即刻反应,移植后肾动脉恢复供血即可发生。由于免疫抑制剂的广泛使用,目前已经很少见,多次输血及再次肾移植是风险因素。肾动态显像的影像特点为移植肾无血流灌注和肾功能,移植肾处为缺损区,周围本底较高。急性排异反应是细胞介导的免疫反应,临床比较常见,通常发生于肾移植术后前3个月,尤其是5～7 d。其典型表现是移植肾血流灌注明显减低,肾实质摄取少且慢,清除延迟。如肾移植术后5 d以内行肾动态显像作为基础显像进行比较,诊断意义更大。慢性排异反应发生于肾移植术后数月到数年,过程隐匿,肾功能逐渐受损。其典型影像表现为移植肾血流灌注减低,显像剂摄取减少,显影延迟,尿量减少。对于曾行肾移植术或输血的敏感患者会出现加速急性排异反应(accelerated acute rejection),多发生于肾移植术后第 1 周。

其他一些显像剂被应用于探测移植肾的急性排异反应。如^{99m}Tc-硫胶体(sulfur colloid，SC)，胶体颗粒可以阻塞在发生急性排异反应的移植肾血管的纤维素血栓中；还有^{111}In-粒细胞(leukocytes)、^{111}In-淋巴细胞(lymphocytes)和^{111}In-血小板(platelets)的混合物。这些显像剂虽都能在发生排异反应的移植肾聚集，但缺乏特异性。

(五) 其他

肾内占位病变时，肾实质影像出现局限性放射性缺损或稀疏，如肾血流灌注也呈稀疏缺损提示囊肿、脓肿等良性病变；如灌注相显示放射性集聚增强提示恶性肿瘤可能性大。肾外伤时，肾动态显像可以观察肾血流及功能受损程度，探测肾外包膜或输尿管破裂所致的尿漏。

第二节 肾静态显像

一、原 理

静脉注射能与肾近曲小管上皮细胞的功能基团结合并且能较长时间滞留于肾实质的显像剂，在适当时间通过显像仪器获得反映肾内放射性分布的图像，从而了解肾脏位置、形态、大小、功能状况和肾内占位性病变的方法，谓之肾静态显像(renal static imaging)。

二、显 像 剂

^{99m}Tc-二巯基丁二酸(^{99m}Tc-dimercaptosuccinic acid，^{99m}Tc-DMSA)和^{99m}Tc-葡庚糖酸钙(^{99m}Tc-calcium glucoheptonate，^{99m}Tc-GH)是两种皮质肾小管结合型显像剂，在肾内能较长时间稳定存在。

^{99m}Tc-GH 80% 被肾小球滤过，静脉注射后 5 min 内绝大部分从循环中清除，20% 被近曲小管重吸收并与胞质内巯基结合滞留在肾皮质中。^{99m}Tc-GH 可经肝脏代谢，使胆囊显影，因此肾功能不全时常见胆囊显影。由于^{99m}Tc-GH 能通过肾小球滤过并从血液中迅速清除，也可作为肾动态显像剂。^{99m}Tc-DMSA 与肾结合的机制近似于^{99m}Tc-GH，但肾皮质结合率更高(达 40%～50%)。

三、显 像 方 法

患者无需特殊准备，不合作者(如儿童、意识障碍者)可给予适量的镇静剂，以确保显像过程中体位不变。静脉注射^{99m}Tc-DMSA 74～185 MBq(儿童为 1.85 MBq/kg)后 1～2 h 或静脉注射^{99m}Tc-GH 370～740 MBq(儿童为 7.4 MBq/kg)后 3 h 显像。显像前排空膀胱。常规取仰卧位，也可取坐位，探头视野包括双肾。配置低能通用型准直器，采集后位(POST)、左后斜位(LPO)、右后斜位(PRO)影像。若有肾功能异常，则需延迟显像。若疑有马蹄肾、游走肾或腹部包块等应加作前位显像。平面显像病灶显示不清、疑有肾脏深部病变或患者体形较胖时，可加作断层显像。经图像重建和断层处理，可得横断面、冠状面、矢状面的肾实质图像。

四、图 像 分 析

(一) 正常影像

双肾呈蚕豆状，轮廓清晰完整，两肾纵轴呈"八"字形，位于第 12 胸椎与第 3 腰椎之间，肾门平 1～2 腰椎，成人多数情况下右肾较左肾略低。肾大小约为 11 cm×6 cm，两肾纵径差<1.5 cm，横径差<1 cm。肾影周边的放射性较高，中心和肾门处稍低，两侧基本对称。

(二) 异常影像

1) 肾脏形态、数目、位置异常。如先天性畸形(马蹄肾)、孤立肾、多囊肾、肾下垂等。

2) 肾内放射性局限性稀疏或缺损。如肾肿瘤、肾瘢痕形成等。

3) 肾不显影。如肾功能丧失或肾缺如。

4) 肾内放射性局限性增高。如先天性变异，局部引流不畅等。

五、临 床 应 用

(一)肾盂肾炎的诊断

本法是诊断急性肾盂肾炎、肾脏瘢痕形成的金标准。影像表现为一侧或双侧肾内单发或多发放射性分布稀疏、缺损,也可见一侧肾弥漫性受累。在急性肾盂肾炎的早期,由于炎症累及区的肾小管细胞受损,间质水肿使肾小球受压和肾小管周围毛细血管腔闭塞而发生局灶性缺血,造成局部显像剂放射分布稀疏。若此时进行及时有效治疗,病灶处水肿消退,肾小管缺血得到改善,局灶性放射性分布稀疏区消失,肾脏功能恢复。如果炎症迁延不愈,受累肾组织坏死,形成瘢痕,影像表现为肾内单个或多个局灶性放射性稀疏缺损区,常发生在肾上、下极近边缘处。长期的炎症改变导致受累肾组织血流灌注不足而缺血坏死,出现皮质变薄、肾轮廓缩小等肾萎缩的表现。因此肾静态显像不但能诊断肾盂肾炎,还可了解病变的范围、程度和分期,并可随访病变的转归和指导治疗。

(二)肾脏位置、形态异常的诊断

1. 肾位置异常 各体位肾影中心均下降>3 cm者属肾下垂,肾下垂常见于右肾且女性多见。如坐位时肾影明显下降,而卧位时位置正常者为游走肾。异位肾时常可见正常肾区有一肾脏,而在腹、盆腔可见另一发育欠佳的异位肾。本方法对异位肾和单侧肾缺如的诊断优于B超和CT等影像学方法。肾显像还可用于确定腹部肿物与肾脏的关系。

2. 肾形态异常 马蹄肾是最常见的肾融合畸形,肾显像可见两肾下极相连,形似马蹄,以前位时最为明显。也有表现为双肾一侧融合畸形的异常形态。多囊肾(polycystic kidney)常表现为肾影增大,形态异常并伴有放射性分布不均匀,呈斑片状稀疏或大小不等的圆形缺损区。

(三)辅助判断肾功能

肾功能不全时,由于显像剂在皮质内浓聚减慢,导致肾显影延迟。常规肾显像不清晰时,应行延迟显像。一侧肾功能丧失时,肾显像可见该侧肾无放射性聚集,常伴有健侧肾脏代谢性增大。

(四)肾占位性病变的诊断

影像特点为肾体积增大,形态不规则,单侧或双侧肾内单发或多发局限性放射性分布稀疏缺损区,可见于肿瘤、囊肿、脓肿或血管瘤等疾病,也可见于局部梗死缺血。本法无益于病变性质的判断。

第三节 肾功能测定

一、肾 图

(一)原理

静脉注射由肾小球滤过(glomerular filtration)或肾小管上皮细胞分泌(renal tubular epithelial cell secretion)而不被再吸收的放射性示踪剂(radioactive tracer),在体外以放射性探测器连续记录其被肾脏摄取、浓聚和排泄的全过程,获得的时间-放射性曲线(time-radioactivity curve, TAC)称为肾图(renogram)。它可以分别反映两侧肾的血流灌注、肾脏功能、上尿路通畅情况。肾图可以应用感兴趣区(ROI)技术从肾动态显像中获得,也可由肾图仪直接获得。本节主要介绍后者。

(二)检查方法

正常饮食,检查前30 min饮水200 ml,检查前排尿,以避免血容量少或憋尿而影响肾血流和排泄。检查前2天停服利尿剂;近期曾做静脉肾盂造影者应适当推迟检查时间。

肾定位采用体表解剖定位法,必要时用超声或X射线定位。主要使用肾小管分泌型显像剂,目前最常用的是^{131}I-OIH,剂量为185～370 KBq(5～10 μCi),也可用^{99m}Tc-MAG_3和^{99m}Tc-EC,剂量为296～370 MBq(8～10 mCi)。

调整仪器探测条件,使两个探头的探测效率维持在同一水平,并保证其工作性能稳定。受检者常规取坐位,也可取仰卧位,两探头紧贴于背部两肾中心体壁。静脉弹丸(bolus)样注射示踪剂,同时启动肾图仪描记15 min或适当延长描记时间。肾移植患者取仰卧位,探头于前位对准移植肾区。

(三)正常肾图及分析指标

1. 正常肾图可分为 a、b、c 三段(图 15-3-1)

a 段(示踪剂出现段,patent period):静脉注射 ^{131}I - OIH 10 s 左右开始出现的急剧上升段,时间约 30 s,其高度在一定程度上反映肾血流灌注情况。此段放射性 60% 来自肾外血管床,10% 来自肾血管床,30% 来自肾小管上皮细胞的摄取。

b 段(示踪剂聚集段,aggregation period):继 a 段之后缓慢上升段,经 2~4 min 达到高峰。其上升的斜率和高度反映肾小管上皮细胞从血中摄取 ^{131}I - OIH 的速度和数量,主要与肾有效血浆流量和肾小管分泌功能有关。

c 段(示踪剂排泄段,excretion period):继 b 段之后的下降段,初始下降较快,斜率与 b 段上升斜率相近;以后下降较缓慢。此段代表显像剂由肾盂经输尿管入膀胱的下行过程,主要与尿流量和尿路通畅程度有关。因尿流量的大小受肾有效血浆流量、肾小管功能和肾小球滤过率的影响,所以在无尿路梗阻情况下,c 段可反映肾功能和肾血流量。

2. 肾图定量分析指标 为了客观地对肾图图形进行判断和比较,应对肾图进行定量分析。肾图的分析指标有多种,常用的指标和计算方法及其正常值见图 15-3-2 和表 15-3-1。表中参数可通过手工计算或微机肾图仪直接获得。正常老年人因肾功能的自然衰退,应用这些分析指标时要适当放宽标准。

表 15-3-1 常用肾图分析指标及其正常值

指 标	计 算 方 法	正常参考值	目 的
峰时(t_b)	从注射到曲线高峰的时间	<4.5 min(平均 2.5 min)	尿路畅通时观察肾功能
半排时间($c_{1/2}$)	从高峰下降到峰值一半的时间	<8 min(平均 4 min)	同上
肾脏指数(RI)	$\dfrac{[(b-a)^2+(b-c_{15})^2]\times100\%}{b^2}$	>45%(平均 60%)	同上
15 min 残留率	$c_{15}/b\times100\%$	<50%(平均 30%)	同上
分浓缩率	$\dfrac{(b-a)\times100\%}{a\times t_b}$	>6%(平均 18%)	尿路不畅时观察肾功能
峰值差	$\dfrac{\|左b-右b\|\times100\%}{b}$	<30%	观察两侧肾功能之差
峰时差	$\|t_b左-t_b右\|$	<1 min	同上
肾脏指数差	$\dfrac{\|RI左-RI右\|\times100\%}{RI}$	<25%	同上

注:a 为肾血流灌注峰的计数率,b 为峰的计数率,c_{15} 为 15 min 的计数率。

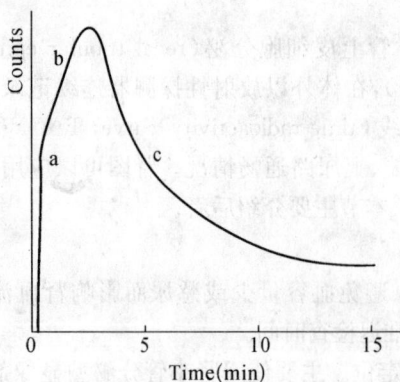

图 15-3-1 正常 ^{131}I - OIH 肾图

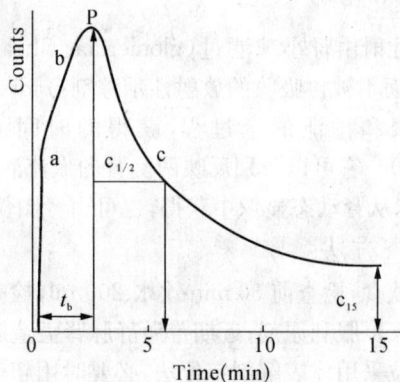

图 15-3-2 正常 ^{131}I - OIH 肾图分析

(四)异常肾图及临床意义

异常肾图包括分侧肾图曲线自身异常和双侧曲线对比异常(图 15-3-3)。

1. 分侧肾图曲线自身异常类型

(1)急剧上升型:a 段基本正常,b 段持续上升,至检查结束时(注射后 15~20 min)也不见下降的 c

段。出现在单侧者多见于急性上尿路梗阻;双侧同时出现,多见于急性肾功能衰竭和继发于下尿路梗阻所致的双侧上尿路引流不畅。

(2) 高水平延长线型:a 段基本正常,b 段上升不明显且基本维持在同一水平,不见下降的 c 段。多见于上尿路不全梗阻或梗阻伴肾盂积水致肾功能受损。

(3) 抛物线型:a 段正常或稍低,b 段上升缓慢,峰时后延,c 段下降缓慢,峰顶圆钝,近似抛物线状。多见于脱水、肾缺血、肾功能损害和上尿路引流不畅伴轻、中度肾盂积水。

(4) 低水平延长线型:a 段降低,b 段上升不明显,检查期间曲线基本维持在同一水平。常见于肾功能严重损害和急性肾前肾功能衰竭,也可见于慢性上尿路严重梗阻伴大量肾盂积水。偶见急性上尿路梗阻,当梗阻原因解除,肾图有可能很快恢复正常。

(5) 低水平递降型:a 段明显降低,无 b 段,只见曲线逐渐下降。见于肾功能极差,肾脏无功能,肾缺如或肾切除后。

(6) 阶梯状下降型:a、b 段正常,c 段呈规则或不规则的阶梯状下降。见于尿反流或因疼痛、神经紧张、尿路感染等所致的上尿路痉挛。

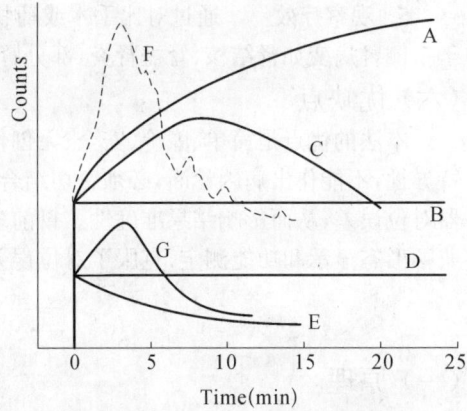

图 15 - 3 - 3　异常^{131}I - OIH 肾图示意图

A 急剧上升型　B 高水平延长线型　C 抛物线型　D 低水平延长线型　E 低水平递降型　F 阶梯状下降型　G 小肾图

2. 双侧对比异常　　无论双侧肾图自身是否异常,只要两侧肾图形态差异显著,肾脏指数差、峰时差或峰值差超过正常,即为双侧对比异常。小肾图是一种特殊类型的异常肾图,其幅度明显低于另一侧(>20%),但图形保持正常,多见于一侧肾动脉狭窄或先天性一侧肾发育不良。

(五) 临床应用

1. 判断肾功能　　其优点是不必作输尿管插管就能了解分侧肾功能,且敏感性高于 IVP。肾小球肾炎(glomerular nephritis)、肾病综合征(nephrotic syndrome)、原发性高血压(primary hypertention)、糖尿病(diabetes mellitus)、药物性肾损害等多累及双肾,故肾图表现为双肾功能损害。根据肾功受损程度不同,可出现抛物线型、低水平延长线型,甚至低水平递降型等异常肾图表现。肾结核(nephrophthisis)、部分肾盂肾炎(pyelonephritis)、单侧肾动脉狭窄(stenosis of unilateral renal artery)、肾肿瘤(renal tumoe)等疾病,肾图不仅能确定患侧肾功能受损的程度,还可以了解健侧肾功能状态,在病程分期,指导治疗及观察疗效方面有很大帮助。

2. 上尿路梗阻的诊断　　尿路结石、尿路狭窄、肿瘤浸润、压迫等引起的尿路梗阻(urinary obstruction),90%可出现梗阻型肾图曲线。曲线类型与梗阻程度、部位及肾功受损程度有关,而梗阻程度与肾盂内压力有关。急性梗阻肾功未受损时可表现为持续上升型,解除梗阻后肾图可恢复正常;急性梗阻伴一定程度肾功能受损时表现为高水平延长时线型;不完全梗阻时可表现为抛物线型;梗阻长时间存在,出现低水平延长线型、低水平递降型肾图,提示肾功能严重受损。

应当注意,c 段下降缓慢,半排时间延长对诊断尿路梗阻并没有特异性。如脱水、肾缺血或肾性肾功能损害时,由于肾有效血浆流量和尿量下降,也可表现为 c 段下降延缓;各种原因所致的输尿管痉挛,也会出现 c 段异常。故需密切结合临床作出正确判断。非梗阻形尿路扩张和机械性梗阻的鉴别可采用利尿剂介入试验(详见本章第一节)。

3. 肾血管性高血压的诊断　　肾图检查可以作为本病的筛选方法。由于肾动脉狭窄部位、程度、持续时间不同,肾功能受损程度亦有差异,肾图可以表现为抛物线型、高水平延长线型、低水平延长线型、低水平递降型、小肾图型。其中小肾图虽然只占 10%左右,但对于单侧肾动脉狭窄的筛选具有独特意义。凡高血压者肾图呈两侧对比异常时,提示存在肾性高血压的可能,但仍需作 cartropril 介入试验加以鉴别。对于临床怀疑肾血管性高血压患者,两侧肾图无明显差异时,也需 cartropril 介入试验提高诊断率。

4. 移植肾的监测　　肾移植后进行肾图检查有助于了解移植肾成活与否,早期发现异常及时处理。肾图曲线正常或基本正常、30 min 时膀胱区放射性与肾区放射性比值(B/K)≥4,表明移植肾功能良好,移植获得成功;移植后短期内肾图呈低水平递降型或低水平延长线型,B/K<1,表明移植肾功能严重不全;当 c 段持续上升,膀胱内无放射性常提示尿路梗阻或肾小管坏死(renal tubular necrosis)。

5. 观察疗效 通过对比手术或药物治疗前后肾图的变化,可评价治疗效果,修订治疗方案。可用于单侧肾病变如肾结核、肾盂肾炎、部分肾切除(partial nephrectomy)后的肾功能状态的观察。

(六)优缺点

本法的优点是简单、廉价、安全、无创伤,对危弱患者、小儿或碘过敏者也适用。主要缺点是图形缺乏特异性,不能作出病因诊断,必须密切结合临床。此外,肾图不能显示肾脏的位置、形态,可能会造成探测器对位误差,从而影响结果准确性。目前多采用肾动态显像(见第二节)通过计算机处理获得肾图曲线,兼顾形态显示和功能测定,克服了对位误差的影响,但要注意不同显像剂之间参数指标的差异。

二、肾小球滤过率测定

(一)原理

肾小球滤过(glomerular filtration rate,GFR)指单位时间内从肾小球率过的血浆容量(ml/min),其改变早于外周血肌酐、尿素氮的改变,是判断总肾和分肾功能的重要指标之一。一些经肾小球滤过而不被肾小管吸收或分泌的显像剂,肾脏早期的摄取率与肾小球滤过率呈正比,故可用于 GFR 的测定。经静脉注射后,应用 ROI(region of interest)技术,可以获得 TAC 曲线,以此来计算 GFR。

(二)方法

显像剂首选^{99m}Tc-DTPA,用量 185~370 MBq(5~10 mCi),注射体积<1 ml。检测前常规记录身高(H)和体重(W),受检者检查前 3 d 停服任何利尿药物,不得进行静脉肾盂造影。检查前排尿。

探头面朝上,放置注射器测定架(中心点位于探头中央,高度 30 cm),将注射器插入测定架孔中,测定注射前放射性总计数率。受检者取仰卧位,SPECT 探头后位,视野包括双肾和膀胱。静脉弹丸注射后,立即进行动态采集。采集条件同肾动态显像。注射后测量注射器中残余放射性计数率(方法同前)。对获取的肾动态图像,利用 ROI 技术勾画双肾轮廓,并在双肾下方勾画本底区,两者相减获得注药后 2~3 min 的双肾影的净计数率。注意保证弹丸式注射的质量,如注射液漏至软组织可导致图像和定量数据受影响。

GFR 计算通常采用 Gates 法:

$$双肾摄取率(\%)=(左肾净计数/e^{-\mu YL}+右肾净计数/e^{-\mu YR})/注入总计数率\times100\%$$

$$双肾总 GFR(ml/min)=9.813\times双肾摄取率-6.825$$

$$分肾 GFR(ml/min)= 总 GFR\times单肾摄取率(\%)/ 双肾摄取率(\%)$$

注:注入总计数率=注射前注射器计数率-注射后残余计数率,
μ 是指^{99m}Tc 在组织内的衰减系数,为 0.153。
YL、YR 分别为左右肾深度:

$$YL=13.2\times体重(kg)/身高(cm)+0.7$$

$$YR=13.3\times体重(kg)/身高(cm)+0.7$$

目前已广泛应用编制的软件来计算 GFR,避免人工计算的繁琐。GFR 随年龄增加有所下降,40 岁以后大约每年下降约 1%。推荐正常 GFR 参考值:男性为 125±15 ml/min,女性为 115±15 ml/min。

(三)临床应用

GFR 是评价总肾和分肾功能比较灵敏的指标,对无尿、少尿的患者,当其 GFR 下降 40~50 ml/min 时,BUN 和 Cr 才会出现异常,而 GFR 能较早的发现肾小球功能的异常变化。因此 GFR 可作为判断病情、观察疗效及监测肾移植术后并发症的客观指标之一。本法不需采集血液及尿液标本,操作简单,与内源性肌酐清除率法比较,影响因素较少,且两者有较高的相关性,灵敏度和重复性较好,因此具有很高的临床应用价值。

三、肾有效血浆流量测定

(一)原理

肾有效血浆流量(effective renal plasma flow,ERPF)和 GFR 一样是测定肾脏功能的重要指标。肾脏在单位时间内清除血浆中某种物质的毫升数，称为血浆清除率（ml/min）。当静脉注射^{131}I - OIH 或^{99m}Tc - MAG$_3$ 等肾小管型显像剂，其通过肾脏时几乎全被肾小管上皮细胞摄取并分泌到肾小管管腔中，随尿排出体外，而不被重吸收，故肾在单位时间内对血浆中这些显像剂的清除率相当于肾有效血浆流量。由于流经肾单位以外的血流无清除显像剂的功能，所以用上述方法测得的肾血浆流量低于实际每分钟肾的血浆流量，故称为肾有效血浆流量。

（二）方法

理想的显像剂是只经肾小管分泌，没有或仅少量由肾小球滤过，无肾小管重吸收，且不参与代谢的化合物，包括^{131}I - OIH、^{99m}Tc - MAG$_3$ 和^{99m}Tc - EC 等。^{131}I - OIH 使用量 9.25～11.1 MBq（250～300 μCi），^{99m}Tc - EC 和^{99m}Tc - MAG$_3$ 的使用量均为 185～370 MBq（5～10 μCi），注射体积<1 ml。患者检查前准备、操作步骤、注意事项同 GFR 测定（^{131}I - OIH 显像配高能平行孔准直器）。

ERPF 计算常采用 Schlegel 法，公式如下：

$$双肾摄取率（\%）=（左肾净计数\times Y_L^2 + 右肾净计数\times Y_R^2）/注入总计数率\times 100\%$$

$$双肾总 ERPF（ml/min）=5.029（0.370\times 双肾摄取率 - 2.315\times 10^{-4}\times 双肾摄取率^2）$$

$$分肾 ERPF（ml/min）= 总 ERPF\times 单肾摄取率（\%）/ 双肾摄取率（\%）$$

注：注入总计数率＝注射前注射器计数率－注射后残余计数率

Y_L、Y_R 分别为左右肾深度：

$$Y_L=13.2\times 体重（kg）/身高（cm）+0.7$$

$$Y_R=13.3\times 体重（kg）/身高（cm）+0.7$$

（三）临床应用

ERPF 反映肾脏的血液动力学变化，是评价肾功能的重要指标之一。ERPF 正常值随年龄增加有所下降，也可因仪器与实验条件等不同而有较大差异，各实验室应建立自己的正常值。推荐 ERPF 正常参考值为 600～750 ml/min。

ERPF 测定可以观察正常或病理状态下各种药物或生理介入对肾功能的影响，判断各种急慢性肾内或肾外疾病时肾功能情况，观察疗效，与 GFR 结合有助于病变部位的诊断。

第四节 膀 胱 显 像

放射性核素膀胱显像（radionuclide cystography）主要用于儿童泌尿道感染和反流的病情估计及随访，灵敏度高于 X 射线膀胱造影，而吸收剂量很少。

一、原　　理

将放射性核素引入膀胱，观察尽力憋尿和排尿过程中患者是否有肾脏、输尿管及膀胱的放射性变化，判断膀胱输尿管反流是否存在及反流程度。

二、方　　法

有直接和间接法以下两种。

（一）直接法

显像前排尿，患者取仰卧位，探头后置，包括膀胱、输尿管和双肾。插导尿管经导管与 500 ml 生理盐水瓶（高于检查床 25 cm），将 37～74 MBq（1～2 mCi）^{99m}Tc - 硫胶体或^{99m}TcO$_4^-$ 随液体注入膀胱，启动 SPECT 或 γ 照相机进行采集。膀胱充盈过程以 10 s/帧采集 60 s；达到忍耐限度时，采集 30 s 一帧静态图像；嘱患者用力排尿以 2 s/帧采集 120 s；排尿后再采集 30 s 一帧静态图像。从充盈开始到排尿结束整个过程也可以 1 min/帧进行连续动态采集。

此方法是最常用的膀胱显像法。优点是灵敏度高，结果不受肾功能影响，缺点是需留置导尿管，可刺激尿道引起感染，并存在从尿管溢尿污染周围组织而影响图像质量的可能。

（二）间接法

同肾动态显像，但显像前不排尿。静脉注入 $^{131}I-OIH$ 18.5 MBq(0.5 mci)或 $^{99m}Tc-DTPA$、$^{99m}Tc-MAG_3$ 74～185 MBq(2～5 mCi)，肾动态显像结束后，患者取坐位，探头后置，包括膀胱、输尿管和双肾。当膀胱明显显影而肾和输尿管影像已基本消退后，令受检者用力憋尿，然后排尿。排尿过程中，以 5 s/帧连续显像，显像结束后采集一帧静态图像。

此方法优点是不需放置导尿管而且同时可进行肾动态显像；缺点是灵敏度低于直接法，肾功能不良和肾积水者难以观察，由于需较长时间憋尿小儿难以配合。

三、结 果 分 析

（一）反流程度的估计

1. 轻度 反流仅限于输尿管。
2. 中度 少量放射性达肾盂、肾盏。
3. 重度 大量反流的放射性聚集于扩张的肾集合系统伴输尿管迂曲。

（二）尿反流率和膀胱残余尿量的计算

排尿前后各采集一帧静态图像，并收集尿液。用 ROI 技术测定膀胱区和尿反流区放射性计数，通过下列公式可以计算出膀胱残余尿量和尿反流率：

$$膀胱残余尿量(ml)=\frac{排尿量(ml)×排尿后膀胱计数率}{排尿前膀胱计数率-排尿后膀胱计数率}$$

$$尿反流率(\%)=尿反流部位的计数率/同一时间的膀胱计数率×100\%$$

四、临 床 应 用

膀胱输尿管反流常发生于小儿，大多为先天畸形所致，虽然约 80% 的患儿随年龄的增长反流会改善或消失，但有菌尿液的反流容易引起上尿路反复感染，而中度及重度的反流及感染又可以导致肾脏功能损害、肾瘢痕形成和高血压等一系列临床表现。膀胱显像在诊断膀胱输尿管反流的同时，可以判断反流程度、评价疗效，对早期诊断、感染的预防及预后的判断有重要意义。

第五节 阴囊血流及血池显像

阴囊显像(scrotal scintigraphy)是一种安全、简便、有效的检查方法，常在急诊时进行，对急性疼痛性睾丸肿块的病因诊断有一定价值，可指导临床选择适当的治疗方案。

一、原 理

睾丸(testis)是由睾丸动脉、提睾肌动脉和输精管动脉供血，而阴囊壁则由阴部动脉分支供血。睾丸发生扭转、炎症、外伤、血肿等病变时，即可引起局部血流的改变。通过阴囊显像，可以观察睾丸及其附属器官的动脉灌注和血池影像的放射性分布的变化，从而对睾丸及其他阴囊内容物的病变进行诊断提及鉴别诊断。

二、方 法

检查前 1 h 口服过氯酸钾 400 mg，用以封闭甲状腺。受检者取仰卧位，探头位于上方，将阴茎固定于大腿一侧，阴囊平放使其平行于准直器并位于探头中心，同时视野包括双侧髂动脉。肘静脉"弹丸"式注入 $^{99m}TcO_4^-$，成人剂量 555 MBq(15 mCi)，儿童为 185 MBq(5 mCi)，10 s 后以 5 s/帧连续采集 6～8 帧，为血流灌注相；10 min 后采集 2 帧静态相(分别是用和不用铅板遮挡腹股沟和大腿)，计数 300～500 k，为血池相。

三、正 常 图 像

正常人灌注相可见髂动脉和股动脉同时对称显影，睾丸动脉不显影，阴囊区无明显放射性出现。血池相显示阴囊区轻度显影，放射性强度较大腿软组织略有增加，左右对称。

四、异常图像与临床应用

1. 急性睾丸扭转(acute testicular torsion) 扭转发生后睾丸的生存力取决于疼痛发生与外科手术间的时间。缺血 4 h 睾丸开始出现萎缩,10 h 后萎缩不可避免地发生。如发病后及时诊治,睾丸的存活概率将大大增加。

扭转早期血流相无明显的不对称,偶尔可在患侧髂动脉中部见到由于邻近精索血管阻塞引起的放射性增加影,称为"结节征"(nubbin sign)。扭转晚期,阴部动脉供血使患侧阴囊血流增加,血流相示局部放射性增加;血池相显示缺血睾丸放射性相对较低,呈"冷区"表现,周边由于阴囊表面平滑肌充血可见放射性增加,称"晕圈征"(halo sign)。

急性睾丸扭转早期诊断并不依靠血流的减低,这是因为正常情况下,血流相阴囊区即无明显的放射性,而且代偿反映也会掩盖睾丸的低摄取。具有典型的临床表现而阴囊显像阴性,可作为早期诊断的依据。后期会出现患侧阴囊充血、"结节征"、"晕圈征"等典型表现,此时虽然无法挽救患侧睾丸,但有助于发现是否需要进行预防性对侧睾丸固定术,因为这种发育异常是双侧的。

2. 急性附睾炎(acute epididymitis) 典型表现是血流相即表现出患侧精索血管放射性增加,血池相显示附睾放射性增加而睾丸内放射性分布大致正常;如累及睾丸(急性附睾睾丸炎)时整个阴囊显示为放射性弥漫性增加;如有脓肿形成,则在血池相呈现中心放射性减低的"冷区"图像,提示睾丸内有坏死。此病与急性睾丸扭转的临床表现极相似,但保守治疗即可,不需手术。

3. 其他 睾丸脓肿(testicular abscesses)时,血流相可见放射性明显增加,因脓肿周围充血而产生近似于睾丸扭转后期的"晕圈征"。睾丸肿瘤(testicular tumor)时图像与炎症表现近似,如出现坏死,可出现近似于扭转后期表现,但临床表现多为无痛性肿胀。精索静脉曲张(varicocele)时患侧血液郁结导致放射性浓聚,本病在血池相类似于急性附睾炎,可结合临床和其他检查结果考虑。

(张延军 杜雪梅)

思考题

一、问答题

1. 简述肾动态显像的临床应用。
2. 简述肾图各段的形态及意义。
3. 肾动脉狭窄时可能的肾图类型有哪些?
4. 临床怀疑肾动脉狭窄的患者,肾动态显像未见明显异常,能否排除诊断? 如不能则还需进行何种检查,并简述其原理。
5. 小儿膀胱输尿管返流,可应用何种核医学检查方法确诊。
6. 如何用核医学方法鉴别急性睾丸扭转与急性附睾睾丸炎,简述其典型表现。

二、多选题

1. 非梗阻性尿路扩张的肾图,c 段下降缓慢,注射呋噻米后的表现是
   A. 下降更缓慢
   B. 下降明显增快
   C. 无明显变化
   D. 先上升再下降
   E. 出现阶梯状下降型曲线

2. 关于异常肾图的临床意义,下列说法错误的是
   A. 低水平延长型表明肾功受损明显
   B. 阶梯下降型一般无明显肾功受损
   C. 持续上升型仅见于尿路梗阻
   D. 小肾图可提示肾动脉狭窄或先天小肾
   E. 抛物线型可见于肾动脉狭窄

3. 下列哪种显像剂不是经肾小管分泌的显像剂
   A. $^{99m}Tc-DTPA$
   B. $^{131}I-$邻碘马尿酸
   C. $^{99m}Tc-MAG_3$
   D. $^{99m}Tc-EC$
   E. $^{123}I-$邻碘马尿酸

4. 卡托普利介入试验的适应证
   A. 肾功能严重受损患者
   B. 肾动态显像示肾盂明显扩张、增强,消退延缓
   C. 出现持续上升型肾图曲线者
   D. 临床怀疑单纯肾动脉狭窄者

E. 肾动态显像肾影小而淡,清除慢

5. 下列哪项不适合当天进行肾动态显像测定 GFR

　　A. 检查前 30 min 饮水 300 ml　　　　　　B. 临检查前排尿

　　C. 患者前一天进行静脉肾盂造影　　　　　D. 近两天未服利尿剂

　　E. 近日来未作过核医学检查

6. 关于肾动态显像,错误的是

　　A. 需采用弹丸式快速注射　　　　　　　　B. 肾动脉血栓形成时,患肾可以不显影

　　C. 可用于移植肾的监测　　　　　　　　　D. 对尿路梗阻进行定位诊断

　　E. 利尿试验有助于鉴别机械性梗阻与非机械性梗阻

7. 肾移植后急性肾小管坏死时,肾动态显像异常表现不可能为

　　A. 血流灌注轻度减少　　　　　　　　　　B. 肾皮质摄取功能极差

　　C. 尿液排出量减少　　　　　　　　　　　D. 肾皮质可能无放射性

　　E. 功能影浓于灌注影像

8. 输尿管梗阻时肾动态显像的表现为

　　A. 肾盂不显影　　　　　　　　　　　　　B. 肾盂影明显增浓

　　C. 肾盂无扩张　　　　　　　　　　　　　D. 肾盂影消退快

　　E. 肾实质不显影

9. 肾静态显像的瘢痕征,不出现下列哪项表现

　　A. 瘢痕征大部分在肾上、下极近边缘处　　B. 皮质局部放射性减低

　　C. 皮质局部放射性增强　　　　　　　　　D. 肾盂未见放射性增强

　　E. B超、X 射线肾检查未见异常

10. 关于肾动态显像的说法,错误的是

　　A. 可用于移植肾的观察

　　B. 对尿路梗阻的定位有意义

　　C. 采用快速注射方式

　　D. 卡托普利能增强血管紧张素转换酶的活性,提高肾性高血压的诊断率

　　E. 肾动脉血栓时病肾可能不显影

第十六章 肿瘤显像

第一节 核素肿瘤显像的基础

核素肿瘤显像技术基于肿瘤早期生理代谢的改变,在肿瘤的早期诊断、分期、随访等方面有独特的价值,特别是近几年随着核医学显像设备和放射性药物的发展,核素肿瘤显像已成为现代肿瘤诊断技术的一个重要分支。

一、核素肿瘤显像的基本机制

核素肿瘤显像是建立在肿瘤的分子生物学行为及病理生理改变基础上的,肿瘤组织与正常组织,良性肿瘤与恶性肿瘤之间的血供、代谢、生化及病理生理等改变使某些放射性核素及核素标记物在这些部位的摄取、分布、滞留和排泄产生差异。通过核医学显像仪器成像可分辨以上的差异,从而对肿瘤的诊断、鉴别诊断和分期提供有用的信息。大多数放射性核素及标记物在肿瘤中的摄取浓聚往往不能以单一机制来加以阐述,而是多因素的,部分机制目前尚不清楚。综合起来主要有以下几个方面:

1) 细胞生物化学和代谢特点。这是大多数肿瘤核素显像的主要机制,如肿瘤组织摄取^{67}Ga-枸橼酸盐、^{201}TL、^{99m}Tc-MIBI、^{99m}Tc-(V)DMSA、^{99m}Tc-葡庚糖等显像剂;骨转移瘤一旦发生,一方面局部血流立即增加,一方面局部骨组织受到转移瘤的刺激或破坏而产生反应性的成骨过程,这两种情况皆可使骨显像剂在局部明显聚集而显影。这些过程发生在很早期,故骨显像可以较X射线检查提前3~12个月作出骨转移的诊断,是现在最常用和有效的核医学检查方法之一;再如恶性肿瘤细胞的糖代谢特征是糖的无氧酵解增强,对糖的消耗特别大,因此利用^{18}F-脱氧葡萄糖(FDG)显像可以评价肿瘤的糖代谢状况并广泛应用于多种肿瘤,是目前肿瘤诊断、疗效评价、监察复发最常用的方法之一。

2) 血流特点。肿瘤组织细胞的改变中常伴有血管增生改变及血流异常,肿瘤组织一般血供丰富,可以摄取聚集较正常组织或一些良性疾病更多的放射性核素及标记物。如进行肝血流灌注显像常可通过显示肝癌的肝动脉灌注特点并血流丰富的特点而显示出瘤体,可以与以肝门静脉灌注为主或动脉灌注量较低的良性肿瘤相鉴别。脑瘤术后或放疗后复发病灶经常血流增加,故 rCBF 显像皆显示阳性,以此与rCBF 不丰富的瘢痕和水肿等相鉴别。

3) 特殊抗原。在肿瘤的发生发展过程中因免疫作用会产生特异性抗原及相关抗原,以放射性核素标记相应抗体,利用肿瘤的免疫反应来探测肿瘤,基于抗原抗体免疫反应的放射性核素显像称为放射免疫显像(radioimmunoimaging,RII),不仅可以用于良性疾病的诊断(如心肌梗死、静脉血栓形成、炎症等),也可用于肿瘤显像,有很高的特异性,是当今核医学的热点之一。

4) 受体结合。一些肿瘤细胞常保留和正常细胞相同的受体,接受相应激素的调节,还有一些肿瘤常有某些受体的过度表达。肿瘤受体显像所涉及的肿瘤,有相当一部分属于神经内分泌肿瘤。由于^{131}I-MIBG 可以与肾上腺素能受体相结合,^{131}I-MIBG 可以显示分泌儿茶酚胺的多种神经内分泌肿瘤,如嗜铬细胞瘤及其转移灶、神经母细胞瘤及其转移灶、副神经节瘤、甲状腺髓样癌、多发性黏膜神经瘤、类癌瘤等。另外生长抑制素(somatostatin)受体显像、血管活性肠肽受体显像等均能在活体内、从受体分子水平来研究肿瘤生物学,对肿瘤病因学探讨、早期诊断和指导治疗等方面具有重要的意义。

5) 基因表达异常。癌基因的激活和抑癌基因的失活是肿瘤发生的分子生物学基础,已知许多癌基因在肿瘤中有过度表达,染色体畸变可产生畸变基因。利用放射性核素标记的反义核酸作为显像剂可以进行肿瘤基因显像,在分子水平早期、定性诊断肿瘤,是目前研究的重点。

6) 血脑屏障破坏、组织结构异常等。如脑瘤使局部血脑屏障破坏导致一些不能进入正常脑组织的显像剂可以进入该处而显像;肝细胞肝癌和肝腺瘤(癌)的瘤细胞分化较好,可以摄取少量肝胆显像剂(如^{99m}Tc-PMT、^{99m}Tc-EHIDA 等),但癌细胞巢内无胆小管或有胆小管而不与正常胆道系统相通,故摄入的显像剂不能排出,当正常肝脏排出了显像剂后只剩下积聚在肿瘤处的显像剂仍使之显影。

7)肿瘤占位、肿瘤生长导致血流、淋巴或管道受阻等间接影响,使相应脏器或临近组织对放射性核素及显像剂的摄取减少或无摄取,放射性分布可出现稀疏、缺损样改变,同样对肿瘤的诊断提供信息。

总之,核素肿瘤显像不仅提供了肿瘤的位置、形态、大小等解剖学资料,更重要的是提供了肿瘤组织本身及局部组织器官的功能变化资料,反映了血流量和代谢变化。这些信息对肿瘤的定位诊断、鉴别诊断、临床分期、疗效判断和随访观察都有很大价值。

二、核素肿瘤显像的种类

(一)从核素显像探测肿瘤的原理分类

1)非特异性阳性显像,即显像使用的放射性药物对肿瘤有亲和力。

2)非特异性肿瘤阴性显像,即显像使用的放射性药物和正常组织器官有亲和力,标记的放射性药物如被某器官实质细胞摄取,显像时就能显示该器官的形态和大小,而侵犯该器官的新生物或转移癌失去正常器官细胞的功能,故不能摄取显像剂。

3)特异性肿瘤阳性显像,即显像使用的放射性药物能选择性地浓聚在特定的肿瘤部位。

非特异性阳性与阴性显像能显示肿瘤的大小、形态及与临近组织的关系,但它们的缺点是不能准确判断肿瘤的性质和类型;而特异性肿瘤显像可以对肿瘤作出定性的诊断,提供局部组织器官及肿瘤组织本身的代谢功能变化情况,是核医学理想的肿瘤探测方法。

(二)根据放射性药物在肿瘤部位的分布特点分类

1. 阳性显像 又称为"热区"显像,指病变部位显示为放射浓集区,即"热区"。

2. 阴性显像 又称"冷区"显像,指病变部位显示放射性分布为稀疏缺损样改变,即"冷区"。如^{123}I甲状腺肿瘤显像,在肿瘤部位出现放射性缺损而周围正常组织放射性分布正常。

肿瘤部位呈阳性或阴性显像主要取决两方面。一是放射性药物的特性,由于其特定的理化性质及药理作用仅能被正常组织摄取,肿瘤组织失去正常的代谢功能,故对显像剂的摄取减少或无摄取,表现为阴性显像。而示踪剂能被某些肿瘤组织选择性摄取,病灶放射性分布异常增强,故呈阳性显像。二是脏器或组织的生理功能和病理变化。如正常情况下的血脑屏障使得一般的放射性药物不可能进入脑组织,而发生病理变化时,这种屏障被破坏,使放射性药物能进入病灶(肿瘤)出现阳性显像。

以上两种分类互相交叉,阳性显像包括了非特异性阳性对比和特异性阳性对比显像,而阴性显像属于非特异性对比显像。

(三)根据显像方式分类

1. 动态显像 静脉"弹丸"式注射放射性药物后,按一定时间间隔的连续显像,观察肿瘤部位的动脉相、血池相和静脉相。大部分肿瘤由于血供丰富,在动脉相可以见到灌注增强,而炎性病变、脓肿则血供较差或无血供。这种方法可提供肿瘤与组织血供情况,对判断肿瘤性质有帮助,如肝癌动态显像。

2. 静态显像 指注射放射性显像剂一定时间后应用放射性核素的空间信息、测出器官和组织中的放射性分布。包括延迟时相的静态显像,如肝血管瘤的延迟显像等。

三、核素肿瘤显像的结果判断

核素肿瘤显像诊断结果正确与否,直接关系到临床医生对肿瘤患者治疗决策的成功与失败,因此正确客观评价核素肿瘤显像结果是十分重要的问题。根据肿瘤显像的原理和特点,其结果判断和效能评价主要有以下几种方法。

(一)判断方法

1. 目测法 从影像上直接来判断显像结果,如阳性肿瘤显像的肿瘤病变部位呈异常的放射性浓聚灶,而阴性肿瘤显像的肿瘤病变部位呈放射性减淡缺损区。

2. 半定量法

(1) T/N 比值:即肿瘤与正常组织的放射性计数比值(T/N)。利用计算机软件技术勾画出肿瘤组织与相应正常组织感兴趣区(region of interest,ROI),并计算肿瘤组织(T)与非肿瘤组织(NT)放射性计数比值,是常用的半定量方法。

(2) 摄取比值(uptake ratio,UR):即兴趣区平均象素中肿瘤组织与正常摄取放射性计数之比。根据注射药后早期或延迟显像不同时间可分别计算早期和延迟 UR,按以下公式可以计算出滞留指数(retention index,RI)。恶性肿瘤大多表现为早期 UR 高于正常,延迟 UR 大于早期 UR,且 RI 都为正值。本法最常用于^{201}Tl 和^{99m}Tc 标记示踪剂的肿瘤显像。

$$RI = \frac{延迟\ UR(T/N) - 早期\ UR(T/N)}{早期\ UR(T/N)} \times 100\%$$

(3) 微分摄取率(diferential uptake ratio, DUR):肿瘤组织对 FDG 的摄取明显增高,与周围组织正常组织对比明显。其摄取值与肿瘤细胞的增生指数(PI)成正相关(相关指数=0.8),低分化肿瘤细胞 FDG 摄取增加不明显。其计算方法为

$$DUR = \frac{每克组织探测到的放射性}{每克肿块注射的放射性}$$

(4) 标准化摄取值(standardization uptake value, SUV):计算方法为

$$SUV = \frac{组织浓度(mCi/g)}{注射剂量(mCi/g)}$$

^{18}F - FDG 的时间-SUV 曲线表明肿瘤组织的^{18}F - FDG 摄取明显高于正常软组织,而瘢痕组织早期摄取略高于正常组织,30 min 后则与周围软组织无明显差别。临床常用(3)和(4)两种半定量方法评价肿瘤细胞葡萄糖代谢状况,因此,^{18}F - FDG PET 可以成功地用来进行良、恶性肿瘤的鉴别诊断,肿瘤的分级和分期,复发和瘢痕的鉴别诊断以及疗效监测和预后判断。

3. 定量法 肿瘤摄取率:$Ci(t)/Cp(t) = KiCp(t)dt/Cp + Vp.$

式中,Ci 为 PET 测定肿瘤组织放射性计数;Cp 为血浆放射性计数;Ki 为肿瘤摄取率;Vp 为确定的兴趣区内容积。上述肿瘤摄取率也可通过作图法算出,即 Y 轴为 $Ci(t)/Cp(t)$,X 轴为 $Cp(t)dt/Cp$,Vp 为截距,从而计算出斜率值即肿瘤摄取率(Ki)。

(李林法)

第二节　肿瘤代谢显像

肿瘤显像是核医学的主要内容,通过放射性核素或放射性核素标记物进行肿瘤显像,用以诊断、鉴别诊断、评估肿瘤治疗效果。近年来,随着 PET 及 PET - CT 的发展和普及,核素肿瘤显像在肿瘤临床诊治中起到更加重要的作用。

核素肿瘤显像技术最大特点是能较早地反映肿瘤组织(或细胞)与正常组织(或细胞),良性肿瘤与恶性肿瘤在物质代谢、能量利用、基因表达和调控等方面的差异,不仅提供肿瘤的位置、形态、大小等解剖学资料,更能提供肿瘤组织本身及局部组织器官的血流和代谢等功能变化资料,从而为肿瘤的定位诊断、鉴别诊断、临床分期、疗效评估和预后随访提供有价值的信息。尤其对治疗后局部残留肿块是水肿、纤维化、缝线肉芽肿、坏死组织,还是肿瘤残留或复发,其他影像诊断方法有一定难度,而核素肿瘤显像技术可获得较为可靠的结论。

肿瘤代谢显像包括葡萄糖、氨基酸或蛋白质、磷脂和核酸代谢显像等方面的内容,其中正电子核素标记的葡萄糖和氨基酸在肿瘤诊断临床应用中最广泛。

一、糖 代 谢 显 像

(一)显像原理

^{18}F-氟代脱氧葡萄糖(^{18}F - fluorodeoxyglucose,^{18}F - FDG)是临床上应用最多的肿瘤代谢显像剂。它是一种葡萄糖类似物。静脉注射^{18}F - FDG 后,在葡萄糖转运蛋白的帮助下通过细胞膜进入细胞,细胞内的^{18}F - FDG 在己糖激酶(hexokinase)作用下磷酸化,生成 6 - PO_4-^{18}F - FDG,由于 6 - PO_4-^{18}F - FDG 的与葡萄糖的结构不同(2 - 位碳原子上的羟基被^{18}F 取代),不能进一步代谢,而且 6 - PO_4-^{18}F - FDG 不

能通过细胞膜而滞留在细胞内达几小时。在葡萄糖代谢平衡状态下,$6-PO_4-^{18}F-FDG$滞留量大体上与组织细胞葡萄糖消耗量一致。因而$^{18}F-FDG$能反映体内葡萄糖利用状况。

由于恶性肿瘤的异常增殖并具有旺盛的糖酵解,因此在$^{18}F-FDG$肿瘤代谢显像上具有一定的基本特征,即肿瘤病灶处出现异常增高、并且持续存在的$^{18}F-FDG$摄取,摄取增高程度与肿瘤的病理类型、大小和所处肿瘤增殖周期的不同阶段密切相关。通常肿瘤组织对$^{18}F-FDG$的摄取能够反映线粒体磷酸化活性、乏氧程度以及葡萄糖转运体水平等多方面变化情况,因而$^{18}F-FDG$运用于诊断肿瘤时,能够根据肿瘤活性对其进行分级、分期;依据肿瘤对$^{18}F-FDG$摄取的基本影像特征,结合半定量分析、病灶形态和位置以及放射性的时相变化,可以对恶性肿瘤进行诊断与鉴别诊断。

(二) 显像方法

1. 患者准备　检查当日避免剧烈运动;检查前禁食4~6 h,但需胰岛素治疗的糖尿病患者早晨可正常进食并行胰岛素治疗,单纯进行头部$^{18}F-FDG$显像者也可正常进食;测量血糖浓度,非糖尿病患者要求在正常水平(6.1 mmol/L)以下,糖尿病患者则应低于8.3 mmol/L;疑有胃肠道肿瘤者应于检查前1天服用缓泻剂或清洁灌肠;测量身高、体重用于定量或半定量估算肿瘤的代谢率。

2. 注射显像剂　安静状态下休息20 min以上,然后静脉注射$^{18}F-FDG$ 296~370 MBq(8~10 mCi)。

3. 图像采集　40~60 min后进行全身发射扫描和透射扫描,扫描前排空尿液。采集顺序及相应参数参照有关设备的推荐方法。

4. 图像处理及重建　对采集所得数据进行时间和组织衰减校正,根据仪器与图像条件选择合适的滤波函数进行图像重建。

5. 图像分析

(1) 视觉分析:病灶区放射性明显高于周围正常组织。

(2) 半定量分析:计算肿瘤/非肿瘤组织(T/NT)的$^{18}F-FDG$摄取比值,也可用标准摄取值(standardized uptake value,SUV)来评价。SUV描述的是FDG在肿瘤组织与正常组织中摄取的情况,SUV越高,则恶性肿瘤的可能性越大。计算公式:

$$SUV = \frac{局部感兴趣区平均放射性活度(MBq/ml)}{注入放射性活度(MBq)/体重(kg)}$$

SUV作为PET显像中定量分析参数,在诊断各种疾病,尤其是鉴别肺部良恶性结节上有重要价值。

(三) 适应证

1) 寻找肿瘤原发灶。

2) 脏器肿块良恶性的鉴别诊断。

3) 恶性肿瘤分期与分级及肿瘤转移灶的定位诊断。

4) 临床治疗后肿瘤残余或复发的早期判断。

5) 肿瘤放化疗后局部坏死与存活肿瘤组织的鉴别诊断。

6) 临床疗效的监测、肿瘤耐药的评价和预后随访。

7) 肿瘤生物学评价,包括肿瘤细胞增殖状态、受体及抗原表达和新药与新技术的客观评价。

(四) 临床应用

$^{18}F-FDG$显像反映了全身葡萄糖代谢的情况,与葡萄糖在体内的摄取、利用等代谢过程分布基本一致。脑是积聚FDG最多的器官,肝、脾和骨髓会摄取少量FDG。胃可出现生理性浓聚,纵隔以及腹部和骨盆的大血管内,也可见到少量放射性浓集。心肌的FDG摄取量因人而异,即使延长禁食时间也不能消除。在集尿系统中,根据饮水和排尿状况,可以看到不同程度的放射性分布。情绪紧张的患者,肌肉中可见到较高的放射性,尤其是颈部、肩部和上背部。咽部环甲、环杓软骨后骨肉可因交谈而摄取FDG,咀嚼动作可使咀嚼肌显影。

读片时应注意各种伪影的识别,肠道内容物和尿液在腹部显像时可能造成假阳性或假阴性;结核病灶或局部的炎症特别是肉芽组织会使FDG的摄取增加;化疗和放疗可以降低FDG的摄取;胸腺可以有FDG的生理性摄取,特别是在年轻人;放疗引起的放射性肺炎、胸水对FDG的摄取增加;脊柱旁肌和骨骼肌可以生理性地摄取 FDG;没有经过衰减校正的图像会显示出全身或皮肤的活性;外伤或手术伤口对 FDG 的摄取可长达 6 个月。

二、氨基酸代谢显像

(一) 显像原理

正电子核素标记氨基酸在肿瘤代谢显像方面有很好的临床价值,氨基酸代谢显像有助于 ^{18}F-FDG 糖代谢显像受限的某些肿瘤的正确诊断,如肿瘤与炎症的鉴别诊断等方面。

(二) 临床应用

用于人体正电子显像标记的氨基酸有 L-甲基-^{11}C-蛋氨酸(^{11}C-MET)、L-1-^{11}C-亮氨酸、L-^{11}C-酪氨酸、L-^{11}C-苯丙氨酸、L-1-^{11}C-蛋氨酸、L-2-^{18}F-酪氨酸、O-(2-18F-氟代乙基)-L-酪氨酸(FET)、L-6-18F-氟代多巴(^{18}F-FDOPA)、L-4-^{18}F-苯丙氨酸、^{11}C-氨基异丙氨酸及 13N-谷氨酸等。^{11}C 和 ^{18}F 标记氨基酸显像,肿瘤组织与正常组织的放射性比值高,图像清晰,有助于肿瘤组织与炎症或其他糖代谢旺盛病灶的鉴别。与 ^{18}F-FDG 联合应用可弥补 ^{18}F-FDG 的不足,提高肿瘤的鉴别能力,同时还可用于鉴别肿瘤的复发与放疗后改变的评价。

^{11}C-甲基-L-蛋氨酸(^{11}C-methyl-L-methio-nine,^{11}C-methionine,^{11}C-MET)是临床上应用最广泛的氨基酸代谢显像剂,主要优点是合成简单,成本低,放射化学合成产量高。^{11}C-MET 显像主要反映氨基酸转运状态。^{11}C-MET 正常可以被唾液腺、泪腺、骨髓及心肌摄取,同时也可以在肝脏、胰腺及肠道聚集。^{11}C-MET PET 显像在鉴别肿瘤的良恶性、肿瘤复发、勾画肿瘤的浸润范围、早期评价治疗效果等方面有其特定的临床价值。

与 ^{18}F-FDG 相比,^{11}C-MET 在正常脑组织中摄取低,肿瘤摄取高。在恶性程度高的脑肿瘤中,^{11}C-MET 的 PET 显像灵敏度为 97%,对低恶性肿瘤的灵敏度为 61%,而用立体定向活检法诊断正常组织内的肿瘤组织的灵敏度为 84%。临床上 ^{11}C-MET 已用于脑瘤术后或放疗后复发、坏死的鉴别诊断。

临床研究表明,^{11}C-TYR 对头颈部肿瘤病灶检出的灵敏度为 83%,特异性为 95%,与 ^{18}F-FDG 显像结果类似而优于 CT 或 MRI。在肺癌、乳腺癌及脑肿瘤等方面也有很好的临床价值,特别是能在显像同时计算肿瘤的蛋白合成率,从而量化肿瘤的代谢率。

多种氨基酸如甘氨酸、丙氨酸、缬氨酸、半胱氨酸都可以用 ^{11}C 或 ^{18}F 标记。氨基酸代谢显像对 FDG 显像不足的方面如脑部病变显像或鉴别肿瘤与炎性病灶方面的临床应用价值已得到广泛认可。但氨基酸代谢显像的非肿瘤摄取依然存在,如脓肿、血管瘤、脑缺血灶、梗死瘢痕组织及放射性损伤区等,在临床应用中应加以鉴别。

三、磷脂代谢显像

反映细胞磷脂代谢的显像剂主要是正电子放射性核素标记的胆碱(choline)类似物,它可用于恶性肿瘤显像。胆碱是构成磷脂酰胆碱的成分之一,而磷脂酰胆碱是细胞膜的重要组成成分。恶性肿瘤表现为细胞膜成分的高代谢,因此表现为摄取胆碱增加。同时胆碱本身也参与调节细胞的增殖与分化。

(一) 显像原理与方法

细胞恶性转化会激活胆碱激酶,导致磷酸胆碱含量增加,快速增殖的肿瘤细胞含有大量磷脂特别是卵磷脂;膜结构成分如脂蛋白及磷脂(卵磷脂)等也可调节细胞信息转导过程,从而影响细胞增殖和分化。正电子放射性核素标记的胆碱类似物有 ^{11}C-胆碱(^{11}C-choline,^{11}C-CH)、^{18}F-氟胆碱(^{18}F-fluorocholine,^{18}F-FCH)、^{18}F-氟乙基胆碱(^{18}F-fluoroethyl choline,^{18}F-FEC)、^{18}F-氟丙基胆碱(^{18}F-fluoropropyl choline,^{18}F-FPC)等。^{11}C-胆碱是早期研究的磷脂代谢显像剂,其血液清除快,可在短时间内得到清晰的肿瘤影像,它主要经肝胆系统排泄,几乎不经泌尿系排泄。因此,是较好的泌尿系肿瘤的 PET 显像剂,多应用于前列腺癌的诊断。

(二) 临床应用

注射 ^{11}C-胆碱后大部分脏器在 1~5 min 左右摄取率最高,然后开始渐降低。^{11}C 的半衰期为 20.3 min,一般在注射后 10~15 min 开始显像。胆碱代谢 PET 显像在脑皮质、纵隔、心肌及盆腔内本底干扰很小,因此对于这些部位的肿瘤病灶显示要比 FDG 具有优越性。在前列腺癌、脑瘤和膀胱癌鉴别诊断方面明显优于 FDG PET,诊断特异性较高,且在其他肿瘤鉴别诊断方面,也是 FDG PET 显像的一种重要补充手段。一组非小细胞性肺癌的纵隔淋巴结转移灶的探测研究中[11]C-choline PET 显像探测转移淋巴结的灵敏度达 100%,而[18]F-FDG 的灵敏度为 75%。[18]F-FDG 显像时膀胱内高放射性集聚可影响直肠恶性肿瘤的探测,而[11]C-choline 不在膀胱中集聚,对直肠癌及膀胱癌患者的显像明显优于 FDG。对大多数肿瘤,[11]C-choline 显像的集聚程度与[18]F-FDG 成正相关,在脑肿瘤、前列腺癌等恶性肿瘤的诊断准确率稍高于[18]F-FDG。但不适于肝脏肿瘤和肾脏肿瘤显像。[11]C-choline 在静脉注射后 5 min 开始显像,患者无需等待,显像时不必排尿,骨盆部位不受膀胱的干扰,因此,对有加速器的单位,最有应用前景。

四、核酸代谢显像

正电子药物标记的核酸及其类似物显像可以评价肿瘤的核酸代谢情况。此类正电子显像剂有[18]F-氟尿苷、[11]C-胸苷(^{11}C-TdR)、[11]C 与[18]F 标记的 2'-氟-5-[11]C-甲基-1-[11]C-甲基-1-β-D-阿糖呋喃尿嘧啶([11]C 或[18]F-FMAU)和 3'-脱氧-3'-[18]F-氟胸苷(^{18}F-FLT)等。目前应用较多的是[18]F-FLT,具有良好的体内稳定性,其浓聚程度与细胞增殖率相关性更好,是一种反映肿瘤细胞增殖较为理想的核酸代谢显像剂,临床认为在精细、适型和调强放疗中确定生物靶区具有重要临床意义。

(一)显像原理与方法

^{18}F-FLT 能够和胸腺嘧啶一样进入细胞内,并被细胞质内的人胸苷激酶 1(Thymidine Kinase-1,TK1)磷酸化,但由于 3'端的置换,其磷酸化后的代谢产物不能进一步参与 DNA 的合成,又不能通过细胞膜返回至组织液中,就被局限在细胞内。肿瘤细胞在增殖的过程中,DNA 的合成需要 TK1 上调,加快核苷类底物的合成利用,因而处于 S 期的细胞 TK1 活性增强,[18]F-FLT 其浓聚程度反映了 TK1 的活性,而 TK1 的活性反映了细胞增殖水平。因此[18]F-FLT 作为胸腺嘧啶激酶的底物,可以反应肿瘤细胞的增殖状况,用于良恶性肿瘤的鉴别、转移灶的寻找、抗增殖治疗疗效的评估和预后的准确性判断。

(二)临床应用

^{18}F-FLT 已成功地用于人体脑肿瘤、肺癌、食管癌、淋巴转移癌的临床。一组恶性淋巴瘤显像发现,大部分患者的肿瘤 SUV 值与其增殖指数密切相关,说明[18]F-FLT 不仅可以用于恶性淋巴瘤的诊断和分期而且同时可以评价肿瘤的增殖性。有人进行了肿瘤放疗后残余病灶局部复发的研究,对三种 PET 显像剂 FDG、胸腺嘧啶及蛋氨酸做了对比,结果发现胸腺嘧啶及蛋氨酸主要被成活癌细胞摄取,而 FDG 同时还被梗死灶中的巨噬细胞摄取。说明肿瘤放疗后残余病灶中若存在大片梗死区时,胸腺嘧啶和蛋氨酸比 FDG 可以更好地评价局部复发。胸腺嘧啶可以在炎性病灶中聚集,研究结果与 FDG 相比,胸腺嘧啶在炎性病灶中聚集较少。这种特性有利于[18]F-FLT 显像时肿瘤与炎症的鉴别诊断,许多临床经验报道[18]F-FLT 在帮助鉴别[18]F-FDG 的假阳性显像中有重要价值。

^{18}F-FLT 是目前性能最好的核酸代谢显像剂,它不仅被用于多种肿瘤的诊断、鉴别诊断、临床分期及疗效评价而且被用于评价肿瘤的增殖性,有助于对肿瘤的良恶性鉴别、转移灶的寻找、抗增殖治疗疗效的评估和预后做出准确的判断,是一种极具应用前景的 PET 用增殖类显像剂。

(蒋宁一)

第三节 肿瘤受体显像

受体是细胞膜表面或细胞内的一些具有特异性地识别和结合生物活性物质的生物活性大分子。肿瘤受体显像(tumor receptor imaging)是用放射性核素标记特异性的配体及配体类似物为显像剂,引入活体内后,与肿瘤组织的细胞膜受体或细胞内受体特异性结合,利用显像仪器,反映肿瘤组织中受体数量、空间分布和亲和力,达到早期诊断肿瘤、鉴别良恶性肿瘤、肿瘤分期、监测肿瘤复发/转移以及评价肿瘤治疗疗效的目的。

肿瘤细胞的增殖,通过激素和生长因子结合到细胞膜受体或细胞内受体,调控信号转导系统,控制

RNA 转录以及细胞的增殖。肿瘤细胞的表型差异导致了细胞膜受体和细胞内受体的差异,且在肿瘤细胞增殖、分化和变异过程中,导致了受体表达的差异。受体成为一种特异的靶点,利用受体显像显示肿瘤受体的空间分布,评价受体表达的密度及亲和力的高低,用以在分子水平上肿瘤的诊断和鉴别诊断。

受体显像剂具有标记物分子小,容易合成,易到达靶器官,特异性强,图像好等重要优点,同时克服了排斥免疫反应,使得受体显像具有广泛的发展前途。放射性标记方法,主要是直接标记法和间接标记方法。直接法是通过氧化还原方法,把放射性核素直接嵌顿在配基上或替换其中某个元素,例如,常用的氯胺 T 法碘标雌激素衍生物;间接标记法主要是先通过偶联剂与配基结合,再与放射性核素络合,如 DTPA 偶联的奥曲肽可与 ^{111}In、^{90}Y、^{186}Re、^{131}I 等放射性核素结合。目前成熟的受体显像,主要是多肽类的放射性药物受体显像,其他研究较多的有类固醇受体显像、叶酸受体显像,其他大多数受体显像限于实验研究和临床前期研究。

一、多肽介导的受体显像

多肽是由 2~50 个氨基酸残基通过肽键连接所形成的小分子物质,通常不具有三维空间结构,可以自然存在,也可以人工合成,种类繁多,包括神经肽类递质、肠道肽类激素、血管肽类因子以及内分泌肽类激素,调节全身的重要器官和代谢过程。

一般而言,不同的肽类亚型组成了肽类的多个家族,作用于组织细胞的多个受体-靶点,这些受体-靶点存在于脑组织、胃肠道、内分泌系统、肺组织、肾脏组织、血管等。多肽与此类组织细胞表面的 G 蛋白偶联型的受体-靶点结合,通过信号传导通路,控制细胞的增殖和(或)凋亡,在人体的生理和病理过程中,起着重要的作用,同样,多肽介导的受体的作用,在肿瘤的发生、发展过程中,也起重要的作用。表 16-3-1 列举了多个肽类在肿瘤组织中的作用。

表 16-3-1　常见肽类及其受体的基本特征

名　称	氨基酸残基数目	受体/受体亚型	对肿瘤生长的作用
生长抑素	14、28	SST$_{1,2A,2B,3,4,5}$	↓
血管活性肠肽	28	VPAC$_{1,2}$	↑
垂体腺苷酸环化酶激活多肽	27、38	PAC$_1$	↑
胆囊收缩素	8.33、39、58	CCK$_{1,2}$	↑
胃泌素	17、34	CCK$_2$	↑
蛙皮素	14	BB$_{1,2,3,4}$	↑
胃泌素释放肽	27	BB$_2$	↑
神经紧张素	13	NTR$_{1,2,3}$	↑
神经肽	36	Y$_{1,2,4,5}$	?
P 物质	11	NK$_{1,2,3}$	?
催产素	9	OT-R	?
黄体生成素释放激素	10	LHRH-R	↓
胰高血糖素样肽-1	36	GLPR-1	?
降钙素	32	Calcititonin-R	?
内皮素	21	ET$_{A,B}$	↑
心钠素因子	28	ANP$_{A,B}$	?
α-MSH	13	α-MSH-R	?

注:动物或细胞株研究。

(一) 多肽类受体显像原理

通常而言,大多数肿瘤过度表达多肽类受体,此类多肽类受体成为核素显像的靶点和核素治疗的靶点。肿瘤细胞膜表面和细胞内的具有高亲和力的受体是肿瘤受体显像的基础(表 16-3-2),核素标记的多肽和多肽类似物与受体的结合数量或显像的分辨率,主要取决于肿瘤受体的表达水平、分布的密度和亲和力,核素标记的多肽和多肽类似物与肿瘤细胞膜表面和细胞内受体结合,通过细胞内化作用进入到肿瘤细胞，使得肿瘤细胞能够浓聚一定程度的放射性核素，通过显像用以诊断肿瘤。

表 16-3-2　常见肿瘤的肽类受体的表达

肿瘤类型	Somatostatin-R	VIP/PACAP-R	GRP/Bombesin-R	NTR1	CCK1/CCK2	NK1	NPY-R
生长激素垂体腺瘤	$+(sst_2, sst_5)$	$+(PAC_1)$			—	—	
非功能性垂体腺瘤	$+(sst_3 > sst_2)$	$+(PAC_1)$			—	—	
胃肠道类癌	$+(sst_2 > sst_1, sst_5)$	+	$+(BB_1)$	—	$+(CCK_1)$		
胃泌素瘤	$+(sst_2)$	+	$+(BB_2)$	—			
胰岛素瘤	+	+			$+(CCK_2)$		
神经节细胞瘤	$+(sst_2)$	$+(PAC_1)$			—		
嗜铬细胞瘤	$+(sst_2)$	$+(PAC_1)$			—		
甲状腺髓样癌	+	—		+	$+(CCK_2)$	+	
小细胞肺癌	$+(sst_2)$		$+(BB_3)$		$+(CCK_2)$	+	
非小细胞肺癌	—	$+(PAC_1)$					
脑膜癌	$+(sst_2)$	+			$+(CCK_1)$		
神经母细胞瘤	$+(sst_2)$	$+(PAC_1)$		+	$+(CCK_1)$		
髓母细胞瘤	$+(sst_2)$	+		+			
星形细胞瘤	+	$+(PAC_1)$			$+(CCK_2)$	+	
胶质细胞瘤		$+(PAC_1)$				+	
外分泌性胰腺癌	—	$+(VPAC_1)$	—	+	—		
直、结肠癌	—	$+(VPAC_1)$					
胃癌	+	$+(VPAC_1)$					
肝细胞癌	+	$+(VPAC_1)$					—
食管癌	—	$+(VPAC_1)$					
肾细胞癌	+	$+(VPAC_1)$	$+(BB_2)$				
前列腺癌	$+(sst_1)$	$+(VPAC_1)$	$+(BB_2)$				
膀胱癌	—	$+(VPAC_1)$					
乳腺癌	+	$+(VPAC_1)$	$+(BB_2)$			+	$+(Y_1)$
子宫内膜癌	—	+					
卵巢癌	+	$+(VPAC_1)$					
淋巴癌	+	+					
尤文肉瘤				+			
平滑肌瘤	+	$+(VPAC_2)$					

注：+表示受体分布呈高密度和高发生率，（）内的内容表示优先表达的受体亚型。

（二）多肽类及多肽类标记物的特点

1. 组织的渗透性　　多肽类分子通常为小分子亲水性化合物，组织渗透性极高，易进入到肿瘤组织。由于大脑能够表达大多数多肽类受体，而此类多肽化合物不能通过血脑屏障，因此，核素标记的多肽类和（或）多肽类似物可以迅速与肿瘤组织结合，未结合的游离部分被肾脏或者肝脏清除，所以受体显像分辨率高。

2. 副作用　　多肽类分子属生理性化合物，与其生理性作用相比，副作用小，可以忽略不计，此外，由于分子质量极小，通常缺乏抗原性。

3. 稳定性　　多肽类分子易合成和修饰，即使复杂的修饰和标记，物化性质也能保持稳定。天然的多肽类分子对肽酶极其敏感，可以被迅速水解而失去活性，为了使多肽更为稳定而适用于临床诊断及治疗，对多肽类分子进行了修饰，例如：生长抑素类似物奥曲肽（Octreoide，SMS201-995）、兰乐肽（Lanreotide，BIM23014）和伐普肽（Vapreotide，RC-160），此多肽类似物比多肽具有更好的稳定性、更易标记，更持久的生物作用。

4. 放射性标记　　小分子多肽能够提供适宜的位点与螯合剂结合，例如，二乙烯三胺五乙酸（DTPA）、四氮杂环十二烷四乙酸（DOTA），由此易标记金属性放射性核素，修饰后的多肽类分子仍然保持了与受体结合的高亲和性。

(三) 多肽介导受体显像的临床应用

多肽介导受体显像的方法简单，静脉注入核素标记的多肽和(或)多肽类似物，24~48 h 后显像，可以显示 0.5~1 cm 大小的肿瘤"热区"，不仅可以显示肿瘤的部位，而且可以显示生理性参数，如肿瘤受体表达的水平和亲和力，用以诊断肿瘤、指导肿瘤的治疗方案、观察肿瘤治疗前后的疗效、确定手术切除的肿瘤范围。目前，应用于临床诊断的多肽类受体显像有：生长抑素受体显像、胆囊收缩素受体显像、胃泌素释放肽受体显像和神经受体显像等，其他受体显像处于实验研究阶段(表 16-3-3)。

表 16-3-3　肿瘤组织中受体表达和临床应用

肽类类型	受体亚型	靶向肿瘤	诊断	治疗	其他	显像剂
Somatostatin	sst$_2$	胰岛细胞癌/类癌	+	+		Octreoscan/^{90}Y - DOTATOC^b
					LTT	Octreoide/Lanreotide/ Vapreotide
	sst$_2$	小细胞肺癌	+	+		Octreoscan/^{90}Y - DOTATOC^b
	sst$_2$/ sst$_5$	生长激素垂体腺瘤			LTT	Octreoide/Lanreotide/ Vapreotide
	sst$_2$	神经节细胞瘤/嗜铬细胞瘤	+	+	Progn	Octreoscan/^{90}Y - DOTATOC^b
	sst$_2$	神经母细胞瘤	+		DD	Octreoscan
	sst$_2$	脑膜瘤	+	+		Octreoscan/^{90}Y - DOTATOC^b
	sst$_2$	髓母细胞瘤	+			Octreoscan
	sst$_2$	乳腺癌	+			Octreoscan
	sst$_2$	星形细胞瘤		+		^{90}Y - DOTATOC^b
VIP	VPAC$_1$	胃肠道肿瘤	+			^{123}I - VIP/^{99m}Tc - TP3654
		其他上皮肿瘤	+			^{123}I - VIP/^{99m}Tc - TP3654
CCK/Gastrin	CCK$_2$	甲状腺髓样癌	+	+		^{111}In - DTPA - minigastrin ^{111}In - DTPA -[Nle^{28,31}]- CCK(26~33)
		小细胞肺癌/胰岛细胞瘤	+	+		^{111}In - DTPA - minigastrin ^{111}In - DTPA -[Nle^{28,31}]- CCK(26~33)
Bombesin/GRP	GRP - R	前列腺癌/乳腺癌	+			^{99m}Tc - bombesin(7~14)
Neurotensin	NTR1	胰腺癌/尤文肉瘤	研究中			^{99m}Tc - Neurotensin(8~13)
P 物质	NK1	胶质瘤				^{90}Y - DOTA - substance P

注：诊断表示受体显像，+表示受体亚型分布呈高密度和高发生率；治疗表示受体靶向治疗，+表示治疗有效；其他，LTT 表示长期治疗，Progn 表示预后监测，DD 表示鉴别诊断。

1. 生长抑素受体显像(Somatostatin, SST receptors scintigraphy SRS)　生长抑素是由下丘脑、垂体、脑干、胃肠道、胰腺以及甲状腺、颌下腺、肾上腺、前列腺、胎盘、肝脏、胆囊等器官组织分泌的多肽类激素，其生物活性极其广泛，能抑制神经传导和多种激素的释放，包括生长激素、促甲状腺素、胰岛素、胰高血糖素、胃泌素等，同时也能抑制正常细胞增殖。SST 具有多肽类的特点，遇酶易分解难以保持生物活性，经修饰后的 SST 类似物更稳定、生物活性更持久。

SST 的抑制作用由细胞膜表面的 SST 受体(SSTR)介导，SSTR 共有 5 种亚型(SSTR$_{1~5}$)，不同类型所介导的生理效应不尽相同，如：SSTR$_2$ 介导后抑制 SST 释放，SSTR$_5$ 介导后抑制胰岛素的分泌，SSTR$_3$ 与细胞凋亡有关，SSTR$_{1、2、4、5}$ 与抑制细胞的增殖有关。SSTR 除了广泛分布于正常组织以外，也分布于多种肿瘤组织中，但是不同类型的肿瘤组织 SSTR 的表达水平有极大的差异，如脑膜瘤和髓母细胞瘤过度表达 SSTR，而淋巴瘤低表达 SSTR，且 SSTR 的均质性越高，其靶向性越好。

(1) 胃肠胰和支气管内分泌肿瘤：主要类型包括类癌、胰岛细胞癌和小细胞癌，通常过度表达 SSTR$_{2A}$，高敏感性的 Octreoscan 即可用以诊断微小肿瘤，也可以寻找转移病灶(图 16-3-1~图 16-3-7)。常常用于肿瘤患者的分期及治疗方案，表现在四个方面：确定传统影像方法未能明确的手术可切除病灶；明确肿瘤患者的分期，避免晚期患者的不必要的手术；对于无法手术的患者，确定和监测治疗方案；筛选适合多肽类受体放射性治疗的患者。

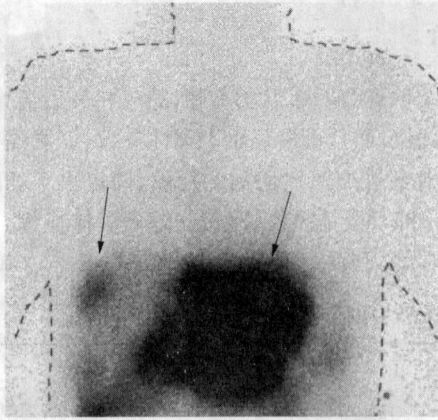

图 16-3-1 肠道类癌

^{111}In-octreoscan 显示肝右叶和左叶均有明显的放射性摄取

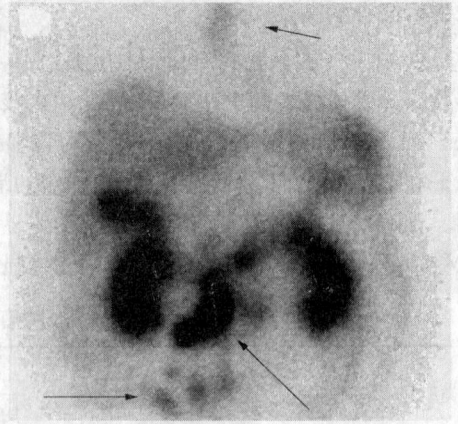

图 16-3-2 转移性类癌

^{111}In-octreoscan 显示纵隔、腹主动脉旁、肠系膜均有明显放射性摄取

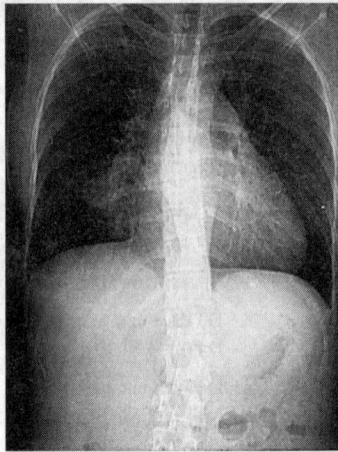

a

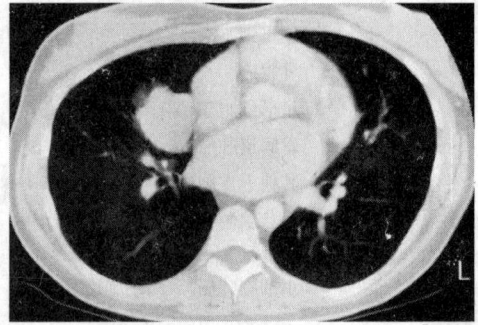

b

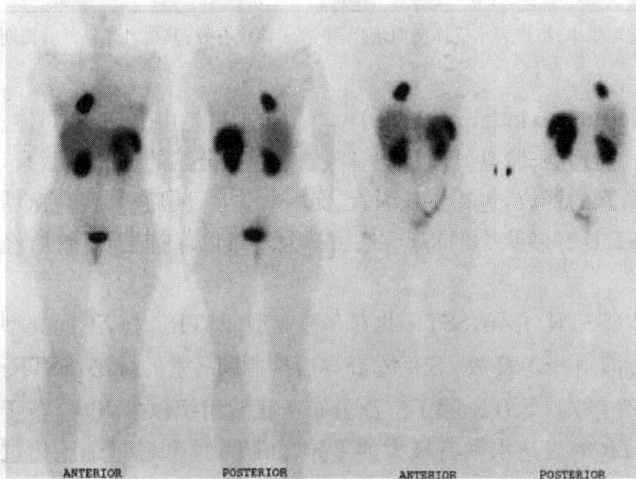

c

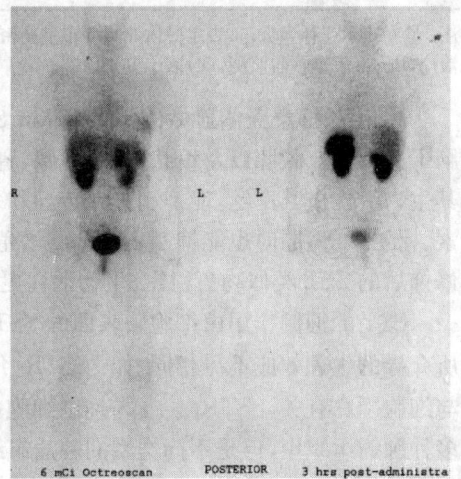

d

图 16-3-3 支气管性类癌

a. 胸片显示右肺下叶有 5 cm 肿块。b. CT 显示右肺下叶有 5 cm 肿块。c. ^{111}In-pentetreotide(SST 类似物)显像显示右肺下叶有明显放射性摄取。d. 右肺切除术后,^{111}In-pentetreotide 显像显示右肺下叶未见放射性摄取

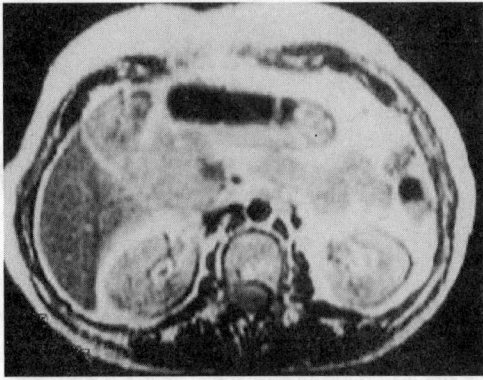

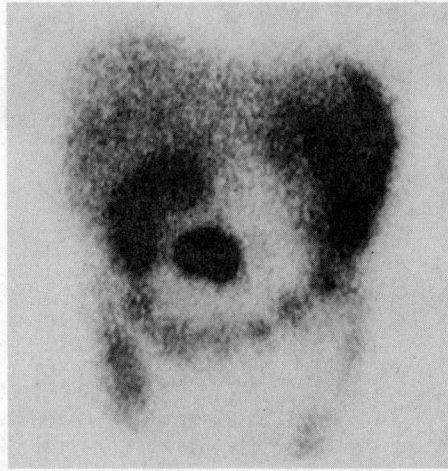

a

b

图 16-3-4 胃泌素瘤

a. MR 显示胰头部占位。b. ^{111}In - octreoscan 显示胰头部有明显放射性摄取

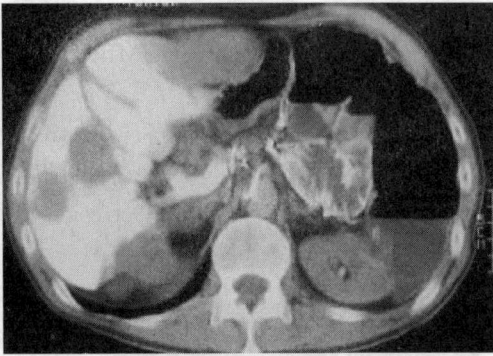

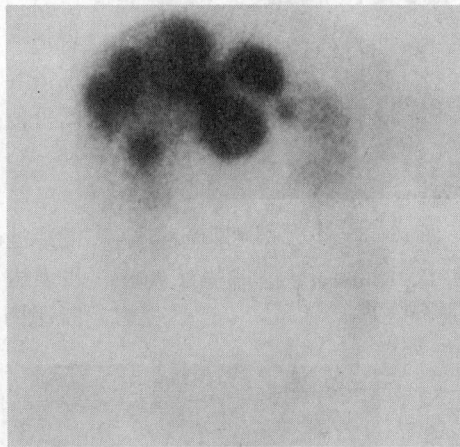

a

b

图 16-3-5 血管活性肠肽瘤

a. CT 显示肝脏多处转移。b. ^{111}In - octreoscan 显示肝脏有多处明显放射性摄取

a

b

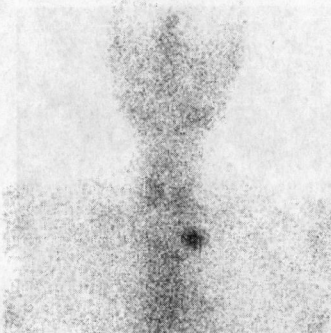

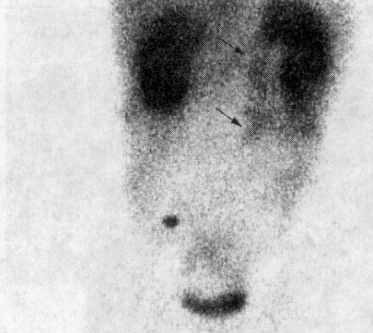

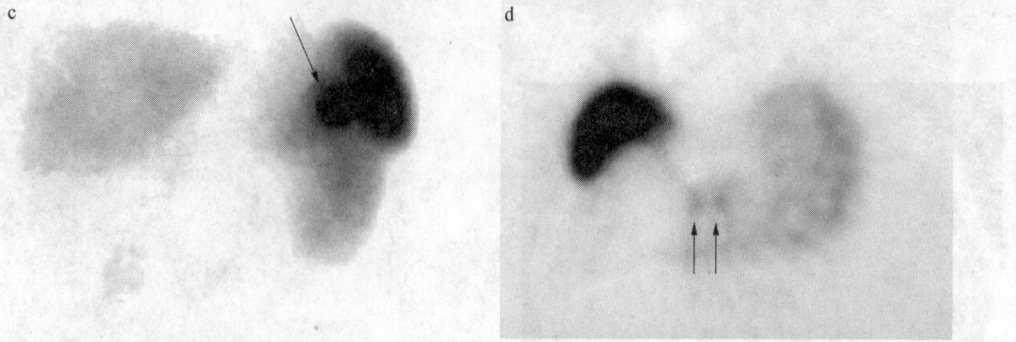

图 16 - 3 - 6 胰岛素瘤

a、b. 同一患者,Octreoscan 显示:(A)胸部转移、(B)两个淋巴结转移。 c. Octreoscan 显示胰腺尾部有明显放射性摄取。 d. Octreoscan 显示有多处放射性摄取

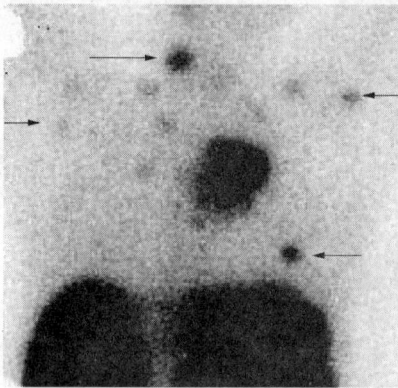

图 16 - 3 - 7 小细胞肺癌

^{177}Lu - octreoscan 显示颈部、腋窝、纵隔及肺部多处转移。

(2)垂体腺瘤:是颅内常见的良性肿瘤,主要包括生长激素腺瘤、泌乳素腺瘤、促肾上腺皮质激素腺腺瘤、促甲状腺素腺腺瘤,它们通常过度表达 SSTR$_{2A}$,因此,Octreoide 显像常用于诊断颅内良性肿瘤(图16 - 3 - 8)。

(3)嗜铬细胞瘤、副神经节瘤和神经母细胞瘤:均可过度表达 SSTR$_{2A}$,约 90% 的肿瘤 Octreoide 显像为阳性,由于显像剂需经肾脏排泄,肾脏放射性高,因此肾上腺嗜铬细胞瘤的诊断价值低于间碘苄胍(metaiodobenzyl guanidine MIBG)显像(图16 - 3 - 9)。

(4)脑膜瘤:虽然脑组织 SSTR 的浓度较高,但 Octreoide 不能穿过血脑屏障,因而脑组织不显影。由于几乎所有的脑膜瘤过度表达 SSTR$_2$,几乎所有的脑膜瘤患者,均可用 Octreoide 显像诊断(图 16 - 3 - 10)。

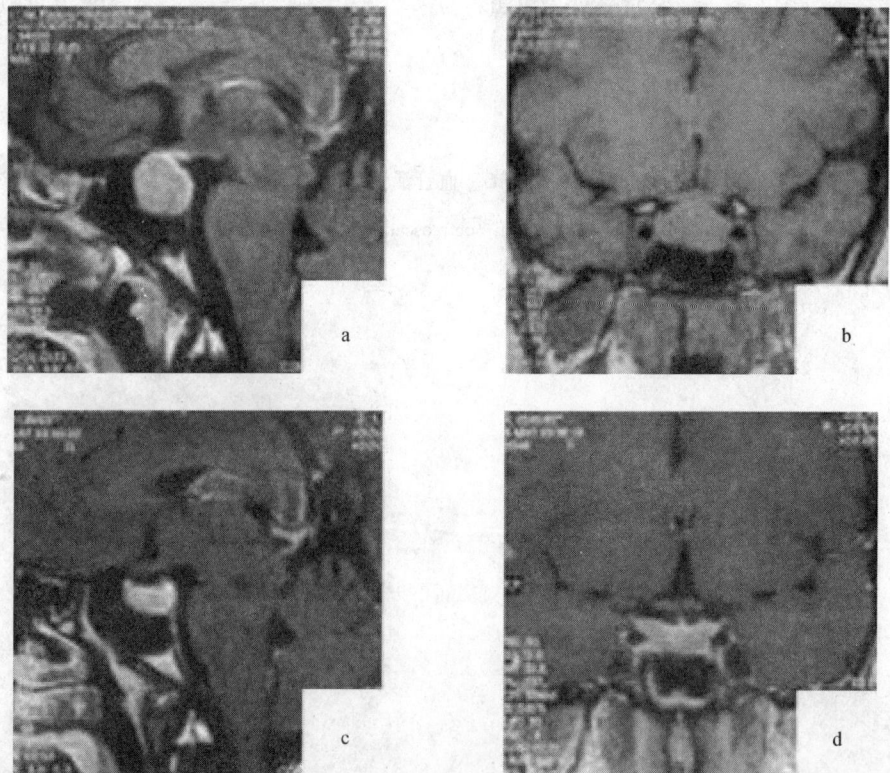

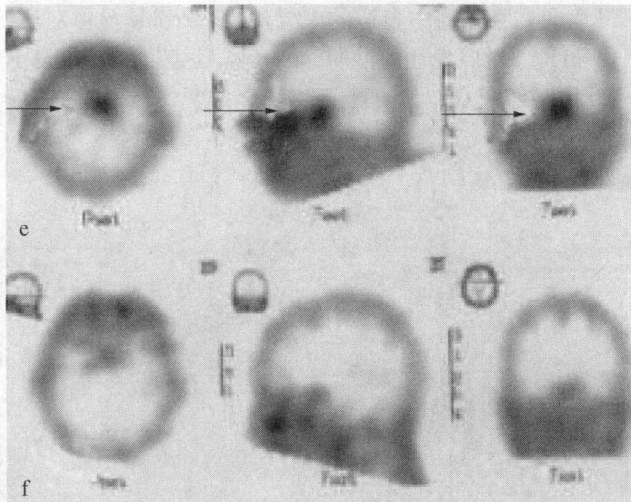

图 16 - 3 - 8 垂体腺瘤

a、b. MRI 显示垂体腺瘤。 c、d. 垂体腺瘤术后,MRI 显示垂体腺瘤明显缩小。 e. ^{111}In - DTPA - octreoscan 显示蝶窦区有一明显放射性摄取。 f. 经治疗后,^{111}In - DTPA - octreoscan 显示蝶窦区放射性摄取明显减低

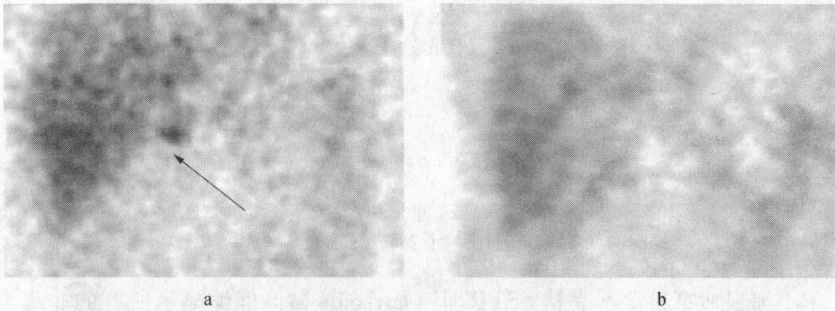

图 16 - 3 - 9 嗜铬细胞瘤

a. [^{123}I]- MIBG 显像显示右肾嗜铬细胞瘤。 b. ^{111}In - pentetreotide 显像阴性。

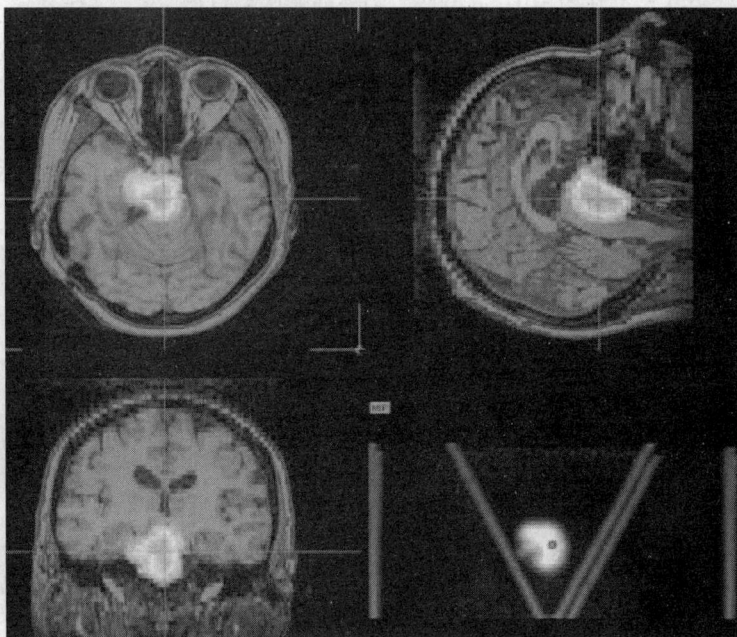

图 16 - 3 - 10 脑膜瘤

MR 和^{68}Ga - DOTA - octreoscan PET 的融合图像显示颅底部的脑膜瘤

（5）乳腺癌：由于 SSTR 在乳腺肿瘤中表达的差异性，Octreoide 显像对乳腺癌的阳性率为 50%～70%，其差异较大（图 16-3-11）。对原发灶的早期诊断和监测复发和/或转移有重要的临床意义。

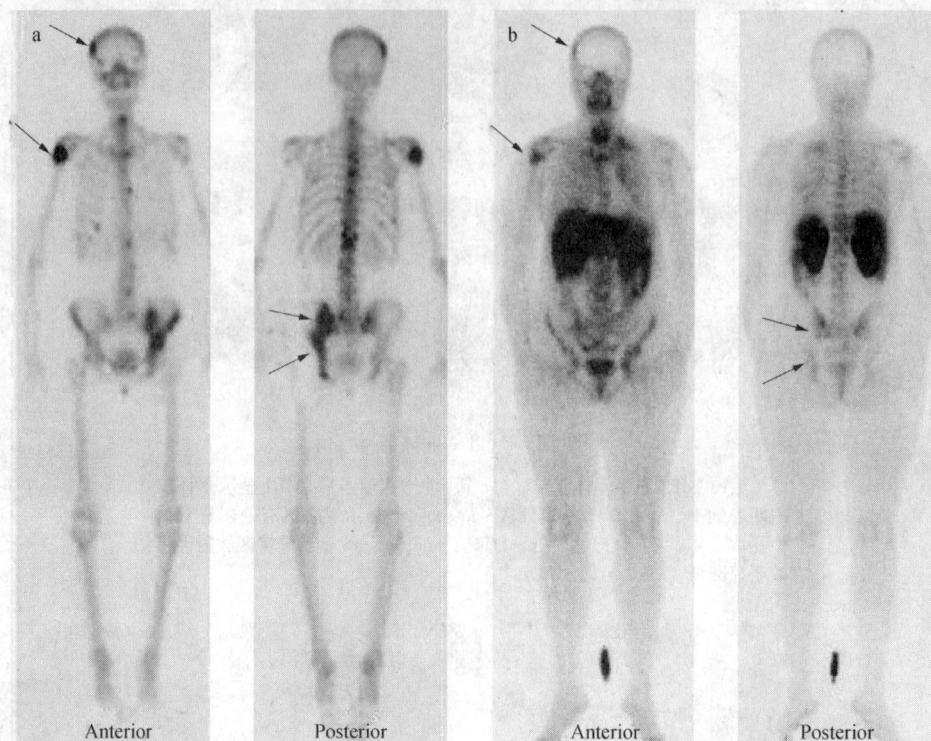

图 16-3-11 乳腺癌

a. ^{99m}Tc-MDP 骨显像显示乳腺癌的颅骨、肩部、椎体和骨盆转移。b. ^{99m}Tc-Depreotide（地普奥肽，奥曲肽的类似物）显像显示乳腺癌的颅骨、肩部、椎体和骨盆转移

（6）其他：非小细胞肺癌通常不表达 SSTR，但 Octreoide 显像能够显示所有的非小细胞病灶，可能与肿瘤血管和免疫细胞表达 SSTR 有关。50% 的肝细胞癌可中度表达 SSTR，但由于肝脏本底过高，影响了肿瘤的诊断。另外，除肿瘤组织外，一些非肿瘤性成分，如淋巴细胞、血管、上皮细胞和免疫细胞，可以表达 SSTR，如此类细胞分布于肿瘤周围，可导致假阳性的非肿瘤显像。

2. 血管活性肠肽受体显像（VIP receptor scintigraphy） VIP 是由 28 个氨基酸残基组成的多肽，正常人血清中浓度低于 20 pmol/L，VIP 受体是一种糖蛋白，广泛分布于人和动物的各种组织器官的细胞膜上，近来研究发现，肠道腺癌和类癌、小细胞肺癌、乳腺导管癌、胰岛素瘤、乳头状甲状腺癌、嗜铬细胞瘤以及分泌 ACTH 的垂体腺瘤等肿瘤细胞膜上具有高密度和高亲和力 VIP 受体表达，其中有两种亚型，可以和 VIP 及 VIP 的类似物结合，该受体配基 VIP 用放射性核素标记后，可用于肿瘤 VIP 受体显像（图 16-3-12）。

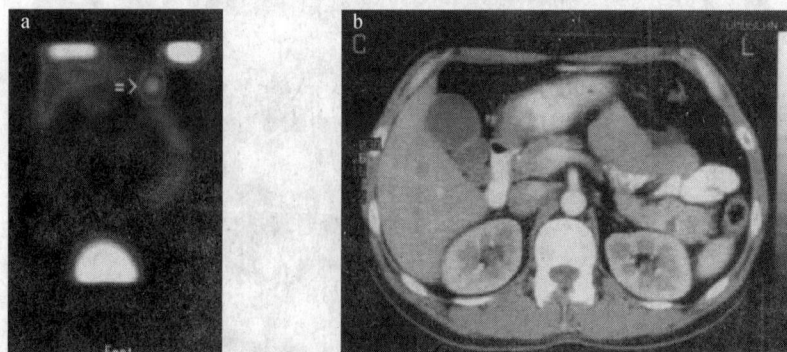

图 16-3-12 血管活性肠肽肿瘤

a. ^{123}I-VIP 受体显像显示胰腺尾部有一放射性摄取。b. CT 显示胰腺肿大、边缘齿状消失。病理证实为血管活性肠肽肿瘤

研究表明[123]I–VIP 肿瘤显像对胃肠道肿瘤探测优于 Octreoide 显像。由于碘标记 VIP 的降解产物相当部分经胃黏膜分泌后从肠道排泄,对胃肠道及其周围病灶的显像有一定的干扰,临床应用有一定限制;此外,由于正常组织,例如,肺组织、结肠黏膜、前列腺、膀胱、肝脏以及淋巴组织,都可以表达 VIPR,加大了肿瘤诊断的困难,这也是该领域研究进展缓慢的原因之一。

3. 胆囊收缩素/胃泌素受体显像(Cholecystokinin, CCK/Gastrin receptors scintigraphy) CCK/Gastrin 分别由小肠黏膜内细胞和胃窦 G 细胞所释放的多肽类激素,通过脑神经递质作用调节脑组织的功能,同时也调节各种胃肠道的功能活动。有多种亚型,主要为 CCK_1 和 CCK_2,可表达于多种正常组织,如胆囊、胃肠道肌、消化道黏膜、内分泌性胰腺、大脑和外周神经系统。研究发现,甲状腺髓样癌、星形细胞瘤、卵巢癌、部分胃肠胰神经内分泌肿瘤、乳腺癌、子宫内膜和一些软组织肿瘤常有 CCK_2 的表达(图 16-3-13),而 CCK_1 过度表达见于少数肿瘤,如胃肠神经内分泌肿瘤、脑膜瘤和神经母细胞瘤。

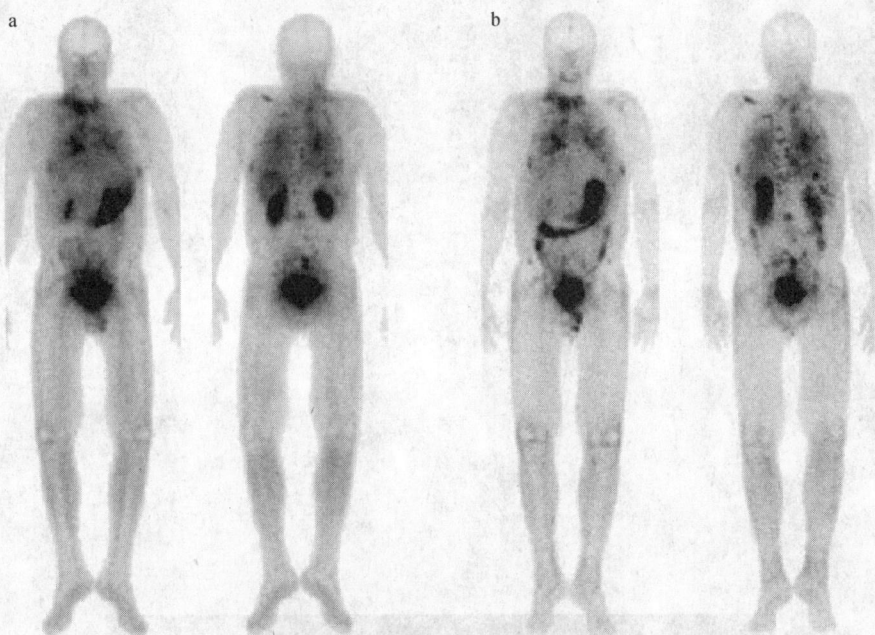

图 16-3-13 甲状腺髓样癌

a. 注射[99m]Tc-Demogastrin 90 min 后,显示淋巴、肺、骨的多处转移,胃、肾脏、膀胱有生理性摄取和排泄。b. 注射[99m]Tc-Demogastrin 4 hr 后,上述病灶更为清晰

4. 蛙皮素/胃泌素释放肽受体显像(Bombesin, BB/Gastrin–releasing peptide, GRP receptors scintigraphy) BB/GRP 同属于脑-消化道多肽家族,BB 为 14 肽,见于两栖动物的组织,GRP 是 BB 的类似物,为 27 肽,存在于人体内,两者羧基末端仅一个氨基酸残基不同,所以具有相似的生物活性。GRP 主要作用于中枢和肠道神经系统,调节多种生理过程。BB/GRP 有四种不同的亚型,BB_1、BB_2、BB_3、BB_4 主要表达于胃肠道上皮(图 16-3-14)和平滑肌组织。研究发现:前列腺癌以及雄激素依赖性前列腺癌

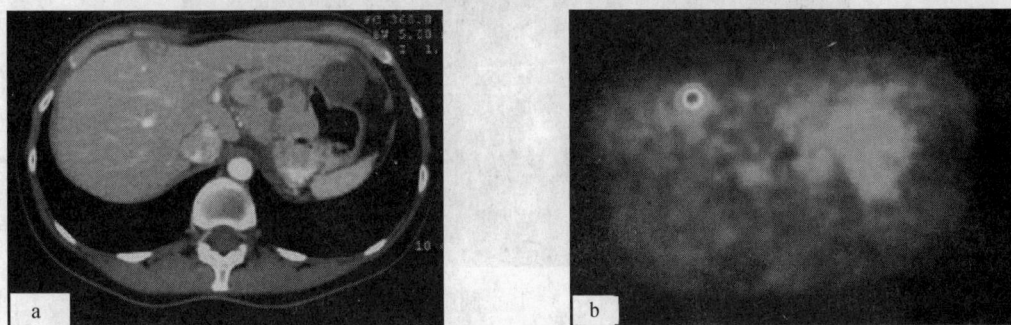

图 16-3-14 胃肠道间质瘤

a. CT 显示肝脏和胃有 2 个低密度灶。b. ^{68}Ga-bombesin 显像显示肝脏有明显放射性摄取,胃部有轻微的放射性摄取。病检证实为胃肠道间质瘤伴肝转移

的骨转移、浸润性和原位性乳腺导管的上皮细胞、胃泌素瘤过度表达 BB_2，而回肠类癌常表达 BB_1，支气管类癌和小细胞肺癌常表达 BB_3。

5. 神经紧张素受体显像(Neurotensin, NT receptor scintigraphy) NT 是一种存在于中枢神经系统和外周组织的肠肽类激素，作为神经递质参与调节多巴胺的传递和垂体前叶激素的分泌，也可以作为一种局部性激素对消化道进行旁分泌和内分泌调节，此外，研究发现大量肿瘤组织或肿瘤细胞也存有 NT，促进肿瘤细胞的增殖，如起源于胰腺(图 16-3-15)、前列腺、脑和肺的肿瘤细胞。NT受体有三种亚型，NTR1、NTR2、NTR3，在多种肿瘤中过度表达，如：小细胞肺癌、神经母细胞瘤、胰腺癌、结肠癌。

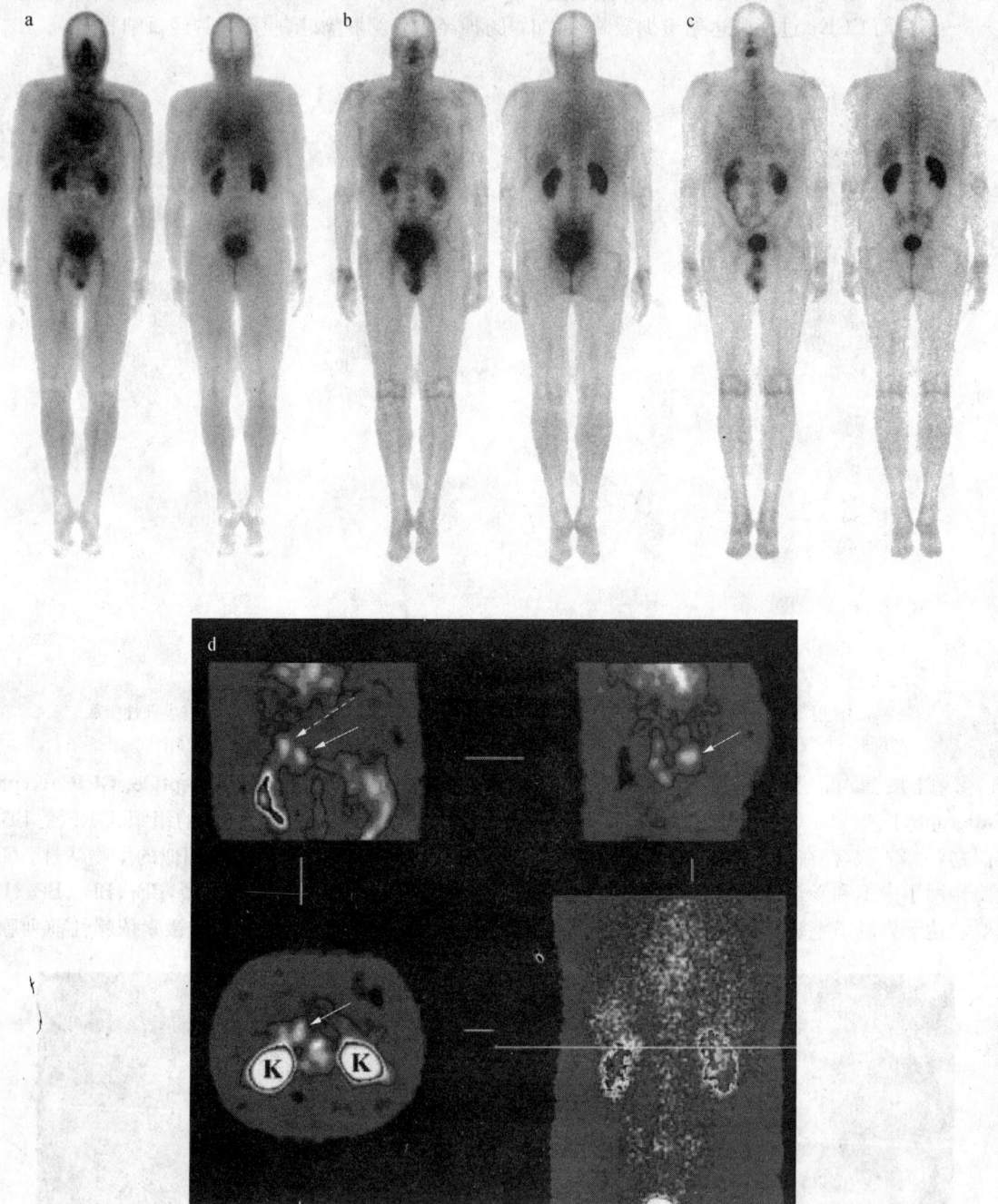

图 16-3-15 胰腺腺癌

a、b、c. 分别显示^{99m}Tc-NT-XI 0.2 h、2 h、4 h 显像，显示上腹部有轻微的放射性摄取。
d. ^{99m}Tc-NT-XI 的断层图像，显示胰头部有多个放射性摄取。病理证实为胰腺腺癌伴淋巴结转移

6. 生长因子受体显像(growth factor, GF receptors scintigraphy) GF 是一类多肽类物质，包括表

皮生长因子(epidermal growth factor,EGF)、胰岛素样生长因子(Insulin-like growth factor-1,IGF-1)、血管内皮生长因子(vascular endothelial growth factor,VEGF)和成纤维细胞生长因子(fibroblast growth factor,FGF)等,在酪氨酸激酶偶联型受体的介导下,促进细胞的增殖分化和组织的生长修复。

(1) 表皮生长因子受体显像(EGF receptor scintigraphy):EGF 广泛分布于人体组织,具有促表皮细胞、上皮细胞和间质生长作用的多肽。常过度表达于非小细胞肺癌、膀胱癌、宫颈癌、卵巢癌、肾癌、胰腺癌和头颈部鳞状细胞癌,其表达的水平与肿瘤的恶性程度呈正相关,而与患者的生存率呈负相关。

(2) 胰岛素样生长因子受体显像(IGF-1 receptor scintigraphy):IGF-1 为 70 多肽,主要由肝脏分泌,由 IGF-1R 介导后调节细胞分化和生长,在许多恶性肿瘤,尤其与乳腺癌和前列腺癌的发生密切相关。

(3) 血管内皮生长因子受体显像(VEGF receptor scintigraphy)和成纤维细胞生长因子受体显像(FGF receptor scintigraphy):VEGF 是血管内皮细胞增殖和渗透的主要诱导因子之一,其受体有VEGFR-1 和 VEGFR-2 两种亚型;而 FGF 其确切作用还不明确,可能与血管形成有关。两者在多种肿瘤组织和细胞中的特异性结合均高于正常外周血管细胞和邻近的正常组织(图 16-3-16)。

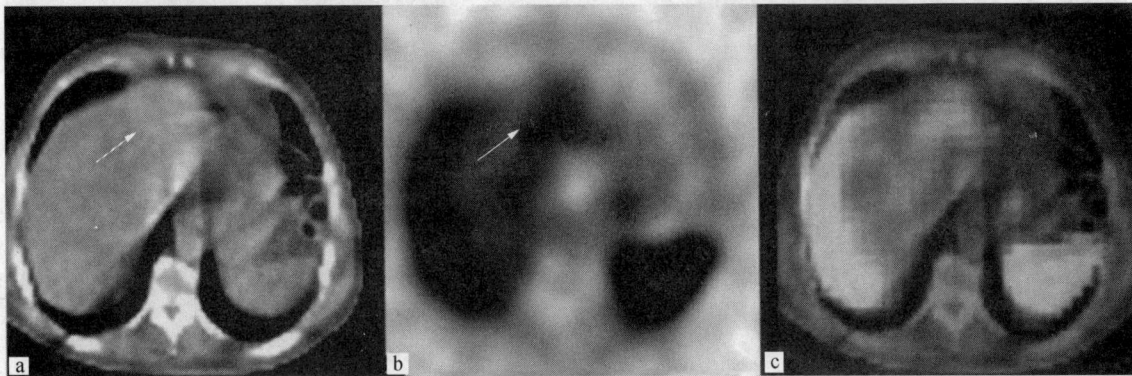

图 16-3-16 肝癌

a. CT 显示左叶低密度灶。b. VEGF-165 受体显像显示肝左叶放射性浓聚。c. 图像融合后,可见肝左叶病灶一致。病检证实为肝细胞性肝癌

7. 其他肽类受体显像

(1) P 物质受体显像(substance P,SP receptor scintigraphy):SP 是一个由 11 个氨基酸残基组成的神经递质,广泛存在于传入感觉神经纤维、后根神经节和脊髓神经后角,传递痛觉,且具有舒张血管和刺激肿瘤细胞增殖的作用,受体有 NK1、NK2、NK3 三种亚型,NK1 在胶质肿瘤、甲状腺髓样癌、小细胞肺癌、胰腺癌和乳腺癌以及各种肿瘤的瘤内/瘤外血管过度表达。

(2) α-促黑素受体显像(α-Melanocyte-stimulating hormone,α-MSH receptorscintigraphy):α-MSH 是一种垂体所分泌的神经 13 肽类激素,主要与皮肤的色素调节有关,恶性黑色素瘤可表达 α-MSH 受体,因此可作为 α-MSH 显像的靶点。

(3) 内皮素受体显像(endothelin,ET receptor scintigraphy):ET 是一种具有血管活性的 21 肽,对细胞分裂具有促进作用,ET 受体有 ETA 和 ETB 两种亚型,可表达于乳腺癌、卵巢癌、肺癌、胶质瘤和脑膜瘤。

二、类固醇激素介导的受体显像

类固醇受体(SR)属于细胞内受体,具有配体依赖性转录调节作用。以失活和激活两种状态存在,失活状态下,与热休克蛋白结合,而与配体结合后,与热休克蛋白分离而被激活,以二聚体形式进入到细胞核内,识别和结合 DNA 上的激素反应元件或转录因子,调节转录过程。其配体的类型有:糖皮质激素受体(glucocorticorid receptor)、盐皮质激素受体(mineralocorticoid receptor)、雌激素受体(estrogen receptor,ER)、孕酮受体(progesterone receptor,PR)和雄激素受体(androgen receptor,AR)。研究发现,多数生殖肿瘤部分或完整保留了正常的相应 SR 系统,例如:乳腺肿瘤富含 ER 和 PR、前列腺癌中富含AR,它们的受体配基均含有类固醇结构。其他一些肿瘤,如脑膜瘤、鼻咽癌、喉癌、胃癌、结肠癌和子宫内

膜癌等肿瘤也可表达 ER。显像标记方法是氯胺 T 法碘标。人们对雌激素的研究较多,现有数十种雌激素的衍生物用于放射性标记研究,常用的放射性核素有 ^{18}F、^{123}I、^{77}Br、^{99m}Tc 及 ^{186}Re 等,该受体显像主要用于生殖肿瘤的阳性显像。

(一)雌激素受体显像(estrogen receptor scintigraphy,ERS)

^{18}F 和 ^{123}I 所标记的雌二醇类衍生物,能与 ER 特异性的结合,用以诊断原发及转移性乳腺癌、评价乳腺癌的分期、监测乳腺癌的疗效和评估乳腺癌的预后(图 16-3-17、图 16-3-18)。

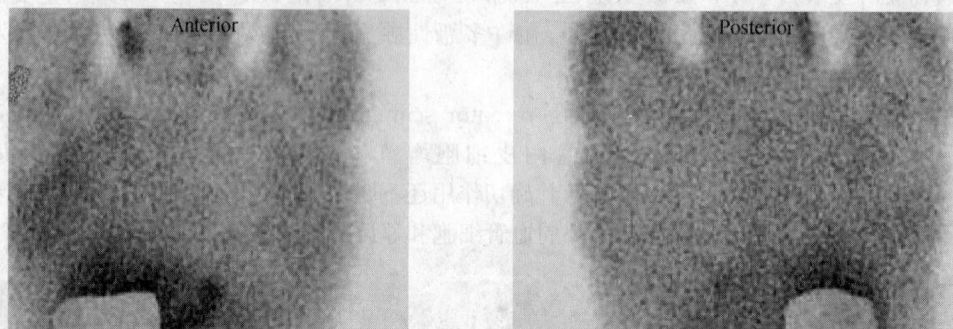

图 16-3-17　乳腺癌

Z-^{123}I-MIVE(碘标乙烯雌二醇)显示右侧乳腺放射性浓聚,病检证实为右侧乳癌

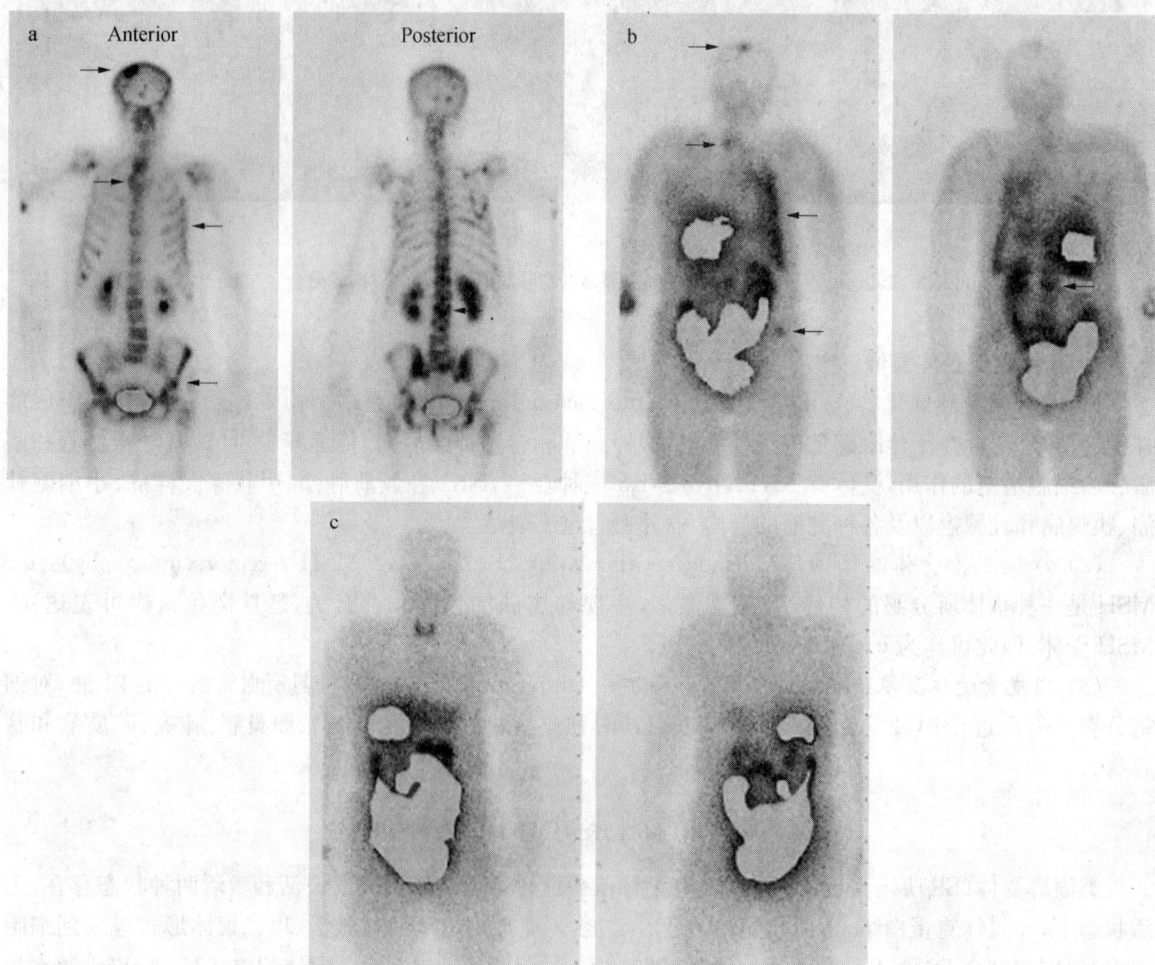

图 16-3-18　乳腺癌

a、b. ^{99m}Tc-MDP 显像和 Z-^{123}I-MIVE 显示颅骨、胸骨、肋骨、椎体、骨盆多处转移。　c. tamoxifen(他莫昔芬,雌激素拮抗剂)治疗后,Z-^{123}I-MIVE 显示原有病灶摄取消失和减低。

（二）孕酮受体（progesterone receptor scintigraphy，PRS）

^{18}F、^{131}I、^{99m}Tc 所标记的孕酮及其衍生物与 PR 特异性结合，用以 ER 阴性而 PR 阳性乳腺癌的诊断以及疗效监测。

（三）雄激素受体（androgen receptor scintigraphy，ARS）

^{18}F 所标记的多种雄激素，如睾酮、双氢睾酮和米勃龙的衍生物，可以与 AR 特异性结合，用以前列腺癌的诊断与分期，以及疗效的监测。

三、其他肿瘤受体显像

除了多肽类受体和类固醇受体显像外，近年来所关注的其他显像有：叶酸受体显像和 σ 受体显像等也受到了广泛的关注。

（一）叶酸受体显像（folate binding protein scintigraphy，FBPS）

叶酸受体又称之为叶酸结合蛋白，通常在正常组织中低表达，但是，在多种肿瘤中，如：乳腺癌、卵巢癌（图 16-3-19）、子宫内膜癌、宫颈癌、结直肠癌、肾癌和鼻咽癌中过度表达。用^{67}Ga、^{111}In、^{99m}Tc 标记叶酸，可与叶酸受体特异性结合，用以肿瘤的诊断、分期、疗效的监测以及评估预后。

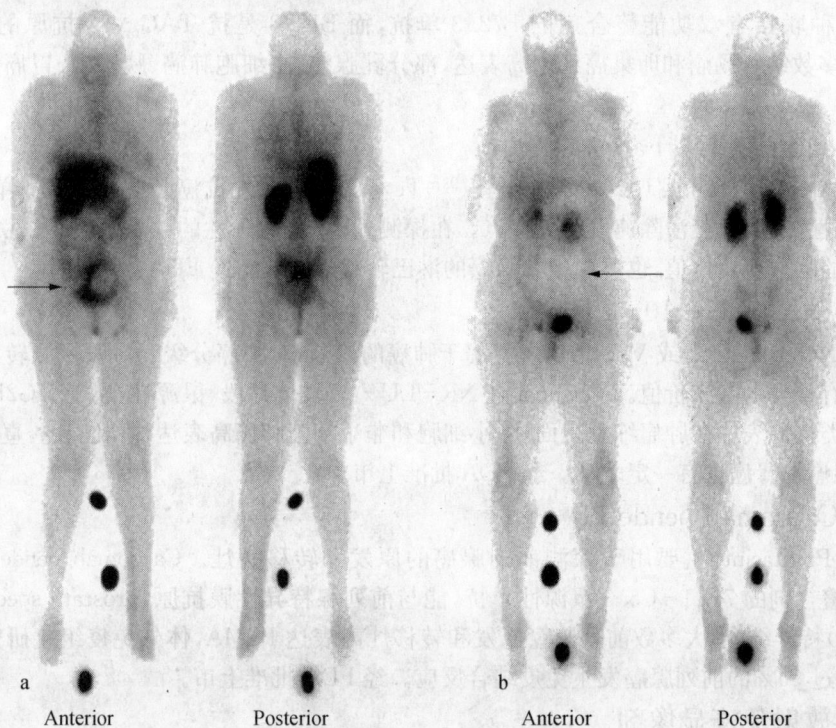

图 16-3-19 卵巢癌

a. ^{111}In-DTPA-folate（^{111}In 标记叶酸）显像显示右侧卵巢放射性浓聚，病检证实为右侧卵巢癌。 b. ^{111}In-DTPA-folate 显像显示左侧卵巢区放射性缺损，病检证实为左侧卵巢囊肿。

（二）σ 受体显像（σ receptor scintigraphy）

σ 受体广泛分布于中枢神经系统、肝脏、肾脏和内分泌腺体，有两种亚型：σ1 和 σ2，其可能作用是对多巴胺受体、兴奋性氨基酸受体、苯环己哌啶受体和神经多肽受体有调节作用，σ 受体过度表达于大量的神经源性和非神经源性恶性肿瘤，如神经胶质瘤、神经母细胞瘤、恶性黑色素瘤、非小细胞瘤、乳腺癌、结肠癌、肾癌和前列腺癌，用^{123}I、^{18}F、^{99m}Tc 标记后，可与 σ 受体特异性结合，用以肿瘤的诊断。

（袁耿彪）

第四节　肿瘤放射免疫显像

肿瘤放射免疫显像是以放射性核素标记的抗肿瘤抗体为显像剂，引入人体内后通过标记抗体与肿瘤抗原的免疫反应而特异地浓聚在肿瘤部位,使得肿瘤病灶得以显像的方法。

自1953年Pressman报道^{131}I标记抗体体内脏器定位显像成功和1978年Goldenberg报道^{131}I标记抗CEA抗体诊断结直肠癌以来,肿瘤放射免疫显像迅速成为肿瘤诊断和研究的热点,随着抗体工程技术的不断发展,这一技术也得到了改进和提高。多年来经国内外科学家的不断努力,已有大量的单克隆抗体被用于进行肿瘤放射免疫显像研究,所涉及的肿瘤类型几乎涵盖了所有已知的肿瘤。但是,这些单抗大多为鼠源性,实际应用中仍然存在HAMA反应、肿瘤/非肿瘤比值较低、图像对比度较差的问题,科学家正在通过多项研究对放射免疫显像加以改进,如预定位技术的应用、采用基因工程抗体和人源化抗体等。

一、显 像 剂

目前经FDA(美国食品药品监督管理局)批准上市的肿瘤放射免疫显像剂仅有4种,并且局限于结直肠、卵巢、肺和前列腺癌等的应用。

(一) ^{111}In-B72.3

商品名为OncoScint CR/OV或^{111}In-Satumomab Pendetide,是美国FDA最早批准上市的放射免疫显像剂,主要用于探测原发或复发的结直肠癌,也可用于复发的卵巢恶性肿瘤检测。Satumomab Pendetide是一种联接有双功能螯合剂的B72.3单抗,而B72.3是抗TAG-72抗原的鼠源性单抗,TAG-72在大多数结直肠癌和卵巢癌细胞高表达,部分乳腺癌、小细胞肺癌、胰腺癌、胃癌和食管癌也表达TAG-72。

(二) ^{99m}Tc-anti-CEA Fab'

商品名为Arcitumomab或CEA-Scan,是以^{99m}Tc标记的鼠源性抗癌胚抗原(CEA)单抗片段,具有分子量小、穿透性能强、血液清除速度快等优点。在探测CEA表达阳性的原发性、复发性或转移性结直肠癌上有较大的临床应用价值,也可用于乳腺癌的淋巴转移灶探测。经FDA批准上市。

(三) ^{99m}Tc-NR-LU-10-Fab'

商品名为Nofetumomab或Verluma,主要用于肺癌的诊断,对肺癌分级、分期、探测转移灶和鉴别良恶性病变等具有重要的临床价值。Verluma是NR-LU-10抗体片段,鼠源性,属于IgG2b亚型,它所针对的癌相关糖类抗原表达在肿瘤细胞表面,除小细胞和非小细胞肺癌高表达外,乳腺癌、直肠癌、卵巢癌、前列腺癌、胰腺癌和肾癌也有一定表达。经FDA批准上市。

(四) ^{111}In-Capromab pendetide

商品名为Prostacint,主要用于探测前列腺癌的原发和转移病灶。Capromab pendetide是联接有DTPA双功能螯合剂的7E11-C5.3鼠源性单抗,能与前列腺特异性膜抗原(prostate specific membrane antigen,PSMA)特异结合,大多数前列腺癌原发和转移灶高表达PSMA,体外免疫组化研究表明7E11-C5.3可以和超过95%的前列腺癌发生免疫结合反应。经FDA批准上市。

(五) 淋巴瘤放射免疫显像剂

BEXXAR(^{131}I-Tositumomab,中文名为百克沙)和Zevalin(中文名为替伊莫单抗,^{90}Y-ibritumomab-tiuxetan用于治疗,^{111}In-ibritumomab-tiuxetan用于显像)是两种经FDA批准上市用于非霍奇金淋巴瘤放射免疫治疗的单抗,可以用来进行非霍奇金淋巴瘤放射免疫显像以观察疗效。

(六) 免疫-PET显像剂

国外有关免疫-PET的研究报道较多,大多属于动物实验研究。近年来临床前及临床试验研究报道逐渐增多,如^{64}Cu标记的抗结肠直肠癌m-mAb 1A3(^{64}Cu-benzyl-TETA-MAB 1A3),^{124}I-HuMV833(抗VEGF121和VEGF165特异结合的抗体),^{124}I标记的chimeric G250抗体(^{124}I-cG250),^{89}Zr标记的c-mAb U36(一种针对鳞状细胞癌的嵌合抗体)、西妥昔单抗、替伊莫单抗、美罗华和曲妥珠单抗等。

二、显 像 方 法

(一) OncoScint CR/OV显像

静脉缓慢注射4~5 mCi(148~185 MBq)^{111}In-Satumomab Pendetide,注射后2~5 d内,每天利用

SPECT(配平行孔中能高分辨准直器)行全身及局部显像,必要时加做局部断层。局部图像至少要包括胸部和腹部两个部位。每次显像前夜服用缓泻剂,清空肠道。

(二) CEA-Scan 显像

静脉缓慢注射 20~30 mCi(740~1 110 MBq) ^{99m}Tc-anti-CEA Fab',注射后 4~6 h,利用 SPECT 分别采集胸部、腹部及骨盆三个部位的平面及断层图像。必要时加做 24 h 延迟图像。显像前清空肠道、排空膀胱。

(三) Verluma 显像

静脉缓慢注射 20~30 mCi(740~1 110 MBq) ^{99m}Tc-NR-LU-10-Fab',注射后 4~6 h,利用 SPECT 分别采集胸部、腹部平面及断层图像。必要时加做 24 h 延迟图像。显像前清空肠道、排空膀胱。

(四) Prostacint 显像

静脉注射 4.5~7 mCi (166.5~259 MBq) ^{111}In-Capromab pendetide,注射后 2~5 d 内,每天利用 SPECT(配平行孔中能高分辨准直器)行全身及骨盆局部显像,必要时加做局部断层显像。每次显像前夜服用缓泻剂,清空肠道,排空膀胱。

(五) 淋巴瘤显像

静脉缓慢注射 5 mCi (185 MBq) ^{131}I-Tositumomab 或 ^{111}In-ibritumomab-tiuxetan,注射后 1 h 行全身显像,然后在 2~5 d 内每天行全身显像。每次显像前排空膀胱。

三、正常和异常影像

(一) 正常影像

放射免疫显像早期影像多显示全身血池影,随着时间的延迟,外周血管、心脏、肝脏及脾脏内放射性逐渐降低,但肾脏和膀胱内的放射性大多情况下始终呈高浓聚态。

(二) 异常影像

在各不同时相的全身、局部平面及断层显像图上,出现正常影像之外的局限性放射性异常浓聚或"热"区,而且其位置不随时间的延迟而改变,则为显像阳性。

四、临 床 应 用

肿瘤放射免疫显像已经越来越多地进入临床试验及临床应用阶段,在恶性肿瘤的定性和定位诊断、复发病灶和转移灶的确定及寻找、治疗计划的确定、放疗生物照射靶区的勾画、放化疗疗效评价等方面具有重要的临床价值。目前已有商品化肿瘤放射免疫显像剂上市,主用于结直肠癌(图 16-4-1、图 16-4-2)、CEA 表达阳性的胃肠癌(图 16-4-3)及卵巢肿瘤、肺癌、前列腺癌(图 16-4-4)、淋巴瘤(图 16-4-5、图 16-4-6)的诊断。免疫-PET 显像(图 16-4-7、图 16-4-8)也已正式进入临床应用阶段。

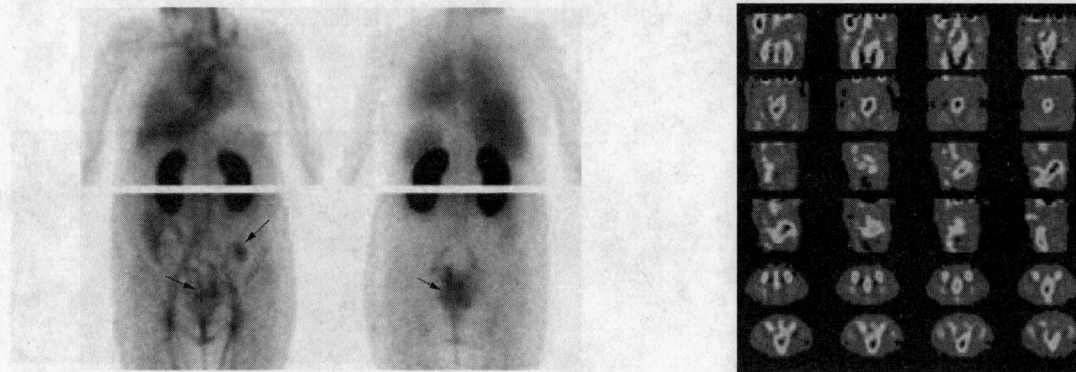

图 16-4-1 ^{99m}Tc-anti-CEA Fab'(CEA-Scan)显像

结肠癌术后患者。^{99m}Tc-anti-CEA Fab'(CEA-Scan)平面显像(排空膀胱后)示骶骨前区域异常浓聚放射性(粗箭头所示),细箭头所示为结肠造瘘部位,右图为断层图像。CT 检查无法区分骶骨前病灶是复发或者术后形成的瘢痕组织。再次手术后组织病理学检查证实为肿瘤复发随着抗体工程技术的不断发展和核医学显像装置的不断升级换代,放射免疫显像将进一步得到改进和提高,并将在恶性肿瘤的诊治中发挥更大的作用。

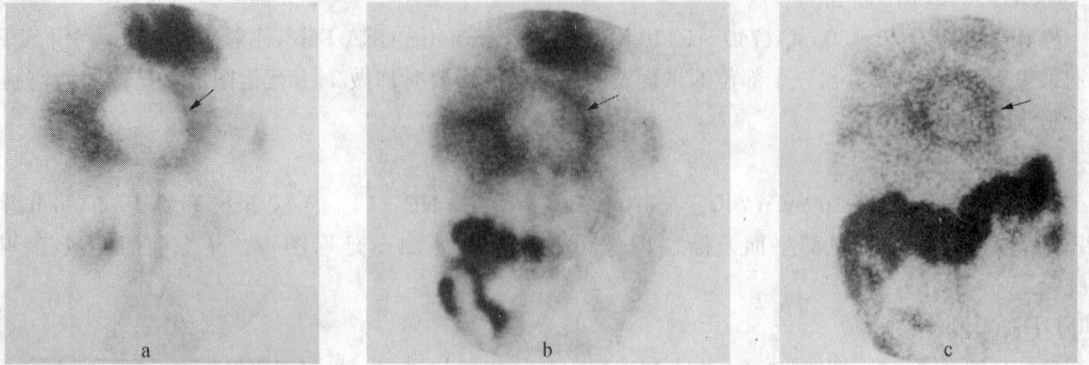

图 16 - 4 - 2 ^{99m}Tc - NR - LU - 10 - Fab'(Verluma)显像

结肠癌肝转移患者。注射^{99m}Tc - NR - LU - 10 - Fab'(Verluma)后即刻(a)、8 h (b) 和 24 h (c) 腹部平面显像图。箭头所示为肝内最大的转移灶部位异常浓聚放射性(24 h 图最为清晰)

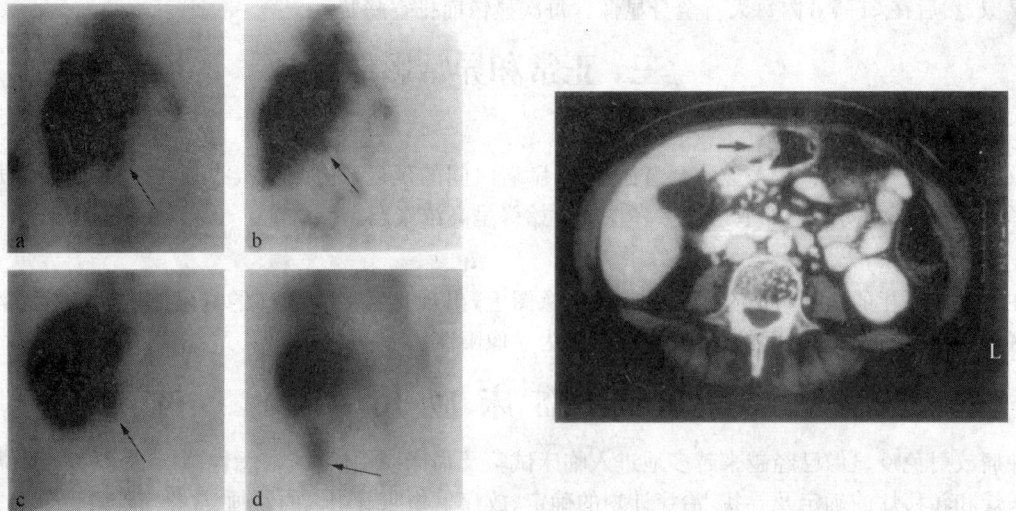

图 16 - 4 - 3 ^{111}In - Satumomab Pendetide (Oncoscint)显像

胃癌术后四年患者,临床疑肿瘤复发。注射^{111}In - Satumomab Pendetide (Oncoscint)后 48 h(a)和 72 h(b)平面图像示靠近肝脏右叶内侧缘部位存在一异常放射性浓聚灶,冠状面(c)及矢状面断层(d)更加清楚。该患者上腹部 CT(右图)最初诊断为阴性,放免显像后再次阅片发现胃窦部确实存在可疑软组织肿块(箭头所示)

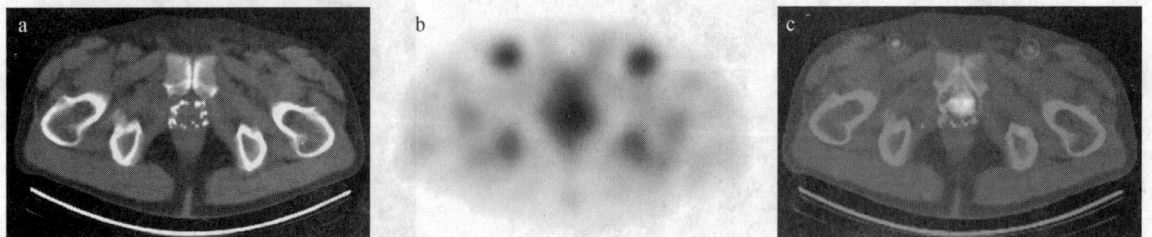

图 16 - 4 - 4 ^{111}In - Capromab pendetide(Prostacint)SPECT/CT 显像

83 岁男性患者,既往因前列腺癌行放射性粒子植入治疗,近期血清 PSA 水平进行性升高。^{111}In - Capromab pendetide(Prostacint)SPECT - CT 显像图。a 为 CT 图,b 为 SPECT 图,c 为融合图。永久性植入的放射性粒子清晰可辨,前列腺异常高浓聚放射性,组织活检证实为前列腺癌局部复发

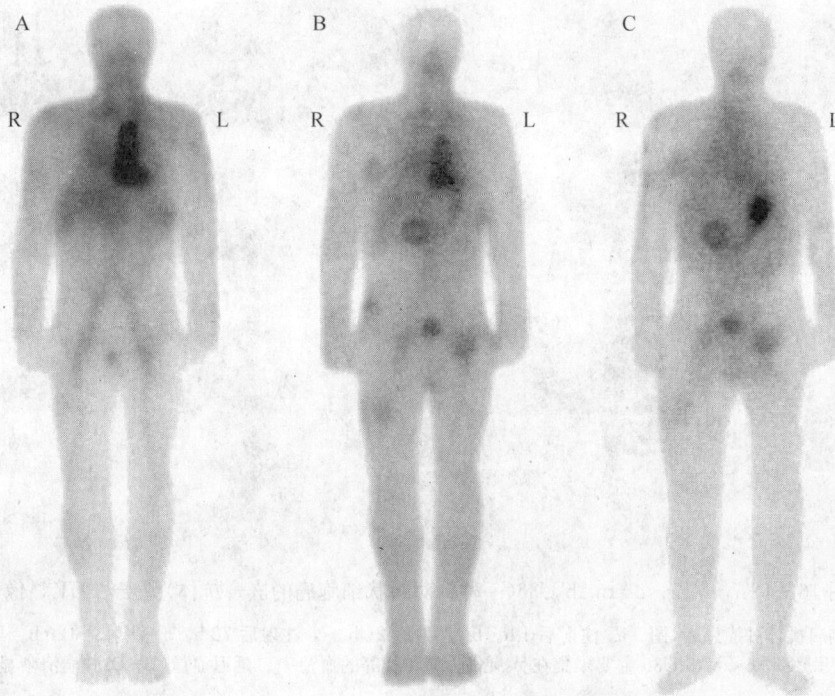

图 16 - 4 - 5　^{131}I - tositumomab (BEXXAR,百克沙)显像

非何杰金淋巴瘤患者,放射免疫治疗前^{131}I - tositumomab (BEXXAR,百克沙)显像,A、B、C 分别为注射 5 mCi ^{131}I - Tositumomab 后 24 h、48 h 及 72 h 全身显像图。胸、腹、腹股沟及右下肢多处异常浓聚灶。

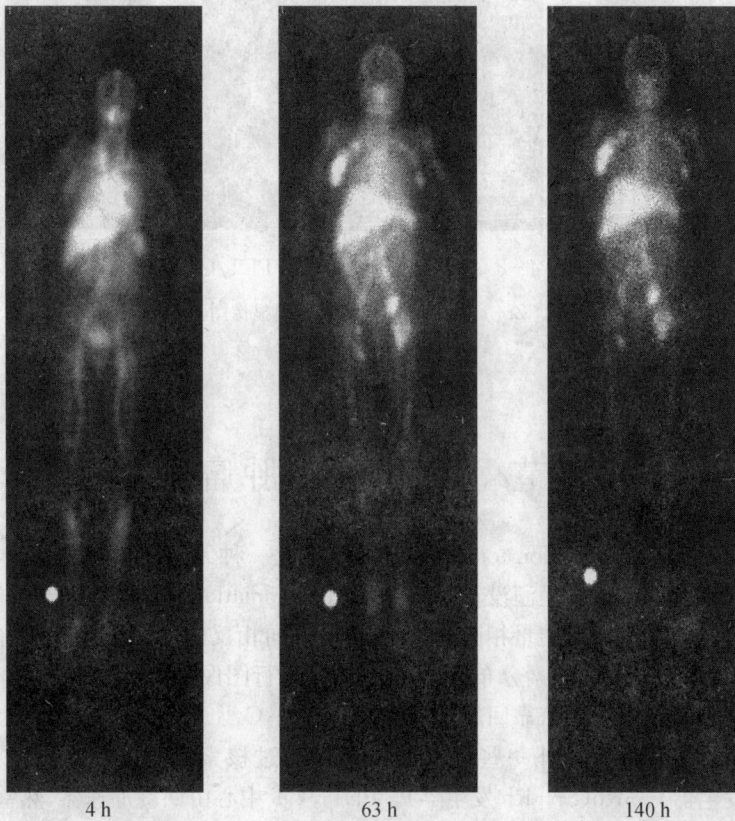

图 16 - 4 - 6　^{111}In - ibritumomab-tiuxetan(Zevalin)显像

非何杰金淋巴瘤患者,放射免疫治疗前^{111}In - ibritumomab-tiuxetan(Zevalin)显像图。注射后 4 h 图主要显示血池影,63 h 和 140 h 图示血池影放射性降低,腋下、主动脉周围及腹股沟淋巴瘤病灶逐渐清晰。

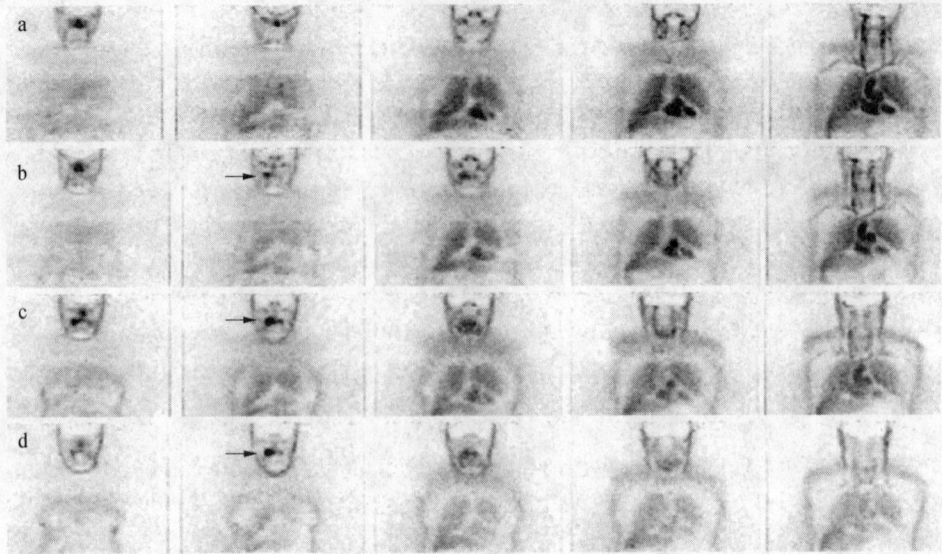

图 16-4-7 ^{89}Zr-c-mAb U36(一种针对鳞状细胞癌的嵌合抗体)免疫-PET 显像

右侧扁桃体肿瘤患者,图。a. 注射后 1 h。b. 注射后 24 h。c. 注射后 72 h。d. 注射后 120 h。早期显像(A)显示^{89}Zr-c-mAb U36 主要聚集在鼻、心脏、肺和肝等的血池中。延迟显像(B-D)肿瘤清晰显影(箭头所示)

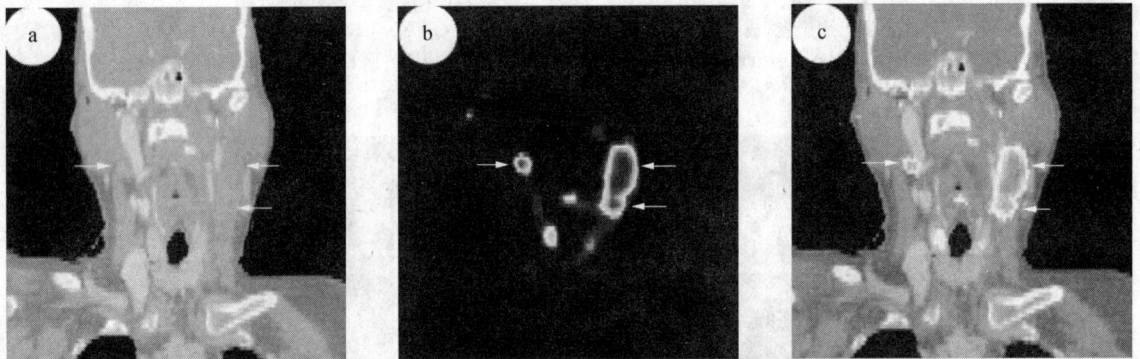

图 16-4-8 ^{89}Zr-c-mAb U36 PET/CT 显像

左侧扁桃体癌右颈部淋巴结转移患者,^{89}Zr-c-mAb U36 PET-CT 显像图。a. CT 图像。b. 免疫-PET 图像。c. 融合图像。

(刘增礼)

第五节 PET-CT 肿瘤显像

正电子发射断层(positron emission tomography,PET)是一种无创性探测发射正电子的核素在机体内分布的断层显像技术。基本原理是湮没辐射(annihilation radiation),即根据正电子核素衰变产生的正电子与体内的负电子结合产生一对能量相同(511 keV)但方向相反的 γ 光子,采用符合探测技术探测这一对光子,得到人体内不同脏器的核素分布信息,由计算机进行图像的断层重建处理,得到人体内标记化合物的分布图像。正电子核素主要依靠回旋加速器生产,如^{11}C、^{13}N、^{15}O、^{18}F,它们的半衰期短,分别为20 min、10 min、2 min、110 min。另外一些正电子核素可通过核素发生器生产,如^{68}Ga(Ge-Ga 发生器)、^{62}Cu(Zn-Cu 发生器)、^{82}Rb(Sr-Rb 发生器)。PET-CT 中心由回旋加速器、热室及 PET-CT 仪三大部分组成。

PET-CT 是将 PET 和 CT 安装在同一机架上,实现了 PET 与 CT 功能与解剖结构的同机图像融合,双方信息互补,彼此印证,可以提高诊断的特异性和准确性。PET-CT 与常规 PET 相比,具有以下优点:① 显著缩短图像采集时间,增加患者流通量,且大多数患者能够耐受双手臂上举。② 提高病变定位的精确性,如肺癌患者转移纵隔淋巴结的分组、胸膜与肺、肺底与肝顶病变的定位等。③ PET - CT 诊断的准确性优于单纯的 PET 或单纯的 CT 以及 PET 与 CT 的视觉融合。④ CT 的应用可避免 FDG 摄取阴性肿瘤的漏检。如转移性肺癌小病灶、成骨性骨转移、原发性肝细胞癌等。⑤ PET - CT 可从肿瘤组织的血流灌注、代谢、增殖活性、乏氧、肿瘤特异性受体、血管生成及凋亡等方面进行肿瘤生物靶体积(BTV)的定位,指导放射治疗计划的精确制订。PET - CT 在临床中的应用主要集中于肿瘤、神经精神疾病以及心血管疾病三大领域,其中肿瘤的应用占 80%~90%。

一、PET 肿瘤显像基本原理

PET 肿瘤显像剂很多。有的显示肿瘤一般的生理和生化特点,如血流灌注、氧代谢、葡萄糖代谢、氨基酸和蛋白质合成、核酸代谢、乙酸代谢、胆碱代谢等。有的显示肿瘤特殊的生化和生理过程,如受体、特异抗原、乏氧、成骨活性、抗肿瘤药物的亲和性及药代动力学和基因等。表 16-5-1 列出常用的 PET 肿瘤显像剂,其中最为成熟而常用者为葡萄糖代谢(^{18}F-FDG)显像,以下重点介绍 FDG 肿瘤显像的原理。

表 16-5-1　PET 肿瘤显像的种类和显像剂

显 像 种 类	显 像 剂
一般生化和生理过程	
葡萄糖代谢	^{18}F-氟代脱氧葡萄糖(FDG)
氧代谢	$^{15}O_2$
氨基酸摄取	^{11}C-蛋氨酸(methionine)
蛋白质合成	^{11}C-酪氨酸(tyrosine)
核酸代谢	^{11}C-胸腺嘧啶(thymidine)、^{18}F-FLT
血流灌注	$^{13}NH_3$、$H_2^{15}O$
乙酸代谢	^{11}C-乙酸盐(acetate)
胆碱代谢	^{11}C-胆碱、^{18}F-胆碱(choline)
特殊生化和生理过程	
神经递质	^{18}F-DOPA
受体	^{18}F-氟代雌激素(fluoroestrodiol)
抗原	^{124}I-3F8(McAb)
乏氧	^{18}F-氟代甲氧甲基硝基咪唑
	(FMISO)
成骨代谢	^{18}F-氟离子
抗肿瘤药物	^{18}F-氟尿嘧啶(5FU)、
	^{18}F-氟代脱氧脲苷(FUdR)
血脑屏障	^{82}Rb、^{68}Ga-EDTA
基因	^{18}F-氟代丙氧鸟苷(GCV)

Warburg(1930 年)发现恶性肿瘤细胞糖酵解作用增强,并认为是癌细胞的特征之一,恶性肿瘤细胞糖酵解速率异常高于正常或良性病变。肿瘤对 FDG 的摄取基于肿瘤细胞糖酵解的增加,注射后 FDG 被摄入至细胞内,运输 FDG 进入转化的细胞内的一个重要机制是葡萄糖转运蛋白(GLUT)的作用,而且结合于肿瘤细胞线粒体的高活性的己糖激酶(HK)通过使 FDG 磷酸化生成 FDG-6-PO4 而滞留于细胞内。葡萄糖与 FDG 的代谢见图 16-5-1。另外由于缺氧状态下可以激活葡萄糖的无氧酵解,FDG 的高摄取也可能与肿瘤组织的相对缺氧状态有关。因为所有的具有活力的细胞均需要葡萄糖作为能量供应,因而 FDG 的摄取并不是特异的。了解和认识 FDG 这一示踪剂的局限性,可使临床医生更好地理解检查结果。

当葡萄糖进入活的细胞时,即发生己糖激酶(HK)催化的磷酸化反应,生成的 6-磷酸葡萄糖分子可以进入进一步的代谢旁路。6-磷酸葡萄糖可反馈抑制己糖激酶。细胞对葡萄糖的摄取依赖于 6-磷酸葡萄糖代谢的速率,6-磷酸葡萄糖在葡萄糖异构酶作用下转化为 6-磷酸果糖,此异构过程将醛糖转化为酮糖。2-脱氧葡萄糖(DG)像葡萄糖一样,进入细胞后在己糖激酶的作用下磷酸化生成 FDG-6-PO4,后者不能发生进一步代谢,这是因为 C2 位置缺乏氧原子的存在,因此以 FDG-6-PO4 的形式滞留于细胞内。因为这些特点,2-脱氧葡萄糖能够用于研究细胞葡萄糖的摄取。

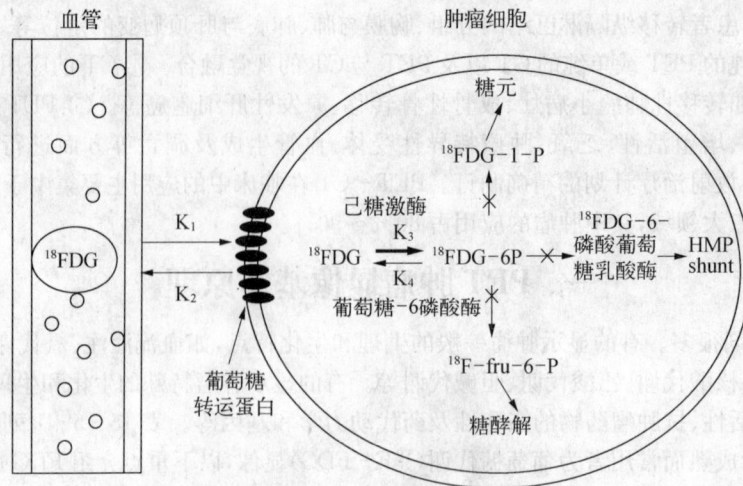

图 16-5-1 FDG 的代谢示意图

肿瘤细胞的葡萄糖代谢非常旺盛,因而^{18}F-FDG PET 可广泛用于恶性肿瘤的显像。FDG 通过葡萄糖转运体(GLUT)进入细胞,在己糖激酶(HK)的作用下磷酸化。由于 6 磷酸-FDG(FDG-6P)的脱磷酸化在肿瘤细胞非常缓慢,产生的 FDG-6P 滞留于肿瘤细胞内。虽然 FDG 不能像葡萄糖一样以相同的方式被代谢,但是与葡萄糖代谢有关的酶的活性和表达水平的改变也将影响 FDG 在肿瘤细胞内的摄取,如 GLUT 表达水平和 HK 活性的增加,以及葡萄糖-6-磷酸酶活性的降低。在肿瘤细胞,不同类型 GLUT 和 HK 的表达明显影响糖酵解速率,在各种类型的 GLUTs 中,GLUT1 对葡萄糖和 FDG 的高摄取是必需的一个因素,HK Ⅱ型主要在快速生长的高糖酵解的肿瘤中表达。肿瘤细胞与正常细胞相比蛋白表达方式的不同引起肿瘤摄取 FDG 的增高。肿瘤细胞因其高的生长速率和糖酵解,呈现对葡萄糖和 FDG 的高摄取。另外快速生长的正常细胞也具有活跃的葡萄糖代谢和有氧糖酵解,因而认为高的葡萄糖代谢率是细胞增生活跃的一个指标,而不单纯是恶性表型的指标。目前已有许多证据表明正常细胞和肿瘤细胞中与葡萄糖代谢有关的基因表达水平存在差异。

肿瘤对^{18}F-FDG 的摄取存在很多影响因素。从葡萄糖代谢途径而言,FDG 的摄取不仅由葡萄糖的转运决定,还与 HK 的含量和活性及葡萄糖-6-磷酸酶对 FDG-6-P 的去磷酸化等密切相关。HK4 种亚型中 HK Ⅱ与肿瘤的关系最密切,但也有一些报道 HK Ⅰ与 FDG 的摄取呈正相关。同时也受一些其他病理生理因素影响,如局部血流量、乏氧、坏死和肿瘤周围炎性反应、激素、表皮生长因子(EGF)等。乏氧诱导肿瘤的侵袭性,增加其代谢的潜能,促进其发生并降低其对放、化疗的疗效,乏氧对肿瘤细胞 GLTUs 含量起促进作用。在缺氧情况下,我们没有能力辨别是否是肉芽肿成分的细胞还是肿瘤细胞摄取 FDG,也就是说在缺氧条件下必须测定非肿瘤细胞的活力。二是缺氧可引起有关肿瘤摄取 FDG。在肿瘤内乏氧区是通常存在的,这一现象也可引起 FDG 的摄取增加;另外,FDG 的聚集也反应了肿瘤内存活细胞的数目。阐明肿瘤的乏氧与存活细胞的数目这两方面因素对解释 FDG 高摄取的影响是必要的。因此,应该认识到,^{18}F-FDG PET 显像一方面可能是诊断肿瘤的灵敏方法,但其特异性并不一定很好。卵巢分泌的激素,尤其是雌激素(E2),促进 GLUTs 的表达,可增加糖酵解、促进三羧酸循环刺激糖代谢。

二、FDG PET 肿瘤显像适应证

1) 良性与恶性肿瘤的鉴别诊断。

2) 肿瘤临床分期。

3) 肿瘤治疗后残余或治疗后纤维化、坏死的鉴别诊断。

4) 检测肿瘤是否复发,特别是临床上血清肿瘤标志物升高时。

5) 监测肿瘤治疗疗效。

6) 临床上首先发现肿瘤转移灶或副癌综合征,需要进一步寻找肿瘤的原发灶。

7) 指导放疗计划的制订,确定肿瘤放射治疗的生物靶区(BTV)。

8) 帮助确定肿瘤的活检部位。

9) 其他:不明原因发热等。

三、FDG PET 检查程序

1）注射 FDG 之前至少禁食 4～6 h，禁止饮用含糖饮料，但不禁水。禁食的前一餐最好食用高蛋白、低碳水化合物膳食。

2）显像前 24 h 内避免剧烈活动。

3）血糖水平的要求：<150 mg(8.3 mmol/L)最佳，≤200 mg/dl(11.1 mmol/L)通常可以接受。血糖升高会降低肿瘤对 FDG 的摄取，并增加本底。大多数情况下血糖>200 mg/dl(11.1 mmol/L)可另行预约检查时间，或静脉注射胰岛素的患者^{18}F-FDG 的注射时间应适当延迟，具体情况视胰岛素的类型与给药途径而定，否则肌肉显影明显。

4）静脉注射^{18}F-FDG 2.96～7.77 MBq/kg(儿童酌情减量)，就显像仪器等不同，剂量可适当调整。注射部位选择已知病变对侧肢体，药物注射后安静休息，尽量少讲话，避免紧张体位。

5）为了使胃肠道较好的充盈，PET-CT 检查建议患者口服阴性对比剂 1 000～1 500 ml(如水等)。PET-CT 检查前排空小便，避免尿液污染体表和衣裤。

6）显像时间：一般选择注射药物后 1 h 进行。脑显像可于注射后 30 min 进行。

7）取仰卧位，双手上举抱头(头颈部肿瘤和黑色素瘤患者除外)。依次采集 CT 定位相，CT 和 PET 数据，经图像重建处理后得到 CT、PET 以及 PET 和 CT 的融合图像。

8）携带既往影像学检查资料，以便进行比较。病史记录中应了解肿瘤的部位与类型、诊断与治疗的经过(如活检结果、手术、放疗、化疗、骨髓刺激因子及激素的应用情况)、糖尿病史及血糖控制情况、近期感染史、患者能否耐受双手臂上举且平卧 15～20 min 等。

四、影 像 分 析

1. 正常图像　PET-CT 图像经重建处理后可获得全身三维立体投射图像和横断面、冠状面及矢状面的 CT、PET 及 PET-CT 的融合图像(图 16-5-2)。正常禁食状态下，大脑葡萄糖代谢非常旺盛，

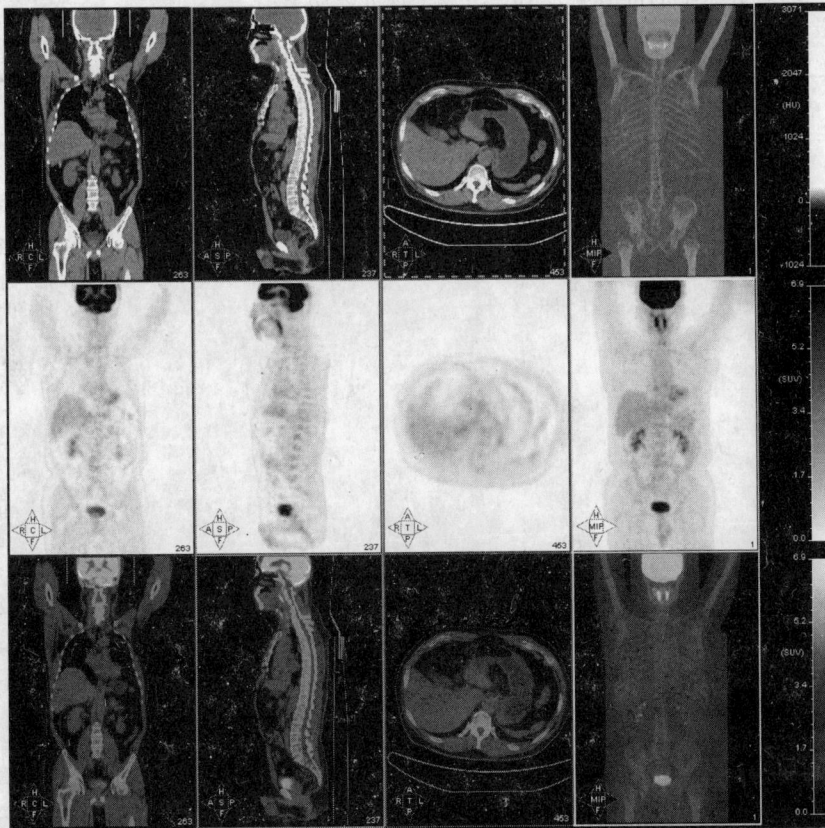

图 16-5-2　正常人 FDG PET-CT 图像

从左向右依次为冠状面、矢状面、横断面及三维投射图

脑摄取 FDG 较多,肾及膀胱因显像剂的排泄而显影,心肌显影因人而异,部分病例左心室心肌可见显影,唾液腺体对称显影,肝脏和脾脏显影一般较淡且均匀,胃肠道变异较大,可见胃的轮廓和肠形。借助 CT 的解剖信息,可帮助鉴别上述生理性摄取和病变组织。

2. 图像分析方法　　有两种,目测法和定量分析法。

(1) 目测法:由两名医师独立判断,病灶区 FDG 摄取明显高于周围正常组织视为恶性病变。

(2) 半定量分析:在病灶区设置感兴趣区(ROI),计算病灶区标准摄取值(SUV)。SUV=感兴趣区的放射性浓度(Bq·mm^{-3})/[注射剂量(Bq)/患者体重(g)];病灶区与相应正常组织 FDG 摄取比值(T/N)。

(3) 定量分析:计算速率常数($K_1 - K_4$)、Patlak 分析等。

3. 常见的假阳性与假阴性

(1) 假阳性:生理性摄取(尤其注意头颈部、肌肉与棕色脂肪组织、子宫与卵巢等)、感染与炎症、良性肿瘤、其他(如反应性增生、Graves' 病、冬眠心肌等)。

(2) 假阴性:肿瘤太小(小于 2 倍 PET 系统分辨率)、细支气管肺泡癌、类癌、黏液成分高的肿瘤(如胃癌)、肝细胞肝癌、肾透明细胞癌、前列腺癌、低级别肿瘤(如I～II级星形细胞瘤等)、近期大剂量激素治疗。因为 FDG 并非对所有的恶性肿瘤都能有效地显示,所以可考虑联合应用 FDG 以外的正电子显像剂。

4. 常见伪影

1) 金属异物、化疗泵、起搏器、手术银夹等。

2) 造影剂:静脉造影剂、胃肠道钡餐等。

3) 呼吸运动及心脏搏动。

4) 检查过程中体位的移动。

5) 仪器设备系统性能产生的伪影。

6) 其他。

五、临床应用

PET - CT 在各种肿瘤中的价值见表 16 - 5 - 2。现分述如下:

表 16 - 5 - 2　PET/CT 在肿瘤中的应用价值

肿　　瘤	灵　敏　度(%)	特　异　性(%)	准　确　性(%)
肺癌			
SPN	75～89	88～94	84～94
肺癌分期	99	75	80～94
乳腺癌			
再分期	71～99	66～68	70～85
结肠癌			
分期	—	—	83～89
局部复发	96	97	—
远处转移	95	98	—
食管癌			
分期	—	—	93
胰腺癌	89	64	
淋巴瘤			
侵犯淋巴结	94	100	
侵犯其他器官	88	100	
残余或复发	81	100	91～92
鼻咽癌			
诊断	96.0	85.7	
复发或残余病灶	84.6	91.3	
淋巴结转移	91.8	82.2	
卵巢癌复发	73～100	85～100	82～98
骨转移瘤	94.1	90.5	93.2

(一) 肺癌

1. 肺部单发结节(SPN)良恶性的鉴别诊断 标准摄取值(standardized uptake value, SUV),一般以 2.5 作为良恶性鉴别界值。恶性病变 FDG 摄取随时间延长而增加,相反良性病变 FDG 摄取下降或保持不变,因此双时相显像对 SPN 的鉴别诊断有较大的价值。2001 年符合 EBM 的一组 2 572 例综合分析,^{18}F-FDG PET 鉴别诊断 SPN 灵敏度为 96%,特异性 80%,FDG PET 阴性预测值较高,一般可达92%~96%。

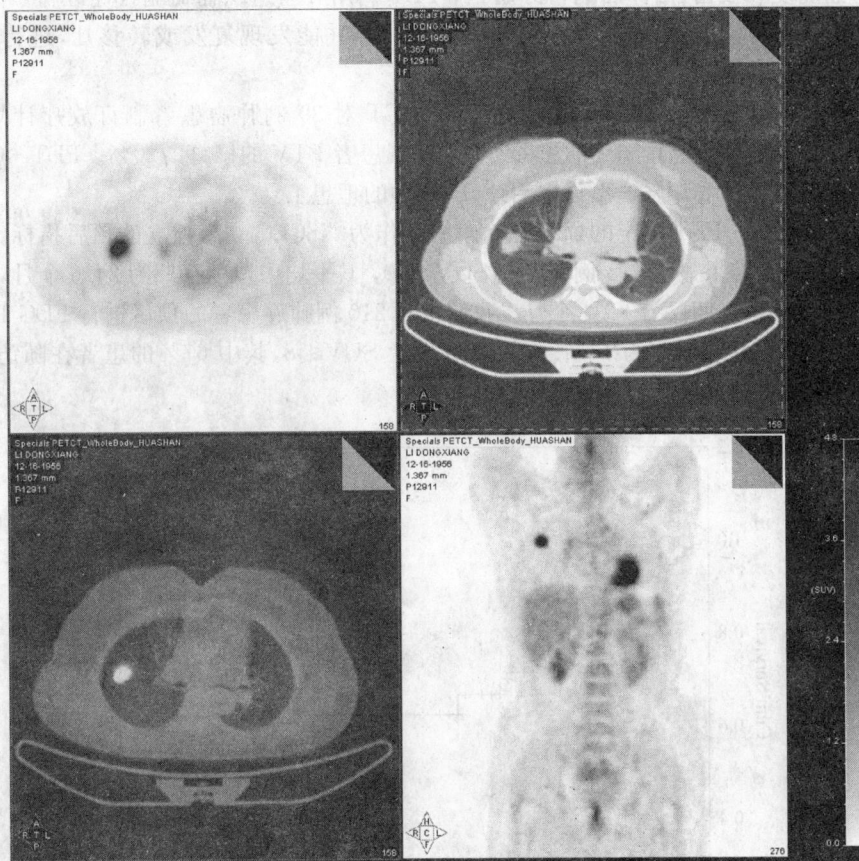

图 16-5-3 右上肺癌结节 FDG 摄取明显增高

2. 肺癌治疗前临床分期 PET-CT 一次检查可获得全身的断层图像,可了解肺癌常见的纵隔及肺门淋巴结转移、锁骨上淋巴结的转移及全身远处器官的转移(包括骨骼、肾上腺、肝、脑等),从而获得较准确的分期。由于 CT 的精确定位,PET-CT 对纵隔淋巴结的转移检测更灵敏和准确。

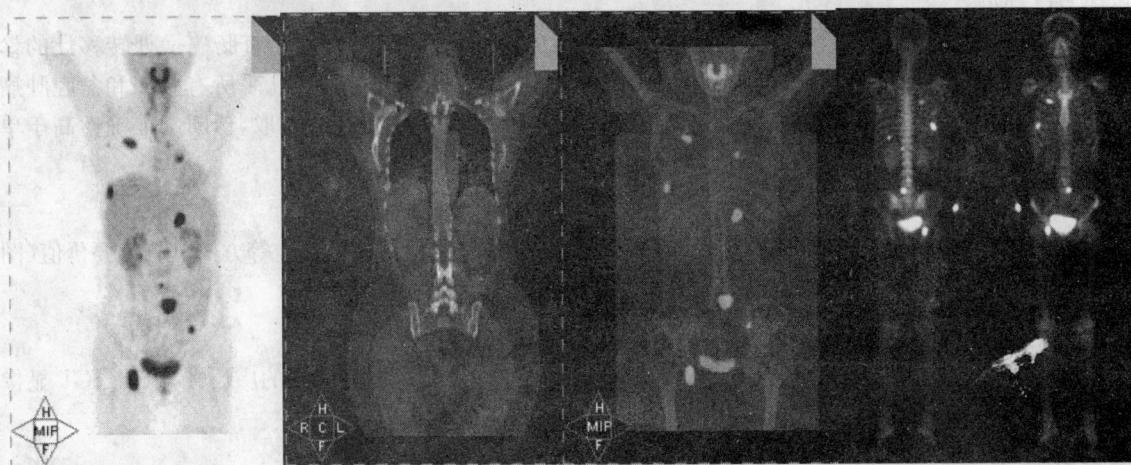

图 16-5-4 左肺癌左侧肾上腺及骨骼多发转移(Ⅳ期)

FDG PET/CT 检出的骨转移灶与 ^{99m}Tc-MDP 骨显像一致

3. 肺癌疗效的评估,指导治疗方案的制订和修改　PET 评价疗效常用的指标为治疗前后的 SUV 变化率(ΔSUV)[(治疗前 SUV−治疗后 SUV)/治疗前 SUV]。Cerfolio 等研究发现,新辅助治疗前后的 ΔSUV 与治疗后肿瘤中非活性的肿瘤细胞数目呈正相关,而且这种相关性优于治疗前后 CT 所示肿瘤体积的变化,当 ΔSUV 在 80% 以上时其预测肿瘤完全缓解的灵敏度、特异性和准确率分别为 90%、100%、96%。

4. 检测肺癌复发和残留,治疗后的再分期　PET 利用肿瘤组织葡萄糖代谢旺盛,坏死纤维化组织葡萄糖代谢极低甚至没有的特点,能较好地进行鉴别,并能发现复发或转移灶,进行治疗后的再分期。

5. 指导制订放疗计划　Ciernik 等应用 PET - CT 对 39 例肿瘤患者制订放疗计划,结果显示 PET -CT 提供的代谢信息改变了 56% 的患者 GTV,46% 患者 PTV 的修订$>$20%。PET - CT 已成为三维适形放射治疗(3D CRT)和调强适形放射治疗(IMRT)的理想工具。

6. 评价肺癌预后　PET 测定的葡萄糖代谢率可作为 NSCLC 一个独立的预后指标。Ahuja 等报道 155 例 NSCLC 患者,结果显示 118 例患者的 SUV$<$10,其平均中位生存期为 24.6 个月,37 例患者的 SUV$>$10,其平均中位生存期仅为 11.4 个月。我们也对 210 例肺癌患者的预后进行 FDG PET 研究,98 例患者 SUV$>$8,其中位生存时间为 14 个月,112 例患者 SUV$\leqslant$8,其中 67% 的患者在随访中止时仍健在,高 SUV 组的预后明显差于低 SUV 组($P<0.0001$)。

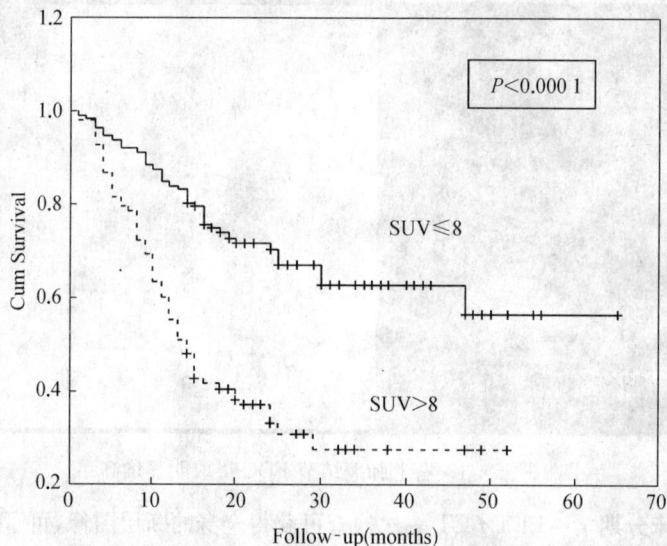

图 16 - 5 - 5　NSCLC 不同 SUV 的生存曲线图(Kaplan - Meier 分析)

(二)结直肠癌

主要用于结直肠癌治疗后纤维化瘢痕与复发肿瘤的鉴别诊断,以及复发结直肠癌远处转移灶的诊断,特别是对结直肠癌的肝脏转移明显优于 CT 和 B 超,有助于临床再分期。几乎所有腹部和盆腔肿瘤的检查都需要 PET - CT,因为可以精确定位放射性浓聚灶,并可识别生理性摄取,诊断的准确性高于单纯的 PET。

(三)淋巴瘤

对淋巴瘤的临床分期、治疗效果的评价以及骨髓浸润判断、活检部位的确定等方面具有重要价值(图 16 - 5 - 6)。

(四)黑色素瘤

对恶性黑色素瘤的临床分期及疗效观察具有重要价值,由于黑色素瘤转移的广泛性,PET - CT 显像要求进行从头到脚的真正的全身显像(true whole body scan)。

(五)乳腺癌

PET - CT 显像主要应用于乳腺良恶性肿块的鉴别、乳腺癌的腋窝淋巴结及远处转移或复发、放化疗疗效评价等。[18]F-雌激素受体显像可用于观察抗雌激素治疗的效果。PET 显像在乳腺疾病中的应用不

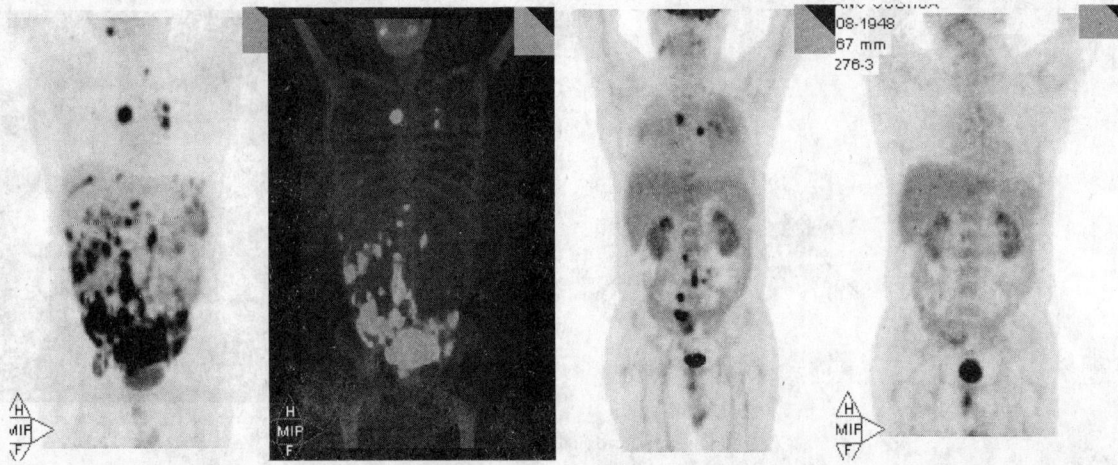

图 16-5-6 淋巴瘤 PET-CT 显像

弥漫大 B 细胞性淋巴瘤右颈部淋巴结、左锁骨上淋巴结、纵隔淋巴结及左肺、腹腔及盆腔淋巴结、肝脾多发性异常 FDG 高代谢灶(图 a,b);化疗 2 个疗程后 PET/CT 复查病灶大部分消失(图 c);化疗 5 个疗程结束,PET-CT 复查未见异常代谢增高灶(图 d),提示完全缓解(CR)。

仅局限于肿块良恶性判断、病变累及范围和程度的确定,更重要的是使部分患者免于盲目的乳腺切除及进行不必要的放疗和化疗(图 16-5-7)。

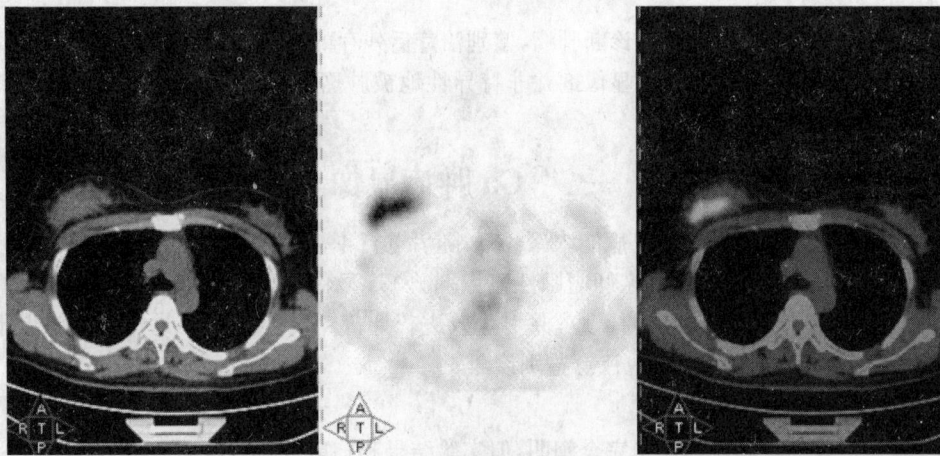

图 16-5-7 右侧乳腺癌伴右侧腋窝淋巴结转移的 ^{18}F-FDG PET-CT 显像

(六)骨肿瘤

由于 PET-CT 中的 PET 能够发现 CT 尚未发现的异常骨髓受累,CT 可以对 PET 所发现的病灶准确定位,显示有无软组织的异常,如硬膜外肿块和肿瘤累及脊髓、马尾和神经根受压的情况,两者信息互补,对骨恶性和良性病变的诊断准确性更优于 PET 或 CT 的单独检查。当 CT 呈溶骨性或混合性病变时,PET-CT 可显示 ^{18}F-FDG 100%高摄取,若 CT 为成骨性病变时,仅有 88%高摄取。

(七)胰腺癌

对胰腺癌原发灶、转移淋巴结及肝转移的检测及胰腺炎与胰腺癌的鉴别诊断是有利的,特别是对在慢性胰腺炎基础上发生胰腺癌的诊断更具有意义。

(八)不明原发灶探查

颈部是不明原发灶淋巴转移的常见部位,一般认为以全身 PET 检查为较好的检查手段(图 16-5-8),根据 PET 显像结果结合其他影像学检查或内镜检查结果,诊断价值较大。文献报道 ^{18}F-FDG PET 对不明原发灶的探查灵敏度为 40%~60%。

(九)其他肿瘤

^{18}F-FDG PET-CT 对卵巢癌术后残余病灶或复发的诊断,尤其是对术后 CA$_{125}$ 水平升高而 CT 检

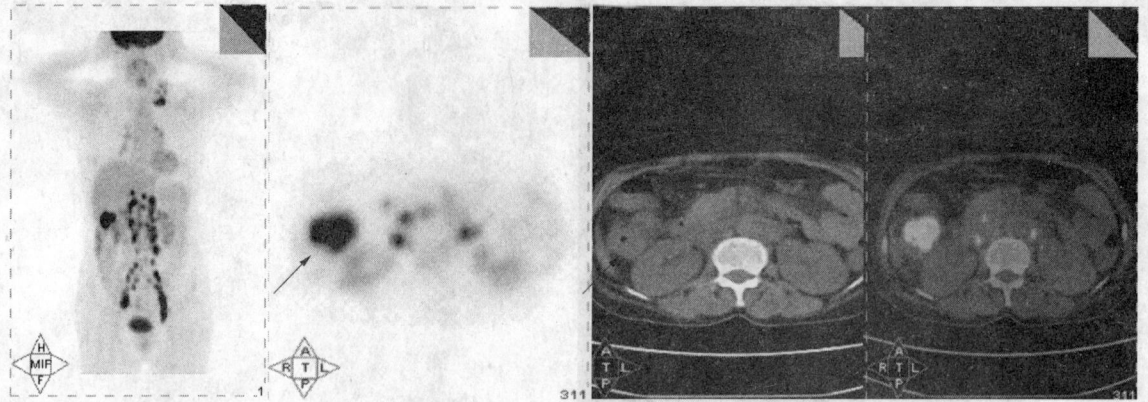

图 16-5-8 不明原发灶探查

左侧锁骨上转移性腺癌,PET-CT发现原发病灶来源于升结肠,同时腹膜后多发淋巴结转移。

查阴性者,对转移性肝癌的早期诊断及原发性肝癌介入治疗后评价,鼻咽癌、食管肿瘤和胃癌的分期等具有一定的价值。

(赵 军)

第六节 肿瘤非特异性阳性显像

肿瘤非特异性阳性显像可以协助诊断肿瘤,鉴别治疗后残存的活性肿瘤组织、局部复发与坏死、判断肿瘤对化疗的耐药性等。要注意这些显像剂并非特异性地被肿瘤细胞摄取,如炎症病灶也浓聚^{67}Ga,心肌细胞也浓聚^{99m}Tc-MIBI和^{201}Tl。

一、^{67}Ga 肿瘤显像

20世纪60年代末,人们发现淋巴瘤能浓聚^{67}Ga,随后进行了大量的研究,发现其他多种肿瘤细胞能浓聚^{67}Ga,所以^{67}Ga成为临床常用的亲肿瘤阳性显像剂。^{67}Ga显像有助于肿瘤患者的分期、肿瘤复发和转移的诊断、预测患者对化疗或放疗的反应,并对疗效进行评价。但^{67}Ga并不是特异的浓聚于肿瘤,炎症病灶也浓聚^{67}Ga,所以显像诊断时应注意鉴别诊断。

(一)显像原理

^{67}Ga被肿瘤摄取的机制目前还未完全阐明,但实验结果和临床资料显示,^{67}Ga的摄取主要反映了组织代谢水平和肿瘤细胞的活力。静脉注入^{67}Ga后,^{67}Ga主要与血浆中的转铁蛋白结合。铁可与^{67}Ga竞争性地与转铁蛋白结合,所以大剂量的铁可明显影响^{67}Ga的体内动力学,如^{67}Ga与转铁蛋白的结合,血浆的清除,组织内滞留。在正常组织,^{67}Ga主要浓聚于细胞内的溶酶体。在肿瘤细胞,与溶酶体的类似体结合。肿瘤组织的血供通常高于周围组织,毛细血管的通透性增高,这也是肿瘤能浓聚^{67}Ga的重要原因。还有研究推测肿瘤可能通过受体介导作用摄取^{67}Ga,当存在低浓度的转铁蛋白时,肿瘤细胞在体外摄取^{67}Ga增高,所以可能存在转铁蛋白受体。^{67}Ga在血浆或细胞外液与转铁蛋白结合形成复合物,复合物与细胞表面的转铁蛋白受体结合,或通过内吞作用进入细胞,与溶酶体结合,^{67}Ga释放并与细胞内的某种特定的蛋白结合。也有实验发现,在没有转铁蛋白存在的情况下,肿瘤细胞仍能摄取^{67}Ga,说明肿瘤细胞浓聚^{67}Ga可能存在其他途径。

(二)显像方法

^{67}Ga的半衰期为78.1 h,通过电子俘获衰变发射4种不同能量的γ射线(93 keV、184 keV、296 keV、388 keV)。进行显像前一周患者应停用铁制剂,腹部检查前应清洁肠道,或进食粗纤维食物增加肠蠕动,使肠道放射性移动易于鉴别。

^{67}Ga的用量为111~185 MBq(3~5 mCi),必要时可增加到370 MBq(10 mCi)。肿瘤病灶的摄取高峰在静脉注射^{67}Ga后24 h,但注射后48~72 h才能获得更高的对比度,取得更好质量的显像影像。选用中或高能平行孔准直器,采集93 keV、184 keV和296 keV三个能峰,窗宽10%~20%。平面显像每帧计

数应达 500 k。体位包括前位、后位、侧位和斜位。对胸部和腹部应进行断层显像。

(三)临床应用

^{67}Ga 非常广泛地应用于诊断各种肿瘤,如淋巴瘤、肝癌、肺癌、黑色素瘤和睾丸精原细胞瘤的淋巴结转移。^{67}Ga 检测肿瘤的敏感性与肿瘤的组织学特性有关,也决定于肿瘤的大小和部位。肿瘤小于 2 cm 很难检测出;肿瘤大于 5 cm 以上,由于肿瘤中心坏死区的出现,阳性率有所下降。肿瘤检测的阳性率和肿瘤的部位也有关,周围型的肺癌较中央型肺癌易于检测。在肺癌的病理类型中,一般以小细胞肺癌和鳞癌的阳性率为最高,大细胞癌次之,腺癌最低。

1. 霍奇金和非霍奇金淋巴瘤 ^{67}Ga 显像用于淋巴瘤患者分期的优点是非侵入性检查,可进行全身检查。断层显像可明显提高敏感性和特异性。对霍奇金病(HD)和非霍奇金病(NHL)患者的诊断敏感性分别为 93% 和 89%,特异性均为 100%。^{67}Ga 显像还有助于判断治疗过程中病情缓解情况,进一步决定治疗方案,鉴别活动性残留病灶与治疗后纤维化和瘢痕组织,对治疗后残留病灶诊断的准确性为 95%。

2. 黑色素瘤 恶性黑色素瘤也能浓聚^{67}Ga,有学者报道 67 例^{67}Ga 显像,确定肿瘤部位的敏感性可高达 82%,特异性 99%。^{67}Ga 显像诊断黑色素瘤局部淋巴结转移的敏感性为 80%,特异性为 75%。其结果与病变的大小和深度有关,转移瘤直径小于 2 cm 者,敏感性仅 17%;但位于皮下的肿瘤其敏感性可比较高,即使肿瘤大小仅 1 cm 也可检测出。^{67}Ga 显像对原发恶性黑色素瘤切除后随访观察,特别是复发的监测有重要价值。

3. 肺癌 大部分原发性肺癌能浓聚^{67}Ga,但肿瘤直径小于 1.5 cm 时,阳性率较低。在肺癌患者的分期上,报道的^{67}Ga 显像对于淋巴结转移的检出率差异较大,其对纵隔和肺门淋巴结的检测敏感性为 30%～100%,特异性为 63%～94%,有助于发现隐匿性转移灶和制订治疗方案。全身显像发现肺癌胸外隐匿性转移灶的敏感性为 90%。

虽然某些良性病变也会浓集^{67}Ga,但肺癌病灶和良性病灶的图像特点是明显不同的。肺癌的显像特点通常为团块状异常放射性浓聚灶、边缘清晰且浓聚程度较高;而良性肺部病变通常表现为显像阴性或病变局部呈片状、散在性模糊的影像,在多数病例二者可加以区分。

4. 其他软组织肿瘤 肉瘤能较高的摄取^{67}Ga。显像诊断的敏感性可达 96%。摄取^{67}Ga 的高低与肿瘤级别的高低相关,肿瘤细胞分化程度越低,摄取^{67}Ga 越多。研究证实,^{67}Ga 显像诊断转移和复发病灶的效能一致,总的敏感性为 93%,诊断肝转移的敏感性较低(56%),其他部位转移的敏感性在 90% 以上。^{67}Ga 显像对食管癌诊断的平均敏感性仅为 41%,但对食管癌转移灶的特异性可达 100%。约有 90% 的肝癌和 50% 的肝转移癌能浓聚^{67}Ga。

综上所述,^{67}Ga 显像的临床价值,主要是应用于原因不明的发热和临床怀疑有隐匿性转移瘤的患者。至于原发和转移肿瘤部位已经明确,恶性肿瘤的组织学已肯定,则价值不大。

二、^{201}Tl 和^{99m}Tc-MIBI 肿瘤显像

^{201}Tl 是一价阳离子金属,常用于心肌灌注显像。1975 年有报道,Tl 与 Cs 等碱金属相似,能被肿瘤浓聚,所以可用^{201}Tl 进行亲肿瘤显像诊断,且在鉴别治疗后残存的活性肿瘤组织、局部复发与坏死方面有一定优势。^{99m}Tc-MIBI 是另一种心肌灌注显像的药物,临床上也作为亲肿瘤显像剂广泛应用。肿瘤细胞摄取^{99m}Tc-MIBI 的机制比较复杂,目前尚未完全阐明。

(一)显像原理

^{201}Tl 的生物学特性与钾相似,在肿瘤细胞膜上 Na-K-ATP 酶的主动转移下进入细胞。^{99m}Tc-MIBI 中的 MIBI 为亲脂分子,临床特性类似^{201}Tl,但被细胞摄取的机制则完全不同。带正电荷的 MIBI 与带负电荷的线粒体内膜之间的电位差促使 MIBI 进入细胞,其中 90% 进入线粒体。肿瘤病灶的血流量增加和毛细血管通透性增加也是摄取 MIBI 增高的原因之一。临床上,肿瘤积聚 MIBI 的时间较短,推测可能被一个主动转运系统清除或分泌所致。因此,MIBI 在肿瘤内的积聚取决于影响摄取与清除等多种因素,属于非特异性显像剂。

(二)显像方法

^{201}Tl 半衰期为 73 h,由加速器生产,一般成人用量 111 MBq (3 mCi)。^{99m}Tc-MIBI 的特性类似于

^{201}Tl,但图像质量较好,一般用 740~1 110 MBq(20~30 mCi)。一般在静脉注射后 10~30 min 行早期显像,60~120 min 做延迟显像,延迟显像可提高 T/NT 比值。深吸气后屏气 SPECT 采集法或呼吸门控采集比常规的自由呼吸 SPECT 采集法准确度高。

(三)临床应用

1. 乳腺癌　乳腺癌是危害妇女健康的主要恶性肿瘤,X 射线摄片和超声是临床上常用的筛查方法,敏感性 70%~90%,但对于乳腺组织比较致密的患者,敏感性降低。^{201}Tl 和 ^{99m}Tc - MIBI 乳腺癌显像可有效补充 X 射线摄片和超声的不足,在提高乳腺癌诊断特异性、改善灵敏度方面起到了重要作用。其灵敏度为 84%~94%,特异性为 72%~94%,最小可测肿块为 5 mm。假阳性见于乳腺良性增生性病变。

2. 甲状腺肿瘤
^{201}Tl 和 ^{99m}Tc - MIBI 也用于甲状腺结节的定性诊断。

3. 脑肿瘤　^{201}Tl 探测脑肿瘤的灵敏度、特异性分别为 67% 和 91%,脑肿瘤与正常组织摄取比值大于 1.5 可判断为恶性,摄取指数越高,预后越差。对放疗有效者肿瘤摄取减少甚至不显影,若有部分显影,可判断为复发。^{99m}Tc - MIBI 同样可反映脑肿瘤活性,且病灶显示优于 ^{201}Tl,对 γ 刀手术立体定位具有重要价值。

4. 肺癌　肺癌与肺部良性病变的 ^{201}Tl/^{99m}Tc - MIBI 摄取分数、T/NT 比值及潴留指数有显著差异,故常用于肺部结节病灶的良、恶性鉴别。尤其是延迟相摄取分数与潴留指数可提高肺癌诊断特异性,与同期胸片、CT、纤维支气管镜检查相比,灵敏度高达 93%。在尘肺相关的肺结节中怀疑有癌变时,^{201}Tl 显像能将肺癌与尘肺结节区分开来,而 ^{67}Ga 显像则不能区分尘肺结节与肺癌。非小细胞肺癌对 ^{201}Tl 的高摄取还可能反应了非小细胞肺癌的增殖情况和血管生成情况,^{201}Tl 的摄取情况还可能反应了肺腺癌细胞的增殖情况。对纵隔淋巴结转移诊断优于 ^{99m}Tc(V)- DMSA。非小细胞肺癌对 ^{201}Tl 的高摄取还可能反应了非小细胞肺癌的增殖情况和血管生成情况,^{201}Tl 的摄取情况还可能反应了肺腺癌细胞的增殖情况。

多药耐药的发生是肿瘤患者对化疗发生抵抗的主要原因。多药耐药相关蛋白的过度表达是多药耐药发生的原因之一。^{99m}Tc - MIBI 显像对于检查原发性肺癌患者 P-糖蛋白导致的多药耐药现象是有效的。^{99m}Tc - MIBI SPECT 能够准确预测小细胞肺癌的化疗效果,肺癌 ^{99m}Tc - MIBI 滞留指数高的患者生存时间较长,而肿瘤 ^{99m}Tc - MIBI 滞留指数低的患者生存时间较短。

三、^{99m}Tc(V)- DMSA 肿瘤显像

1980 年有研究发现,五价锝标记二巯基丁二酸[^{99m}Tc(V)- DMSA]在肿瘤组织有较高的浓聚率,提示可能是一种有前途的亲肿瘤显像剂。

(一)显像原理

^{99m}Tc(V)- DMSA 被肿瘤摄取的确切机制尚不清楚,有研究认为 ^{99m}Tc(V)- DMSA 在血浆内可稳定存在,在到达肿瘤细胞后发生水解反应,产生磷酸根样的锝酸根参与细胞磷酸代谢。^{99m}Tc(V)- DMSA 在甲状腺髓样癌(MTC)显像中属于较特异性的显像剂。

(二)显像方法

成人常规用量 740~925 MBq(20~25 mCi)/次,儿童减半。快速静脉注射后 2 h 局部静态显像,必要时行断层采集。如有阳性病灶摄取应加做远处静态或全身前、后位扫描;对有可疑病灶应行 24 h 局部复查。甲状腺髓样癌治疗后病灶阳性率会下降,宜用 ^{99m}Tc - MIBI 补充显像。注射前无需任何准备,检查前排尿。

(三)临床应用

1. 甲状腺髓样癌　甲状腺肿块或伴颈部淋巴结肿大者,如见相应区域有高度局限性放射性摄取(T/NT>2),可诊断为 MTC,如同时伴有血降钙素明显升高、脸色潮红、大便次数增多可确诊该诊断,^{99m}Tc(V)- DMSA 显像诊断 MTC 的总体灵敏度在 80% 以上,特异性 100%,病灶探测率大于 65%,对肿瘤复发与转移的判断有重要价值。如放射性较高但局部红肿、肤温增高,诊断应慎重;放射性略高于周围本底或伴有内部小灶性增强,在患者未做任何治疗情况下,可除外 MTC,考虑其他恶性肿瘤,如甲状腺未分化癌、淋巴瘤;放疗及手术后的 MTC 病灶摄取减低,首次诊断应结合血降钙素;分化型甲状腺癌未见

放射性摄取。

2. 软组织肿瘤　　四肢或躯干软组织高度放射性摄取者一般考虑为恶性,但个别良性者如胶原纤维瘤及具有恶性倾向的良性肿瘤,如隆突性纤维瘤也可高度摄取,弥漫性略高于本底者不排除炎症可能;恶性软组织肿瘤术后见局部、邻近或近端明显异常浓聚,可诊断残留、复发或转移;手术瘢痕部位可见轻度条索状放射性摄取,诊断应谨慎;腹部肿块高度摄取放射性可考虑腹膜后恶性软组织肿瘤。滑膜肉瘤、血管肉瘤、成骨肉瘤等原发及转移病灶阳性率几乎可达100%。

已明确的其他恶性肿瘤患者,如见邻近或远处软组织内有异常放射性浓聚,可考虑为软组织内转移或浸润。$^{99m}Tc(V)-DMSA$ 显像诊断原发性软组织肉瘤灵敏度 90%～100%,特异性 71%～78%,准确性约为 78%。四肢软组织肿块若放射性摄取未见增强,则恶性可能性极小。

3. 其他肿瘤　　对头颈部原发性鳞状细胞癌及淋巴结转移诊断灵敏度分别可达 83%、92%,特异性75%、100%。肺部周围型肿块若有放射性摄取,恶性可能性大。肠道恶性肿瘤累及骨骼时,骨骼显像可表现为放射性减低,若有$^{99m}Tc(V)-DMSA$浓聚,则可考虑为恶性,可试用$^{186}Re(V)-DMSA$辅助治疗。

(马宏星)

思考题

一、问答题

1. $^{18}F-FDG$ PET 肿瘤显像的原理是什么?

2. 试述$^{18}F-FDG$ PET 在肿瘤中的应用。

3. $^{18}F-FDG$ PET 诊断肿瘤有哪些局限性?

二、多选题

1. $^{18}F-FDG$ PET 肿瘤显像可用于
   - A. 鉴别诊断瘢痕、坏死与肿瘤复发
   - B. 提供临床分期
   - C. 监测治疗效果
   - D. 预测预后
   - E. 寻找肿瘤原发灶

2. $^{18}F-FDG$ PET 肿瘤显像的假阴性常见于
   - A. 肺类癌瘤
   - B. 活动期结核
   - C. 细支气管肺泡癌
   - D. 黏液性胃癌
   - E. 炎性肉芽肿

3. $^{18}F-FDG$ PET 肿瘤显像的假阳性常见于
   - A. 肺类癌瘤
   - B. 活动期结核
   - C. 细支气管肺泡癌
   - D. 黏液性胃癌
   - E. 炎性肉芽肿

4. $^{18}F-FDG$ PET 肿瘤显像常用于诊断
   - A. 非小细胞肺癌
   - B. 食管癌
   - C. 结直肠癌
   - D. 恶性淋巴瘤
   - E. 前列腺癌

5. $^{18}F-FDG$ PET 可以在下列哪些器官(组织)浓聚
   - A. 大脑
   - B. 肿瘤组织
   - C. 心肌
   - D. 唾液腺体
   - E. 骨皮质

6. $^{18}F-FDG$ PET 浓聚于肿瘤细胞的原理是
   - A. 肿瘤细胞特异性摄取$^{18}F-FDG$ PET
   - B. 肿瘤细胞摄取$^{18}F-FDG$ PET
   - C. 肿瘤细胞不摄取$^{18}F-FDG$ PET
   - D. 肿瘤细胞优势摄取$^{18}F-FDG$ PET
   - E. 肿瘤细胞选择性摄取$^{18}F-FDG$ PET

第十七章 炎 症 显 像

核医学炎症显像在临床上主要用于感染性病灶的早期定性和定位诊断,为临床治疗措施的制定提供病变的范围和部位,也可以监测治疗反应。相对于 X 射线、CT、超声、MRI 等形态学影像检查,核医学炎症显像可以更早的发现和诊断炎症病变;是一种安全、无创伤、简便而又灵敏度很高的检查方法。目前用于炎症显像的显像剂主要有^{18}F – FDG、放射性核素标记白细胞以及^{67}Ga 枸橼酸盐、放射性核素标记人非特异性免疫球蛋白(IgG)、放射性核素标记抗人粒细胞单克隆抗体(Anti-granulocyte Antibodies, AGAB)等。

第一节 ^{18}F – FDG 炎症显像

一、原 理

^{18}F – FDG 能在炎症或肉芽肿行病变部位浓聚,其机制可能是炎症病灶中激活的白细胞和巨噬细胞利用葡萄糖作为趋化性和吞噬作用的能量来源以及在炎症修复过程中增生的纤维母细胞亦使用葡萄糖作为能量来源而导致病灶摄取^{18}F – FDG 增加。也有人认为感染性炎症病灶内迅速增殖的病原体本身的能量消耗也很高,同样导致^{18}F – FDG 摄取增加。

二、显 像 剂

^{18}F – FDG,成人剂量 370～555 MBq(10～15 mCi);如果使用 SPECT 符合线路显像,注射剂量减为 185～370 MBq(5～10 mCi)。

三、显 像 方 法

1) 检查前禁食 4～6 h,同时禁饮含糖饮料 4～6 h。
2) 注射显像剂前休息 30 min。
3) 注射显像剂后在安静、避光的房间平卧休息 45～60 min,尽量避免肌肉紧张。
4) 显像前排空膀胱尿液,尽可能取下患者身上的金属物体。
5) 行发射和透射扫描,必要时行动态采集。

四、适应证和禁忌证

1. 适应证
1) 发热待查患者隐匿性感染病灶探查。
2) 手术后或外伤后发热患者深部感染病灶探测。
3) 骨髓炎的诊断与鉴别诊断。
4) 人工关节感染与松动的鉴别诊断。
5) 血管移植术后感染的诊断。
6) 炎症性肠道疾病的诊断。
2. 禁忌证   无明显禁忌证。

五、正 常 影 像

^{18}F – FDG 与葡萄糖在体内的分布基本一致。注射显像剂后 1 h,^{18}F – FDG 在体内的浓聚由高到低依次是脑、肝、心红骨髓以及肾脏。全身其他部位轮廓及层次较清楚。

六、临 床 应 用

大量研究发现^{18}F-FDG可浓聚在各种感染性病灶：如细菌性、结核性、真菌性等；炎症病灶多表现为不同程度的局部^{18}F-FDG摄取增加；浓聚的程度与炎症的病因、病程、炎症反应的剧烈程度、临床是否干预等有关。通常急性、化脓性炎症摄取^{18}F-FDG高于慢性、反应性炎症。炎症病灶的形态因部位不同而呈多形性，可以是片状、絮状、环状、条索状以及不规则性等，甚至可以是类似肿瘤的圆形和类圆形。

1. 不明原因的发热　研究结果显示，^{18}F-FDG用于不明原因发热的定位诊断是有价值的，其阳性预测值为87%，阴性预测值为95%。

2. 肺部炎症的诊断和鉴别诊断　肺内的一般感染和炎症，病灶对^{18}F-FDG的摄取可以不增高或轻微浓聚；肺内感染炎性反应剧烈时，病灶对^{18}F-FDG的摄取可以很高，特别是肉芽组织形成时，表现为弥漫性的呈片状、条索状、网状的放射性异常浓聚，并与周围正常肺组织分界不清。

有研究报道用^{18}F-FDG探测肺外结核病灶的灵敏度可达90%，明显优于CT或MRI(70%)。

肺内感染和炎症可单独发生，也可以继发于肺肿瘤；所以在分析时需要特别注意，从多个方向仔细观察和分析放射性浓聚病灶的形态、放射性分布特点等信息，常可区别炎症与瘤性病变；必要时可行双时相延迟显像或者使用其他的显像剂加以甄别。

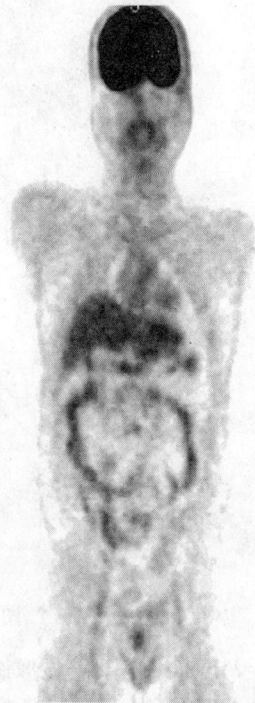

图17-1-1　正常人^{18}F-FDG显像

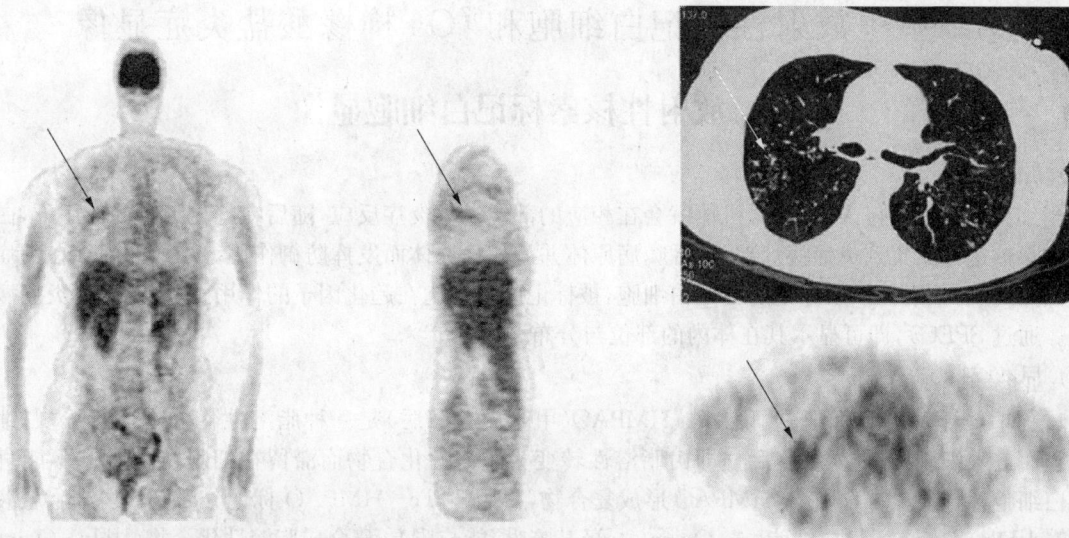

图17-1-2　右上肺炎患者^{18}F-FDG显像

3. 腹部和盆腔脏器的感染与炎症　胰腺炎可以表现为胰腺弥漫性的或局灶性的轻度、中度的放射性异常浓聚。腹腔和盆腔的急性、活动性脓肿表现为中度、高度的放射性异常浓聚；而腹膜炎则表现为腹腔内大片状的高度放射性浓聚。肠炎表现为节段性甚至大段肠道的呈明显肠型的放射性异常浓聚。

4. 骨关节炎症　对骨髓炎的诊断特别有效，还可用于骨炎、椎间盘感染等疾病的诊断；如肩周炎患者显示围绕肱骨头周围的轻度至中度的环形放射性浓聚。^{18}F-FDG可以准确显示人工关节周围感染。另外在骨化性关节炎和关节退变的进行期，^{18}F-FDG的检查结果与患者症状和体征吻合，而同期的X射线、CT、MRI常常无异常表现。^{18}F-FDG对病变范围的确定、炎症活动程度以及炎症治疗后疗效监测等方面均具有重要价值。

5. 其他　^{18}F-FDG还可用于动脉炎的诊断、随访血管炎症治疗前后的反应和监测治疗效果、研究动脉粥样硬化斑块的聚集和吞噬细胞的作用。

病灶部位表现为沿着管壁的显像剂异常浓聚。

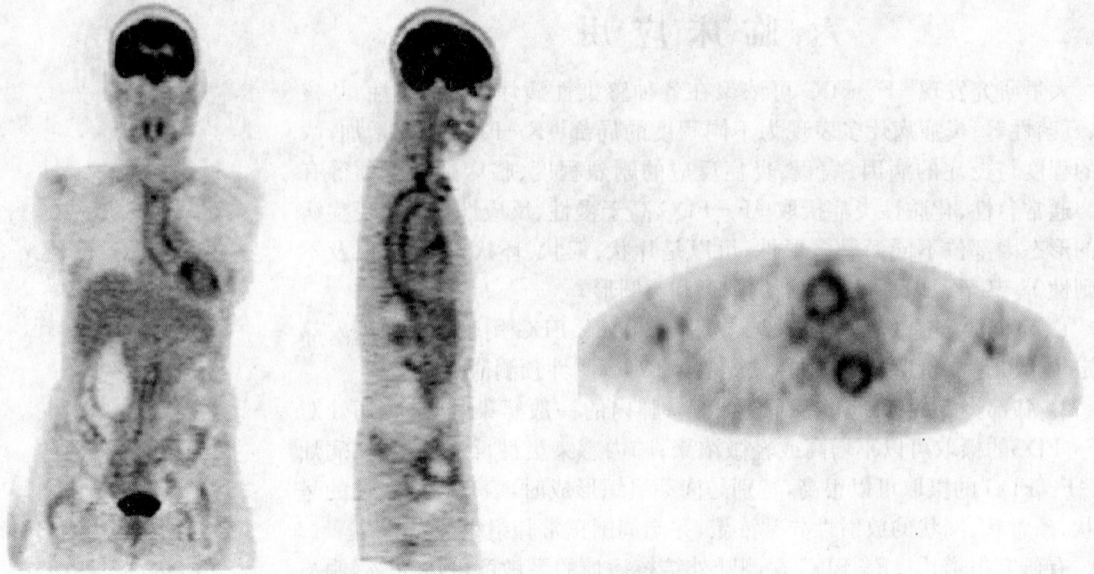

图 17-1-3 升主动脉 Takayasu 动脉炎患者 ^{18}F-FDG 显像

^{18}F-FDG PET 显像诊断感染病灶的优点是空间分辨率高、诊断快速。但是 ^{18}F-FDG 并非炎症的特异性显像剂,而且感染病灶摄取 ^{18}F-FDG 受血糖浓度影响,花费也较 SPECT 显像高得多。因此 ^{18}F-FDG 用于感染(炎症)病灶的诊断需要进一步探讨。

第二节 放射性标记白细胞和 ^{67}Ga 枸橼酸盐炎症显像

一、放射性核素标记白细胞显像

(一)原理

当细菌等病原体侵入人体后,机体就会在相应的部位发生炎症反应,随后在趋化因子的作用下,白细胞被大量输送并聚集到炎症病灶部位,吞噬病原体并杀死病原体而发挥防御作用。当人体内存在炎症病变时,静脉注射放射性核素标记的自体白细胞,被标记的白细胞在趋化因子的作用下,仍能进入炎症病灶部位。通过 SPECT,即可显示其在体内的部位与分布。

(二)显像剂

1. ^{99m}Tc-HMPAO 标记白细胞 HMPAO(甲基丙二胺肟)是一种脂溶性化合物,能穿过白细胞的胞膜而进入细胞内,进入细胞后立即由脂溶性转变为水溶性化合物而滞留在细胞内。^{99m}Tc 不能直接标记白细胞,需要将 ^{99m}Tc 先与 HMPAO 形成复合物,再用 ^{99m}Tc-HMPAO 标记分离好的白细胞悬液。

2. ^{111}In-Oxine 标记白细胞 Oxine(8-羟基喹啉)能与 ^{111}In 螯合成脂溶性化合物(^{111}In-Oxine),将 ^{111}In-Oxine 加入分离好的白细胞悬浮中,^{111}In-Oxine 即可进入白细胞内,进入细胞内的 ^{111}In-Oxine 立即分离为 ^{111}In-与 Oxine,Oxine 弥散出细胞而被清除,而 ^{111}In 则与细胞内的蛋白质结合而留在细胞内。

由于 ^{99m}Tc 来源方便,仅发射 γ 射线,能量 140 keV,更适合 SPECT 显像;半衰期 6.02 h,对患者各组织器官的辐射剂量小,可使用较大剂量,获得的图像更清晰,能提高灵敏度。

(三)显像方法

患者无需特殊准备。静脉注射 ^{99m}Tc-HMPAO 370 MBq(10 mCi)后于 1 h、4 h、24 h 显像;静脉注射 ^{111}In-Oxine-白细胞悬液 18.5~37 MBq(0.5~1 mCi)后于 4 h、24 h 显像。对于腹部和肠道炎性病变,显像时间应该更早。

① ^{99m}Tc-HMPAO-白细胞显像:低能通用平行孔准直器或低能高分辨率准直器,能峰 140 keV,窗宽 20%。② ^{111}In-Oxine-白细胞显像:中能平行孔准直器,能峰 173 keV 和 247 keV,窗宽 20%。采集全身各部位前、后位图像。必要时行局部断层显像。

(四)适应证与禁忌证

1. 适应证

1)发热待查患者隐匿性感染病灶探查。

2)手术后或外伤后发热患者深部感染病灶探测。

3)骨髓炎的诊断与鉴别诊断。

4)人工关节感染与松动的鉴别诊断。

5)血管移植术后感染的诊断。

6)炎症性肠道疾病的诊断。

7)其他:如结节病、AIDS 患者等感染病灶的探测。

2. 禁忌证　　无明确禁忌证。

(五)正常影像

无论是 $^{99m}Tc-HMPAO$ 标记白细胞还是 $^{111}In-Oxine$ 标记白细胞,静脉注射后两种显像剂在体内的正常分布比较相似,显像剂主要分布在肝、脾、骨髓、肺以及血池内(图 17-2-1、图 17-2-2),在最初的 4 h 内,随时间延长,肺以及血池内的显像剂逐渐较少,而肝、脾内显像剂逐渐增多;在注射显像剂后 18 h,肺以及血池内基本没有显像剂分布,而此时脾脏内的显像剂分布最高,肝脏和骨髓次之;在骨髓内显像剂主要分布在中轴骨骨髓内且左右对称。

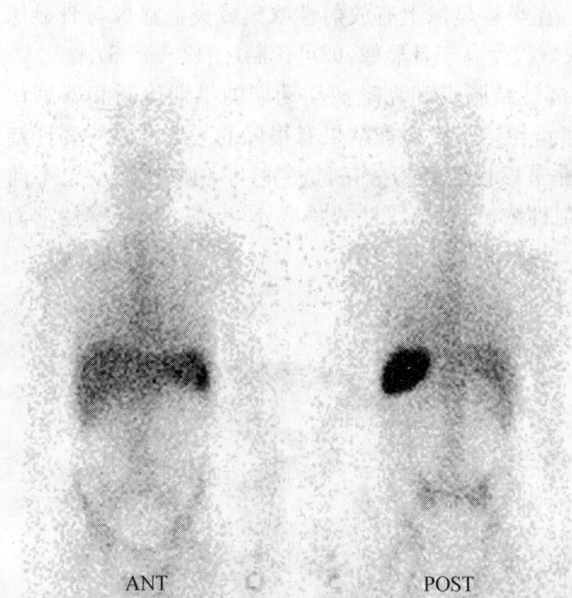

图 17-2-1　$^{111}In-Oxine-$白细胞正常影像(4 h)　　　图 17-2-2　$^{99m}Tc-HMPAO$ 标记白细胞正常影像

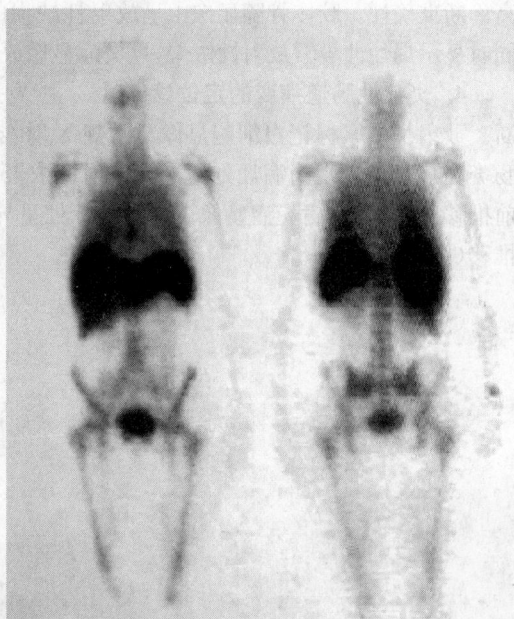

$^{111}In-Oxine-$白细胞不经过胃肠道和肾排泄,特别适用于消化道和泌尿道检查。$^{99m}Tc-HMPAO-$白细胞在体内可有部分 $^{99m}Tc-HMPAO$ 同白细胞解离,形成水溶性化合物并经由肝胆和肾脏排泄。肾脏和膀胱可在注射后 1 h 显影;肠道内通常在注射后 3~4 h 出现显像剂并随时间增强。

(六)临床应用

1. 发热待查和软组织感染　　不明原因发热患者中,约有 40% 系感染引起;对于病程在 2 周内的患者,放射性核素标记白细胞行炎症全身显像具有较大的临床诊断价值,病变部位表现为局灶性的显像剂异常浓聚。对于肝、脾或者肠道内的浓集影像,需要多次显像,以排除肝脾的生理性分布以及肠道内的非特异性聚集;软组织感染病灶的放射性往往随时间延长,放射性持续增高,而肝脾则有下降趋势。如果炎症显像未见异常,则可排除体内存在感染性病灶。

目前对于大多数适应证,$^{99m}Tc-HMPAO-$白细胞显像较 $^{111}In-Oxine-$白细胞显像好,但对于肾脏、膀胱、胆囊等器官的感染灶探测,$^{111}In-Oxine-$白细胞较好(图 17-2-3)。

2. 腹部感染　　主要用于腹腔脓肿、术后感染等探查。腹腔脓肿、术后感染伤口在显像时病灶部位表现为显像剂异常聚集,并以此诊断腹部感染病灶;治疗后的再次显像可以判断治疗疗效(图17-2-4)。

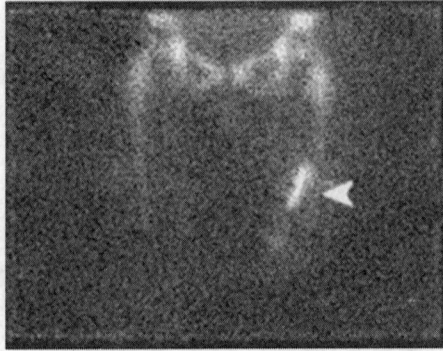

图 17-2-3 左下肢截肢术后软组织感染
^{111}In-Oxine-白细胞显像

箭头所示为股骨内侧皮质聚集更多的显像剂

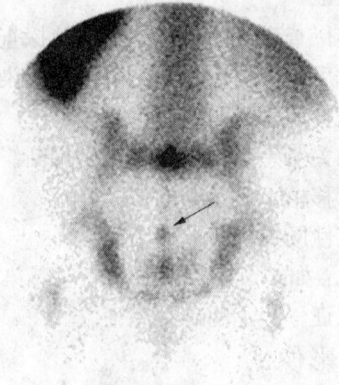

Seated

图 17-2-4 肛周脓肿患者^{99m}Tc-HMPAO-
白细胞显像(坐位)

3. 骨与关节感染 常需要放射性核素标记白细胞显像与胶体骨髓显像或者骨显像联合检查,可提高诊断准确性。胶体骨髓显像中呈放射性缺损的部位,在炎症显像上有放射性浓集或炎症显像与骨显像同时显示局灶性异常放射性浓聚,且炎症显像放射性浓聚程度高于骨显像,即可诊断(图17-2-5)。

4. 炎症性肠道病变的定位诊断 主要用于溃疡性结肠炎和克隆病活动期的早期诊断和鉴别诊断。放射性核素标记白细胞显像与常规 X 射线钡剂灌肠和结肠镜检查结果有很好的一致性。溃疡性结肠炎炎症显像表现为病灶处呈异常放射性浓聚,且呈非节段性的肠型分布,放射性不随肠壁运动且不向前推移。Crohn's 病炎症显像表现为病灶处呈异常放射性浓聚,呈节段性的肠型分布,亦不随肠壁运动而推移(图 17-2-6)。

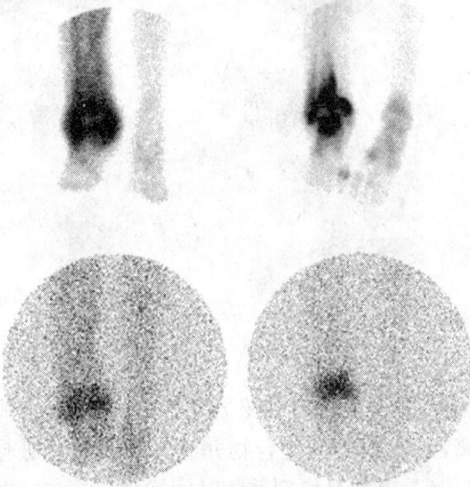

图 17-2-5 胫腓骨骨折螺钉内固定术后感染^{99m}Tc-
MDP 与^{111}In-Oxine-白细胞显像

上排:^{99m}Tc-MDP 显像,下排:^{111}In-Oxine-白细胞显像

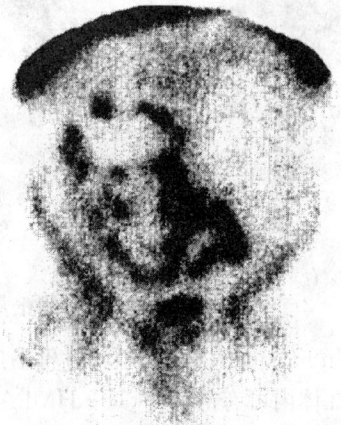

图 17-2-6 Crohn's 病^{99m}Tc-HMPAO-
白细胞显像

放射性核素标记白细胞炎症显像在缺血性结肠炎、假膜性结肠炎和肠梗死等病变时,也可见到腹部异常放射性浓聚;故分析时仍需要结合病史及其他检查结果。

5. 肾脏病变 ^{111}In-Oxine-白细胞可探测和定位泌尿系统感染,病变部位表现为异常放射性浓聚。但对移植肾价值有限。

6. 心血管疾病 主要用于动脉修补移植物的感染诊断。当移植物出现感染时,病灶部位表现为大量显像剂异常浓聚。对于微小感染病灶,往往需要行 24 h 后的延迟显像,可以提高其诊断。

7. 肺部感染　肺部感染病灶的诊断,最好行^{67}Ga 炎症显像。因为一些非感染性肺部疾病亦呈轻度的弥漫性的摄取显像剂。

二、^{67}Ga 枸橼酸盐炎症显像

(一)原理

^{67}Ga 的生物活性与三价铁离子在许多方面相似;静脉注射后,90%与体内的运铁蛋白(transferrin)、铁蛋白(ferritin)、乳铁蛋白(lactoferrin)及吞噬细菌后的含铁血红素巨噬细胞等结合。炎性病灶摄取^{67}Ga 枸橼酸盐的具体机制并不十分清楚;可能与以下机制有关:炎症病灶部位血流丰富,毛细血管的通透性增加,^{67}Ga 与运铁蛋白结合或者^{67}Ga 以离子形式漏出血管而进入病灶;^{67}Ga 与白细胞内的乳铁蛋白结合,并随白细胞移动到炎症部位,浓集于病灶;^{67}Ga 还可直接被炎症部位的微生物摄取,生成铁蛋白-^{67}Ga 复合物而滞留于病灶;使病灶部位形成异常的放射性浓集区。

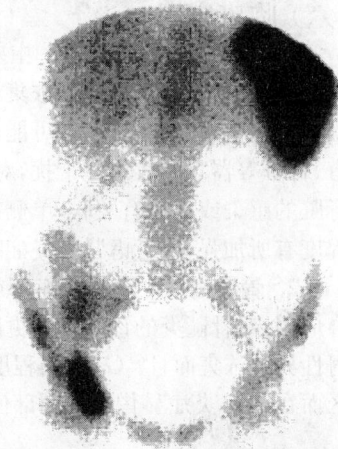

图 17-2-7　右髂动脉移植物感染 ^{111}In-Oxine-WBC 24 h 腹盆部显像

(二)显像剂

临床上使用的是无载体的^{67}Ga 枸橼酸盐,它是一种中等热稳定络合物,为无色澄明液体。给药途径为静脉注射或者腹膜内给药,利于其吸收。国内生产的^{67}Ga 放射性活度大于 37 MBq/ml,pH 为 6.0～7.5,放射化学纯度大于 90%。

(三)显像方法

一般患者无需特殊准备,如果病变位于肠道,应当先清洁灌肠或每日给予缓泻药,直至检查结束并且检查前 1 d 不能进行钡剂 X 射线检查。

注射剂量:成人一次静脉注射^{67}Ga 74～185 MBq(2～5 mCi),体积小于 10 ml。

显像以及采集条件:给药后 6～8 h、24 h、48 h 进行全身前位和后位显像,对可疑病灶还需要常规做局部显像甚至断层显像,必要时可进行 72 h 甚至 96 h 的延迟显像。采集条件:使用中能或高能准直器,取 93 keV、185 keV 和 300 keV 三个能峰,窗宽 20% 采集;采集时应作好骨性解剖标记利于分析图像。

(四)适应证与禁忌证

1. 适应证

1)发热待查患者隐匿性感染病灶探查。

2)手术后或外伤后发热患者深部感染病灶探测。

3)骨髓炎的诊断与鉴别诊断。

4)人工关节感染与松动的鉴别诊断。

5)炎症性肠道疾病的诊断。

6)其他:如结节病、AIDS 患者等感染病灶的探测。

2. 禁忌证　　无明确禁忌证。

(五)正常影像

^{67}Ga 在人体内,主要被肝、脾、骨髓摄取,其中肝脏内的浓集量最高,其次是骨髓系统,包括头颅、脊柱、肋骨、胸骨、肩胛骨、骨盆和长骨骨髓部位,放射性浓集呈左右对称分布(图 17-2-8)。其次在软组织的鼻咽部、泪腺、唾液腺及乳腺、外生殖器等处也有不同程度的浓集。体内 10%～25% 的^{67}Ga 可经过泌尿系统排泄,故在注射后 12～24 h 可见肾及膀胱显影;另外约有 10% ^{67}Ga 经肠道排泄而使结肠显影,最终进入肠道的^{67}Ga 被排出体外。^{67}Ga 在病灶部位的浓集是非特异性的,除炎症外还可浓集于肿瘤,所以出现的异常影像一定要结合临床及其他检查结果进行综合分析。

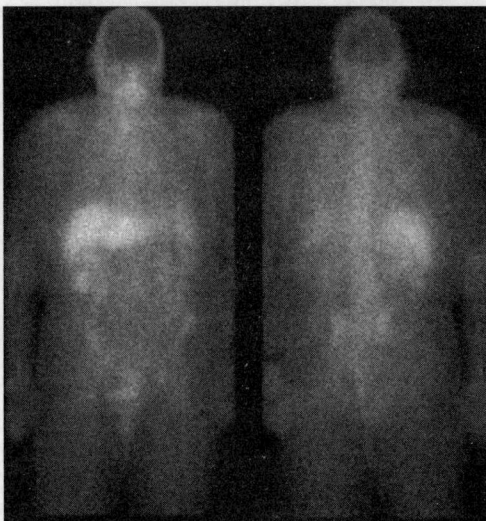

图 17-2-8　正常人^{67}Ga 枸橼酸盐显像

（六）临床应用

1. 不明原因的发热　　主要用于病程大于 2 周的慢性炎症病变,异常影像表现为病灶局部有异常的显像剂浓集聚,且显像剂浓集量随时间的延长而逐渐增加并持续存在。需要注意的是已经使用糖皮质激素或抗生素治疗的患者,可能会出现假阴性,需要慎用。由于部分^{67}Ga 从泌尿系统和肠道排泄,因肠道、肾脏等器官的放射性干扰,对腹部病灶诊断的灵敏度低于标记白细胞显像;但是腹膜后的脓肿通常与肾脏的感染或炎症有关联,单侧或双侧肾区的显像剂异常浓集,如果超过 24 h 仍然持续存在,并且浓集程度有所加强,要考虑肾脏炎症病变的可能。

2. 骨髓炎　　^{67}Ga 炎症显像诊断骨髓炎常常需要和^{99m}Tc - MDP 三时相显像或者胶体骨髓显像联合应用,对骨髓炎的诊断才有更高的特异性;病灶部位^{67}Ga 炎症显像与^{99m}Tc - MDP 骨显像均表现为放射性异常浓集而且^{67}Ga 浓集程度高于^{99m}Tc - MDP 时,或者骨髓胶体显像示病灶部位为异常放射性缺损区而在^{67}Ga 炎症显像上相同部位表现为放射性异常浓集区时即可诊断骨髓炎(图 17 - 2 - 9)。

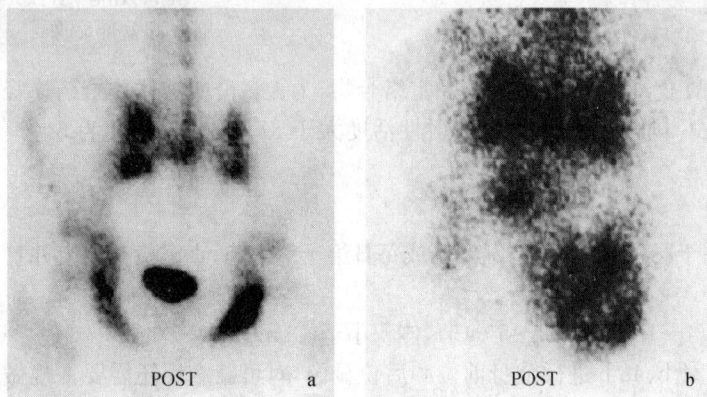

图 17 - 2 - 9　右侧坐骨骨髓炎显像

a. ^{99m}Tc - MDP 骨显像。b. ^{67}Ga 炎症显像

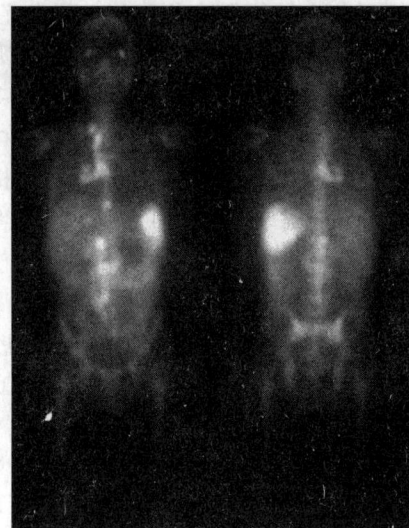

图 17 - 2 - 10　锁骨上淋巴结肿大持续发热的 HIV 患者^{67}Ga 显像

3. 人工关节感染与松动的鉴别诊断　　人工关节感染时,炎症显像表现为感染的关节呈放射性异常浓集且随时间逐渐增高;而关节耸动时,炎症显像表现为正常。

4. 肺部感染和炎性病变的诊断　　肺部感染和炎性病变、间质性和肉芽肿性病变几乎均能摄取^{67}Ga,特别是肺炎、肺脓肿、结核、炎性肉芽肿等病变更适合行^{67}Ga 炎症显像。异常影像表现为病灶局部呈显像剂异常浓集。

5. 诊断免疫抑制、免疫缺陷患者感染病灶　　主要用于器官移植接受免疫抑制治疗、获得性免疫缺陷病、接受放疗或者化疗的恶性肿瘤患者、粒细胞减少症等患者感染病灶的诊断和鉴别诊断(图 17 - 2 - 10)。

第三节　放射性核素标记人非特异性免疫球蛋白(IgG)显像

一、原　理

放射性核素标记的人非特异性免疫球蛋白(human polyclonal immunoglobulin,HIG)能浓聚于感染和炎症病灶,其浓聚机制并不完全清楚,可能是由于炎症使病灶部位的微血管通透性增加,使血浆中的 IgG、白蛋白等蛋白漏出血管,进入细胞外间隙,继而引起 IgG 聚合而沉淀在炎症病灶部位。

二、显　像　剂

用于 IgG 标记的放射性核素主要有^{99m}Tc 和^{111}In 两种。

1) ^{99m}Tc 采用一步法,而且已经制备成药盒。剂量:370~740 MBq(10~20 mCi)/1 mg IgG。

2) ^{111}In 标记 IgG:相对较复杂,首先要制备 DTPA-IgG,然后再用 ^{111}In 标记 DTPA-IgG,最后经分离处理获得 ^{111}In-IgG。剂量:74 MBq(2 mCi)/1 mg IgG。

三、显像方法

静脉注射 ^{99m}Tc-IgG 或者 ^{111}In-IgG 后 4 h 以及 18~24 h 行前位和后位全身显像,对可疑部位加做局部平面甚至断层显像;如果使用 ^{111}In-IgG,必要时可以加做 48 h 显像。

四、适应证与禁忌证

(一)适应证

1) 发热待查患者隐匿性感染病灶探查。

2) 手术后或外伤后发热患者深部感染病灶探测。

3) 骨髓炎的诊断与鉴别诊断。

4) 人工关节感染与松动的鉴别诊断。

5) 炎症性肠道疾病的诊断。

6) 其他:器官移植、AIDS 患者等感染病灶的探测。

(二)禁忌证

无明确禁忌证。

五、正常影像

静脉注射放射性核素标记的 IgG 后,在初期显像剂主要分布在心血池以及大血管内,故与核素心血池显像相似,同时在肺、肝、脾、肾、骨髓、鼻咽、外生殖器等血容量丰富的器官亦有不同程度的放射性浓聚;在延迟显像时可以见到心血池以及肺内放射性逐渐降低,而肝、脾、肾仍有较高的放射性滞留,肠道内无明显放射性,骨髓内的放射性接近本底水平。

六、临床应用

(一)发热待查及软组织感染

对于发热病程两周以内的患者,放射性核素标记的 IgG 能清晰显示急性软组织炎症或感染病变,特别是腹腔感染病变,由于肠道内无明显放射性分布以及良好的靶本比,显示更清楚。病灶部位主要表现为异常的放射性浓聚,且随时间延长而逐渐增加(图 17-3-1)。

(二)骨关节炎症性病变

放射性核素标记的 IgG 在骨髓内没有明显分布,对骨关节系统炎症或者感染性病变的诊断具有相当高的灵敏度;主要用于骨髓炎以及人工关节感染病灶以及活动性炎症性关节炎的诊断。只要在骨骼系统内有放射性浓聚且随时间逐渐增加,就提示有炎症性病变存在(图 17-3-2)。如果 IgG 无异常往往可以排除活动性滑膜炎。

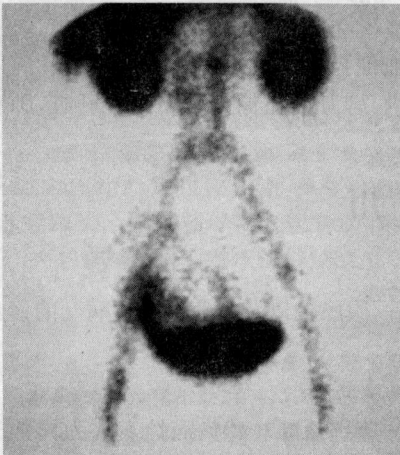

图 17-3-1 右下腹伤口脓肿 ^{99m}Tc-IgG 显像

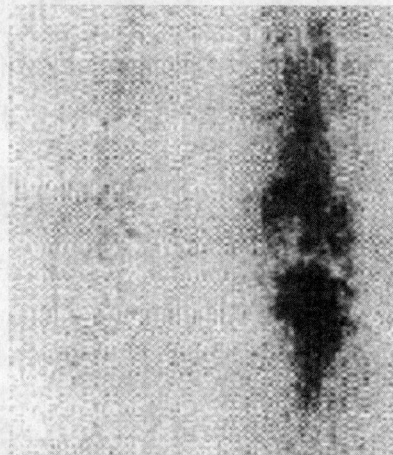

图 17-3-2 骨髓炎 ^{111}In-IgG 48 h 显像

（三）血管以及心瓣膜移植部位感染的诊断

如果有移植后感染的存在,在静脉注射放射性核素标记的 IgG 后 24 h 显像,往往能清晰的显示感染病灶并确定感染范围。

第四节 抗人粒细胞单克隆抗体(AGAB)显像

一、原 理

放射性核素标记抗人粒细胞单克隆抗体进行炎症显像的机制可能是由于粒细胞所具有的趋化作用,抗体随所标记的粒细胞向炎症病灶迁移,以及炎症病灶部位本身血管通透性增加,游离的抗体漏出血管进入病灶区,并与病灶内的粒细胞结合而聚集在该部位。

二、显 像 剂

一般采用 ^{99m}Tc 标记 AGAB,也可采用单抗的片段(Fab)或者嵌合抗体。^{99m}Tc 标记 AGAB 的方法与一步法 ^{99m}Tc 标记 IGg 类似。

静脉注射入体内的 ^{99m}Tc - AGAB 有 10%～20% 与循环的粒细胞结合,20% 以游离 IGg 形式存在于血循环中,还有 60% 被骨髓和脾脏内抗原表达阳性的细胞结合。

剂量：555～740 MBq(15～20 mCi)。

三、显 像 方 法

静脉缓慢滴注 ^{99m}Tc - AGAB 后 1 h、3～4 h 以及 24 h 后进行前位和后位全身显像,对可疑部位加做局部或者断层显像。显像前排空膀胱内尿液,避免干扰盆腔和直肠内炎症病变的诊断。

注意：在滴注的过程中及滴注后,要密切观察患者有无发热、呼吸困难以及荨麻疹等副作用出现。

四、适应证与禁忌证

（一）适应证

1) 发热待查患者隐匿性感染病灶探查。

2) 手术后或外伤后发热患者深部感染病灶探测。

3) 骨髓炎的诊断与鉴别诊断。

4) 人工关节感染与松动的鉴别诊断。

5) 炎症性肠道疾病的诊断。

（二）禁忌证

无明确禁忌证。

五、正 常 影 像

与放射性核素标记白细胞相同。在初期体内大血管和血池显影,随时间延长,肝、脾、骨髓内放射性逐渐增加;延迟显像时可见显像剂主要分布在骨髓、脾和肝内;脾脏内显像剂分布高于肝脏,肺和血管内显像剂接近本底水平(图 17 - 4 - 1)。

六、临 床 应 用

（一）发热待查、组织感染与炎症

能清晰显示急性软组织炎症或感染病变。用于腹腔脓肿、腹膜炎以及炎症性肠道病变的诊断并能显示病变范围(图 17 - 4 - 2)。

（二）骨关节炎症病变

主要用于急性骨髓炎的诊断以及人工关节松动和感染的鉴别诊断。感染病灶表现为异常放射性浓聚,而且从 4 h 到 24 h,病灶部位的放射性逐渐增高。由于 ^{99m}Tc - AGAB 能被正常骨髓所摄取,所以在诊断急性骨髓炎时,最好能与胶体骨髓显像联合应用。

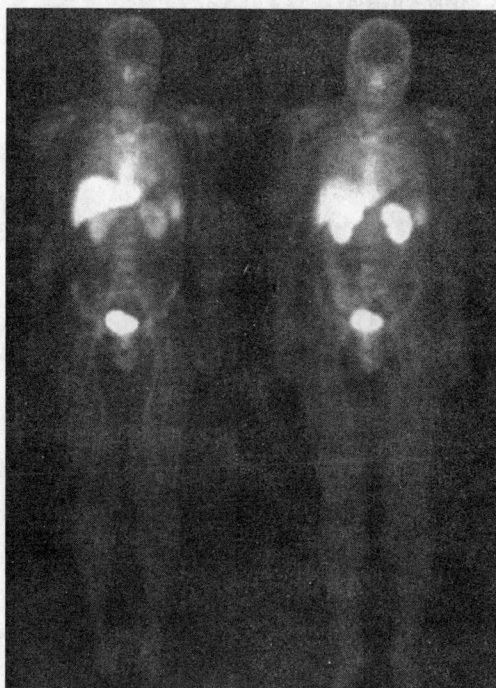

图 17 - 4 - 1　^{99m}Tc - AGAB 正常影像

左图表示注射显像剂后 1 h 影像,右图表示注射显像剂后 4 h 影像

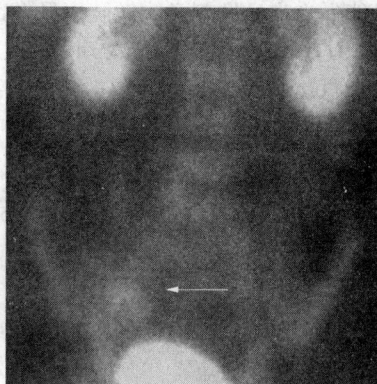

图 17 - 4 - 2　急性阑尾炎注射^{99m}Tc - AGAB 后 1 h 显像

(三) 心血管感染

能清晰显示人工血管和瓣膜移植后感染的部位与范围;对亚急性细菌性心内膜炎,^{99m}Tc - AGAB 显像不仅能显示瓣膜上的赘生物,还能显示瓣膜、心内膜以及结缔组织上的炎症病灶。

(陈　跃)

思考题

一、问答题

1. 试述^{67}Ga 炎症显像的基本原理。
2. 试述放射性标记白细胞炎症显像的原理。
3. 试述放射性核素标记人非特异性免疫球蛋白(IgG)炎症显像的原理。
4. 试述放射性核素标记抗人粒细胞单克隆抗体(AGAB)炎症显像的原理。
5. 试述^{18}F - FDG 炎症显像的原理。
6. 试述炎症显像的临床应用价值。

二、多选题

1. 以下显像剂中,能反应炎症病理特征的是
   A. ^{67}Ga 枸橼酸盐 　　　　　　　　B. ^{18}F - FDG
   C. ^{99m}Tc - HMPAO-白细胞 　　　　D. 抗人粒细胞单克隆抗体(AGAB)
2. 以下属于炎症反应表现的是
   A. 在炎症发展的过程中修复同时在进行 　　B. 炎症病灶部位的小血管扩张
   C. 炎症病灶部位的血管通透性增加 　　　　D. 白细胞吞噬和水解各种有害物质
3. 以下哪些可用于标记白细胞
   A. ^{99m}Tc - HMPAO　　B. ^{111}In - Oxine　　C. ^{99m}Tc - DTPA　　D. ^{99m}Tc - IGg
4. 以下有关^{67}Ga 枸橼酸盐在体内的分布正确的是
   A. 主要被肝脏、脾脏、骨髓所摄取 　　　　B. 在早期主要经肾脏排泄
   C. 晚期主要经肠道排泄 　　　　　　　　D. 泪腺、唾液腺、鼻咽部有不同程度的浓聚

5. ^{99m}Tc - HMPAO - WBC 可用于哪些疾病的诊断
    A. 不明原因发热   B. 化脓性病变
    C. 血管移植片的感染   D. 骨髓炎

6. 有关 ^{67}Ga 枸橼酸盐炎症显像,以下说法正确的是
    A. 检查前 1 周停用铁剂   B. 检查前做肠道清洁准备
    C. 一般要观察到 48 h 甚至 72 h 后   D. 全身、局部甚至断层显像

7. 既能做炎症显像剂又能做肿瘤显像剂的是
    A. ^{67}Ga 枸橼酸盐   B. ^{18}F - FDG   C. ^{99m}Tc - HMPAO   D. ^{99m}Tc - IGg

8. 炎症显像的金标准是
    A. ^{67}Ga 枸橼酸盐   B. ^{18}F - FDG
    C. 放射性核素标记白细胞显像   D. 放射性核素标记 IGg

9. 最适合进行 SPECT 显像的炎症显像剂是
    A. ^{99m}Tc - HMPAO - WBC   B. ^{111}In - Oxine - WBC
    C. ^{18}F - FDG   D. ^{67}Ga 枸橼酸盐

10. 对于两周以内且没有使用皮质激素或者抗生素的发热患者,最好使用以下哪种显像剂
    A. ^{67}Ga 枸橼酸盐   B. 放射性核素标记白细胞显像
    C. ^{18}F - FDG   D. 放射性核素标记 IGg

第十八章 儿科核医学

当今儿科核医学已经成为核医学的一个重要组成部分,许多儿科疾病需要从核医学的检查中得到有价值的人体生物学信息资料,而这些信息资料从其他检查方法中不能得到或者不容易得到,因此儿科核医学逐渐形成了自身特色,为了避免与成人核医学章节上的重复,本章只对现今临床常规应用的较成熟的检查方法加以概述,但是有些必要的重复仍不可避免。

第一节 儿科核医学的特点

小儿与成人在生理及解剖上有很多不同之处,各器官、身高、体重及发育状态等均与成人有很大差别,因此小儿核医学检查有许多自身特点。

一、小儿的生理解剖特点

小儿与成人比较不仅身高、体重有区别,各器官及生理功能发育都尚不完全,因此,抵抗疾病的能力低,易患病。各种先天性疾病、感染性疾病等发病率较高。

(一) 通常依据小儿的解剖、生理特点将小儿时期分为

(1) 胎儿期:从受孕到分娩共 10 个月时间。

(2) 新生儿期:从出生到 1 个月。

(3) 婴儿期:生后 1~12 个月。

(4) 幼儿期:生后 1~3 岁。

(5) 学龄前期:生后 3~7 岁。

(6) 学龄期:生后 7~14 岁。

(二) 神经系统

由于小儿神经中枢发育未完善,因此小儿体温调节功能不稳定,皮下脂肪少,发汗功能不健全,对周围环境非常敏感,身体暴露在较冷环境中稍久,体温就可下降,所以做小儿核医学显像等检查时应注意保暖措施。

(三) 循环系统

小儿脉率较快,脉率与呼吸之比为 3~4:1。小儿血压较成人低,收缩压为 $6.99 \sim 9.43$ kPa(53~71 mmHg),舒张压为收缩压的 $1/2 \sim 1/3$。新生儿心脏相对较大,略呈球形,1 岁以后逐渐减小至正常大小。。

(四) 泌尿系统

新生儿肾脏重 11~12 g,出生后 6 个月为初生时的 2 倍,1 岁时为初生时的 3 倍,且小儿肾脏位置较成人稍高。由于婴儿肾脏较大,腹壁肌肉松弛,所以腹部常可扪及肾脏,有些核医学腹部的影像学检查常常可以隐约看到婴幼儿稍大的肾脏轮廓。

(五) 骨骼系统

婴儿脊柱较柔韧,小儿的骨骼存在骨化中心,骨骼不断生长发育,因此在做核医学骨骼显像时常常看到小儿肢体关节的骨骺和干骺端核素分布增高(生理性增高)等影像学表现。

二、小儿核医学检查前准备

小儿核医学检查需要有特殊准备,例如,良好的温馨候诊环境、适当的玩具和小食品、适宜的温度及光线,还有工作人员熟练的打针操作技术及与小儿交流的动作和声音等。除此之外还要在检查前封闭甲

状腺,目前临床常用的^{99m}Tc和^{131}I都可能为甲状腺所摄取,很多核素标记的化合物也可能有少许的游离^{99m}Tc和^{131}I进入甲状腺,因此检查前1~2 d,需要口服复方碘溶液或者高氯酸钾,根据放射性标记物用量决定服用时间长短,一般小儿服复方碘溶液为每日3次,一次1~3滴。

小儿做核医学检查时因有好动的特点所以在检查前需要镇静或制动,小儿做核医学检查时不容易与操作人员配合,对于婴儿可用沙袋、枕头或毛毯等固定体位,以防止翻动,或者使用床单包裹全身,大一点小儿需要父母帮助制动,以维持检查体位不动。少数病儿需要使用镇静剂来保持体位不变,通常使用口服或者肛门灌注10%水合氯醛0.5 ml/kg,也可肌肉注射苯巴比妥钠(1~2 mg/kg,婴儿慎用),或异丙嗪盐酸盐(非那根0.5 mg/kg)。

三、小儿放射性药物注射

小儿静脉注射通常较为困难,考虑到放射性药物注射必须一次成功的特点,建立可靠的静脉通道是必须的,注射时一定注意不要把注射部位与显像部位重叠。当进行动态显像时,要求注射放射性药物的体积在0.4 ml左右较为适宜,并且使用三通管注射器,注射前用生理盐水1~3 ml注入,然后注射放射性药物,再快速注射生理盐水冲注。静态显像注射放射性药物体积和速度并不重要,而动态显像要求注射体积小,且速度快。

四、小儿放射性药物使用剂量

小儿放射性药物使用剂量较成人少,但目前尚无满意的公式来计算儿童或婴幼儿的放射性药物用量,1岁以上儿童大多根据成人用药量并校正体重和体表面积来估计放射性药物用量,而1岁以下的婴幼儿则使用最小用药量,最小用药量和体重或体表面积无关,而是以低于最小用药量显示出的影像无法进行判读为最适宜用药量,一般小儿常用核医学检查都是经验用药,常规经验给药量详见表18-1-1。

表18-1-1 小儿的放射性药物最小用量表

检 查 项 目	放射性药物名称	用 量 (MBq)
甲状腺显像	^{99m}TcO$_4$$^-$	37.0
骨显像	^{99m}Tc - MDP	74.0
心血管	^{99m}TcO$_4$$^-$	74.0
肾显像	^{99m}Tc - DTPA	37.0
肺显像	^{99m}Tc - MAA	17.5
美克耳憩室显像	^{99m}TcO$_4$$^-$	74.0
脑显像	^{99m}TcO$_4$$^-$	74.0
肝胆显像	^{99m}Tc - EHITD	74.0

五、小儿核医学检查对仪器的选择

在儿科核医学检查中常使用大视野γ照相机,小儿器官显像时可用针孔准直器,动态显像时使用平行孔准直器,有时病情需要上述两种准直器配合使用,在一些特殊场合,监护室、康复中心、导管室、手术室等由于患儿移动不便,需要配备便携式γ照相机床旁显像。

总之,小儿核医学检查有其自身特点,检查时要充分注意到小儿特点,从实际需要考虑,毕竟核医学检查是一种把放射性药物引入体内的检查方法,因此要权衡利弊,除非其他检查方法不能做出诊断而必须采用核医学检查才能做出正确诊断时才是必须应用的。否则,应尽量少用体内方法,多用体外方法,尽量选用辐照剂量低的放射性药物,正确掌握用药剂量,最大限度减低患儿接受核医学检查的辐照剂量。

第二节 消 化 系 统

儿科中消化系统检查应用较为普遍,许多核医学检查与成人消化系统核医学检查相同,因此,为了避免与成人消化系统核医学检查章节重复,小儿肝脏胶体显像检查、脾脏显像、肝动脉血流灌注及血池显像、唾液腺显像、胃食管反流及胃排空显像、^{13}C-尿素呼气试验、^{14}C-尿素呼气试验等患儿应用较少或不用的核医学检查不在本节重复，本节重点讲述临床常用的小儿肝胆动态显像及美克耳憩室显像。

一、肝胆动态显像

（一）显像原理

静脉注入肝胆动态显像剂后，显像剂在肝内被肝细胞摄取，随后通过主动转运机制分泌到肝内胆管，并随胆红素经肝胆管、胆囊、胆总管排入十二指肠，最后入肠道。显像剂在胆道系统内的流动与胆汁一样，主要取决于胆管的开放程度，胆管内的压力以及奥狄括约肌的张力情况，肝胆系统摄取、分泌和排出显像剂的过程可以应用 SPECT 或 γ 相机进行动态拍摄。通过对拍摄到的各帧图像的分析可以了解肝胆系统的形态、功能及胆道通畅与否信息，为临床诊断和治疗肝胆疾病提供依据。

（二）显像方法

1. 常用显像剂　① ^{99m}Tc 标记的亚氨基乙酰乙酸衍生物类药物，以 ^{99m}Tc-EHIDA 为代表，可以迅速被肝细胞摄取和排出，是比较理想的肝胆动态显像剂。② ^{99m}Tc 标记的吡哆醛氨基酸类化合物，^{99m}Tc-PMT（吡哆醛-5-甲基色氨酸）具有良好的拮抗胆红素的能力，适用于高血清胆红素血症患者，特别是高于 30 mg/dl 患儿。

2. 检查方法　① 患儿准备　患者检查前禁食 4 h，因为含脂肪和蛋白质的食物可以刺激十二指肠黏膜分泌内源性促胆囊收缩素（cholecystokinin，CCK），可以促使胆囊收缩，阻止显像剂进入胆囊，使胆囊不显影，影响了对胆囊收缩及排出功能的判断，并且这一过程一直持续到食物从胃及上段小肠排空为止。如果禁食超过 24 h 可导致胆汁在胆囊中的浓缩和淤滞，也可阻止显像剂进入胆囊。因此，对于这类患儿可于检查前静脉注射 CCK 以刺激胆囊收缩，以避免误诊。② 患儿仰卧于检查床上，探头对准受检者的右上腹，视野包括全部肝脏部分心脏及肠道，采用 128×128 矩阵，平行孔低能高分辨准直器，静脉注射显像剂 7.4 MBq（0.2 mCi）/kg 体重，即刻启动 SPECT 或 γ 相机采集血流灌注图像，1 帧/秒，共 60 帧，然后每隔 5 min 采集 1 帧，每帧计数 500～1 000 k，连续采集至 60 min，如腹部仍未见放射性显示，可 2～4 h 进行延迟显像。必要时 24 h 显像或增加其他体位显像，有时为了鉴别诊断需要进行介入试验。

常用介入试验方法：① 脂肪餐（牛奶或母乳）或胆囊收缩素试验：当胆囊显影最浓时，口服脂肪餐促进胆囊的收缩和胆汁的排泌或静脉注射胆囊收缩素，临床使用的是 Sincalide 为人工合成的 CCK 的 C 端八肽，作用与 CCK 相同，注射剂量 0.02 μg/kg，可使胆囊收缩，用以鉴别功能性或机械性胆囊梗阻，同时也可测出胆囊的收缩功能参数（胆囊排胆分数）。② 吗啡试验：胆囊若 45 min 未见显示，可以静脉注入吗啡 0.04 mg/kg 体重，如胆道通畅，在注射后 20～30 min 内胆囊显影，这个试验可以缩短诊断急性胆囊炎的时间。③ 苯巴比妥试验：检查前 5 d 口服苯巴比妥 2.5 mg/kg 体重，每日 2 次，连续 5 d，然后常规进行肝胆显像，因为苯巴比妥可以增加肝脏酶的分泌，加快胆红素及 ^{99m}Tc-EHIDA 自肝脏分泌至微胆管，因此，怀疑婴儿先天性胆道闭锁引起的黄疸时进行该项试验。

3. 图像分析　① 肝胆血流灌注图像同成人肝动脉血流灌注显像部分。② 正常患儿注入显像剂后 5 min 时评价肝脏功能，这时肝影最清晰，心血池影消退；10 min 时可见肝内胆管开始显影；30 min 时可见胆囊显影，此时肝内放射性减低，影像变淡，近端肠道开始显影，至 50～60 min 时肠道中可见大量放射性显影剂显示，此时肝影减淡（详见图 18-2-1）；如果 60 min 时胆囊、肠道未见放射性显示，应视为异常情况。

（三）肝胆动态显像临床应用

1. 急性胆囊炎　患儿大部分表现为胆囊持续不显影，延迟至 4 h，胆囊仍不显影，即可确诊。绝大多数胆囊持续不显影是因为胆囊管机械性（局部炎症、水肿、胆石及黏液阻塞）或功能性（运动功能障碍）梗阻所致。为避免假阳性的发生，可行吗啡试验以鉴别。

2. 黄疸的鉴别诊断　肝细胞性黄疸是由于受损害的肝细胞摄取能力减低，肝脏显影不清晰，而心、肾放射性增浓（图 18-2-2）；而肝内胆汁淤滞性黄疸，肝脏显影清晰，肝内胆管、胆总管、胆囊及肠道显影延迟，或者持续不显影；如果是胆道梗阻性黄疸多数表现为肠道放射性出现延缓或不显影，肝影及梗阻处上段胆道系统显示清晰，若 24 h 肠道仍无放射性显示，可考虑为完全梗阻；若梗阻处上段胆管出现扩张、显影延迟或肠道放射性延迟显影，考虑为不完全性梗阻。

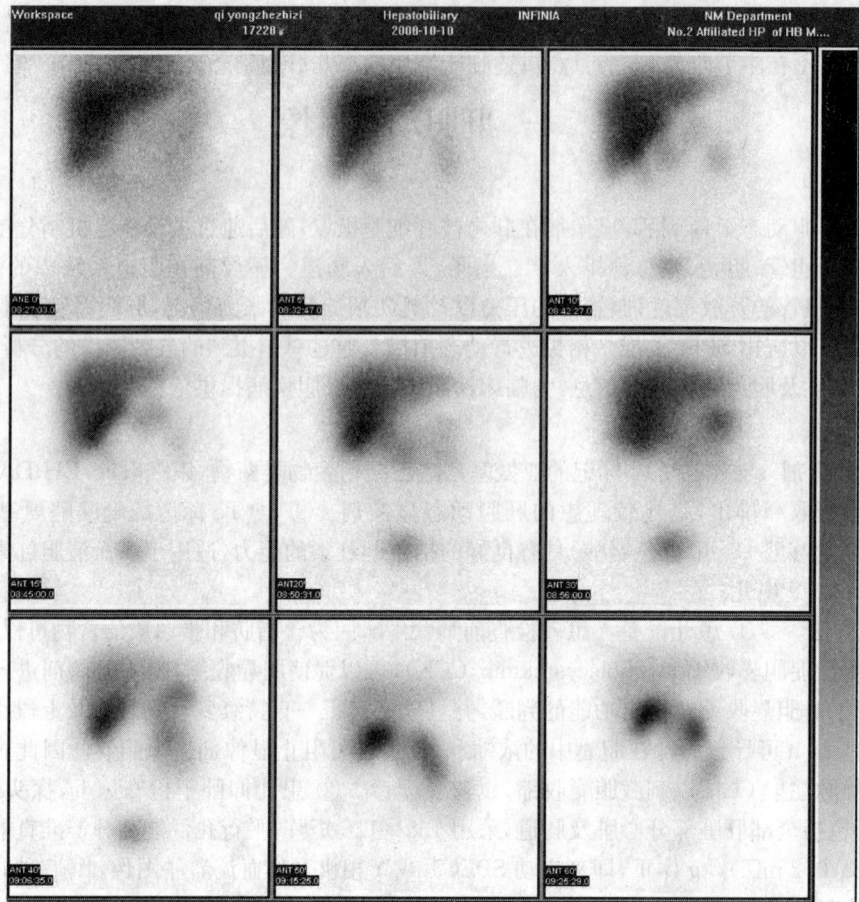

图18-2-1 正常小儿肝胆动态显像

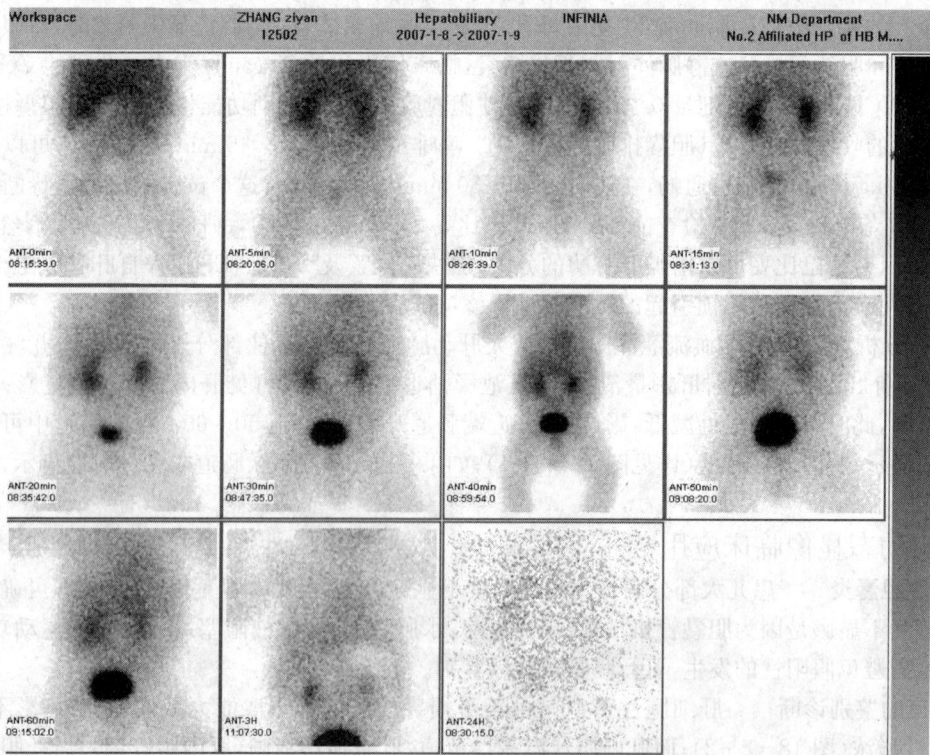

图18-2-2 肝细胞性黄疸肝胆显像

患儿,男,40 d,自出生后全身黄染,逐渐加重,核素肝胆动态显像:即刻肝影显示不清晰,随后5 min、10 min、15 min、20 min、30 min、40 min、50 min、60 min,延迟至3 h、24 h各帧影像均未见肝影显示,肠道内未见核素显示,双肾影增浓。影像诊断:肝细胞性黄疸

3. 先天性胆道闭锁与新生儿肝炎　　肝脏显影良好,延迟显像至 24 h,若肠道仍未见放射性出现,可考虑为先天性胆道闭锁(图 18 - 2 - 3);如果肝脏显影不良或不显影,24 h 肠道未见放射性显示,可使用苯巴比妥试验,若肠道出现放射性显示,可考虑为新生儿肝炎综合征。

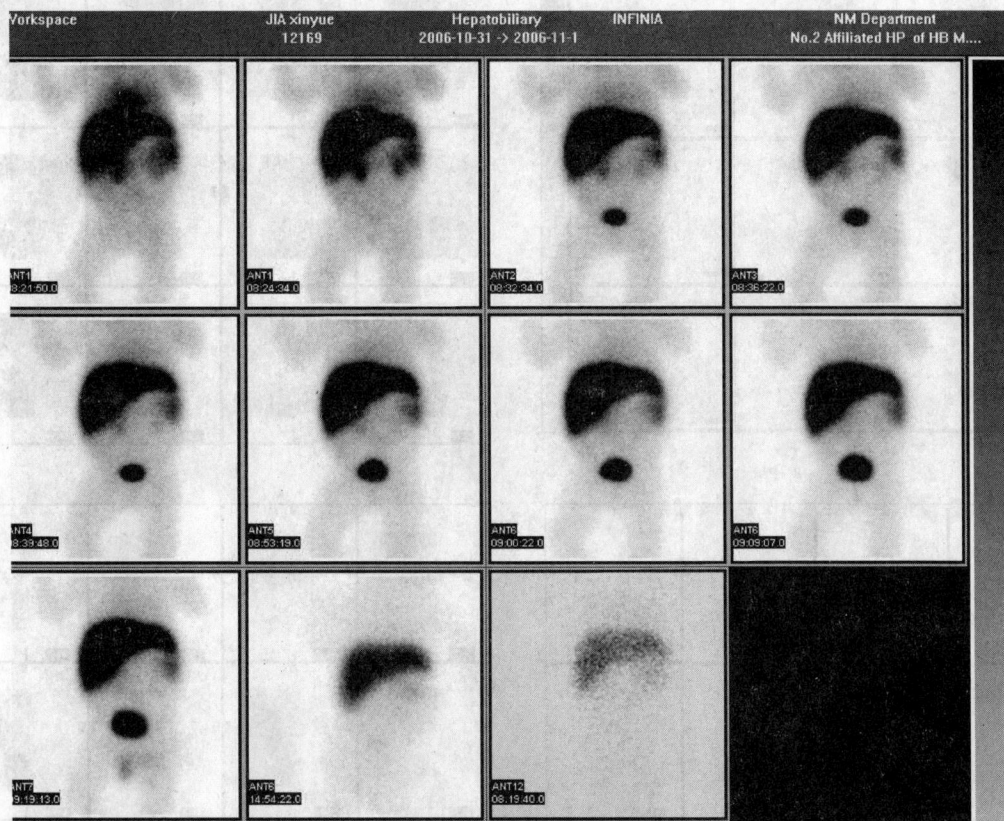

图 18 - 2 - 3　先天性胆道闭锁肝胆动态显像

患儿,女,41 d,出生后全身黄染,逐渐加重来就诊,核素肝胆动态显像:可见肝影显示清晰,肝内核素分布均匀,肝内胆管、胆囊、胆总管及腹部的肠道至 24 h 各帧影像均未见放射性显示。影像诊断:新生儿胆道闭锁(手术证实)

4. 术后随访　　胆管手术后可出现各种并发症,肝胆动态显像可检查术后胆总管是否通畅、吻合口是否有胆汁漏出、是否有吻合口梗阻等情况,为临床提供非常有价值的术后肝胆功能方面的信息。

5. 肝移植的监测　　肝胆动态显像可以全面了解移植肝脏是否存活及存活肝脏的功能情况、是否存在胆道系统的梗阻及胆汁的排泄情况。

二、异位胃黏膜显像

(一) 显像原理

异位胃黏膜最常见于美克尔憩室(Meckel's diverticulum),其次是 barrett 食管和肠重复畸形。异位胃黏膜与正常胃黏膜一样具有分泌胃酸和胃蛋白酶的功能,邻近肠管和食管的黏膜可以被胃酸浸蚀而发生溃疡和出血。异位胃黏膜和正常胃黏膜一样可以摄取和分泌$^{99m}TcO_4^-$,采用能被胃黏膜摄取和分泌的$^{99m}TcO_4^-$作为显像剂,可以对异位胃黏膜进行显像诊断。

(二) 显像方法

1. 显像剂　　$^{99m}TcO_4^-$,儿童剂量为 7.4～11.1 MBq(200～300 μCi)/kg。

2. 检查方法　　受检者检查前需要禁食、水 4～6 h,禁用过氯酸钾、水合氯醛及阿托品类药物,检查前 3～4 d 内禁止做钡剂造影检查。患者取仰卧位于 SPECT 或 γ 相机探头下,视野包括全腹部,若做 barrett 食管显像视野包括整个食管和胃,静脉注射显像剂后立刻启动采集程序,以 1 帧/5 min 进行动态显像直至 60 min,如无阳性发现,延迟至 120 min 显像,每帧计数采集 500～1 000 k。

如果平面显像信息量较少,影像模糊不清,诊断困难,或者对平面显像结果有怀疑时,在完成动态显像后,加做 SPECT/CT 断层显像,断层显像较平面显像信息量大大增加,采集到的影像经过滤波重建后,影像更加清晰,同时利用CT的定位优势还能精确确定异位胃黏膜部位,为手术提供最佳切口部位(图18-2-4)。

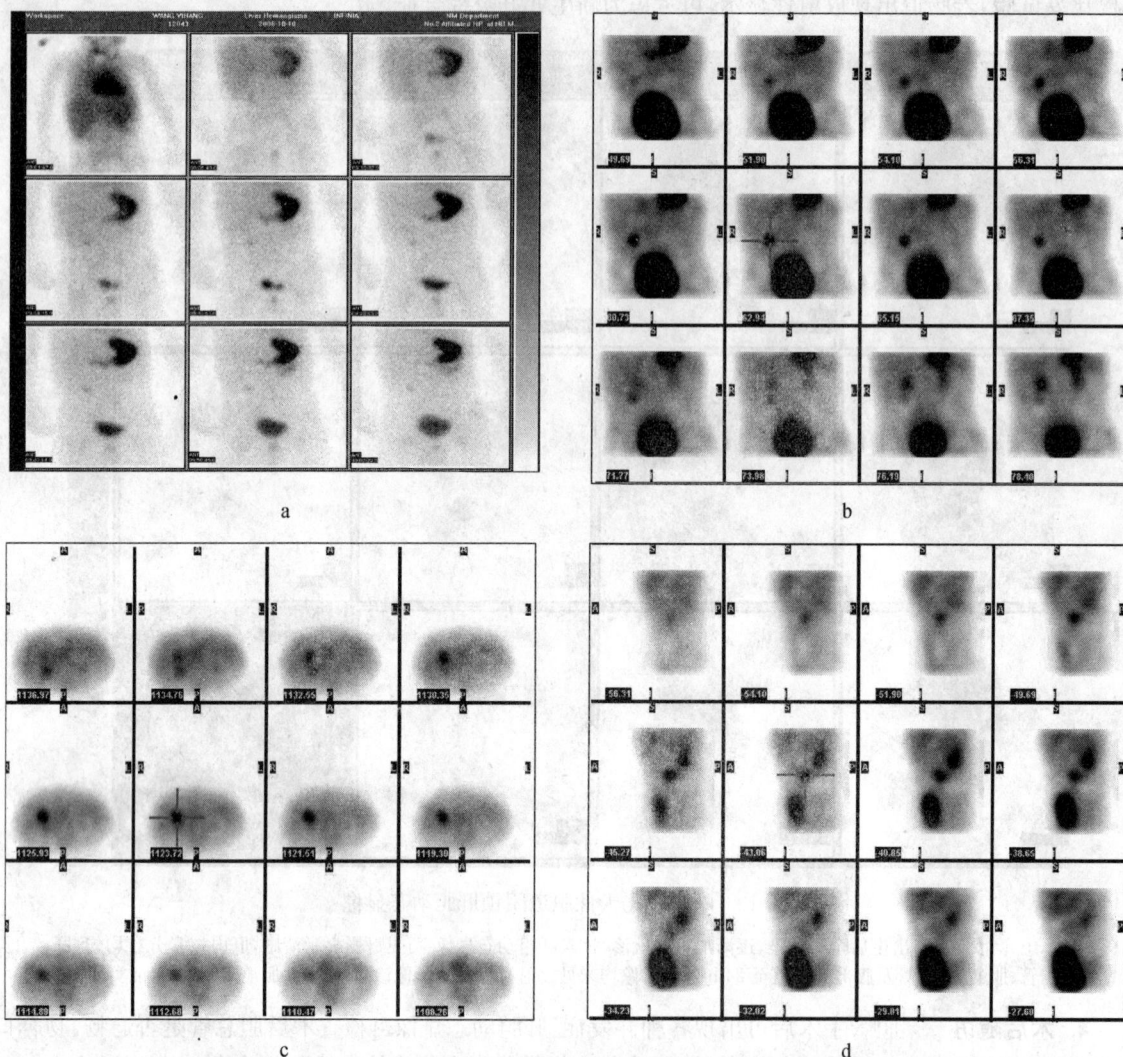

图18-2-4 美克尔憩室显像

患儿,男,7岁,间断黑便、血便3年,曾2次做美克尔憩室显像均阴性,腹部SPECT/CT显像证实右中腹有一圆形核素浓聚影。影像诊断:右中腹部美克尔憩室(手术证实)

a. 平面显像。b. SPECT/CT冠状位显像。c. 横断面显像。d. 矢状位显像

3. 图像分析   正常影像仅可见胃、膀胱显影(图18-2-5),十二指肠也可因胃黏膜分泌显像剂向下移行而一过性显影。异常图像常常可在右下腹或中腹与胃显影同时出现一个放射性异常浓聚灶,并且不随时间延长而发生位置变化。

(三)异位胃黏膜显像的临床应用

1. 美克尔憩室(Meckel's diverticulum)诊断   美克尔憩室是小儿胃肠道出血最常见的原因之一,属于先天性消化道发育异常,多发生于回肠的肠系膜对侧肠壁,在人群中的发病率为1%~3%,2岁以下患儿临床表现主要为消化道出血,3/4的患儿常伴有其他症状,如炎症、梗阻、肠套叠或肠穿孔等,成人主要表现为肠套叠、梗阻、感染等并发症。图像特征为与胃影同时出现的圆形或点状放射性浓聚灶,随时间延长逐渐增浓,位置不变,多数显示部位在右下腹(图18-2-6)。有时炎症和泌尿道梗阻时可出现假阳性结果,应注意鉴别。核素异位胃黏膜显像是一种既能定位,又能定性诊断的显像方法。

2. barrett食管   barrett食管是由于慢性胃食管反流引起食管下段上皮生化,由柱状上皮替代鳞状上皮而发生溃疡、狭窄等并发症。barrett食管核素显像可在胃显影的同时,其上方的食管下段出现异常核素浓聚灶,随时间延长而增浓,饮水后影像无明显变化而确诊。另外,也可以做内镜检查+取黏膜活

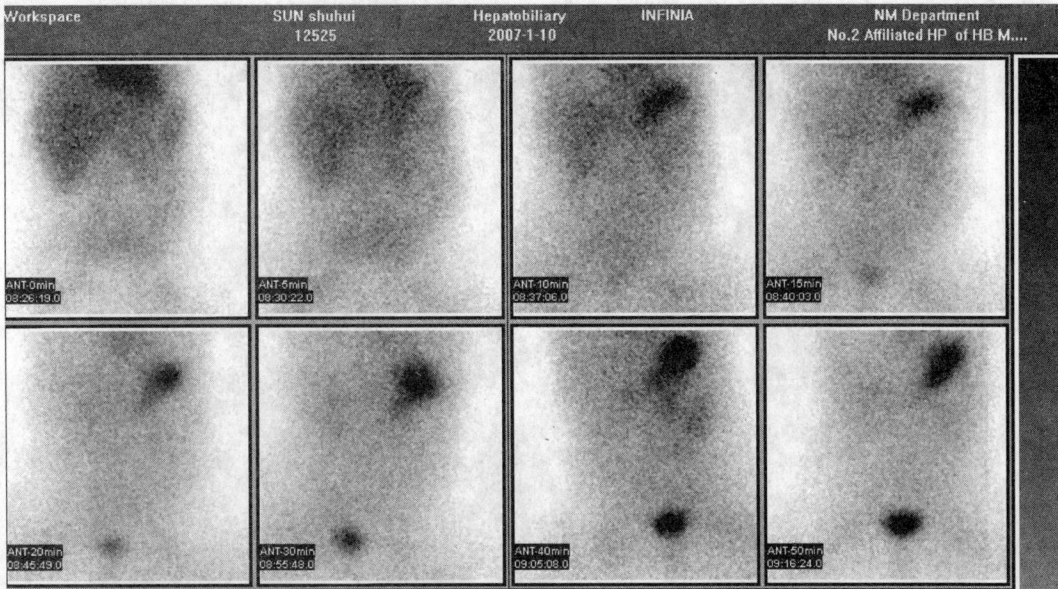

图 18-2-5 正常异位胃黏膜显像胃、膀胱生理性浓聚

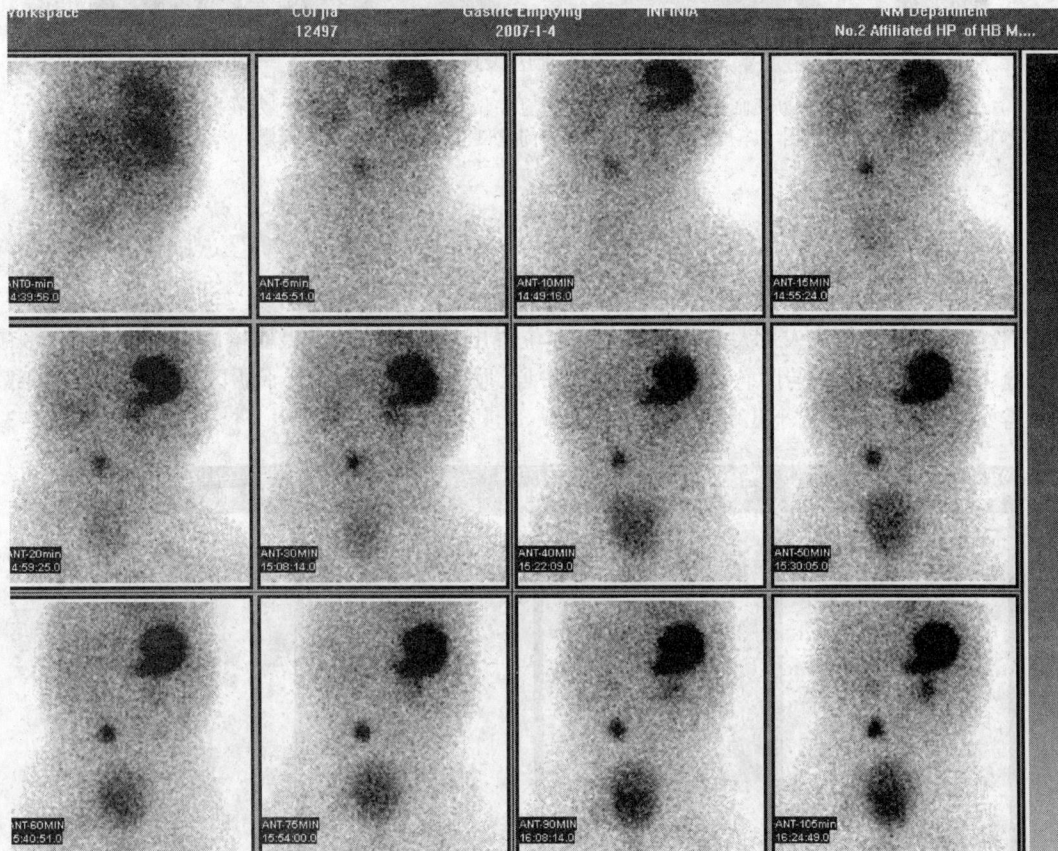

图 18-2-6 美克尔憩室显像

患儿,女,5岁,间断黑便3年,临床怀疑美克尔憩室,异位胃黏膜显像:发现右下腹有一与胃影同时出现的圆形放射性浓聚灶,随时间延长显示更清晰,位置不变。影像诊断:美克尔憩室(手术证实)

检的方法确诊。

3. 胃肠道重复畸形诊断 胃肠道重复畸形也是消化道出血的原因之一,是先天性囊性或管性病变,其中小肠重复畸形占消化道畸形的50%～60%,有25%～30%含有异位胃黏膜,其病变部位的影像特征为在胃显影的同时出现局部异常放射性浓聚区(图18-2-7),形状不规则,可为肠攀状、条状、片状,一般病灶的影像较美克尔憩室大。

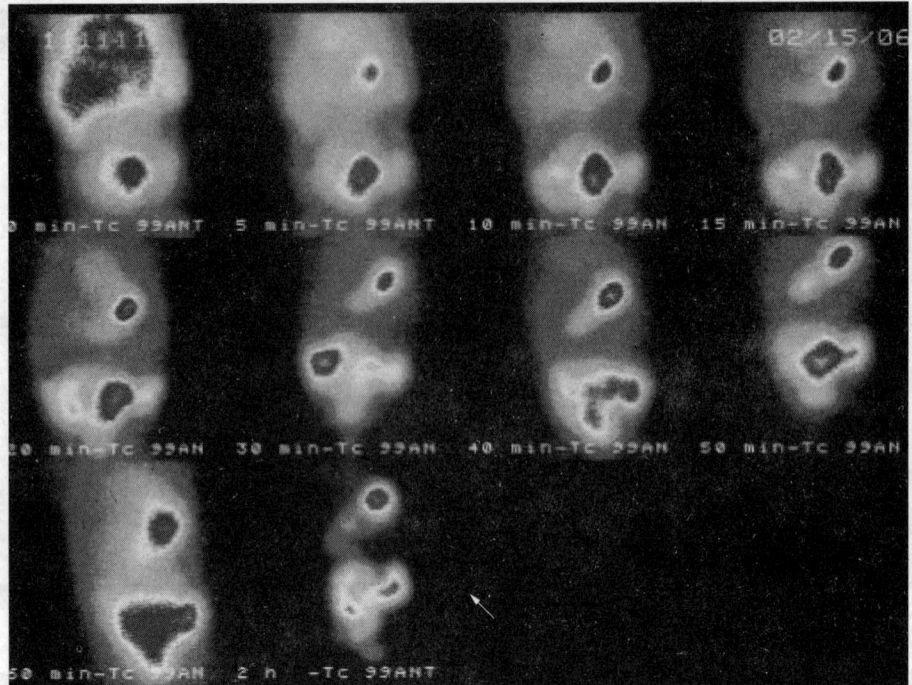

图 18-2-7　肠重复畸形显像

　　患儿,男,4.5岁,间断便血1年,临床怀疑美克尔憩室做$^{99m}TcO_4^-$显像,图像显示在胃显影同时可见下腹部近膀胱部位出现片状不规则核素增高区,随时间延长至60 min时可见肠襻影。影像诊断:左下腹肠重复畸形(手术病理证实)

第三节　骨　骼　系　统

　　小儿骨骼系统显像与成人最大的差别是在许多位置出现放射性核素摄取增高影,如:颅底、颞颌关节、颅骨缝、眼眶、乳突、肋骨与肋软骨连接处、胫骨中段、耻骨支等处,骨骺-干骺区显像的变化与年龄关系密切,需要特别注意。正常小儿骨显像图详见18-3-1。

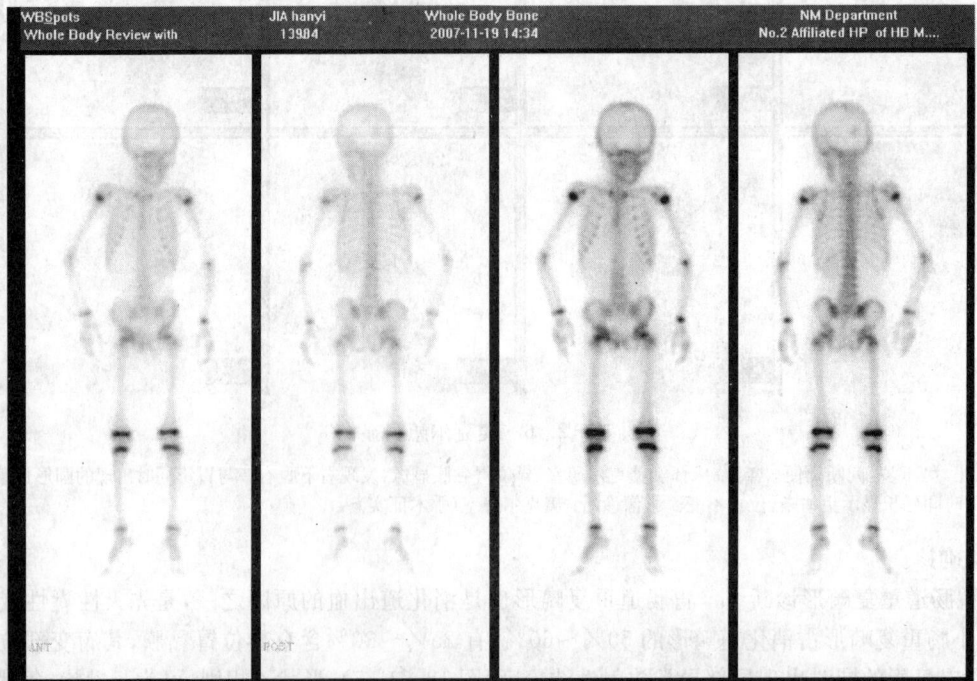

图 18-3-1　正常小儿骨显像

　　小儿骨显像最重要的价值是早期诊断骨疾患,包括:原发和继发骨肿瘤、炎症病变、骨折、代谢性疾病及关节病变等,上述这些病变在骨显像上呈现放射性摄取增加;而骨囊肿、缺血性坏死、梗死等病变表现为放射性摄取减低。

(一)骨样骨瘤

　　骨样骨瘤是一种良性肿瘤,表现为骨组织大量异常增生,约占良性肿瘤的 10%,病变直径 1 cm 左右或小于 1 cm,此病主要发生在儿童和青少年,偶尔成人也发病,男孩与女孩发病率之比为 2:1,全身骨骼系统都可以发生病变,以下肢为主,50% 好发于胫骨或股骨,10% 发生在脊柱部位。

　　X 射线显像表现为周围有一分界明显的圆形或者卵圆形的透明影,其内可见致密块称为"瘤巢",随病变发展,可以出现皮质增厚的硬化影。

　　此病早期往往 X 射线检查是正常显示,而放射性核素骨显像可见肿瘤部位出现一限局性放射性增高影像。此为骨样骨瘤特征性表现。

(二)神经母细胞瘤

　　神经母细胞瘤是儿童中最常见的颅外实质性恶性肿瘤,约占所有儿科肿瘤的 10%,来源于胚胎神经脊。可以发生于任何交感神经分布部位,最常见的原发灶是肾上腺。神经母细胞瘤原发肿块中,40%～85% 有骨显像剂的浓聚,这种浓聚是因为肿瘤内钙代谢异常增多所致,并且浓聚的概率随肿瘤体积增大而增多,似乎这种增大与疾病分期没有关系,^{99m}Tc - MDP 在神经母细胞瘤中的浓聚有助于确定病儿中的隐匿性原发灶,而这些病儿临床表现出骨转移瘤、瘤体分泌激素或儿茶酚胺等有关症状,或者表现斜视和眼肌痉挛、阵挛和小脑共济失调等一些不太常见的类肿瘤症状。

　　骨显像显示神经母细胞瘤所致的骨损害比平面 X 射线平片更敏感,其转移瘤在骨显像图上表现为核素摄取增高影,偶尔也可表现摄取减低,身体的任何骨均可受损害,但最具特征性的部位是颅骨、眼眶周围的面骨、长骨的干骺端,但骨显像在随访神经母细胞瘤的转移灶方面受到一定的限制,有报道称 ^{111}In - Octreotide 显像诊断符合率可以达 80% 以上。

(三)骨的原发性恶性肿瘤

　　小儿最常见的原发性恶性肿瘤是骨肉瘤和尤文(Ewing's)肉瘤。

　　1. 骨肉瘤　　起源于骨组织之基质、骨膜或哈文氏间隙,以发生于骨膜深层居多。当肿瘤发生或蔓延至骨膜下时,骨膜被肿瘤内的骨面顶起,而出现反应性新生骨。男孩与女孩发病率比值为 2:1,1/2～1/4 患儿有外伤史。

　　原发性骨肉瘤在 X 射线检查正常时,骨显像不能做出早期诊断,只是在骨转移灶的诊断上敏感性较高,骨显像在评价骨肉瘤上仅限于显示原发灶的范围和诊断骨和软组织的转移,在早期探测骨肉瘤的复发或转移方面有一定临床价值。

　　2. 尤文(Ewing's)肉瘤　　尤文肉瘤是一种原发性骨恶性肿瘤,起源于骨髓成分,来源于骨髓的结缔组织,占骨恶性肿瘤的 10%～15%,临床表现为疼痛、发烧、肿胀和白细胞增高,骨痛约占 80%,为间歇性骨痛。

　　尤文肉瘤 X 射线检查是以溶骨性破坏和骨膜凸出为特征性的长骨损害,骨核素显像在确定尤文肉瘤的范围和早期诊断上优于 X 射线检查。

第四节　泌尿系统

　　小儿泌尿系统核医学检查具有高敏感特征,常常在明显解剖结构异常前发现病变,能独特提供功能与解剖信息,辐射剂量相对低,无创伤,能应用于各种年龄,包括肾功能不全患儿,应用的放射性药物显像剂安全,无不良药理学影响,对渗透压、血流动力学无影响,无过敏反应,对早期诊断及随访小儿泌尿系统疾病有重要临床价值。现今泌尿系统核医学也是小儿核医学最常见检查项目之一。

一、小儿肾脏核素显像方法

　　放射性核素肾脏显像主要用于评价肾脏血流灌注和肾脏功能与结构。临床上主要用于小儿泌尿系感染、肾积水、肾发育异常及移植肾功能的监测。

(一) 放射性核素肾动态显像

与成人显像方法相同,在此不再重述。但注射方法及注射剂量与成人不同,要求患儿安静,需要镇静,最好静脉注射前留好静脉通道,有些患儿注射时使用三通管不易形成弹丸注射,因此不必强调必须弹丸注射,普通速度的注射亦可得到满意的显像效果,但需随后立刻注射生理盐水补充注射,进行静脉冲注,要求速度尽量快。另外,有些患儿需要显像前导尿,减少膀胱和性腺的放射性吸收剂量,避免检查中患儿因为憋尿而引起体位移动。

(二) 放射性核素肾静态显像

检查方法与成人相同,患儿准备同上。

二、小儿肾脏核素显像临床应用

(一) 新生儿期应用

肾脏的核素显像因安全、对身体辐射损伤较小,所以是评价新生儿,包括早产儿肾脏形态和功能的有效技术,近年来由于超声影像学进展,许多先天性异常的肾脏病变在胎儿期得以发现。新生儿期主要用于出生后肾脏功能的评价,对临床正确处理病情和预后评估有重要价值。但是要注意新生儿的特点,肾脏发育不成熟 GFR(肾小球滤过率)及 ERPF(肾有效血浆流量)均较低,出生时 GFR 仅为成人的30%,数天后缓慢上升,6～12 个月达成人水平。

(二) 泌尿道感染

泌尿道感染是小儿常见病,据报道 11 岁以下儿童发病率1%～3%,特别是急性肾盂肾炎患儿,肾实质反复感染可致肾瘢痕形成,远期会引起高血压、蛋白尿和肾功能不全,而小儿患肾盂肾炎临床表现无特异性,临床和实验室指标往往不能做出可靠诊断,需要影像学确定诊断。

正常^{99m}Tc - DMSA 肾皮质静态显像可以很好的显示肾的形态和外形是否完整、肾边缘是否清晰、放射性是否分布均匀,但是正常肾脏变异情况应该注意,如左肾上极脾脏压迹,另外正常肾形态变异等情况也应注意,例如,"梨状肾"或"球形肾"等。

急性肾盂肾炎的炎症受累区,由于肾小管细胞受损,间质水肿使肾小球受压和肾小管周围毛细血管闭塞而发生局灶性缺血,造成显像剂的局部放射性稀疏,急性肾盂肾炎典型表现为肾脏呈单个或多个局灶性放射性减低缺损区,但无容量减少,也可呈弥漫性放射性稀疏伴外形肿大。如果炎症迁延不愈,导致瘢痕形成,该处的血供会减少,出现皮质萎缩,肾脏缩小或皮质缺损呈楔形显示,因此肾皮质显像不但可以确定肾脏的病变存在,还可以了解病变范围、程度和性质及随访病变的转归和指导治疗。

(三) 小儿肾积水及梗阻

肾积水是小儿常见病,肾盂输尿管连接处梗阻是先天性肾积水最常见原因,由于梗阻导致尿液从肾盂流入输尿管受阻,引起肾盂内压力升高,肾盂肾盏逐渐扩张,肾实质受压萎缩导致肾功能障碍。

肾积水是小儿核医学最常见检查指证之一,肾动态显像(包括利尿肾动态显像)是评价肾积水的主要指标,不但可以了解积水的程度、部位、受累肾的功能形态,还能判断梗阻程度及部位,对疾病诊断、治疗方案制定、预后评价及疗效观察有重要价值。图 18 - 4 - 1、图 18 - 4 - 2 是服用三聚氰胺污染奶粉患儿的肾动态显像曲线图(肾图)和肾功能评价指标。

(四) 肾功能评价

核素显像监测小儿肾功能主要指标是肾小球滤过率和肾有效肾血浆流量,肾小球滤过率监测方法简便准确,其原理是测定放射性示踪剂从血浆中清除率(血浆清除法),目前被认为是核素监测最正确的方法。

肾有效血浆流量测定原理类似于肾小球滤过率方法,常用显像用药物为^{99m}Tc - MAG$_3$、^{99m}Tc - EC 等,测定方法同样也是使用 SPECT 或 γ 照相机。

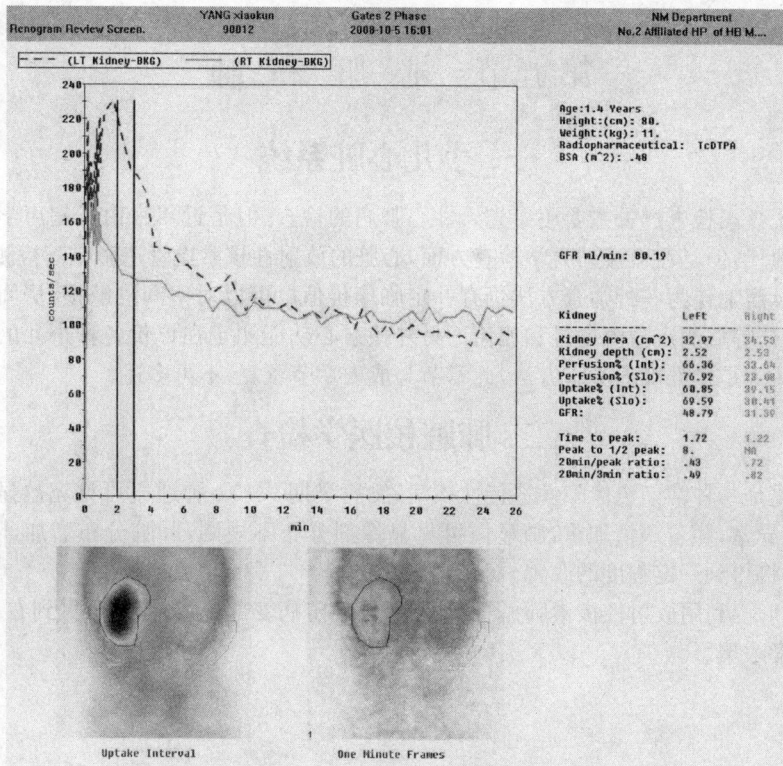

图18-4-1　肾图示右肾上尿路梗阻伴肾功能轻-中度损伤

患儿,男,1.4岁,服用三聚氰胺污染奶粉15个月,肾"B"超发现右肾结石伴右肾盂积液。F+15利尿肾动态显像显示:左肾形态正常,外形轮廓规整,肾内核素分布均匀,肾图曲线正常;右肾影显示较淡,肾内核素分布稀疏,肾图曲线呈高水平递降型曲线。提示:右肾上尿路梗阻伴肾功能轻-中度损伤

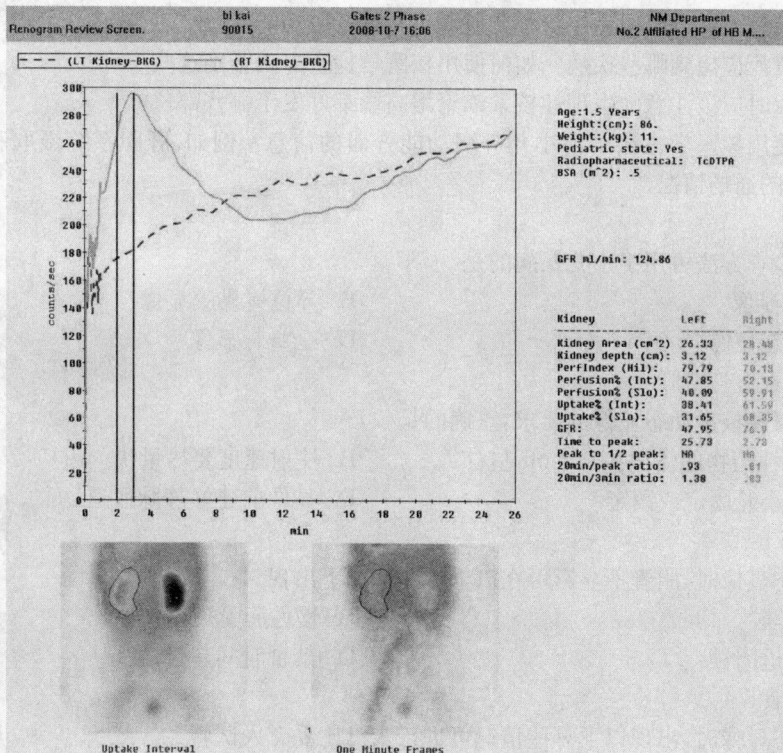

图18-4-2　肾图示左肾急性上尿路梗阻

患儿,男,1.5岁,服用三聚氰胺污染奶粉17个月,肾"B"超发现左输尿管结石,左肾轻度积水。F+15利尿肾动态显像显示:右肾形态正常,外形轮廓规整,肾内核素分布均匀,肾图曲线正常;左肾影显示较淡,肾内核素分布稀疏,肾图曲线呈持续上升型。提示:急性左上尿路梗阻

第五节　心　脏　和　肺

一、小儿心脏系统

小儿心脏系统核素检查过去主要用于先天性心脏病的检查,但是近年来由于超声学发展,逐渐被心脏的超声检查所取代,但是在血流动力学检查方面,心脏的放射性核素血管造影在其检测动脉狭窄、闭锁以及鉴别真假动脉瘤上作为一种筛查方法仍有一定临床价值。可以对室间隔缺损、房间隔缺损、动脉导管未闭、法洛四联征等病测定分流途径和比值。另外核素心功能测定在评价各种小儿的心脏疾患、心功能参数方面仍被认为是最准确的测定方法,此章节与成人章节重复,不再多述。

二、肺脏核医学检查

肺囊性纤维化是一种常染色体隐性遗传性疾病,发病早期,^{133}Xe肺通气可见充盈显像基本正常,仅见^{133}Xe洗出轻度异常,随着病情加重,肺显像可见显像剂分布不规则,肝脏分布增加,随治疗病情的好转,上述异常改变将得到一定程度的改善。

肺动-静脉畸形　利用放射性核素肺血管造影,可以确定病变部位,影像上可见到右心显影后肺内同时出现清晰的核素浓聚影。

（冯　珏）

思考题

一、问答题

1. 小儿核医学检查方法与成人有何不同?
2. 试述小儿核医学检查的特点。
3. 小儿使用核医学检查前应注意做好哪些准备工作?
4. 就你所了解的核医学知识,对一位便血的小儿应想到的核医学检查方法有哪些?
5. 那些核医学检查方法可以用来评价小儿或新生儿的肾脏功能?
6. 新生儿出现黄疸应想到哪些疾病? 如何使用核医学检查方法鉴别这些疾病?
7. 小儿做骨显像时应该注意的生理性核素浓聚增高影都好发于哪些部位?
8. 临床上如何使用核医学方法了解小儿肝胆功能方面的信息? 例如,肝胆系统摄取和排泌胆汁的能力、胆道系统的通畅情况。

二、多选题

1. 以下核医学检查方法可用于小儿疾病的是
   A. 肝胆动态显像
   B. 异位胃黏膜显像
   C. 利尿肾动态显像
   D. 全身骨显像
   E. 放射性核素血管造影
2. 关于小儿放射性核素动态显像的要求,正确的是
   A. 注射放射性药物的体积在 0.4 ml 左右
   B. 注射速度要尽量快
   C. 显像前使小儿固定或镇定
   D. 显像前建好静脉通道
   E. 空腹 4～6 h
3. 小儿肝胆动态显像时,胆囊不显影可在以下哪些情况下出现
   A. 急性胆囊炎
   B. 慢性胆囊炎
   C. 先天性胆道闭锁
   D. 禁食时间超过 24 h
   E. 检查前进食
4. 小儿肝胆动态显像时,出现以下哪些情况可进行苯巴比妥介入试验
   A. 肝脏显影不良
   B. 肝脏不显影
   C. 胆囊持续不显影
   D. 24 h 延迟显像时,肠道仍无放射性出现
   E. 肝脏显影清晰
5. 以下哪些是异位胃黏膜患儿的影像学表现

A. 腹部与胃影同时出现的核素浓聚灶,随时间延长而发生位置变化

B. 腹部与胃影同时出现的核素浓聚灶,不随时间延长而发生位置变化

C. 肾脏显影

D. 胃、膀胱显影

E. 十二指肠一过性显影

6. 正常小儿全身骨显像的影像学表现有

    A. 两侧基本对称   B. 骨影较成人普遍增浓

    C. 骨骺、干骺端核素浓聚较成人强   D. 颅缝可见显影

    E. 耻骨联合处摄取增加

7. 神经母细胞瘤发生骨转移最具特征的部位是

    A. 颅骨   B. 髂骨

    C. 眼眶周围的面骨   D. 长骨的干骺端

    E. 椎骨

8. 小儿肾动态显像主要用于哪些疾病的诊断

    A. 泌尿系感染   B. 肾积水

    C. 肾发育异常   D. 移植肾功能的监测

    E. 先天性肾动脉狭窄

9. 患儿肾动态显像前需做哪些准备

    A. 空腹   B. 进食、饮水正常

    C. 检查前镇静或固定   D. 检查前导尿

    E. 检查前建立静脉通道

10. 目前小儿心脏系统核素检查主要开展以下几项

    A. 放射性核素心肌血流灌注显像   B. 放射性核素心血管造影

    C. 放射性核素心功能测定   D. 放射性核素静脉显像

    E. 放射性核素心肌 PET 显像

第十九章 放射性核素治疗

第一节 放射性核素治疗概论

一、概　　述

从 1936 年 Hamilton 和 Stone 用^{24}Na、Lawrence 用^{32}P 治疗白血病开始，相继有 1941 年 Pecher 用^{89}Sr治疗前列腺癌骨转移、1942 年 Hertz 和 Roberter 用^{131}I 治疗甲状腺功能亢进症，1947 年 Mariencelli 等用^{131}I 治疗分化型甲状腺癌等。经过半个多世纪的研究探索和普及，放射性核素治疗已成为临床重要的治疗手段。一些过去难于治疗或无法治疗的疾病得到了控制、改善或治愈。

放射性核素治疗通过各种途径将治疗用放射性药物引入靶组织内或贴近靶组织，放射性核素衰变发出射线，通过电离和能量传递作用，造成生物大分子化学键断裂、水分子自由基形成等辐射效应，达到治疗疾病的目的。

欲治疗的病变或组织为放射性核素治疗的靶组织。引入其中的放射性核素不断地把全部辐射能量传递给靶组织，进行连续辐照，达到生物效应。靶/非靶的比值要高，以使辐射剂量主要集中在靶组织中，从而治疗作用发挥到最大，对正常组织的辐射损伤减到最小。

二、放射性核素治疗原理

放射性核素治疗以核素衰变过程中发出的核射线治疗疾病，主要包括放射性核素靶向治疗、放射性核素介入治疗和放射性核素敷贴治疗等。治疗性放射性药物到达病变靶组织，其射线粒子产生的电离辐射生物效应达到对病变的治疗作用。电离辐射引起的生物学效应是核素治疗的基础。利用病变组织细胞能主动摄取放射性药物、放射性制品，或采用载体、介入措施将用于治疗的放射性药物、放射性制品靶向运送到病变组织细胞，使放射性核素聚集在病变部位，达到破坏或抑制病变细胞的目的，而对周围正常组织的损伤很小。

（一）放射性核素治疗的常用核素

根据衰变射线的不同，可将用于治疗的放射性核素分为三类。第一类核素是 α 粒子发射体，如砹[^{211}At]、铋[^{212}Bi]等，组织内射程 50～90 μm，约为 10 个细胞直径的距离。α 粒子在短距离内释放出巨大能量，在内照射治疗中有巨大的发展潜力。第二类核素是发射 β 射线的核素，如^{131}I、^{32}P、^{153}Sm、^{186}Re、^{188}Re、^{89}Sr、^{90}Y、^{160}Ho、^{165}Dy 等。根据射线在组织内的射程可分为：短射程（<200 μm）、中射程（200 μm～1 mm）和长射程（>1 mm）。第三类核素通过电子俘获或内转换发射俄歇电子或内转换电子，如^{125}I、^{111}In 等，射程多为 10 nm，只有当衰变位置靠近 DNA 时，才产生治疗作用。这类放射性药物在细胞内的定位，是决定治疗效果的关键因素。

应用于内放射治疗的放射性核素应符合下述四项原则：

（1）物理半衰期相对较长：从几天到十数天较为合适，以利于达到足够的辐射剂量。

（2）核的衰变方式适合于用作治疗：以往用作内照射治疗的放射性核素以发射 β 射线的核素为多。β 射线在体内的射程短，对周围病变组织的辐射较为均匀，射线仅作用于它所到达的周围组织，对距离稍远的正常组织没有影响。副作用较少，且易于防护。常用的发射 β 射线的核素有^{32}P、^{90}Y、^{131}I、^{198}Au 等，近来^{186}Re、^{188}Re、^{166}Ho 的应用引人注目。

最近几年更倾向于试用发射 α 射线的核素。α 粒子质量大且带有两个正电荷，穿透能力较强，电离效应明显，因此可取得较强的生物效应。目前使用得较多的发射 α 射线的核素有^{211}At、^{221}Fr、^{213}Bi、^{243}Am 等。

有人主张应用纯 α 或纯 β 衰变的核素，也有人喜欢使用同时发射一定 γ 射线的核素，以便在治疗的同时可以通过成像观察药物的分布情况。

（3）射线能量相对较高：一般来说，核素的射线能量较高，其穿透组织的能力也较强，可达到穿透病变组织厚度的要求。这也有利于射线均匀辐射于病变组织。若核素的射线能量太低，往往造成对周围肿瘤组织照射不均匀而影响治疗效果。

（4）不产生有害的子体核素：以避免不必要的副作用。

（二）放射性核素治疗的载体

能高度选择性地聚集于机体内病变组织的化合物称为载体。使用载体的目的是为了让放射性核素集中到达并均匀分布于靶器官、靶组织。常用的载体有放射性核素标记的胶体、碘油、微球以及各种类型的抗体等，有些放射性核素本身就是载体类物质。

（三）放射性核素治疗的给药方法

内放射治疗的给药途径包括静脉注射给药、动脉注射给药、经门静脉注射给药和瘤内直接注射给药以及口服给药和腔内给药等。

三、放射性核素治疗的管理

进行放射性核素治疗必须考虑患者的用药安全、医务人员的防护以及对周围环境和公众的影响。因而，必须加强放射性核素治疗的科学化和规范化管理，其中治疗的规范化是治疗持续发展的基本保证，必须予以高度重视。

（一）门诊放射性核素治疗的管理

门诊放射性核素治疗需在具有资质的医院内，在符合放射防护和环境保护规定的固定场所开展。原则是：① 患者病情及全身状况允许进行治疗；② 具有单独卧室和与婴幼儿隔离的条件；③ 有特定的大、小便排废系统；④ 使用的^{131}I放射性活度等于或小于1.1 GBq(30 mCi)。

应建立完整的病历，详细记录放射性药物的种类、剂量、给药方法等。病员或其委托人需签署知情同意书。

（二）住院放射性核素治疗的管理

一次使用^{131}I活度大于1.11 GBq(30 mCi)或相当辐射剂量的其他放射性药物时，患者需住院治疗。患者应签署知情同意书。

核素治疗病室设置应符合放射防护要求。内设"三区制"：无活性区为医、护人员工作场所；活性区为病房；高活性区为放射性核素储存、分装场所，应完全符合开放型放射性工作场所的防护要求。三区之间应有严格的分界和过渡的通道。设立废水处理池和净化系统，为处理患者大、小便专用。

（马庆杰）

第二节 甲状腺功能亢进症的放射性核素治疗

甲状腺功能亢进症(hyperthyroidism,简称甲亢)是体内甲状腺激素过多而引起机体兴奋性增高和代谢亢进为主要表现的一组内分泌疾病的总称。其中以Graves病(GD)，又称毒性弥漫性甲状腺肿(toxic diffuse goiter)最常见，约占甲亢的85%。GD病因尚未完全清楚，近年研究提示GD是一种器官特异性自身免疫性疾病，在治疗上尚缺乏完全针对病因的方法，而以抑制甲状腺激素分泌、减少甲状腺组织来达到治疗目的。目前公认可行的治疗方法有^{131}I、抗甲状腺药物(ATD)和手术治疗。自从1942年开始使用^{131}I治疗甲亢以来，国内外大量的临床经验证实该方法安全简便、疗效确切、复发率低、并发症少且治疗费用低，已成为治疗甲亢的主要方法。

一、原 理

甲状腺高度选择性摄取无机碘以合成生理需要的甲状腺激素，甲亢时甲状腺摄碘量明显增多，^{131}I同样具有无机碘的生化功能，其在甲状腺内有效半衰期为3.5~4.5 d,^{131}I衰变时发射的β射线射程平均为1 mm,几乎全部为甲状腺组织所吸收；使用适当剂量的^{131}I,其辐射生物效应使功能亢进的甲状腺细胞受破坏，甲状腺缩小、甲状腺激素的合成减少而达到治疗的目的。

二、适应证与禁忌证

1. 适应证

1）GD 患者。

2）抗甲状腺药物治疗效果差或无效、过敏或治疗缓解后复发或甲状腺肿大明显的儿童青少年 GD 患者。

3）GD 伴白细胞或血小板减少者。

4）GD 伴心房纤颤、或伴肝功能损害者。

5）GD 合并桥本氏病药物治疗效果不佳，摄^{131}I率增高者。

2. 禁忌证

妊娠或哺乳期 GD 患者。

^{131}I治疗甲亢的适应证和禁忌证经过长期的实践已形成了主流观点。以前临床上对^{131}I治疗甲亢是否有年龄的限制一直有争议，人们担心的是^{131}I治疗甲亢是否会引起躯体效应和遗传效应，即是否会致癌、影响生育和后代的改变。60 多年的临床应用，大宗病例治疗后长期随访观察，已解除了人们这一疑虑，发现^{131}I治疗没有增加患者甲状腺癌和白血病等癌症的发病率，没有影响患者的生育能力和遗传缺陷的发生率，因而没有理由限制儿童和青少年甲亢使用^{131}I治疗。在英国和荷兰，建议儿童和青少年甲亢可将^{131}I治疗作为首选或第二线治疗方法，尤其是甲状腺肿大和（或）对 ATD 治疗依从性差的患者，因为这一年龄组的患者难坚持 ATD 治疗，副作用出现或反复复发，势必影响生长发育、读书和就业，^{131}I治疗尽快控制甲亢后更利于生长发育。

以往对病情严重的甲亢^{131}I治疗较慎重，近年来对重度甲亢以^{131}I为主的综合治疗显示了明显的优势，^{131}I治疗甲亢时，绝大部分^{131}I浓聚在甲状腺，对甲状腺以外的脏器辐射很小，可以比较安全地用于治疗有合并症的重度甲亢患者，如甲亢合并白细胞或血小板减少、肝功能损害者，可首选^{131}I治疗，甲亢合并甲亢性心脏病往往是甲亢反复复发、未能控制的结果，在治疗上，更应首选^{131}I治疗，可使甲亢尽快控制。对甲状腺明显肿大合并甲亢者，^{131}I治疗并不加重压迫，可缩小甲状腺达到治疗和美容的目的。

桥本甲状腺炎伴甲亢无论用什么方法治疗，其发展的结局都将是甲状腺功能减退，而^{131}I治疗可很好的治愈甲亢，避免了甲亢对身体的损害。

胎儿甲状腺在妊娠 12 周开始发育，^{131}I可经胎盘进入胎儿甲状腺，有可能影响胎儿甲状腺的正常发育和功能，阻碍胎儿大脑发育和胎儿生长，虽然文献曾报道由于疏忽而在孕 12 周前应用^{131}I治疗，未见胎儿不正常，但治疗原则是孕妇禁用^{131}I治疗。哺乳期^{131}I乳汁分泌 24 h 可达口服量的 4.5％，这势必影响婴儿甲状腺功能，故要使用^{131}I治疗应停止哺乳。

三、治 疗 方 法

1. 治疗前准备

1）首先要明确诊断，对育龄妇女要注意排除妊娠。

2）患者禁服影响甲状腺摄取^{131}I的食物和药物。

3）常规体格检查和作相应的实验室检查。

4）行甲状腺吸^{131}I率和有效半衰期测定，如外源碘的原因致摄^{131}I率低或有效半衰期少于 3 d，可间隔一定时间或暂作 ATD 治疗一定时间后再次检测。

5）正确估算甲状腺重量，可通过触诊、甲状腺显像或超声检查来确定。

6）对重度甲亢患者，根据病情可先作对症综合治疗，如抗心衰、抗感染、升白细胞或给予 β 受体阻滞剂、镇静剂辅助治疗，补充维生素和钾、镁等。

7）^{131}I治疗前要向患者详细讲解注意事项、疗效和近远期可能的并发症，以获得患者的认可并签患者知情同意书。

2. ^{131}I治疗剂量的确定

（1）公式计算^{131}I剂量：有几种确定^{131}I治疗剂量的方法，最常用的是按每克甲状腺实际吸收放射性活度计算给药，计算公式：

$$^{131}\text{I}\text{剂量(MBq 或 }\mu\text{Ci)}=\frac{\text{计划用量(MBq 或 }\mu\text{Ci/g)}\times\text{甲状腺重量(g)}}{\text{甲状腺最高吸}^{131}\text{I率}}$$

一般每克甲状腺组织计划用量为 2.59～4.44 MBq(70～120 μCi),此公式按有效半衰期为 5 d 设计,若有效半衰期小于或明显大于 5 d,可将上述公式计算结果乘以 5/Teff。

(2)调整¹³¹I 剂量的因素:从公式中可看到¹³¹I 剂量大小主要取决于甲状腺的重量和摄¹³¹I率,正确估算甲状腺重量显得尤为重要。一般甲状腺越重,每克计划用量就越大。尚有许多因素可影响¹³¹I 治疗效果,有必要根据具体情况对计算剂量进行调整,相应增多或减少。① 增加剂量的因素:对于甲状腺较大或质地较硬者,结节性甲状腺肿并甲亢者,年老、病程长、抗甲状腺药物治疗效果差者,有效半衰期较短者应适当增加治疗剂量。② 减少剂量的因素:对年龄小、病程短、未经抗甲状腺药物治疗、有效半衰期长,尤其是甲状腺较小、手术后复发或第一次¹³¹I 治疗后明显改善而未痊愈者应适当减少¹³¹I 剂量。

3. 给药方法 常用空腹一次口服法。

4. ¹³¹I治疗注意事项

1)¹³¹I 要准确分装,患者与剂量核对后方可服用。

2)空腹服药,一般服药后 2 h 方可进食。

3)服药后注意休息,预防感染,避免劳累和精神刺激,不能揉压甲状腺。

4)服¹³¹I后 2 周内不宜服用含碘食物与药物。

5)对病情重、体弱的患者,必要时可在¹³¹I 治疗后 2～3 d 给抗甲状腺药物至症状缓解,或住院综合治疗。

6)嘱注意放射防护,注意半年内避孕。

7)应告知患者¹³¹I 治疗的疗效、可能出现的副反应及出现时间,嘱患者治疗后 3 个月、6 个月、1 年时复查,痊愈后要长期随访。

5. 重复治疗

对于¹³¹I 治疗后半年尚未痊愈者,可行再次治疗,剂量按每克甲状腺实际吸收¹³¹I 活度计算,但对无效或加重的病例 3 个月后即可行第 2 次治疗,剂量要适当增加。

四、疗 效 评 价

1. 治疗甲亢的疗效 服¹³¹I后 2 周,甲亢症状渐减轻,甲状腺缩小,体重增加,治疗后 2～3 个月症状和体征基本消失,部分患者作用较缓慢,治疗后 5～6 个月症状可继续改善,一次服药总有效率 95%以上,治愈率 85%以上,无效率 2%～4%,复发率小于 1%,一般¹³¹I 剂量越大,一次治愈率越高,但早发甲减率也增高。服¹³¹I后以半年的复查为依据,根据甲亢症状体征消除程度、血清甲状腺激素和 TSH 水平将治疗效果评价分为痊愈、好转、无效和甲减。大多数学者把¹³¹I 治疗后甲减作为甲亢痊愈统计。

2. 治疗甲亢合并症的疗效 甲亢合并症,如 Graves 眼病(GO)、心脏病、肌病、糖尿病、肝功能损害等,控制甲亢后而得以消除或减轻。

3. 影响¹³¹I治疗甲亢疗效的因素 甲状腺肿大明显、¹³¹I 治疗前使用 ATD 尤其是 PTU、甲状腺¹³¹I 转换率过大和促甲状腺激素受体抗体滴度过高均可影响¹³¹I 治疗甲亢的疗效。

五、治疗反应与处理

1. 早期反应 绝大多数甲亢患者¹³¹I 治疗后无任何不良反应,少数患者服¹³¹I后一周内出现轻微的反应,可在甲状腺部位出现轻微压痛、发痒。这是轻度无菌性放射性甲状腺炎之故,持续一周左右可自行消退,无需特别处理,全身反应主要表现为乏力、纳差、口干、恶心、头晕,少数患者皮肤瘙痒或皮疹,这与个体敏感性有关。一般对症处理,休息后可消失,无需特别处理。

少数患者在¹³¹I 治疗后 2 周内出现原甲亢症状加重,如心跳加快、乏力加重、汗多、睡眠不好、体重下降。极个别患者,年龄特别大、有严重合并症,¹³¹I 治疗前未用 ATD 控制症状者,治疗后由于感染、精神刺激或过度疲劳等因素可能诱发甲状腺危象(thyroid storm),其临床表现是多样性的,以高热(39℃以上)、心动过速(160 次/min 以上)、大汗淋漓,继而皮肤干燥、腹泻、黄疸、烦躁不安,最后出现心衰、休克,死亡率可达 20%～50%,对这类患者要加强甲状腺危象防护措施,尽早诊断甲亢危象前期,对甲状腺危象应尽快积极抢救治疗。

2. 晚期反应

(1) 甲状腺功能减退症(hypothyroidism,简称甲减)：^{131}I治疗后,少数患者可出现甲减。治疗后一年内出现的甲减称之为早发甲减,早发甲减是射线对甲状腺直接作用的结果,与^{131}I剂量成正比,亦取决于个体敏感性,但目前尚无控制个体敏感性的方法。多数患者症状较轻,为短暂性,6～9个月后可自行恢复,这是由于暂时受射线抑制的甲状腺细胞有所恢复或残留的甲状腺组织代偿增生的结果,部分患者为亚临床甲减,部分患者转为永久性甲减,个别有再现甲亢的现象。治疗后3个月内一般不要以TSH的水平判断甲减,以T4为准。对甲状腺尚可触及、甲减症状较轻的早发甲减可暂不给予甲状腺激素替代,定期随访观察其功能变化。对T4下降、甲减症状明显要及时替代治疗。一般在^{131}I治疗1年后停甲状腺激素6周复查甲状腺激素和TSH,以排除永久性甲减的可能。

^{131}I治疗一年后发生的甲减称为晚发甲减,其发病率每年以2%～3%递增,原因尚不明确,目前研究认为与^{131}I剂量大小无关,主要与自身免疫过程和甲亢自然病程转归等因素有关。因为晚发甲减不是^{131}I治疗所特有,也可见于甲亢手术后和ATD治疗后,一些人未经任何治疗也可出现甲减。目前尚无阻止或减少晚发甲减发生的方法和措施,晚发甲减也分亚临床甲减和临床甲减。对于亚临床甲减,TSH小于10 mIU/L,可暂不给予甲状腺激素替代治疗,定期监测TSH的变化。TSH大于10 mIU/L,应给予甲状腺激素替代治疗。患者^{131}I治疗后一定要长期随访定期检查,一旦出现甲减,要及时替代治疗,可确保健康和正常生活质量。

(2) Graves眼病(GO)：大约39%GO与甲亢同时发生,而20% GO在甲亢之前出现,41% GO在甲亢发生后出现。目前认为GO是一种器官特异性自身免疫性疾病,是由于甲亢患者循环中产生了针对球后细胞或眼外肌细胞的自身抗体,引起自身免疫反应。甲亢治疗后突眼发生率增加和突眼加重与选择的治疗方法是无关的。近来研究证实甲亢根治性治疗(^{131}I治疗或手术)可以改善GO的治疗效果。对^{131}I治疗前就合并严重突眼者,治疗后2～3 d开始使用强的松,40～60 mg/d,持续1个月,奏效后渐减至维持量,疗程不少于3个月。要忌吸烟。

总之,^{131}I治疗甲亢疗效肯定,方法简便、安全、副作用少、费用低已为国内外公认,与抗甲状腺药物治疗、手术治疗相比,^{131}I治疗甲亢是目前成本效益比最好的治疗方法。

(覃伟武)

第三节　甲状腺癌转移灶的放射性核素治疗

甲状腺癌发病率占全身所有恶性肿瘤的1%～2%,占因癌症死亡病例的0.5%。人群中的年发病率0.5/10万～25/10万不等。不同地区、种族、性别和年龄之间存有较大的差别。美国的发病率较高,我国、印度等亚洲国家的发病率相对较低。女性[(5～9)/10万人]多于男性[(2～4)/10万人]。甲状腺癌是恶性程度较低、肿瘤生长缓慢的肿瘤。但正是由于其死亡率低、病程发展缓慢,患者回访复诊治疗的机会很高。近年来,甲状腺癌的发病率有逐年增加的趋势,尤以女性增加明显。

甲状腺癌病理分为四型,其中以乳头状癌占大多数,其次为滤泡状癌、髓样癌及未分化癌。乳头状癌和滤泡状癌分化程度较高,具有摄取碘的功能,因此称为分化型甲状腺癌(DTC),占甲状腺癌的70%左右。髓样癌及未分化癌不具有摄取碘的功能,因此称为非分化型甲状腺癌。

国际上^{131}I治疗分化型甲状腺癌工作是从1946年开始的,我国自1958年以后开始^{131}I治疗分化性甲状腺癌。^{131}I治疗的是分化型甲状腺癌,它包括两部分,即^{131}I清除残留甲状腺组织(简称为清甲)和^{131}I治疗甲状腺转移病灶。

一、^{131}I清除残留甲状腺组织

1. 原理　目前国际上公认的分化型甲状腺癌治疗方案是"手术+^{131}I治疗+甲状腺激素"的联合方法,即外科手术切除原发灶之后利用^{131}I清除残余甲状腺组织以及功能性转移灶(清甲),以及甲状腺激素抑制治疗。美国甲状腺学会(ATA)制定的规范中要求式应采用甲状腺近全切,即切除绝大部分甲状腺组织,仅残留较少部分甲状腺组织(1～2 g)。外科术后用^{131}I将残存的甲状腺组织切除。分化型甲状腺癌具有局部浸润特点,复发可能性较大。乳头状癌有双侧、微小多灶、局部淋巴结转移的趋势,局

部潜伏及发展期长、复发率高，[131]I可摧毁术后残留甲状腺组织中难以探测的微小甲状腺癌病灶。虽然分化型甲状腺癌有摄碘能力，但摄碘能力比甲状腺组织差很多，当甲状腺组织被清除后，转移病灶有利于通过全身[131]I显像而及时发现。更重要的是有利于通过测定 Tg 水平监测甲状腺癌复发和转移。目前回顾性研究发现[131]I清除 DTC 术后残留甲状腺组织可减少肿瘤复发和降低病死率。提高血清甲状腺球蛋白(Tg)和诊断剂量[131]I 对 DTC 的复发或转移诊断的敏感性和特异性，并有利于随访。清甲治疗对于降低甲状腺癌的复发率和死亡率具有重要的意义，采用此种方法治疗 DTC，其 10 年生存率可达到 90%。

2. 适应证　　根据中华核医学分会和美国甲状腺学会治疗规范和指南，分化型甲状腺癌患者手术后接受清除甲状腺残灶的适应证如下。

1) Ⅲ期和Ⅳ期(TNM 分期)分化型甲状腺癌患者。

2) 所有年龄小于 45 岁Ⅱ期分化型甲状腺癌患者。

3) 大多数年龄大于 45 岁Ⅱ期分化型甲状腺癌患者。

4) 选择性Ⅰ期分化型甲状腺癌患者，特别是那些肿瘤病灶多发、出现淋巴结转移、甲状腺外或血管浸润的患者。

5) 激进型病理类型的患者(高细胞、岛细胞或柱细胞类型)。

分化型甲状腺癌 TNM 分期见表 19-3-1。

表 19-3-1　分化型甲状腺癌的 TNM 分期

定义	
T1	肿瘤直径 2 cm 或更小
T2	2 cm＜单个肿瘤直径≤4 cm
T3	单个肿瘤直径 ＞4 cm 且局限于甲状腺内，或最低限度的腺外浸润
T4a	任何大小的肿瘤越过甲状腺包膜侵及皮下软组织、喉部、气管、食道或喉返神经
	肿瘤侵及椎前筋膜、颈动脉鞘或纵隔腔
T4b	原发肿瘤大小未知，但是没有腺外浸润
TX	没有转移灶
NO	转移灶到达Ⅵ级水平(气管前、气管旁、喉前/Deiph 淋巴结)
N1a	转移灶到达单侧、双侧、对侧颈部或有上纵隔转移
N1b	有术中没有发现的节结
NX	没有远处转移
MO	有远处转移
M1	有远处转移但未发现
MX	

分期	患者年龄＜45 岁	患者年龄≧45 岁
Ⅰ期	任何 T，任何 N，MO	T1，NO，MO
Ⅱ期	任何 T，任何 N，M1	T2，NO，MO
Ⅲ期		T3，NO，MO
		T1，N1a，MO
		T2，N1a，MO
		T3，N1a，MO
ⅣA 期		T4a，NO，MO
		T4a，N1a，MO
		T1，N1b，MO
		T2，N1b，MO
		T3，N1b，MO
		T4a，N1b，MO
ⅣB 期		T4b，任何 N，MO
ⅣC 期		任何 T，任何 N，M1

注：该表引自美国甲状腺学会(ATA)2006 年《甲状腺结节和分化型甲状腺癌患者的处治指南》。

清甲治疗适应证为对于肿瘤直径大于 2 cm 的 45 岁以下患者和肿瘤直径小于 2 cm 的肿瘤病灶多发、出现淋巴结转移、甲状腺外或血管浸润的 45 岁以下患者;大部分肿瘤直径大于 2 cm 的 45 岁以上患者及全部Ⅲ期和Ⅳ期分化型甲状腺癌患者。

3. 禁忌证

1) 妊娠期和哺乳期妇女。

2) 甲状腺手术后伤口创面未完全愈合者。

3) 肝肾功能严重损害,WBC$<3.0 \times 10^9$/L。

4. 患者准备　　停服甲状腺片或 L - T$_4$4~6 周,其目的是使 TSH 升高到 30 μIU/ml 左右,忌碘2~4 周,测定甲状腺激素、TSH、Tg、TgAb、血常规、肝肾功能、心电图、胸片等。推荐给予低碘饮食(饮食碘<50 μg/d) 1~2 周。

有些医生主张在甲状腺切除后给予患者甲状腺激素治疗,有利于患者伤口的愈合。这样患者的^{131}I治疗将安排在术后两个月左右,因此目前国内外主流治疗方案是术后不服用甲状腺激素,术后 4~6 周直接行^{131}I 去除残留甲状腺组织。

由于半数以上患者手术残留的甲状腺组织较多或有功能的转移灶产生了足以抑制 TSH 的甲状腺激素,导致术后 4~6 周 TSH 仍不能达到 30 μIU/ml,因此,遇到上述情况在清甲治疗时可以不必考虑TSH 水平,也可以应用重组人促甲状腺激素来升高 TSH。重组人促甲状腺激素(rhTSH,Genzyme 公司生产,商标名为 Thyrogen)可以有效地使血清 TSH 水平升高,rhTSH 与内源 TSH 有相同的结构和生物活性,应用 rhTSH 副作用轻微,并可避免因停用甲状腺激素治疗而使患者出现的甲减症状。现在rhTSH 辅助下^{131}I 清除残灶的治疗在欧洲已经被批准,rhTSH 的使用方法为 0.9 mg im qd×2 d,第 3天服^{131}I。

在清甲治疗前有些专家主张诊断剂量^{131}I 进行全身显像以便了解是否有甲状腺癌功能性转移病灶。具体方法是患者空腹口服^{131}I 74~185 MBq (2~5 mCi),24~48 h 后采用高能平行孔准直器 SPECT 进行前、后位全身显像。通常一旦发现转移病灶后,立即给予^{131}I 治疗。有学者认为:由于先给予诊断剂量的^{131}I 后可能产生"顿抑"效应,DTC 病灶或残余甲状腺组织摄取^{131}I 功能受到抑制而明显降低,从而影响疗效。一些学者经过临床实践后认为:74~117 MBq(2~3 mCi)^{131}I 剂量不引起"顿抑"效应,但由于给予剂量较低可能影响病灶的检出。

由于在清甲治疗前,患者有残留甲状腺组织,甲状腺组织的摄碘能力一般比功能性转移病灶的摄碘能力高出数倍,因此,临床上发现患者的许多转移病灶在给予诊断剂量^{131}I 全身显像时并不显像。另外有研究表明,治疗剂量的^{131}I 显像较诊断剂量的^{131}I 全身显像更易发现病灶,其机制尚存在诸多争论。许多学者认为,随着显像剂剂量的增加,血药浓度增加,以致具有摄碘功能的正常甲状腺组织或癌组织摄取^{131}I 的能力也随之增加。甲状腺癌病灶检出与病灶大小、血供、病理类型、病灶在机体内距离体表的深度以及摄取功能状态有关,此外还与靶与非靶比值、患者位移以及显像仪器灵敏度有关。治疗剂量的^{131}I显像实施简便,患者无需另外服用显像药物,不会给患者带来附加的辐射损伤。所以目前主流观点认为:清甲治疗前^{131}I 全身显像必要性不大。临床更常用的方法是,在大剂量^{131}I 治疗后 5~7 d 行全身扫描。

5. 清甲治疗　　常规给予^{131}I 3.7 GBq(100 mCi),对于青少年、育龄妇女和肾脏功能不全的患者可酌情减小剂量。如在清甲治疗前已经发现有功能的转移灶,剂量可增到 5.55~7.4 GBq(150~200 mCi)。多数医生主张 75~150 mCi 的固定剂量,按照这个方案,85%以上的患者一次治疗可以达到完全清除。目前并没有发现 5.55 GBq(150 mCi)的^{131}I 治疗后出现白血病或肿瘤发生率升高的证据,所以单次治疗剂量不超过 5.55 GBq(150 mCi)是安全的。清甲治疗后 5~7 d 行全身显像,可明确残留甲状腺组织的多少并可发现转移灶;如果术后残留甲状腺组织超过一叶,吸^{131}I 率较高的患者,应争取再次手术,如不能手术则首次清甲的^{131}I 剂量可酬减。清甲治疗后及时给予甲状腺激素抑制治疗,一般要求甲功在正常水平而 TSH 尽量降到 0.3~0.5 μIU/ml,抑制 DTC 细胞的转移和生长。

6. 注意事项　　一些患者在服用^{131}I 后有颈部不适,一般为轻度胀痛或轻微烧灼感,为减轻局部症状可口服强的松(泼尼松),持续 1 周左右可缓解。服^{131}I 后嘱患者多饮水、多排尿,以减轻腹腔、盆腔的照射。服^{131}I 后嘱患者含服维生素 C 或酸性糖果,以促进唾液分泌、减轻涎腺损伤。清甲治疗后女性 1年内、男性半年内避孕。如出现放射性甲状腺炎、涎腺炎、颈前水肿、明显消化道症状或骨髓抑制,应给予肾上腺皮质激素等对症治疗。大剂量^{131}I 治疗对白细胞、血小板可产生一过性影响。多次治疗之后可出现持续性白细胞、血小板减少,应给予支持治疗。少部分接受大剂量^{131}I治疗的妇女可出现一过性闭经或月经周期改变。

7. 疗效判断与随访

(1) 清甲成功的判断标准:甲状腺床吸^{131}I率<1%,^{131}I显像甲状腺床无放射性浓聚。

(2) 随访:一般在治疗后3～6个月进行。如发现仍有残灶或有转移灶则重复应用^{131}I治疗,如清甲完全未发现转移则1年后随访,若为阴性则2年后随访,若还为阴性则随访间隔可延长到每5年重复一次,至终身。若已发现转移,应尽早随访并及时安排治疗。

随访前应停用T$_4$4周(甲状腺片或T$_3$2周)。随访时应测定Tg、甲状腺激素水平、抗体水平、血常规、肝肾功能、^{131}I全身扫描、胸片等。^{131}I清除治疗后口服甲状腺激素抑制治疗。

DTC患者经手术治疗和^{131}I完全去除甲状腺后,在接受甲状腺激素治疗情况下,血清Tg浓度低于2 ng/ml可排除疾病。清甲治疗后,随访中Tg>5 ng/ml(服用甲状腺素抑制TSH治疗时),应行^{131}I全身显像以寻找可能存在的复发或转移灶。

8. DTC治愈的标准　甲状腺手术后行放射性碘清除残余甲状腺组织的患者满足如下标准,被认为肿瘤治愈。

1) 没有肿瘤存在的临床证据。

2) 没有肿瘤存在的影像学证据。

3) 清甲治疗后^{131}I全身显像没有发现甲状腺床和床外组织摄取^{131}I。

4) 甲状腺激素抑制治疗情况下和TSH刺激情况下,在无TgAb干扰时,测不到血清Tg。

二、^{131}I治疗DTC转移灶

在清除残留甲状腺组织后,经检测血清Tg水平升高,在服用甲状腺素抑制TSH治疗时Tg>5 ng/ml,或停用甲状腺激素,TSH升高后刺激的Tg>10 ng/ml,均高度提示DTC复发或体内存在转移灶。如^{131}I显像发现功能性转移病灶,是进行^{131}I治疗DTC转移灶的指征。

1. 患者准备　与^{131}I清除DTC术后残灶基本一致。停服甲状腺片或L-T$_4$4～6周(若时间未达标准,但TSH升高到30 μIU/ml也可进行^{131}I治疗),忌碘2～4周,测定甲状腺激素水平、Tg、TgAb、血常规、肝肾功能、心电图、胸片等。

2. ^{131}I治疗　可以根据病灶转移部位确定^{131}I剂量,甲状腺床复发或颈部转移可给予3.7～5.55 GBq(100～150 mCi),肺转移5.55～7.4 GBq(150～200 mCi),骨转移7.4～9.25 GBq(200～250 mCi)。如发生弥漫性肺转移,为防止发生放射性肺炎或肺纤维化,要求给药48 h后体内滞留^{131}I小于2.96 GBq(80 mCi)。对于微小肺转移病灶,只要病灶对^{131}I有反应,就可以每6～12个月重复治疗,可得到最高的缓解率。中枢神经系统转移病灶,如有摄^{131}I能力,可以使用^{131}I治疗。

^{131}I治疗后5～7 d行全身显像,可明确转移灶数目、位置、大小和摄^{131}I情况。^{131}I治疗后及时给予甲状腺激素抑制治疗,一般要求TSH尽量降低而甲功可在正常水平高限,抑制DTC细胞的转移和生长。

临床上将患者按照病情缓解程度分为完全缓解和没有缓解两类。每类患者又按病情的危险程度分为低危患者、中危患者和高危患者。低危患者:在行早期手术和残余组织清除术后没有局部或远处转移灶,所有的肉眼可见肿瘤被清除,局部组织结构没有肿瘤浸润,肿瘤组织类型为非侵袭型(如高柱状细胞、岛状细胞、复层细胞)或没有血管浸润,以及治疗后行第1次^{131}I全身显像时无甲状腺外组织摄取。中危患者:早期手术后有微小肿瘤侵及甲状腺周围软组织,肿瘤组织类型为侵袭型或血管浸润。高危患者:有肉眼可见的肿瘤浸润,未完全切除肿瘤组织,有远处转移灶,甲状腺残余组织清除术后行^{131}I全身显像时有甲状腺外组织摄取。

DTC患者在^{131}I治疗后使用甲状腺激素抑制TSH水平是十分重要的。完全缓解,低危患者TSH控制在0.3～2 μIU/ml;完全缓解,中危患者TSH控制在0.1～0.5 μIU/ml;没有完全缓解,高危患者TSH控制在<0.1 μIU/ml。由于患者长期服用甲状腺激素,而且甲状腺激素水平处于高值,这样可以加重骨骼的钙丢失。因此,给予患者补钙治疗是必要的。另外,患者的钾离子也可能丢失,应给予补钾治疗。

3. 注意事项　^{131}I治疗DTC转移灶的注意事项同清甲治疗。

大剂量^{131}I治疗,尤其是多次大剂量治疗后,部分患者出现骨髓抑制显像。为避免骨髓抑制等严重

并发症,同时使转移灶受到最大的辐射。单次治疗使用 ^{131}I 的剂量一般不超过 300 mCi。国内外一些专家采用 100 mCi 固定剂量治疗 DTC 转移灶。无论是根据不同转移部位而决定的固定剂量法或 100 mCi 的固定剂量法,经循证医学的资料证明安全、有效。

4. 提高 ^{131}I 治疗的手段

1)一些患者在治疗准备阶段由于停服甲状腺激素,而出现甲减临床症状,在老年患者尤为明显。为使患者血清 TSH 水平升高,又可避免因停用甲状腺激素而使患者出现的甲减症状,可以使用重组人促甲状腺激素(rhTSH)。

2)一些患者经过数次 ^{131}I 治疗后,患者的 DTC 转移病灶摄取 ^{131}I 的能力逐渐减低,这种现象称为失分化。针对 DTC 在多次治疗后发生失分化,可以使用维甲酸辅助治疗,但临床上的疗效不肯定。维甲酸在部分患者出现较严重的黏膜皮肤刺激现象,应引起注意,其副作用还有血脂升高,可对症处理。

3)^{131}I 治疗中使用锂剂抑制碘从甲状腺释放但不影响碘摄取,从而增加 ^{131}I 在正常甲状腺组织和肿瘤组织中的滞留。但至今没有充分的临床资料证明在 ^{131}I 治疗时加用锂剂可以得到更好的治疗效果。

5. 随访 ^{131}I 治疗 DTC 转移灶后的随访:^{131}I 治疗后 3~6 个月进行复查,停服 L–T$_4$ 4~6 周或停 L–T$_4$ 改服 T$_3$ 或甲状腺片 3 周、再停 T$_3$ 或甲状腺片 2 周,进行 ^{131}I 全身显像。^{131}I 显像发现转移灶摄取 ^{131}I 降低或消失、病灶缩小或数目减少,为治疗有效;Tg 和 TgAb 的水平降低或消失,为治疗有效。对于肺部转移的患者应定期进行 CT 检查,以便明确病灶体积等变化,^{131}I 显像不能准确地提供病灶体积的变化。在多次治疗后的患者 CT 检查更为重要,它可以纠正病灶失分化而 ^{131}I 显像作出的病情好转的错误判断。

如 ^{131}I 显像发现转移灶摄取 ^{131}I 异常浓聚或 Tg 大于 5 ng/ml(甲状腺激素抑制治疗时),则提示有活动性 DTC 病灶,是再次 ^{131}I 治疗的指征。重复治疗 ^{131}I 剂量的确定与首次治疗相同;重复治疗的次数和累积 ^{131}I 总量没有严格界限,主要根据病情需要和患者身体情况而定,重复治疗间隔为 3~6 个月。随访时还应测定血常规、肝肾功能、胸片等检查。

6. ^{131}I 全身显像在治疗分化型甲状腺癌中的作用

(1)原理:分化好的 DTC 与正常甲状腺组织相似,能选择性摄取和浓聚碘。在去除正常甲状腺组织〔手术和(或)^{131}I 治疗〕或给予促甲状腺激素(thyroid-stimulating hormone,TSH)刺激后,约 80% 的 DTC 复发或转移灶具有摄 ^{131}I 功能,故将一定量的 ^{131}I 引入体内后行全身显像,可检出 DTC 复发或转移灶。

(2)方法:检查前停服甲状腺激素及影响甲状腺摄碘功能的药物和食物 2~4 周。首先测定患者血清甲状腺激素 TT$_3$、TT$_4$、FT$_3$、FT$_4$、TSH、甲状腺球蛋白(thyroglobulin,Tg)及甲状腺球蛋白抗体(thyroglobulin-antibody,Tg–Ab)水平。

诊断剂量法:治疗前给患者空腹口服 ^{131}I 74~185 MBq(2~5 mCi),24~48 h 后用 SPECT 进行前、后位全身显像,采用高能平行孔准直器,采集时间 5 min/帧,矩阵 512×512。

治疗剂量法:给予 ^{131}I 3.7~7.4 GBq(100~150 mCi)治疗后 1 周进行前、后位全身显像,采集条件同上。

根据全身显像结果,在发现非生理性摄取 ^{131}I 的部位可行局部 SPECT/CT 断层显像,并进行同机图像融合,从而对病灶进行精确定位,提高诊断的准确性。

(3)图像分析:^{131}I 正常分布在唾液腺、胃、肝脏、脾以及肠道等部位。食道部位由于唾液腺分泌物滞留偶可见条索状示踪剂浓聚。乳房摄取可见于哺乳或非哺乳期妇女,示踪剂分布类型多样,其摄取机制尚不清楚。

大多数 DTC 复发或转移灶均可浓聚 ^{131}I,在图像上表现为大小、形态、数量、部位及浓集程度不同的示踪剂浓聚灶。SPECT 与 CT 图像同机融合技术,可以对可疑病灶进行准确定位,同时 CT 图像还可能提供病变部位的形态学信息,从而改进单纯 ^{131}I 平面显像的局限性,提高诊断的灵敏度和特异性。

除 DTC 复发或转移灶外,一些组织和器官的生理性摄取经常发生,如唾液腺、胃、肝脏等,尤其应注意舌下腺、颌下腺、腮腺显像应与相应部位淋巴结转移相鉴别。^{131}I 全身显像时尚可见到一些假阳性病灶。尽管并不多见,但它的存在或多或少干扰了甲状腺癌转移灶的诊断和治疗,甚至造成患者接受不必要的照射,故应该对体内摄 ^{131}I 的病灶进行分析。假阳性产生的原因包括:生理性摄取、病理性浓聚、分泌物的体内潴留以及外部污染。^{131}I 全身显像时非转移灶浓集 ^{131}I 的部位见表 19–3–2。

表 19‑3‑2 ¹³¹I 显像时非转移灶浓聚¹³¹I 的部位及其鉴别方法

部 位	病 种	鉴 别 方 法
头 部	额窦黏液囊肿	病理
胸 部	胸腺	CT、MRI
	胸腺增生	病理
	肺癌	CT、活检病理
	严重支气管扩张症	肺功能、胸片、CT
	肺霉菌感染	活检病理
	哺乳或非哺乳期妇女乳腺	病史、回顾性随访
	心包积液	胸片、超声心动图
	胸膜心包囊肿	病理
	正常食道存留唾液	进食后消失
	食道良性狭窄	手术史
	食道失弛缓症	钡餐
	食道裂孔疝	胸片、MRI
腹 部	胃上移	手术、显像
	梗阻性胃腺癌	活检病理
	肾囊肿	超声、肾显像
污 染	体表及衣物	清洁皮肤、更衣后消失

(4)临床应用：¹³¹I 全身显像常用于 DTC 患者复发或转移的探查,对选择治疗方案及确定治疗剂量具有极其重要的参考价值;此外,¹³¹I 全身显像还被用于 DTC 患者治疗后的随访。

此时给患者口服诊断剂量的¹³¹I 后进行全身显像,可对 DTC 转移灶和复发灶的摄¹³¹I 功能进行评价。¹³¹I 全身显像诊断 DTC 复发或转移的敏感性为 42%～62%,特异性高达 99%～100%。如病灶有明显的¹³¹I 摄取,是进行大剂量¹³¹I 治疗的指征;相反,如病灶摄¹³¹I 功能较差,则预示¹³¹I 治疗效果差;如未见病灶浓聚¹³¹I,则不适宜¹³¹I 治疗,应考虑选择其他治疗方案。

在下列一些特殊情况下,可能出现随访中¹³¹I 全身显像的假阴性。

(1)钠碘转运体(sodium/iodine symporter,NIS)或甲状腺过氧化物酶(thyroid peroxydase,TPO)的缺陷。甲状腺滤泡细胞的聚碘能力与 NIS 和 TPO 的表达和活性密切相关,TSH 对 NIS 和 TPO 的转录和表达具有调控作用。甲状腺肿瘤细胞内碘的水平取决于 NIS 介导碘摄入和 TPO 抑制碘排出的平衡,NIS 和 TPO 缺陷可导致 DTC 复发或转移灶摄碘功能降低或消失。

NIS 是一种介导碘摄取的膜蛋白质,是甲状腺组织摄碘并进行激素合成的基础,也是甲状腺功能亢进和 DTC 患者核素显像和¹³¹I 治疗的基础。DTC 细胞 NIS 基因表达降低,或基因转录、翻译及翻译后修饰过程中存在缺陷,均可能造成 DTC 复发或转移灶对¹³¹I 摄取的降低。

TPO 是催化甲状腺激素合成的关键酶,参与酪氨酸残基的碘化和耦联,形成有机碘而滞留于细胞内。DTC 患者 TPO 基因突变或表达减少,使¹³¹I 有机化障碍,未经 TPO 有机化的¹³¹I 很快从肿瘤细胞内流失,使¹³¹I 在 DTC 细胞内有效滞留时间缩短,从而导致¹³¹I 全身显像出现假阴性。

(2)DTC 复发或转移灶失分化。在 DTC 病情进展中,发生转移的患者约中 1/3 由于基因突变等原因,造成肿瘤细胞生长失去控制,并发生退行性改变而失分化,导致摄碘功能丧失。

(3)DTC 复发或转移灶的体积与显像用诊断剂量。DTC 病灶体积太小或微小转移灶广泛存在,转移灶距离体表位置较深或周围组织本底较高等,均可造成诊断剂量的¹³¹I 全身显像难以显示病灶。此外,¹³¹I 全身显像检测 DTC 复发或转移灶的灵敏度不仅与转移灶部位有关,而且与显像剂量有关。增加诊断用显像剂量或采用治疗剂量法全身显像,可能会降低 DTC 病灶的漏检率。

(4)其他影响因素。Hurthle 细胞癌起源于甲状腺滤泡细胞,在所有 DTC 病例中不足 5%,其病灶虽有合成 Tg 的功能,却不具备摄取碘的能力。DTC 患者显像前准备不充分,未严格禁碘,可影响 DTC 复发或转移灶对¹³¹I 的摄取。DTC 患者功能性甲状腺组织去除不完全,或 TSH 水平升高不明显等,均可造成 DTC 病灶摄取¹³¹I 的能力降低。

超声、CT、MRI等可用于探测放射性碘摄取阴性的甲状腺癌转移灶，不足之处是检查区域受限，难以实现全身显像，另外正常的解剖结构因手术而发生改变时，也会使探测的特异性受限。^{131}I全身显像可以评价是否存在完整的NIS，对高分化、低度恶性的肿瘤诊断阳性率较高，同时可以提供病灶是否适合^{131}I治疗的信息；而^{18}F-FDG PET显像对低分化、高度恶性的肿瘤敏感性更高，二者互相补充。

需要指出的是，目前尚无一种影像学检查方法可作为金标准用于诊断DTC的复发或转移，应采取多种方法联合检查，综合影像学检查、血清学检验和病理检查等结果，才能尽可能早期做出正确诊断，及时采取适宜的个体化治疗方案。

7. 血清 Tg 水平检测在 DTC 转移灶治疗中的意义　早期发现复发或转移灶并及时给予治疗是DTC患者随访的主要目的。^{131}I全身显像和Tg测定这两项检查是目前DTC随访中应用最多的检查，也是决定患者进一步治疗方案的最主要的检查。

DTC患者经手术治疗和^{131}I完全去除甲状腺后，血中的Tg应完全消失，或处于极低水平（<0.01 ng/ml）。患者服用甲状腺素抑制TSH治疗时，血清Tg浓度下降约50%。定期随访中如Tg水平升高两倍，或服用甲状腺素抑制TSH治疗时Tg>5 ng/ml，或停用甲状腺素，TSH升高后刺激的Tg>10 ng/ml，均高度提示DTC复发或体内存在转移灶，应行^{131}I全身显像以寻找可能存在的复发或转移灶。

文献报道的Tg诊断DTC复发或转移的敏感性为55%～78%，特异性为70%～78%。Tg检测的准确性受到很多因素的影响，如测量技术、Tg-Ab阳性等。10%～40%的DTC患者Tg-Ab阳性，这是因为DTC患者治疗后体内可能尚存在淋巴记忆细胞，长期保持产生Tg-Ab的能力；或由于^{131}I治疗造成甲状腺组织辐射损伤，引起抗原释放；也可能由于微小转移灶具有合成Tg的能力，从而成为体内自身抗原的来源。另外，DTC患者体内持续存在甲状腺残留组织并发生良性病变时，也可出现Tg假阳性。因此，对随访中发现^{131}I全身显像阴性而Tg阳性的DTC患者，应首先分析是否存在可能导致Tg假阳性的因素。

Tg和^{131}I全身显像两种检查结果相符提示DTC有复发或转移，但临床10%～15%的患者Tg阳性而^{131}I全身显像阴性。当Tg升高，而^{131}I全身显像阴性，可给予^{131}I 3.7～7.4 GBq（100～200 mCi），进行经验性治疗，并在治疗后一周左右行^{131}I全身显像。若^{131}I治疗后显像仍不能发现病灶，应行^{18}FDG-PET显像。如PET显像仍阴性，密切随访Tg和PET。如PET阳性，可手术、外放疗、化疗、射频消融等治疗，但目前尚无公认的化疗方案。

（谭　建）

第四节　肿瘤的放射性核素治疗

一、腔内介入放射性核素治疗

将^{32}P胶体之类的放射性治疗药物注入病变的腔内，使之均匀分布，通过放射性核素对病变组织表面强力的内照射作用，直接引起表面组织纤维化，杀灭表面和积液中的癌细胞，使组织渗出少于吸收，最终控制或消除腔内积液。^{32}P胶体还可被少量吞噬进入淋巴系统，治疗淋巴结内微小转移灶，能激活网状内皮系统，使之释放具生物活性的抗肿瘤因子并与γ球蛋白结合形成抗肿瘤复合物，破坏肿瘤细胞与组织。可用于治疗全身各腔隙的囊肿和癌性积液，尤对外科难于切除的假性囊肿疗效肯定，操作简便，创伤小、并发症少。

（一）^{32}P磷酸铬胶体治疗恶性胸水

1. 适应证　癌性积液，非包裹性，穿刺部位腔内无大块肿瘤，估计生存期>3个月。

2. 方法　按胸水穿刺常规麻醉、进针、固定导管，先抽去过多积水并送检常规和脱落细胞检查，然后注入^{99m}Tc胶体2～3 mCi，显像观察有无异常，如分布均匀再抽尽积水后注入^{32}P胶体370～555 MBq（10～15 mCi）（用50 ml生理盐水稀释），盖棉垫和弹性绷带防漏出污染，2～4 h内每15 min改变一次体位并酌情深呼吸以混匀放射性。

3. 注意事项　穿刺时要注意避免损伤肋间神经和血管，积液大量时应分次抽取，速度不宜过快，最多一次不能超过1 000 ml，密切观察患者情况、重视主诉，防止急性肺扩张、气胸、血胸。因^{32}P分解产物对浆膜的刺激,可有 2~3 d 的胸痛。个别患者可能发生过敏反应。

4. 疗效　　2 周内症状改善,有效者积水停止或形成减少,成功率 50%~70%,个别报道可达 100%。国内报道使用 259~370 MBq(7~10 mCi)剂量治疗时无发热、肝肾功能改变和明显的血象下降,可同时全身化疗以提高治疗效果。对胸水继续增加者 2 周后可再抽水、注射同一剂量^{32}P 胶体。

(二)^{32}P 磷酸铬胶体治疗恶性腹水

1. 适应证　　癌性积液,穿刺抽液和化疗无效,无肠梗阻和严重贫血表现,估计生存期>3 个月。

2. 方法　　先排尿或导尿,再按腹水穿刺常规操作,抽尽积水后注入^{32}P 胶体 555~925 MBq(15~25 mCi)(用 10%右旋糖苷 500 ml 稀释)。定时翻身和交替头低脚高与头高脚低位混匀腹腔内放射性。

3. 注意事项　　腹水很多时应分次放液,每次不宜超过 1 500~2 000 ml。放水和收紧腹带、增加腹压应同步进行以免低血压休克。

4. 疗效　　疗效与积液类型有关,单纯渗出型疗效优于普通型和非普通型。通常腹胀、疼痛、恶性等症状在 1~2 周内改善,腹水的减少则在 2~3 个月后发生。25%的患者积液可消失,25%积液减少,通常无加重情况发生。

(三)膀胱内介入治疗

1. 适应证　　适用于膀胱表面多发性小乳头状或弥漫性乳头状瘤,膀胱癌膀胱表面多发微转移。

2. 方法　　治疗前 18 h 严格控制饮水,排空膀胱,插入导尿管,注入^{198}Au 5 550~7 400 MBq(150~200 mCi)(^{32}P 胶体用量则为其 1/10)(用 50 ml 生理盐水稀释),在随后的 3 h 照射中每 30 min 交替抽出和注入,使胶体和不断产生的尿液充分混匀。末次抽出放射性液体后,用生理盐水反复冲洗膀胱,以免尿液残留放射性污染环境。2 个月后可重复治疗。

3. 疗效　　弥漫性或小的乳头状瘤容易缩小和消失,较大者缩小慢,宜结合组织内介入治疗。膀胱黏膜几乎不吸收放射性胶体,故无全身反应,局部不适也非常轻微。

(四)囊肿腔内介入治疗

1. 适应证　　耳廓软骨假性囊肿、颌骨囊肿、鼻前庭囊肿和颅咽管瘤,无急性感染和开放性窦道。

2. 方法　　治疗耳廓软骨假性囊肿时,局部消毒后穿刺抽尽积液,计算积液量,按每毫升积液 18.5 MBq(0.5 mCi)的剂量稀释^{32}P 胶体到相同体积注回到囊内,局部加压包扎。颌骨囊肿、鼻前庭囊肿治疗时剂量酌情减少,颅咽管瘤时每毫升积液减至 2.2 MBq(0.06 mCi)并需要正确计算囊腔体积和开颅进脑。

3. 疗效　　耳廓软骨假性囊肿的处理方法有单纯穿刺抽液加压固定、腔内注射消炎药、理疗或冷冻、切开引流等,往往失败,而核素介入治疗可抑制浆液分泌、囊腔闭合不会复发。颅咽管瘤通常手术切除治疗,但难以完全切除囊壁导致新囊产生、肿瘤复发,使用核素介入治疗的特点是手术安全性大,临床症状快速改善,10 年存活率提高到 73%以上。

二、肿瘤放射栓塞介入治疗

(一)肝癌动脉内放射栓塞介入治疗

1. 原理　　肝癌 90%~95%血供源于肝动脉,用^{131}I-碘化油、^{90}Y 或^{32}P-玻璃微球等放射性物质经动脉到达肿瘤供养血管后栓塞管腔(主要是毛细血管前动脉和窦前血管),同时连续地对肿瘤组织进行辐射治疗,导致肿瘤供血不足和辐射损伤,细胞缺血坏死,最后被液化吸收使肿瘤缩小以利手术切除。此外,如使用放射性胶体则能被吞噬进入淋巴系统,治疗淋巴通道上的转移灶。

2. 适应证　　不能切除的中晚期肝癌或术后复发患者,放化疗无效、血供丰富的转移性肝癌,需要控制出血、疼痛的晚期肝癌。有明显动-静脉分流或严重门脉高压者不宜进行本治疗。

3. 方法　　手术中直视插入肝固有动脉,或股动脉穿刺、插管上行,经腹腔动脉到达肝固有动脉,超过胃十二指肠动脉开口后血管造影确认位置,有条件时再注入^{99m}Tc-MAA 核实肿瘤放射性分布、血供、侧枝循环和门脉畅通情况。根据 CT 或核素显像估算肿瘤体积,每克注入^{131}I-碘化油 11.1 MBq 或^{90}Y-玻璃微球 5.7 MBq 或^{32}P-玻璃微球 1.44 MBq,其中肿块>10 cm 者宜用^{90}Y 制剂。

4. 疗效　　^{131}I-碘化油治疗时,血 AFP 下降率可达 100%,肿瘤缩小率达到 91%,使患者增加了手术切除的机会,延长了生存时间,平均存活 12~16 个月,一年存活率 43%~50%(放疗 13.7%~29.2%,

手术 30%～40%）

（二）肝癌门脉内放射栓塞介入治疗

1. 原理 门静脉参与肝癌血供，其中<1 mm 的肿瘤几乎全来自门静脉，以后逐渐减少，动脉血供逐渐增多。利用上述放射性栓塞剂栓塞肝癌的门静脉供血系统，可进一步减少肿瘤供血并引起辐射损伤、缺血坏死，提高肝癌介入治疗效果。

2. 适应证 小结节性肝癌、肝癌卫星病灶、肝内转移、门脉癌栓和多次肝动脉栓塞后的病灶。肿块体积＞全肝 2/3，全身情况极差，凝血功能障碍，严重肝功能损害，门脉高压致食道胃底静脉曲张，有明显肝-肺分流者不宜进行。

3. 方法 所用药物同肝动脉介入，最常用^{131}I-碘化油，一次用量以 5～10 ml 为宜，放射性剂量应低于动脉栓塞介入治疗。给药途径：经附脐静脉插入导管到门脉，或手术中直视穿刺门静脉系属枝，或经皮穿刺肝门静脉及分枝。

4. 疗效 本法肿瘤吸收剂量虽低于动脉栓塞介入，但疗效显著，部分小肝癌几乎可以达到与手术切除相当的疗效。本法对肝组织的损伤也比动脉栓塞明显，需严格掌握药物用量和尽可能地选择或超选择性插管，以克服治疗早期或晚期门脉高压这一并发症。

（三）肝癌瘤体注射治疗

1. 原理 将^{90}Y 或^{32}P-玻璃微球、^{32}P 胶体之类的放射性治疗药物直接注入、滞留在肿瘤组织中，可以使肿瘤受到大量的内照射，从而有效地抑制或破坏瘤组织。由于 β 射线穿透力有限，肿瘤周围正常组织受到的辐射损伤和并发症均很少。^{32}P 胶体还可被少量吞噬进入淋巴系统，治疗淋巴结内微小转移灶。

2. 适应证 血管较少的肝癌，多次肝动脉介入后动脉血供减少、门脉血供增加但不宜门脉介入，有明显分流不宜血管介入。肿瘤质地较脆、血管丰富。

3. 方法 用碘油溶解^{90}Y-GTMS 至 10 mCi/ml，在超声引导下多点注射，2 mCi/点，＞3 cm 者需重复治疗，1 次/（3～4 周），每疗程不应大于 30 mCi。^{90}Y-GTMS 注射后浓集于肿瘤处，周围正常肝轻度摄取，21.4% 有轻度肺显影，14.3% 可见肠道显影，但均无相应并发症，有效半期接近物理半衰期，2 周后超声见肝癌局部回声由增强变减弱，最后呈纤维化表现。

^{32}P 胶体直接注射时，为延缓放射性流失可先注射大颗粒聚合蛋白。

可通过加大放射性活度，使用肾上腺素暂时减少正常肝组织血流、用异博定扩大肿瘤血供、局部外照射等措施，增加疗效、减少副反应。

4. 疗效 中位生存期 32 个月，90.6% 缩小，75% 缩小＞50%，85% AFP 下降。优点：可用于非全肝照射。

经皮穿刺直接瘤内注射可给予较高的周边剂量，对瘤内血管紊乱导致药物分布不均或血供较少的肿块疗效好，且不受分流的限制。

三、肿瘤放射免疫治疗

（一）原理

利用抗原抗体特异性结合的原理，将具有治疗作用的放射性核素标上抗肿瘤抗体，注入体内后定向地与肿瘤细胞上或细胞内的抗原结合，从而对肿瘤发挥核素内放疗和抗体免疫治疗两种功效。

（二）方法

常用^{131}I、^{90}Y、^{186}Re 或^{188}Re 标记鼠单克隆抗体及其片段，新近还标记人-鼠嵌合抗体、人源化抗体等。可经静脉、体腔内、动脉插管或瘤内注射给药。^{131}I 用量一般为 20～140 mCi，抗体剂量在 10～70 mg。

（三）疗效

^{131}I-chTNT-1/biotin：是一种结合有生物素的抗肿瘤细胞核的人-鼠嵌合单克隆抗体。常规的肿瘤细胞膜单抗只对特定的细胞膜抗原有特异性，而该抗体在肿瘤细胞分裂变性后渗透到细胞内，和核内抗原结合，导致放射性对周围活肿瘤细胞的杀伤，具有广谱、有效、实用的特点，可反复使用、不产生 HAMA 反应。经瘤腔储液囊局部给药治疗复发性脑胶质瘤时，每 1～2 个月给予 40～50 mCi，连续 3～4 次，可延长患者生存期达 20 个月。而未经该治疗的患者通常只能生存 9 个月。

使用$^{131}I-OC125$或$^{131}I-Mov18$可治疗卵巢癌,$^{131}I-BC-2/BC-4$或$^{131}I-81C-6$可治疗多种脑瘤,$^{131}I-$抗CEA单抗可用于CEA阳性的消化道癌、卵巢癌及分化较差的甲状腺髓样癌等的辅助治疗。

(章英剑)

第五节　骨转移癌的止痛治疗

骨骼是恶性肿瘤远处转移十分常见的部位,仅次于肺和肝。尸检表明85%的癌症患者有骨转移,其中前列腺癌、乳腺癌和肺癌患者的骨转移率可达80%以上。尽管骨转移过程的临床表现常不明显,但许多晚期癌症患者骨痛十分剧烈,常达到痛不欲生的程度,严重影响患者的生存质量。目前,治疗骨转移癌常用的方法,包括外科手术、外照射治疗、放射性核素治疗、激素疗法、化学药物治疗及中药治疗。

放射性核素治疗与其他疗法相比具有靶向性强、显著缓解疼痛、不良反应少等优点。同时在抑制肿瘤细胞增殖、控制和消退肿瘤中有独特作用,结合其他治疗还可进一步提高疗效。由于放射性核素内照射治疗具有疗效较好、方法简单和副作用小等优点,近年来发展较快,已成为恶性肿瘤骨转移的一种有效治疗手段。

一、原　　理

骨转移癌是原发于骨外器官或组织的恶性肿瘤,通过血液循环或淋巴系统转移到骨骼而形成的。骨转移癌侵犯骨膜、神经组织及癌细胞生长过程中释放某些化学致痛物质如肿瘤坏死因子、5-羟色胺、前列腺素、缓激肽、组胺等作用于周围神经组织引起疼痛;骨转移癌患者进行治疗以及合并感染均可引发疼痛。

治疗骨转移癌的放射性药物进入患者体内大部分聚集在转移癌细胞内,放射性核素衰变后产生β射线的穿透力为3~8mm,可使细胞内DNA发生放射损伤,从而导致癌细胞死亡。电离辐射可触发患者的全身和局部免疫反应,包括转移灶局部有大量的T细胞浸润,淋巴细胞分泌各种细胞分裂激动素可调节疼痛作用,射线致肿瘤部位淋巴细胞死亡是疼痛缓解的原因之一;β射线作用于癌细胞,抑制其分泌传递疼痛的痛感化学物质;电离辐射还可能激活某些基因,通过基因调控作用改变细胞因子和生长因子的释放,从而使骨痛减轻;辐射诱发正常骨细胞内及其周围微环境的体液变化也是疼痛减轻的重要机制之一。

另外,放射性核素治疗骨转移癌疼痛可能与癌变骨组织受β射线作用减轻了肿瘤组织对神经的压迫;膦酸盐类化合物沉积在成骨细胞活跃区对缓解疼痛也起到一定的作用。总之,放射性核素对骨转移癌的止痛治疗作用是综合性、多因素的,确切机制还不十分清楚。

二、放　射　性　药　物

(一) 放射性核素的基本要求

1. 半衰期　　放射性核素的半衰期决定着治疗起始剂量率和放射性总量。大的起始剂量率可有效地杀死细胞,但恶性细胞的毁坏与正常细胞恢复的比例会更小。半衰期太长造成对患者排泄物处理的麻烦及运输、贮存的问题;半衰期太短则需要加大治疗的放射性总量,对工作人员和家属的辐射剂量增加。因此,放射性药物中放射性核素的物理半衰期与其药物本身在体内生物转换的匹配是至关重要的,合理的有效半衰期确保放射性药物在病灶内发挥治疗作用。合适的物理半衰期有利于运输和保存。

2. 射线种类和能量　　目前临床上用于治疗骨转移癌的放射性核素的物理特性见表19-5-1。多年来,放射性核素治疗肿瘤主要依赖β射线,其组织中射程相对较长,可传入骨髓腔,易造成骨髓及周围正常组织的损伤,增加毒性反应。近年来,发射内转换电子、俄歇电子和α粒子的放射性核素已引起关注,这些射线在组织中射程短,靶细胞吸收剂量较大,骨髓毒性很小。目前认为最佳能量范围为0.8~2.0MeV,在组织内射程小于1cm。

3. 发射γ光子　　放射性核素发出的γ射线与肿瘤治疗无密切关系,但与毒副作用有关,同时会对工作人员及家属形成不必要的电离辐射。如果放射性药物伴有合适能量的γ光子,则可通过显像监测患者体内药物的分布并估测吸收剂量。

表 19 - 5 - 1　治疗骨转移癌放射性核素的物理特性

核素名称	半衰期(d)	最大能量(MeV)	平均能量(MeV)	最大射程	γ能量(keV)
²P	14.3	1.7(β)	0.695(β)	8.5 mm	None
⁸⁹Sr	50.5	1.4(β)	0.583(β)	7 mm	None
¹⁸⁶Re	3.7	1.07(β)	0.362(β)	5 mm	137
¹⁸⁸Re	16.9	2.1(β)	0.764(β)	10 mm	155
¹⁵³Sm	1.9	0.81(β)	0.229(β)	4 mm	159
¹¹⁷ᵐSn	13.6	0.13 和 0.1 内转换电子		<1 μm	103
²²³Ra	11.4	5.78(α)(平均能量)		<10 μm	154

(二) 放射性药物类型

1. 常用治疗骨转移癌的放射性药物

(1) 氯化锶- 89(⁸⁹SrCl₂)：⁸⁹Sr 的化学性质类似于钙，静脉注射后主要集中在骨骼系统而身体其他部位的量较少。一般情况下，⁸⁹Sr 在骨转移灶的聚集量是正常骨的 2～25 倍，所以治疗骨转移癌疼痛的效果相当好。体内的⁸⁹Sr 10％通过肾脏排泄，其余通过胆道排泄，静脉注射后 48 h 尿中排泄量少于 10％。⁸⁹Sr 的半衰期比较长(50 d)，一旦进入转移灶后，则与正常骨中的⁸⁹Sr 不一样，不再代谢更新，可滞留在转移灶内 100 d，持久地维持药效。

(2) 钐-153-乙二胺四甲撑膦酸(¹⁵³Sm - EDTMP)：临床试验发现，¹⁵³Sm - EDTMP 累积在骨转移灶的剂量是正常骨的 5 倍，是正常软组织的 6 倍。动物实验证明，骨转移灶接受的辐射剂量约是正常骨的 17 倍。药代动力学表明，¹⁵³Sm - EDTMP 静脉注射后 1 h，药物已基本从血液中清除，8 h 后尿液中几乎无放射性。给予¹⁵³Sm - EDTMP 后 3 h 的骨转移病灶显像图与治疗前⁹⁹ᵐTc - MDP 骨显像结果完全一致。

2. 其他放射性药物

(1) 铼-186-1-羟基亚乙基二膦酸(¹⁸⁶Re - HEDP)：¹⁸⁶Re - HEDP 是近年来发展的又一用于骨痛治疗的放射性药物，¹⁸⁶Re 的物理半衰期为 92 h，β 射线为 1.07 MeV 和 0.934 MeV，在骨中的平均射程为 0.5 mm，在组织中为 4 mm，还发射 137 MeV 的 γ 射线，适合进行骨显像。¹⁸⁶Re - HEDP 在病损骨与正常骨摄取比为 5.4∶1。

(2) ¹⁸⁸Re - HEDP：¹⁸⁸Re 具有优良的核性质和化学性质，适于治疗应用。¹⁸⁸Re 以无载体的形式从¹⁸⁸W –¹⁸⁸Re 发生器淋洗得到。¹⁸⁸W 的半衰期为 69 d，¹⁸⁸Re 的半衰期为 16.9 h。¹⁸⁸Re - HEDP 的主要优点是它不像¹⁵³Sm 和¹⁸⁶Re 需要反应堆频繁生产，还免除了运输和储藏等带来的问题。使用方便，价格较低，可能成为¹⁵³Sm - EDTMP 和¹⁸⁶Re - HEDP 的最强有力的竞争药物。

(3) 锡-117m-二乙三氨五醋酸(¹¹⁷ᵐSn - DTPA)：¹¹⁷ᵐSn - DTPA 是近几年开发研究的治疗骨转移瘤或骨疼痛的一种新型放射性药物。¹¹⁷ᵐSn 的半衰期为 13.6 d，以内转换电子的形式发射能量为 127 keV 和 156 keV 的 β 射线。伴随内转换电子的还有 158.61 keV 的 γ 射线，适合体外显像。用于骨转移瘤治疗的是正四价的¹¹⁷ᵐSn 标记的 DTPA。研究表明，¹¹⁷ᵐSn - DTPA 对骨骼有较高的特异性，对骨转移瘤有明显的治疗作用，¹¹⁷ᵐSn - DTPA 和⁹⁹ᵐTc - MDP 全身骨显像反映骨转移的情况相同，能清晰显示转移病灶。软组织的分布占给予总量的 22.4％，其平均生物半衰期为 1.45 d。在骨组织的聚集量达 77.6％，正常骨聚集的峰值在用药 24 h 达到，转移瘤内的最大分布需 3～7 d，并且几乎无生物清除现象发生。由于¹¹⁷ᵐSn - DTPA 发射相对较低的内转换电子，它的骨表面与骨髓摄取比明显高于常用的其他亲骨放射性核素。对造血系统的抑制作用很小，但与其他放射性核素药物相比，排泄缓慢，排泄时间为 3 d。¹¹⁷ᵐSn 的生产比¹⁵³Sm 和¹⁸⁶Re 困难，需要在反应堆照射富集靶¹¹⁶Sn。

(4) 氯化镭-223(²²³RaCl₂)：镭与钙相似，对代谢活跃的骨有自然的亲和力。²²³Ra 半衰期 11.4 d，发射 α 粒子，同时伴有 81 keV 和 84 keV 的 X 射线及 269 keV 和 154 keV 的 γ 射线，有利于闪烁显像观察²²³Ra 的体内分布。发射的 α 粒子产生线性能量传递(linear energy transfer，LET)，在人体组织中有极高的能量，而且 α 粒子的射程短(<100 μm)。α 辐射主要使 DNA 双链产生不可修复的损伤。此外，α 粒子的 LET 作用可以杀死在细胞生长周期中处于 G₀ 期并能产生微小转移的肿瘤克隆原细胞。²²³Ra 在

小鼠体内的生物学分布与^{89}Sr类似,具有亲骨特性且子核停留在骨基质。

动物实验表明,^{223}RaCl$_2$选择性地浓聚于骨表面,转移瘤与骨髓吸收剂量比为30∶1。^{223}Ra血液清除迅速,注射后1 h骨骼摄取达到峰值,^{223}RaCl$_2$主要由消化道排泄,肾排泄量小于10%,与^{89}Sr相比,在骨髓中的残留剂量更少。常见的副作用是腹泻、恶心或呕吐及一过性骨髓抑制。在一项随机、双盲、多中心的Ⅱ期试验中,^{223}Ra对激素抵抗性前列腺癌患者抗肿瘤作用是确切的,且能显著提高患者生存率。但是基于研究中对样本数量的限制,^{223}Ra的使用剂量和重复治疗的间隔时间还有待于进一步的研究。

(5)^{32}P-磷酸盐:^{32}P以磷酸钠和正磷酸钠溶形式作为骨转移癌治疗药物,由于^{32}P的物理半衰期较长,骨髓毒性危险度高,目前临床上很少应用。

三、治 疗 前 准 备

(一)适应证与禁忌证的选择

1. 适应证

1)骨转移癌伴有剧烈骨痛。

2)骨显像示疼痛部位异常放射性浓聚。

3)白细胞>$3.5×10^9$/L,血小板>$80×10^9$/L,尿素氮< 12 mmol/L,肌酐< 200 mmol/L骨转移性癌者。

2. 禁忌证

1)经细胞毒素、化疗和放疗后出现严重骨髓功能障碍者。

2)骨显像示转移灶仅为溶骨性改变者。

3)脊柱破坏伴病理性骨折或截瘫患者。

4)肝肾功能严重障碍者。

(二)治疗前患者状况分级

1. 食欲分为四级　Ⅰ级为正常;Ⅱ级为食量减少1/3;Ⅲ级为食量减少1/2;Ⅳ级为食量减少2/3或无食欲。

2. 睡眠状况分为四级　Ⅰ级为正常;Ⅱ级为睡眠略差,不需用安眠药物;Ⅲ级为服药后方能入睡;Ⅳ级为服药也难入睡。

3. 疼痛分为四级　Ⅰ级为无疼痛;Ⅱ级为轻度疼痛,能忍受,不需服用止痛药;Ⅲ级为中度疼痛,需服止痛药维持正常生活和睡眠;Ⅳ级为重度疼痛,正常生活和睡眠受严重干扰,需用较大量止痛药物。

4. 生活质量和体力状况分为五级　Ⅰ级为活动能力正常,与其发病前无差异;Ⅱ级为能自由走动,能做轻体力劳动,但不能做较重的体力劳动;Ⅲ级为能走动,生活能自理,但已无工作能力,日间约一半时间可以起床活动;Ⅳ级为生活部分自理,日间约一半时间卧床或坐轮椅;Ⅴ级为卧床不起,生活不能自理。

(三)疗效的评价标准和随访观察指标

1. 骨痛反应的评价标准　Ⅰ级为所有部位的骨痛完全消失;Ⅱ级为25%以上部位的骨痛消失或骨痛明显减轻,必要时服用少量的止痛药物;Ⅲ级为骨痛减轻不明显,或无任何改善及加重。

2. 疗效评价标准　Ⅰ级为显效,X射线或骨显像检查证实所有部位的转移灶出现钙化或消失;Ⅱ级为有效,X射线检查证实转移灶上下径和横径乘积减小50%或钙化大于50%,或骨显像显示转移灶数目减少50%以上;Ⅲ级为好转,X射线检查证实转移灶两径乘积减小25%或钙化大于25%,或骨显像证实转移灶数目减少25%以上;Ⅳ级为无效,X射线检查证实转移灶两径乘积减小或钙化小于25%,或无变化,或骨显像证实转移灶数目减少不到25%,或无变化。

3. 血象检查　治疗后一个月内每周检查一次,以后2个月内每2周一次,以后每月一次。

4. 生化检查　治疗后一个月内检查一次,如有异常则继续观察。

5. X射线检查　每3个月一次。

6. 骨显像检查　治疗后每2月一次。

观察和记录食欲、睡眠和生活质量的变化,并和治疗前比较。

(四)患者准备

患者接受治疗前应测量身高和体重,常规进行放射性核素骨显像、X射线检查、血常规检查、肝肾功能检查、电解质和酶学检查。如患者进行化疗或放疗至少应停止治疗 2～4 周,并给予支持治疗。

四、治 疗 方 法

(一) 治疗剂量的确定

1. ^{153}Sm - EDTMP 治疗剂量的确定　治疗剂量的确定方法有多种,如根据体重确定剂量,通常按 18.5～37 MBq/kg 体重(0.5～1 mCi/kg)计算,总剂量不要超过 2405 MBq(65 mCi)为佳。有人使用固定剂量法,每次给予患者 1 110～2 220 MBq(30～60 mCi)。卫生部颁发的"核医学诊断与治疗规范"推荐的方法为:如患者病情较重,治疗仅以止痛和改善生活质量为目的的,则可一次性静脉注射^{153}Sm - EDTMP 740～1 110 MBq(20～30 mCi);如以骨转移病灶缩小或消失为目的,同时达到止痛的效果,则应依据患者对^{153}Sm - EDTMP 的骨摄取率和控制红骨髓的吸收剂量在 1～1.5 Gy 计算治疗用剂量。具体方法如下:

$$骨累积活性:A_1 = A_{01} \times Bu \times Tp/0.693$$

式中,A_1 为骨累积活性;A_{01} 为注射时^{153}Sm - EDTMP 的活性;Bu(bone uptake)为骨吸收率,可从尿排泄率算出,即 Bu = 1-尿排率;Tp 为^{153}Sm 的物理半衰期(46.3 h)。

而根据骨累积活性计算红骨髓吸收剂量 D_{RM},要分别考虑骨小梁和骨皮质的 S 因子,即:

$$D_{RM} = 0.5 A_1 \times S_T + 0.5 A_1 \times S_c$$

$$D_{RM} = 0.5 A_1 \times (S_T + S_c)$$

式中,S_T 和 S_c 分别为骨小梁和骨皮质 S 因子。

根据文献:$(S_T + S_c) = 0.035 3$ mGy/(MBq·h)。由于 S 因子是以 70 kg 体重的体模为基础得出的,对不同体重的患者须做校正。故

$$D_{RM} = 0.5 A_1 \times (S_T + S_c) \times 70/W(W 为患者以 kg 为单位的实际体重)$$

将 $A_1 = A_{01} \times Bu \times Tp/0.693$ 代入上式,于是:

$$D_{RM} = 0.5 \times A_{01} \times Bu \times Tp/0.693 \times (S_T + S_c) \times 70/W$$

$$A_{01} = \frac{D_{RM}}{0.5 \times Bu \times Tp/0.693 \times (S_T + S_c) \times 70/W}$$

这就是根据预先确定的红骨髓控制吸收剂量以及患者的骨吸收率和体重计算应给予患者^{153}Sm - EDTMP 注射量的公式,由于 S 因子的单位是 mGy/(MBq·h),所以式中 D_{RM} 的单位应为 mGy,Tp 应以 h 表示,而由此计算出的 A_{01} 的单位是 MBq。

将 Tp = 46.3 h,$(S_T + S_c) = 0.035 3$ 代入,并将所有数字合并化简得:

$$A_{01}(MBq) = \frac{D_{RM}(mGy) \times W(kg)}{82.5 \times Bu}$$

由此式,即可非常方便地计算出每个患者的注射量。

2. ^{89}SrCl$_2$ 治疗剂量的确定　^{89}SrCl$_2$ 的治疗剂量一般静脉注射给药 1.48～2.22 MBq(40～60 μCi)/kg 体重为宜,成人一般每次 111～148 MBq(3～4 mCi)。有人认为^{89}Sr 的剂量达 2.22～2.96 MBq(60～80 μCi)/kg 体重治疗效果更好,并且对患者血液方面的影响是足够安全的。临床实践表明,小于 1.11 MBq/kg(30 μCi/kg)的剂量对缓解疼痛的作用是不够的,但治疗剂量过大不但加重经济负担和不良反应,而且疗效并不随剂量的增加而明显提高。

3. 其他药物治疗剂量的确定　^{186}Re - HEDP 的推荐使用剂量为 925～1295 MBq(25～35 mCi)。^{188}Re - HEDP 的使用剂量为 1262～1817 MBq(34～49 mCi)。

(二) 重复治疗

一般认为骨痛未完全消失或复发;首次治疗后止痛效果明显而又未达到红骨髓最大吸收剂量者;红骨髓已达到最大吸收剂量,间隔 1 个月,血象无明显变化(白细胞>3.0×10^9/L,血小板>80×10^9/L),

为达到消除肿瘤目的者。凡符合上述任何一种情况,可考虑重复连续治疗。

治疗骨转移瘤使用的放射性药物不同,其维持止痛的时间存在明显差异,需重复治疗的间隔时间也不同。采用^{153}Sm-EDTMP治疗时,两次治疗应间隔2~4周,使用^{89}SrCl$_2$治疗的两次时间间隔应大于3个月。

五、不 良 反 应

^{153}Sm-EDTMP治疗的不良反应主要是对骨髓毒性,治疗后出现一过性血小板和白细胞减少,多数出现在治疗后3~4周,从5~8周开始恢复到治疗前水平。极少数患者可出现恶心、呕吐、蛋白尿或血尿、皮疹、发热、寒战等,一般较轻微,可及时对症处理。但反复多次治疗后,血液的毒性反应明显增加。

^{89}Sr的血液学的毒性反应较小,个别患者在用药后4周左右出现白细胞和血小板轻度减少,大约2周内即恢复到治疗前水平。少数患者可出现反跳痛,一般发生在给予^{89}Sr后5~10 d患者出现短暂的疼痛加重,持续2~4 d,通常预示有好的疗效。

文献报道,^{186}Re-HEDP治疗后未见患者的血压及脉搏的改变,注药后也无急性副作用与反应。约10％的患者在注射后2~3 d内出现反跳痛,并在1周内减退。血液方面毒性较小,仅出现白细胞和血小板一过性轻度下降,8周时恢复正常,未见骨髓抑制现象发生。

^{188}Re-HEDP治疗的不良反应是出现一过性白细胞和血小板下降,未见骨髓抑制的现象发生。国外学者研究认为,一般情况下患者对^{188}Re-HEDP的最大耐受量为3.3 GBq,如果患者的血小板大于$200×10^9$/L,接受总剂量达4.4 GBq,治疗是安全的。

六、影响疗效的因素

临床实践表明,10％~20％发生骨转移的患者对放射性核素姑息治疗没有响应,原因还不十分清楚。下列因素可能影响疗效:

1) 原发肿瘤的类型和骨转移灶的表现形式对疗效有直接影响。原发癌为乳腺癌和前列腺癌的疗效最好,肺癌和鼻咽癌次之。骨转移癌为散发性局灶型小病灶,病灶在中轴骨,疗效较好。如骨转移为巨块型,位于四肢或骨盆等部位疗效较差。

2) 已形成病理性骨折,或除骨转移以外,还有其他多脏器的转移患者止痛效果差。

3) 长期用止痛药物已成瘾的患者,单独使用放射性核素治疗效果较差。

七、核素治疗的"反跳痛"

骨转移癌患者接受放射性核素治疗后1周左右出现骨痛加重的现象,称为"反跳痛"或"闪烁"骨痛(flare of pain)。5％~10％的骨转移癌患者出现"反跳痛",持续2~4 d。目前,对这种现象产生的机制还不十分清楚,可能与浓聚在骨转移灶内的放射性药物,通过辐射作用使转移灶局部充血、水肿、炎细胞浸润、炎性物质释放增加和局部压力变化等因素有关。一般认为"反跳痛"的出现预示将取得较好的疗效。对这种一过性的疼痛,通常不必进行特殊处理,若疼痛较重,可给予对症处理。治疗前应向患者解释清楚,以免患者对治疗产生怀疑。

八、疗 效 评 价

1. ^{153}Sm-EDTMP　Turner等认为,^{153}Sm-EDTMP治疗前列腺癌、乳腺癌和肺癌骨转移者有较好效果,总止痛有效率可达87％,疼痛缓解可持续4~40周,平均8周。另报道34例骨转移癌患者用^{153}Sm-EDTMP治疗后,有14例患者的转移灶缩小,消失或X射线片出现钙化。

邓侯富等用^{153}Sm-EDTMP治疗300例骨转移癌患者,给药的剂量范围为18.5~37 MBq/kg。结果表明疼痛缓解出现的时间为7.9±6.8 d,维持时间2~26周,止痛有效率达90％;这些接受^{153}Sm-EDTMP治疗的患者中,有29例病灶完全消失,51例转移灶数量减少或病灶缩小。另有报道用^{153}Sm-EDTMP治疗41例骨转移癌患者,骨痛完全缓解率为43.9％,骨痛部分缓解率为48.8％,无效7.3％。唐谨等按14.8~29.6 MBq/kg剂量给药,骨转移癌患者疼痛的缓解率为92.7％;6例患者^{153}Sm-EDTMP治疗前全身转移灶104个,治疗后45个转移灶消退,59个病灶缩小变淡。1例患者14个病灶缩小变淡。国内外的研究结果基本一致,^{153}Sm-EDTMP治疗骨转移癌的有效率在85％~90％之间,骨转移灶消失的患者占 10%～20%。总之,^{153}Sm - EDTMP 对恶性肿瘤骨转移有较明显缓解骨疼痛的疗效,改善患者生活质量,也可对癌组织起到一定的修复作用,少数病例可病灶减少,甚至消失。

2. ^{89}SrCl$_2$ ^{89}Sr 的主要治疗作用是镇痛,以改善患者的生活质量,减少临终前的痛苦。^{89}Sr 对前列腺癌和乳腺癌所致骨转移治疗效果较好,也可用于肺癌、肾癌、鼻咽癌等其他癌肿所致骨转移疼痛的治疗。一般情况下,疗效开始的时间是 10～20 d,在 6 周内症状可获得改善,在注射一次以后镇痛效果可维持 3～6 个月。首次治疗有效的患者,重复治疗疼痛缓解的时间或疼痛消失的时间有逐渐延长的趋势。国内报道用 ^{89}Sr 治疗 120 例骨转移癌患者,剂量为 111 MBq,有效率为 80.8%,并发现原发肿瘤为前列腺癌、乳腺癌和肺癌的患者疗效比其他肿瘤患者更好;原发肿瘤病灶是否手术切除对 ^{89}Sr 的疗效无明显影响;多数患者在用药后 2～14 d 左右出现疼痛缓解,1～2.5 个月止痛作用达高峰,平均维持时间为 3～6 个月;部分患者 X 射线检查显示病灶有明显的骨小梁修复。

^{89}Sr 治疗的另一个目的是使骨转移灶缩小或消失,以缓解患者的病情,延长患者的生命。^{89}Sr 发射 β射线能杀死肿瘤细胞,因而除了镇痛外,在部分病例中 ^{89}Sr 还可以对骨转移灶起到治疗作用。对 10 例骨转移癌患者进行了 ^{89}Sr 治疗前后的骨显像对比研究,一次性给药 4 个月后,发现同一病灶部位中的放射性减少 80%,病变区与正常骨的放射性比明显下降,9 例的血清碱性磷酸酶含量下降,X 射线检查显示原为溶骨性损害已转变为硬化型,并有钙化征象,其他相关的肿瘤标识物如 PSA 和酸性磷酸酶等降低。如患者伴有软组织疼痛和由于脊柱受累而导致的疼痛,往往疗效较差。有学者认为 ^{89}Sr 有预防和延迟骨转移的作用,所以 ^{89}Sr 的治疗可推迟新的骨转移病灶的出现。

据文献报道,有 5%～10% 的患者可有反跳痛,即给予 ^{89}Sr 后患者出现短暂的疼痛加重,一般发生在给药后 5～10 d,持续 2～4 d,并通常预示有好的疗效。

^{89}Sr 与 ^{153}Sm - EDTMP 的比较:^{89}Sr 发射纯 β射线、辐射剂量小、半衰期长。药物在体内的有效作用也长,与 ^{153}Sm - EDTMP 相比,治疗时间间隔至少 3 个月,惟价格高,难以同时行骨显像,不利于进行疗效监测。^{153}Sm - EDTMP 发射 β和 γ两种射线,在治疗同时可行骨显像,便于进行疗效监测。价格便宜患者易于接受。^{153}Sm 半衰期短,可一次给予较大剂量,疗效出现早,但维持时间短,大约一个月左右需进行重复治疗,^{153}Sm - EDTMP 一次治疗剂量很少引起患者骨髓抑制,多次重复治疗后骨髓抑制的发生率明显高于 ^{89}Sr。另外,治疗过程中对其发射的 γ射线应采取相应的防护措施。

3. ^{186}Re - HEDP 文献报道,一次用 ^{186}Re - HEDP 1.2～1.8 GBq(32.4～48.6 mCi)治疗前列腺癌及乳腺癌转移灶骨痛患者的有效率为 80%～90%,与 ^{89}Sr 相比,症状缓解更为迅速。与 ^{153}Sm - EDTMP 相比,发射 137 keV 的 γ射线也可用于治疗后显像。国外学者给予一组晚期癌症骨转移患者 1 100～1 295 MBq 的 ^{186}Re - HEDP,结果 20 例患者中 5 例疼痛消失,11 例疼痛减轻,总止痛有效率为 80%。疼痛改善出现于治疗后 1 周,维持治疗作用的时间为 7～8 周。

4. ^{188}Re - HEDP 文献报道,前列腺癌患者接受一次性静脉注射 1.6～3.4 GBq ^{188}Re - HEDP,用药后 80% 患者骨痛明显减轻,注射后 4 h、20 h 和 28 h 全身骨显像与 ^{99m}Tc - MDP 全身骨显像结果一致,骨转移灶明显浓聚,病灶与正常骨的摄取比值为 10∶1。另有报道用 ^{188}Re - HEDP 治疗 30 例肺癌骨转移患者,用量为 1.15～4.6 GBq(31～124 mCi),治疗后 80% 的患者骨痛迅速和明显减轻,46% 的患者停用止痛药。有人比较了 ^{188}Re - HEDP、^{186}Re - HEDP 和 ^{89}Sr 对骨转移瘤的疗效,发现 ^{188}Re - HEDP、^{186}Re - HEDP 和 ^{89}Sr 治疗后,骨痛减轻分别为 77%、67% 和 72%;分别有 16%、13% 和 17% 的患者停用止痛药。

(李广宙)

第六节 ^{131}I - MIBG 治疗神经内分泌肿瘤

一、神经内分泌肿瘤的概念

1937 年,Feuyter 发现人体内除内分泌腺体外,还存在内分泌细胞。Pearse 发现这些散在的内分泌细胞具有共同特点,即摄取胺前体、脱羧,这类细胞简称为 APUD 细胞(即胺前体摄取、脱羧细胞系),这类细胞具有以下特点:① 能分泌肽类和胺类激素;② 在细胞内有带膜的胞质颗粒,称神经分泌颗粒,这些颗粒内含肽类或胺类激素;③ 细胞内含有神经元特异性烯醇化酶(NSE)和 Leu - 7 抗原。

神经内分泌系统实际上是由广泛分布在多器官的弥漫性内分泌细胞组成,所以神经内分泌细胞实际上就是 APUD 细胞。

APUD 细胞发生的肿瘤分布较广,按肿瘤所产生的激素可分为以下几类:

(1) 产生胺类激素的 APUD 瘤:类癌——来自胃肠道、性腺等部位的 APUD 细胞;嗜铬细胞瘤——来自肾上腺髓质和交感神经节;化学感受器瘤——来自颈动脉体Ⅱ型细胞。

(2) 产生肽类激素的 APUD 瘤:胰岛细胞瘤——来自胰岛;甲状腺髓样癌——来自甲状腺 C 细胞。

(3) APUD 细胞与非内分泌细胞混合性肿瘤。例如阑尾癌与黏液癌组织混合;甲状腺髓样癌与甲状腺滤泡癌混合;类癌与肝细胞癌混合等。

(4) 两个或两个以上的 APUD 瘤在身体不同部位同时或相继发生的肿瘤综合征(MEN),可分为 MEN-Ⅰ型、Ⅱa 型、Ⅱb 型和 MEN-Ⅰ、Ⅱ混合型。

二、神经内分泌肿瘤与^{131}I-MIBG

神经内分泌肿瘤能否用^{131}I-MIBG 治疗,主要取决于肿瘤能否摄取^{131}I-MIBG。嗜铬细胞瘤及神经母细胞瘤 95% 的患者能分泌儿茶酚胺类激素,所以这两种肿瘤都能摄取^{131}I-MIBG,摄取多少与合成分泌激素量有关。

三、^{131}I-MIBG 治疗嗜铬细胞瘤

(一) 治疗原理

MIBG 为胍的类似物,其结构与肾上腺素相似,主要浓聚在肾上腺髓质和肾上腺神经元内,通过主动摄取机制摄取后贮存于细胞的神经分泌颗粒内,也有少量与后突触受体结合。^{131}I-MIBG 由 MIBG 引导将^{131}I 引入细胞,通过它释放的 β 射线产生电离辐射效应而导致肿瘤细胞的破坏,清除肿瘤组织的活性,抑制和破坏肿瘤组织,达到治疗目的。

(二) 指征

1) 手术不能切除的嗜铬细胞瘤。

2) 恶性嗜铬细胞瘤转移灶。

3) 外科手术后残留病灶。

4) 恶性嗜铬细胞瘤骨转移灶的止痛内放射治疗。

(三) 治疗前准备

1. 封闭甲状腺　　^{131}I-MIBG 进入体内后部分^{131}I 被分离成为游离^{131}I,游离^{131}I 被甲状腺摄取后会受到放射损害。所以必须给药前用高碘药物实施封闭,以阻断^{131}I 进入甲状腺。方法:给药前 3 天口服复方碘溶液,每次 10 滴,每天 3 次,直至治疗后 4 周。

2. 肿瘤摄取^{131}I-MIBG 率及有效半衰期测定　　为了计算肿瘤接受^{131}I-MIBG 治疗后的吸收剂量,计划治疗的次数、总治疗剂量及周期。必须在每次治疗前作此测定。一般嗜铬细胞瘤患者摄取^{131}I-MIBG 量为注入量的 0.05%~8.0%,多数人为 1%~2%,有效半衰期为 1.5~3.0 d。多次治疗后产生耐药性或间变而摄取率下降。方法:静注诊断剂量^{131}I-MIBG,给药后第 1 天、3 天、5 天、7 天作显像,以测定^{131}I-MIBG 被肿瘤摄取注射量的百分率/24 h 及有效半衰期,然后根据 X-CT 片了解肿瘤的体积及^{131}I-MIBG 的治疗剂量,最后用 MIRD 法计算肿瘤接受的辐射剂量。

3. 停服影响^{131}I-MIBG 摄取的药物　　患者在治疗前 7 天停服降低 MIBG 摄取的药物。影响 MIBG 摄取或滞留的药物有:抗忧郁药物:丙咪嗪、阿米昔森;拟交感神经药物如肾上腺素、麻黄碱;肾上腺能神经元阻断剂:如 α 阻断剂和 β 阻滞剂。

(四) 治疗方法

一般每次缓慢静滴^{131}I-MIBG 3.7 GBq(一次静滴^{131}I-MIBG 最大不超过 7.4 GBq)并在 90 min 内完成,滴注过程中监视心率、血压和 EKG。重复治疗间隔不少于 4~6 周,可以连续治疗 6 次,总剂量可达 30~40 GBq,受到的辐射量为 110~155 Gy,一般 150 Gy 以上疗效较好。

(五) 疗效的评估

患者接受^{131}I-MIBG 后根据以下几点评估疗效:

1) 血压下降。

2）使用的降低儿茶酚胺类药物用量减少或停用。

3）儿茶酚胺定量测定趋于正常值。

4）X-CT 或 B 超检查瘤体缩小。

5）^{131}I-MIBG 显像：肿瘤摄取^{131}I-MIBG 减少或不摄取。

6）骨转移患者骨痛缓解。

（六）副作用

1）接受^{131}I-MIBG 治疗后 1~3 d 内个别病例会出现高血压危象。患者会出现血压升高、恶心呕吐、面色苍白等症状。此时应立即在重症监护下使用降压药物，减缓症状。

2）^{131}I-MIBG 治疗对骨髓抑制的副作用很低，8%~10%患者有轻度的白细胞和血小板降低，多数出现于治疗后 4~6 周，能自行缓解。因此每次治疗前必须检查血常规，正常方可治疗，对于血象下降者应延长治疗间隔时间，即每 3 或 6 个月治疗一次。

3）如治疗前封闭甲状腺不好，则少数病例可发生甲状腺功能减退。

（七）疗效

1）疗效与肿瘤大小及每克肿瘤组织吸收剂量有明显关系。每克肿瘤受到 10 Gy 以上的剂量可达到肿瘤消失或缩小的效果。

2）^{131}I-MIBG 治疗可使 76%的肿瘤受到抑制，改善症状，最明显的标志是无阵发性高血压，尿儿茶酚胺正常，少数患者可见肿瘤缩小或消失。

3）对于骨转移的患者疗效较差，仅可止痛缓解症状，但病灶不见消失。

四、^{131}I-MIBG 治疗神经母细胞瘤

（一）神经母细胞瘤简介

神经母细胞瘤为交感神经系统的颅外恶性实体肿瘤，它多侵犯儿童，低于 4 岁的患儿占 75%，很少超过 14 岁，发病率为每年每百万儿童中约有 5 人发病。

神经母细胞瘤起源于肾上腺髓质和脊椎旁交感神经组织（未成熟神经母细胞）。瘤细胞可合成多巴和排泄多巴胺的代谢产物苦杏酸（VMA），不能合成儿茶酚胺，所以尿中 VMA 升高，而儿茶酚胺检查中正肾上腺素和去甲肾上腺素可以正常或轻度上升。

主要症状：① 儿童高血压；② 骨痛。早期有 50%的患者发生骨和骨髓转移；③ 眼睑下垂和眶周围淤斑，这是由于球后转移所致；④ 偶见瘫痪。由于神经母细胞瘤起源于脊柱旁，通过压迫神经节引起瘫痪；⑤ 大脑共济失调和肌挛；⑥ 极少病例有水样腹泻，这是由于肿瘤分泌小肠活性肽（VIP）所致。

由于此病发病隐匿，所以多数病例发现时已是Ⅲ期和Ⅳ期。神经母细胞瘤根据肿瘤的病期而采用不同的治疗方法。如肿瘤为 TNMⅠ期或Ⅱ期而仅为局部病灶，应用外科手术治疗，90%的患者可有 2 年的生存期。如肿瘤为 TNMⅢ期或Ⅳ期，手术前已有淋巴结及其他脏器转移先进行化疗、同位素治疗或放疗，作异体或自体骨髓移植，然后再手术，但预后不良，5 年存活率仅为 10%~20%。

（二）^{131}I-MIBG 治疗神经母细胞瘤指征

1. 指征　　Ⅲ期或Ⅳ期的神经母细胞瘤不能手术患者，复发或有远端转移。

2. 反指征　　原有严重的骨髓抑制，肾功能衰竭，预期生存短的终末期患者。

（三）治疗方法与剂量

1）准备治疗前 3 天开始口服复方碘溶液 10 滴，每日 3 次，直至注药后 4 周。

2）每月静脉缓慢滴注^{131}I-MIBG 3.7~4.7 GBq(100~200 mCi)。

3）每次注药后第 4~5 天作全身显像，以了解治疗效果。

（四）治疗效果

1）改善症状，如血压下降、骨痛缓解、延长生存期、改善生活质量。有报道Ⅲ期患者在其他治疗方法失败后，再用^{131}I-MIBG 治疗，有 35%患者可改善症状和生活质量。

2）^{131}I-MIBG 治疗是一种姑息疗法，其毒性比化疗和放疗低，主要作用使肿瘤缩小以争取手术可能，所以^{131}I-MIBG 治疗后手术是一种较好的治疗方案。

3）^{131}I-MIBG 治疗结合化疗：例如顺铂（cisplatin）或异环磷酰胺（ifosfamide）等，可取得好的疗效。

也可结合高压氧舱治疗,在注射^{131}I - MIBG 后 2～4 d,患者进高压氧舱,ATA 时给 5～8 L/min 的 O_2 连续 4 d,每天 1 h,可提高疗效。

(五)副作用

^{131}I - MIBG 反复多次治疗或结合放疗、化疗治疗时易引起血液学变化,尤其是血小板减少,骨髓受抑制,这种抑制一般是可逆的,因此当血象有下降趋势时,应延长^{131}I - MIBG 治疗的间隔周期。

五、131I - MIBG 对其他神经内分泌肿瘤的治疗作用

表 19 - 6 - 1 总结^{131}I - MIBG 诊断其他内分泌肿瘤的效果,非分泌型肺吸虫病、神经鞘瘤、神经节瘤、绒癌、皮肤 Merkel 细胞癌等均可高效摄取^{131}I - MIBG。类癌、化学感受器瘤、甲状腺髓样癌对^{131}I - MIBG 摄取阳性率仅为 20%～40%。

表 19 - 6 - 1　^{131}I - MIBG 诊断其他内分泌肿瘤的效果

肿 瘤 类 型	阳 性 率	肿 瘤 类 型	阳 性 率
神经鞘瘤	100	MENIa+MENIb	0
神经节瘤	100	肺燕麦细胞癌	0
非分泌型肺吸虫	100	胰岛细胞癌	0
皮肤 Merkel 细胞癌	100		
类 癌	40		
化学感受器瘤	40		
甲状腺髓样癌	20		

^{131}I - MIBG 对神经鞘瘤和神经节瘤的疗效与治疗嗜铬细胞瘤相同,一般临床上先行手术切除,切除后用^{131}I - MIBG 每月接受 3.7 GBq(100 mCi)治疗共 3 次,以作预防复发性治疗。手术可切除肉眼可见的肿瘤,但肉眼看不见的微病灶,在接受预防性治疗后被杀灭。当发现肿瘤复发,可按治疗嗜铬细胞瘤的方法进行^{131}I - MIBG 治疗。

类癌和化学感受器瘤,^{131}I - MIBG 的阳性率仅 40%,患者病灶摄取^{131}I - MIBG 是最重要适应证。由于这两种肿瘤虽然可摄取^{131}I - MIBG,但摄取率较低,治疗效果不是最理想。近年有报道,这两种肿瘤用^{90}Y-奥曲肽治疗,60%～70%患者有效。

甲状腺髓样癌对^{131}I - MIBG 的敏感性更低,即使有患者的病灶可摄取^{131}I - MIBG,但摄取率较低疗效差,而据报道用^{90}Y-奥曲肽治疗效果较好,但尚需更多资料总结。

(朱瑞森)

第七节　放射性核素治疗增生性血液系统疾病

^{32}P 为反应堆生产的放射性核素,衰变时放出 β 射线。进入体内的^{32}P 主要沉积在生长迅速的组织内(如造血、淋巴结、脾脏等,特别是骨髓和骨)。真性红细胞增多症、慢性贫血病和原发性血小板增多症等血液病均为血细胞增生性疾病,在其病程发生发展过程中,对磷的需求量增高。若给患者^{32}P 后,则被迅速生长组织大量摄取后,通过电离辐射生物效应,使过度增生组织中细胞 DNA 和 RNA 发生破坏,^{32}P 衰变后形成^{32}S 可亦导致核酸结构改变,从而抑制血细胞的异常增生,达到治疗目的。

一、真性红细胞增多症的^{32}P 治疗

(一)原理

真性红细胞增多症是一种原因不明的慢性骨髓增生性疾病。以外周血细胞中血红细胞增多和全血容量增加为主要表现,常伴有白细胞和血小板的增多。临床表现为头痛、头晕、颜面与手掌呈暗红色、肝脾肿大和结膜充血。常伴发多发性血栓、脑溢血等并发症。^{32}P 能控制过多的红细胞生成,而且对白细胞和血小板也有抑制作用。因此,^{32}P 治疗能降低并发症的发生率,缓解肝、脾肿大。

（二）适应证与禁忌证

1. 适应证　临床症状显著、红细胞计数大于 $6\times10^{12}/L$ 或血红蛋白在 180 g/L 以上者。

2. 禁忌证

1）白细胞低于 $3.0\times10^9/L$，血小板计数小于 $100\times10^9/L$。

2）脑出血的急性期。

3）严重肝、肾功能不全。

4）活动性肺结核。

5）妊娠或哺乳期妇女。

（三）治疗方法

投 ^{32}P 前后 $1\sim2$ 周，禁服含磷丰富食物。对严重患者为防止脑血管意外，可先采取放血疗法。脾大者可先 X 射线照射脾脏，使脾脏缩小后再行 ^{32}P 治疗。治疗剂量应根据病员体重、红细胞数、白细胞数、血小板数和临床症状决定。

1. 口服法　可一次性口服 $11\sim222$ MBq（$3\sim6$ mCi）。$Na_2H^{32}PO_4$ 也可分多次给药。

2. 静脉法　按 $2.775\sim3.7$ MBq（$75\sim100$ μCi）/kg 给予首次剂量，总量 $148\sim222$ MBq（$4\sim6$ mCi）分次给药。

（四）疗效

通常疗效出现较缓慢，主观症状改善往往早于客观检查指标。头晕、头痛、乏力等症状通常在治疗后数日内即可得到改善，脾脏多在治疗后 1 个月开始缩小，血小板、白细胞都在治疗结束后 $2\sim3$ 个月才恢复正常。^{32}P 治疗真性红细胞增多症被公认为具有疗效高、缓解期长、毒性小、方法简便和可重复治疗等优点。若一次治疗效果不佳可重复治疗，但两次治疗间隔时间不应少于 4 个月。

二、慢性白血病的 ^{32}P 治疗

（一）原理

白血病是一类源于造血（或淋巴）干细胞的恶性疾病。以血细胞组织的异常增生、循环血液中白细胞计数显著增多，并有幼稚红细胞出现为特征。Lawrence 发现白血病组织能较正常造血组织积聚更多的磷，并于 1939 年首先提出用放射性磷治疗白血病。

（二）适应证与禁忌证

1. 适应证　适合于各种慢性白血病的治疗，特别是属于迟缓型和中等型而无急性期临床表现，并伴白细胞增多（白细胞计数大于 $30\times10^9/L$），血小板计数大于 $80\times10^9/L$ 和血红蛋白超过 50 g/L 者。

2. 禁忌证

1）急性和亚急性白血病。

2）慢性白血病急性发作并伴有中毒、高热以及脾梗死者。

3）伴出血的重度白血病患者。

4）非白血型白血病、亚白血型和白细胞减少型白血病。

5）有严重肝肾功能损害及活动性肺结核患者。

（三）治疗方法

治疗前和治疗期间低磷饮食。治疗前测定 24 h 大、小便中 ^{32}P 排出百分率，预测 ^{32}P 的吸收排泄情况，供确定 ^{32}P 用量参考。

一般采用分次给药法。剂量可根据白细胞的多少而定。首次剂量 $296\sim370$ kBq（$8\sim10$ μCi）/kg，以后视白细胞下降程度给药，每周服用 ^{32}P 2 次。服用 ^{32}P 期间密切观察患者的白细胞计数，并使其缓慢降至 $(10\sim20)\times10^9/L$。据此判断是否继续治疗和确定治疗剂量。

（四）疗效

^{32}P 治疗一般无特殊反应，其治疗慢性白血病可以使病情缓解，一般要 $2\sim4$ 周后才开始显效。患者全身症状也有好转，肿大的脾脏和淋巴结逐渐缩小。^{32}P 治疗慢性粒细胞性白血病患者其寿命较未治疗可延长数月。虽然 ^{32}P 治疗不能治愈慢性白血病，但能控制症状和并发症，并在一定程度上延长患者寿命。

三、原发性血小板增多症的³²P治疗

(一) 概况

原发性血小板增多症是一种少见的、原因不明的慢性骨髓增生性疾病,其特点为血小板计数呈持续性增高,反复自发性皮肤黏膜出血,血管内血栓形成和脾脏肿大。其治疗原理同真性红细胞增多症,³²P抑制过多的血小板生成,达到治疗目的。

(二) 适应证与禁忌证

1. 适应证 诊断明确的原发性血小板增多症,应排除继发性血小板增多症才能治疗。

2. 禁忌证

1) 继发性性血小板增多症。

2) 妊娠、哺乳期妇女。

(三) 治疗方法

治疗方法和治疗真性红细胞增多症的方法大致相同。可采用口服或静脉注射方法。一次性静脉注射剂量为111~148 MBq(3~4 mCi),口服增加25%。治疗后每3~4个月追踪观察一次,若发现血小板计数回升,可考虑再次治疗。

(四) 疗效

通常用³²P治疗后30 d左右血小板计数明显,40 d后到达最低值。一次治疗即可达到暂时性缓解。平均缓解期为一年,个别患者可达数年。³²P治疗可以达到控制出血和延长寿命的目的。

(李建国)

第八节 放射性核素敷贴治疗

利用发射β射线的放射性核素制成的敷贴器(applicator)治疗某些皮肤疾病是放射性核素治疗的传统项目之一。β射线与X射线、γ射线相比,具有电离能力强、穿透力弱、组织内射程短等特点,使用时操作简便,不会对深部组织和邻近脏器造成辐射损伤,因此特别适宜体表疾病的直接照射治疗。另外β敷贴器具有容易防护、使用方便、造价低廉等优点,目前,临床上已被广泛应用于皮肤疾病的治疗。我国从1958年开始就陆续开展疗血管瘤(hemangioma)及其他皮肤疾病的核素敷贴治疗,经过50余年的发展,目前国内许多医疗机构均开展了此项工作。50多年的研究及大量临床实践证明,β敷贴器治疗多种皮肤疾病疗效肯定可靠,简便、易行,无痛苦,是一种成熟的、值得推广应用的方法。以下就对常见皮肤疾病的放射性核素敷贴治疗分别进行介绍。

一、原 理

β射线具有较强的电离能力,利用半衰期足够长且衰减时产生足够能量的纯β射线的核素(如³²P)制成敷贴器,将其作为外照射源紧贴于皮肤病变部位,通过β射线的电离辐射生物效应,达到对皮肤病变的治疗目的。由于β射线作用于病变皮肤的有效深度约为3~4 mm,故绝大部分能量都在皮肤浅层被吸收,不会损害邻近深部组织,对邻近的正常皮肤损害也相对较小。

二、适应证和禁忌证

(一) 适应证

1) 皮肤毛细血管瘤、瘢痕疙瘩、鲜红斑痣。

2) 局限性慢性湿疹、牛皮癣、神经性皮炎、扁平苔癣等。

3) 口腔黏膜白斑和外阴白斑。

4) 结膜和角膜非特异性炎症、溃疡、翼状胬肉、角膜移植后新生血管等眼部疾病。

5) 浅表寻常疣、尖锐湿疣、鸡眼等。

(二) 禁忌证

1) 日光性皮炎、复合性湿疹等皮肤过敏性疾病。

2) 泛发性神经性皮炎、湿疹、牛皮癣等。

三、β射线敷贴器

(一)制作β射线敷贴器对放射性核素的要求

1) 为了能使用较长时间,并避免经常进行衰减校正,要求核素的半衰期应足够长。

2) 最好为纯β发射体,以减轻对深部组织和邻近脏器的辐射损伤,并利于防护。

3) β射线的能量适宜,以保证在组织内有足够的穿透力。

(二)常用的敷贴器

临床上常用的敷贴器有^{32}P敷贴器和^{90}Sr$-^{90}$Y敷贴器两种,前者多为自制,后者国内已有成品供应。

1. ^{32}P敷贴器　其化学形式为$Na_2H^{32}PO_4$。^{32}P的物理半衰期为14.3 d,衰减时发射纯β射线,其β粒子的最大能量为1.71 MeV,在组织内的最大射程为8 mm。随着组织厚度的增加,组织吸收剂量迅速减少,在深1 mm、2 mm、3 mm、4 mm处,组织的吸收剂量分别为28%、11.4%、4.6%、1.9%,5 mm处仅为0.9%。^{32}P敷贴器的优点是来源容易,临床上可根据不同的需要制成形状各异的敷贴器,缺点是制作相对麻烦且使用期短,故只有在必需时自制应用。使用时,^{32}P敷贴器的照射剂量可按以下公式计算:

$$P(^{32}P)=(A\times 1\,700)/S$$

式中,P、A、S分别为照射剂量、放射性强度和敷贴器面积,1 700为^{32}P的电离常数。由于^{32}P半衰期相对较短,要保证每日敷贴器的剂量率不变,则必须按^{32}P的衰变率(4.7%/d)进行校正。

2. ^{90}Sr$-^{90}$Y敷贴器　^{90}Sr为高毒类放射性核素,故一般实验室不允许自行制备使用,我国有商品供应。^{90}Sr物理半衰期长,为28.5年,衰减时发射纯β射线,其最大能量为0.546 MeV,平均能量为0.2 MeV,在组织内的射程仅2~3 mm。但^{90}Sr衰减时产生的子体^{90}Y半衰期为64.2 h,发射的β射线能量约为2.274 MeV,在组织内的最大射程可达12.9 mm,可在体表局部发挥治疗作用。随着组织厚度的增加,组织吸收剂量也迅速减少,在深1 mm、2 mm、3 mm、4 mm处,组织的吸收剂量分别为53%、26%、12%、5.6%,5 mm处仅为2.5%,6 mm处仅为1%。由于^{90}Sr半衰期长,使用时只需每年校正衰变率一次。使用^{90}Sr$-^{90}$Y敷贴器时通常按以下公式计算局部照射剂量:

$$P(^{90}Sr-^{90}Y)=[A\times 1\,700\times E\beta(^{90}Y)]/[S\times E\beta(^{32}P)]$$

式中,P、A、S分别为照射剂量、放射性强度和敷贴器面积,Eβ为β射线的平均能量(MeV),1 700为^{32}P的电离常数。

四、放射性核素敷贴治疗方法

不同皮肤疾病的治疗步骤基本相同,具体如下。

1. 知情同意　治疗前向患者详细说明治疗目的、疗效、注意事项及治疗后可能发生的各种情况,准确解答患者提出的各种问题,并要求患者签写知情同意书。

2. 确定照射野　用玻璃纸贴在需要治疗的病变上描绘病变的形状,将此玻璃纸贴在厚2~3 mm的橡皮上,沿所描绘曲线向外扩大0.5 cm,挖去此区域内橡皮,将橡皮空心区对位于病变,则可以暴露出病变及四周0.5 cm的正常皮肤,使肉眼难以看见的病变野包括在辐射范围内,同时也保护了其他正常皮肤不受照射。对阴茎、阴囊部位的病变,敷贴时要特别注意对睾丸的保护,应尽量使睾丸远离且不要正对敷贴器的活性面,可将阴茎提起或将睾丸推向一侧固定。

3. 患者体位及照射面积　给病员安排一个舒适又便于工作人员操作治疗的体位。将上述橡皮确定好照射部位并固定好后,把敷贴器活性面正对照射野并压紧开始治疗,治疗时间是根据决定的治疗剂量除以使用时的剂量率所得。如病损范围大于敷贴器的活性面,可分区依次照射,但应避免对各个分区邻边处的重叠照射。一次治疗面积不宜过大,成年人一次照射的最大面积不应大于200 cm²,儿童不应大于100 cm²,婴儿应小于50 cm²。如果病变面积很大,应将病区分成几个部位,每疗程固定照射一个部位。

4. 治疗剂量　β射线敷贴有大剂量法和分次小剂量法。前者可用于皮肤暴露较好和易于观察反应的成年人,其优点是只需要一、两次治疗,患者易接受,缺点是容易出现皮肤急剧反应。后者适用于比较隐蔽不易观察的皮肤病变及婴幼儿,其优点是反应较小,便于视反应情况终止或增加治疗剂量,缺点是治疗期长、麻烦。总的来说,多数学者认为采用多次小剂量法较为稳妥。辐射剂量要根据病种、年龄、部位、病损情况和个体对射线的敏感性而定,在治疗过程中应加强对皮肤反应的观察,以确定辐射剂量的增减。

5. 治疗反应及处理 在敷贴治疗过程中局部出现红肿、灼热应立即停止治疗。因发生湿性皮炎或大疱样改变以后可能会出现皮肤萎缩和色素消失,除立即停止治疗外,还应予以对症处理。不可搔抓或用热水洗烫,以防造成感染或加重病情。水疱中组织液可用消毒注射器抽去,局部涂1%龙胆紫,保持无菌和干燥。万一有感染,最好先做细菌培养,并探索性使用抗菌素,待获得细菌敏感性报告后,再进行针对性抗菌药物治疗。

6. 详细做好治疗记录 在β射线敷贴治疗中,应记录患者的治疗部位、照射时间、吸收剂量、治疗反应及终止时间等,以便为治疗中或下一个疗程治疗时是否维持或调整吸收剂量提供依据。

五、常见皮肤疾病的放射性核素敷贴治疗

(一) 皮肤毛细血管瘤的敷贴治疗

毛细血管瘤为一种先天性皮肤发育异常性疾病,常见于面部,出生后可逐渐长大,呈良性生长。毛细血管瘤可分为毛细血管型和海绵状血管瘤型。从组织学看,前者多居于皮内,主要由充血的幼稚血管组成,对射线相对较敏感;后者通常面积较大,由疏松的基质和较成熟的内皮细胞构成的毛细血管共同构成,对射线相对不敏感。

1. 治疗方法 毛细血管瘤的治疗方法包括手术切除、化疗、激光、电凝固和冷冻法等,但疗效均不佳,治疗后常留下瘢痕。敷贴治疗则方法简便,如病例选择及照射剂量恰当,患者的局部反应将非常轻微,疗效满意且不会留下瘢痕。

由于毛细血管瘤好发于面部,所以治疗中一定要掌握好照射剂量,避免出现皮肤后遗症。通常根据患者不同的年龄给予不同的剂量:一疗程推荐总剂量:乳儿期 10~12 Gy;1~6 岁 15~18 Gy;7~17 岁 15~20 Gy;成人 20~25 Gy。可一次大剂量给予,也可分次给予(每日一次,连续 10 次为一疗程),如经一次治疗未愈,间隔 3~6 个月可行第 2 次治疗。

2. 疗效和反应 敷贴治疗与激光等其他治疗手段比较,方法简便,疗效确切且副反应少。但疗效与患者年龄、病变类型有关。通常患者年龄越小,疗效较好,且早期治疗不仅疗效好而且疗程短。对幼儿,特别是面积不大的粟粒状、点状,或面积不大的略高出皮肤 1~2 mm 的皮内型毛细血管瘤疗效满意,文献报道有效率可达 100%。如早期进行治疗,剂量恰当,一般一疗程治疗结束后 3~6 个月即可见病变治愈且不留瘢痕,发生色素沉着等现象消失也较早。对一岁以下儿童皮肤毛细血管瘤的治愈率可达70%~80%(见图 19-8-1,图 19-8-2,注:图片由第三军医大学西南医院核医学教研室提供)。故对儿童毛细血管瘤应积极治疗。成人及其他类型的毛细血管瘤疗效稍差。海绵状毛细血管瘤或皮下型毛细血管瘤则不适合敷贴治疗。

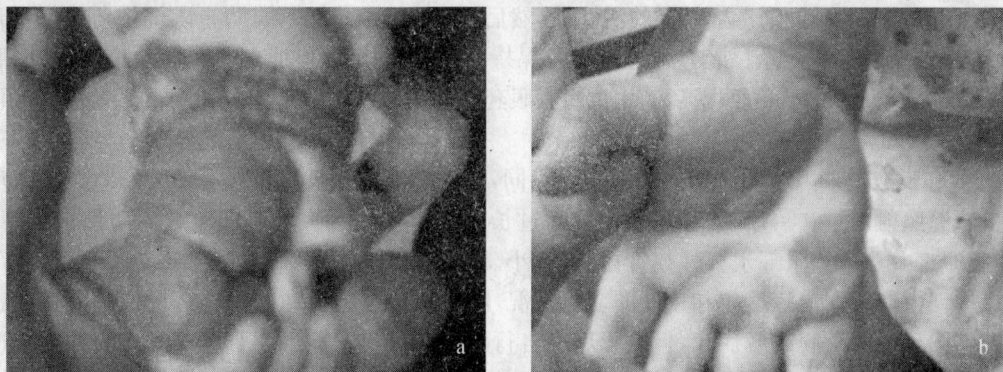

图 19-8-1 5个月右手单纯性毛细血管瘤患儿

a. 治疗前。b. 治疗后

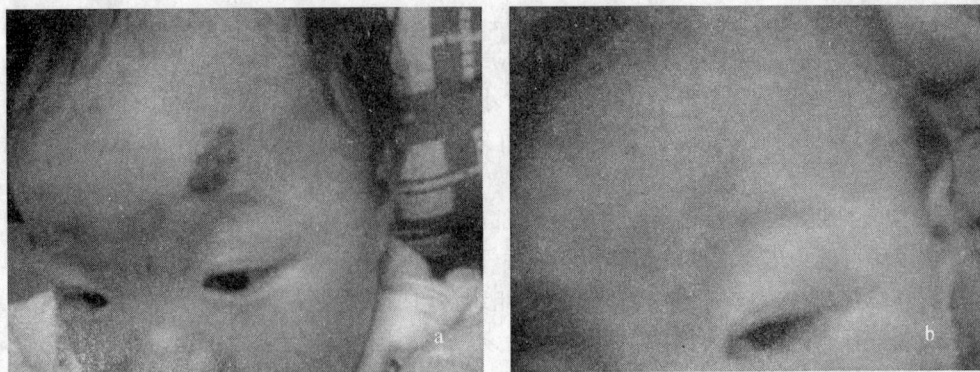

图 19-8-2 6个月左额部单纯性毛细血管瘤患儿

a. 治疗前。b. 治疗后

大部分患者于治疗后 2～3 d 出现局部皮肤血管颜色加深(充血)、局部发热、刺痛或蚁行感等,几天后常可自行缓解,勿须特殊处理。治疗结束后数月局部皮肤可出现薄片状脱屑(可持续 1～3 个月),血管颜色变淡,即干性皮炎。若治疗后出现局部充血、水肿、灼痛、渗出和水泡形成等则提示形成了湿性皮炎,应及时停止治疗,并进行相应处理,使其不发生感染、扩大,好转后除保持较长时间色素沉着外也可不留痕迹。

(二)神经性皮炎、慢性湿疹、扁平癣及牛皮癣等的敷贴治疗

1. 治疗方法 这类疾病的治疗方法可分为一次大剂量法和分次敷贴法。

1) 一次大剂量法是将敷贴器持续的放在病灶部位,一次完成疗程总剂量。此法简单,患者易于接受,应用本法时,要准时取下敷贴器,以免发生过量照射或其他意外。

2) 分次敷贴治疗法是每次敷贴给予 1～3 Gy,总剂量 6～15 Gy 为一疗程。在一个疗程中,开始剂量可略偏高,视治疗反应再对剂量进行调整。

2. 疗效和反应 疗效和反应取决于患者接受到的辐射剂量及对射线的敏感性。敷贴期间部分患者局部瘙痒感可能加剧,撤除敷贴后 2～5 d 可减轻,一周后可明显好转或消失,病变皮肤开始软化、变平,近期治愈率可达 70%～80%,有效率达 98%～100%。治疗结束后,患者一般无全身和血象反应,部分患者可出现局部痒感加重,病灶渗出液增加,轻度充血、水肿红斑、脱屑、色素沉着、烧灼感等。少数患者在治疗结束后 3～10 d 发生干性皮炎,个别敏感者可发生湿性皮炎。大多反应消退需 1～4 周,色素沉着消退则需数月。

(三)翼状胬肉的敷贴治疗

翼状胬肉术后采用放射性核素敷贴治疗,可抑制手术创伤导致的局部炎症反应,减少炎症因子的释放,并促进血管变性,阻止纤维组织的增生等,达到预防病变复发的目的。

1. 治疗方法 翼状胬肉在手术切除后 3～7 d 即可行放射性核素敷贴治疗。整个治疗过程中,应严格执行无菌操作,患者平卧位,患眼滴用 0.5%～1% 地卡因,每隔 3～5 min 1 次,共三次,行角膜表面麻醉。常规用 2.5% 的碘酒消毒敷贴器的活性面,然后用 75% 的酒精脱碘,防止碘烧伤角膜。用开睑器张开眼睑,嘱患者眼睛向颞侧注视,使眼球固定并保持不动,将敷贴器垂直贴于翼状胬肉切除处,照射剂量为 600～800 rad,时间 1 min,照射后滴用抗生素眼药水并用眼垫遮盖。间隔一周重复上述方法再照射一次,共 3～4 次即可,总照射剂量不超过 4 000 rad。

2. 疗效和反应 因个体对射线的敏感性不同,治疗后疗效及反应可能有较大的差异。治疗过程中应严格掌握照射剂量和治疗时间,如治疗时间过长或治疗剂量过大均可能造成放射性白内障、巩膜萎缩、角膜溃疡并穿孔等眼部永久性损害;剂量过小、时间过短,又不足以对胬肉病变区产生治疗效果,因此治疗过程中应根据治疗反应和病变的变化情况,随时对治疗剂量和时间进行调整。大多数患者治疗后虽有不同程度的结膜刺激症状,但数天后多自行消失。目前未见出现严重并发症的相关报道。部分患者可能出现角膜上皮细胞水肿、结膜充血水肿等局部反应或自诉眼痛等,对于此类患者应尽力做好解释工作,解除患者的顾虑,并使用抗生素滴眼液进行局部处理,同时适当减少辐射剂量或延长辐射间隔时间。

（四）尖锐湿疣的敷贴治疗

1. 治疗方法　　先用1‰新吉尔灭液对疣局部进行充分清洗,然后将消毒好的铅橡皮屏蔽疣周围 2～3 mm 以外的组织,并用消毒好的^{90}Sr-^{90}Y 敷贴器活性面直接贴于尖锐湿疣表面。每日照射一次,每次吸收剂量 2～3 Gy,7～10 次为一个疗程,总吸收剂量为 20～30 Gy。

2. 疗效和反应　　一般患者接受 3 次照射后湿疣颜色变暗,疣体萎缩,7～10 次治疗后可基本脱屑, 不留瘢痕。治疗中一般无不良反应,也少见复发。

（五）瘢痕疙瘩的敷贴治疗

瘢痕疙瘩(keloid)好发于胸部、肩胛部或皮肤易受外伤处。多系皮肤受损后在修复过程中结缔组织 对创伤的反应超过正常范围,形成瘢痕并不断生长增大,其实质是胶原纤维过度增生及透明变性而形成 的一种病变。一般认为手术切除是首选,但复发率较高,如术后结合放射性核素敷贴治疗则可取得较满 意的效果。通常治疗总剂量为 20 Gy,每周 1～2 次,根据病情必要时可重复治疗。

第九节　近距离治疗

将放射性核素制成封闭性放射源置于体表或体内病变表面或病变中进行近距离放射治疗称为核素 近距离治疗(radionuclide brachytherapy)。这种治疗种类较多,如上一节介绍的皮肤疾病的核素敷贴治 疗也属核素近距离治疗范畴,只是按照传统习惯及临床开展情况,将其单列一节介绍。总体来讲,这类核 素治疗方法可治疗的疾病较多,有的疗效确切,有的应用前景良好,下面我们分别对部分近距离方法进行 介绍。

一、前列腺增生治疗

良性前列腺增生(benign prostatic hyperplasia,BPH)是由于老年人激素代谢障碍导致的不同程度的 腺体和(或)纤维、肌组织增生而造成前列腺体积增大、正常结构破坏并引起一系列功能障碍的疾病。为 中老年男性的常见病、多发病,随着人口老龄化问题的出现,其发病率有逐渐增高的趋势。对良性前列腺 增生的方法虽多,但药物疗法、手术疗法、物理疗法大多不尽如人意。近年来,利用^{90}Sr-^{90}Y 治疗器 (prostatic hyperplasia applicator)治疗良性前列腺增生,被认为是一种安全、经济、有效、简便、无创的 方法。

（一）原理

^{90}Sr-^{90}Y 前列腺增生治疗器是利用^{90}Sr 及其子体^{90}Y 发射的 β 射线,经尿道壁或直肠壁照射增 生的前列腺组织,依靠 β 射线和少量的韧致辐射的电离辐射生物学效应产生治疗作用,使增生旺盛 的细胞受到抑制,微血管闭塞,使增生的前列腺萎缩或退行性变,减轻对尿道的压迫,起到改善症状 的作用。

（二）适应证与禁忌证

1. 适应证

1）高龄及高危前列腺增生患者。

2）经临床诊断的 Ⅰ、Ⅱ、Ⅲ度前列腺增生患者。

3）前列腺增生重量≥40 g,伴尿路刺激症状者。

4）前列腺增生重量≤40 g,但合并尿道梗阻,膀胱尿残留量＞60 ml 者。

5）最大尿流速≤10 ml/s 合并夜尿增多者。

2. 禁忌证

1）有严重心、肝、肺、肾、脑疾病,实施治疗有危险。

2）传染病活动期或急性期患者(肝炎、结核)。

3）尿道合并肛管狭窄不能置入治疗器者。

（三）治疗方法

^{90}Sr-^{90}Y 前列腺增生治疗器分为尿道型和直肠型两种。尿道型治疗为一次性治疗,剂量控制在 40～50 Gy,治疗 1～3 个月后根据病情需要可进行第二次治疗。直肠型每次治疗剂量 4～5 Gy,每日或隔

日一次。10～12次为一个疗程,总剂量控制在40～50 Gy。根据病情需要可于第一疗程后6个月行第二疗程治疗,总剂量应控制在第一疗程的1/3～1/2。

(四) 疗效和反应

尿道型^{90}Sr-^{90}Y治疗器对前列腺Ⅰ、Ⅱ度增生患者,特别是侧叶增生,效果非常理想,单次照射治疗,有效率可达95％左右。而且早期治疗较晚期治疗效果好,使用剂量小。部分患者治疗后出现不同程度的无菌性炎性水肿表现,但数日后可自行消失,无其他不良反应。直肠型^{90}Sr-^{90}Y治疗器对前列腺增生Ⅲ度或Ⅲ度以上患者疗效较好,有效率为80％～90％,且肿大越明显,疗效越好,可能是由于增生旺盛的前列腺组织对射线相对更敏感,另外过度增大的腺体挤压腺体与直肠之间的软组织,使腺体与直肠间的距离相对缩短,射线易于穿透直肠壁到达增生的前列腺组织。通过治疗,患者排尿无力、尿线细等症状改善明显,部分患者治疗结束后1周左右可出现大便次数增多、便意感明显表现,可能与多次治疗对直肠的机械刺激及患者对射线较敏感有关。

二、冠状动脉再狭窄的预防与治疗

经皮冠状动脉成形术(percutaneous transluminalcoronary angioplasty,PTCA)是治疗冠心病的有效方法之一,但研究显示,PTCA术后3～6个月冠状动脉再狭窄的发生率高达30％～50％。虽然血管内支架的使用在一定程度上降低了血管内再狭窄的发生率,但仍可高达20％～30％,主要是因为血管内支架仅发挥机械性支撑作用,并不能抑制血管损伤后组织细胞增殖及血管内膜的增生。冠状动脉腔内放射治疗是一门新兴的近距离核素治疗技术,它可明显抑制细胞和血管内膜的增殖,是预防和治疗冠状动脉血管成形术后再狭窄的有效方法。

(一) 原理

PTCA术后冠状动脉内植入支架发生再狭窄的原因,主要是因为支架本身作为异物仍然会损伤血管内膜及中膜,刺激血管中膜平滑肌细胞增殖,造成新的内膜形成及再狭窄。因此,抑制上述病理变化过程则可有效地降低血管再狭窄的发生率。将能发射β或α粒子或γ射线的放射性核素置于冠状动脉血管腔内,通过射线产生电离辐射生物效应使血管内皮细胞的分裂增殖能力下降,抑制内膜增生,抑制细胞迁移及细胞外基质的合成,促进细胞凋亡,从而有效地防治血管再狭窄的发生。

(二) 适应证和禁忌证

1. 适应证 目前尚无适应证的统一标准。对18岁以上成人原发冠状动脉疾病患者;单支血管、单处病变;新病变或再狭窄病变;靶病变长度适合支架范围者均可使用。

2. 禁忌证 多支冠状动脉病变;近期(72 h内)发生的心肌梗死;LVEF<30％;没有保护的左主干病变;有既往胸部放射治疗史。

(三) 治疗方法

1. 放射性核素的种类

(1) β射线类:包括^{32}P、^{90}Y、^{90}Sr、^{55}Co等。

(2) γ射线类:包括^{99m}Tc、^{192}Ir、^{133}Xe、^{125}I等。因γ射线穿透力强,故治疗时需特殊防护,这限制了其临床应用。

(3) β、γ射线类:包括^{186}Re、^{188}Re、^{56}Co、^{198}Au、^{51}Cr等。

(4) 低能X射线类:较常用的是^{103}Pd。从操作和防护的角度来说,^{103}Pd与β源相似,而从剂量分布的角度来说,^{103}Pd与γ源相似。

2. 治疗方法 放射性核素血管内近距离照射防治再狭窄的方法可以概括为两类操作平台。

(1) 导管介导系统:经导管将固定放射性籽源(seed)、线源(wire)或放射性液体充盈的球囊送达血管狭窄部位,在短时间内达到治疗剂量。采用后装技术,对放射性籽源和线源的使用较方便,对位准确,又能定位在血管腔中心。使用放射性液体充盈球囊的方法,优点有放射源定位准确、血管壁均匀的吸收剂量和无需特殊制作等。

(2) 放射性支架:通过特殊制作工艺,将放射性核素与支架结合,永久性地放置在血管内实施低剂量率持续照射。因放射性支架(radioactive stent)直接与血管内膜四周接触,可提供均匀的剂量分布和准确的剂量定量。目前,常用的放射性支架有Palmaz-Schatz支架和BX支架等。^{32}P是制作放射性支架最常用的放射性核素。

(四) 疗效和反应

研究显示,冠状动脉腔内放射性核素近距离治疗可有效预防和治疗冠状动脉成形术后血管再狭窄的发生,其安全性高,短期内并发症少,具有巨大的临床应用前景。Hoher 等使用液体[188]Re 近距离治疗人冠状动脉狭窄,在 0.5 mm 组织深度接受 15 Gy 吸收剂量,6 个月后靶血管的再狭窄率仅为 12%。PREVENT(Report of the Proliferation Reduction with Vascular Energy Trail)实验用[32]P 线源血管内近距离放射治疗 105 例冠状动脉成形术后患者,6 个月后靶血管的再狭窄率为 8%,而对照组血管再狭窄率为 39%。Waksman 等使用[192]Ir 高活度线源加支架治疗冠状动脉成形术后患者(活度 372±51 mCi,照射时间 10.8±1.9 min),6 个月后支架内(in-stent)再狭窄率为 19.0%,损伤区(in-lesion)再狭窄率为23.8%,提示这种方法防治血管再狭窄是安全有效的。另有报道,采用[192]Ir 15 Gy 照射后 6 个月,辐射组再狭窄率为 19%,与安慰剂组的 58% 有非常显著的差异。

主要的不良反应包括:① 边缘效应,又称为"糖果纸"现象,是指血管受照射区的边缘部管腔的缩小,出现狭窄的现象。边缘效应是放射性支架临床应用的主要问题,可能与支架边缘受照射的剂量相对较低、支架的植入操作引起血管损伤等有关;② 血栓形成,包括急性血栓、亚急性血栓和晚期血栓,分别发生于术中、术后 1 月内及 1 月后,以晚期血栓发生率较高;③ 内皮化延迟及动脉瘤的形成。照射可使血管内皮化延迟而导致血管内皮细胞的密度降低。动脉瘤的形成则与内照射引起的血管内皮细胞亚致死性或致死性损伤、动脉壁变薄及动脉夹层延迟愈合等因素有关。

三、放射性粒子植入治疗

放射性粒子植入治疗(radioactive seeds implantation therapy)又称籽源植入治疗,属于近距离治疗范畴,用于肿瘤治疗已有 100 多年历史,其在抑制肿瘤生长、缓解肿瘤引起的疼痛、改善患者的生活质量、提高患者的生存率等方面的作用,已受到国内外学者的普遍重视和认可。与其他外照射和高剂量率后装治疗不同,由于被植入的放射性粒子具有特殊的物理特性,使治疗靶点局部剂量高,周围正常组织受照射剂量低,且治疗靶点内部剂量分布均匀,无需考虑靶器官的运动、仪器设施的变化及摆位时的误差等,对于那些手术难以切除的以及术后或放疗后复发的肿瘤病灶,放射性粒子植入治疗无疑是更合理、更有效的治疗途径。

(一) 原理

将一定活度的放射性核素标记在胶体、微球或金属丝上,然后密封在钛合金外壳中制成体积很小的微型针或颗粒状放射源,即放射性粒子,将放射性粒子经手术或在影像学技术的引导下种植入肿瘤病灶内或受肿瘤侵犯的组织中,利用放射性核素持续发射的射线(β 或 γ 射线)产生的电离辐射生物效应,杀死肿瘤细胞或抑制肿瘤细胞生长,以消除、控制肿瘤的发展,达到治疗或缓解症状的目的,而正常组织不受损伤或仅有轻微的损伤。

(二) 适应证与禁忌证

1. 适应证

1) 多种原发性恶性肿瘤,如前列腺癌、乳腺癌、肺癌、甲状腺癌、胃癌等,尤其是无法用其他方法治疗,已经广泛转移而又不能手术或暂不能手术者。

2) 肿瘤范围广泛且入侵周围组织不能完全切除。

3) 局部或区域性癌延伸扩散部分,特别是侵入重要组织难以手术切除。

4) 经外照射治疗因剂量或耐受等原因仍残留局部病灶。

5) 孤立的转移或复发癌灶。

2. 禁忌证

1) 侵犯大血管或靠近大血管并有感染的肿瘤。

2) 处于溃疡性恶化的肿瘤。

3) 质脆、血管丰富而又多源供血的肿瘤及某些肉瘤。

4) 发生广泛转移或蛛网膜下腔种植及颅内高压的颅脑肿瘤。

5) 估计不能存活至疗效出现的患者。

（三）治疗方法

1. 放射性粒子 制作放射性粒子的核素主要根据其半衰期、射线类型、射线能量、核素的丰度及原子序数等条件进行筛选。可分为非永久性植入和永久性植入放射性核素，前者主要有^{226}Ra、^{192}Ir、^{60}Co、^{137}Cs等，后者主要有^{198}Au、^{125}I、^{103}Pa等。下面对常用永久性植入放射性粒子进行介绍。

（1）^{198}Au粒子：物理半衰期为2.7 d，衰减时同时发射γ射线（能量为0.412 MeV，占95.45%）和β射线（能量为0.961 MeV，占98.66%）。粒子长为2.5 mm，直径为0.8 mm。放射性活度为222～370 MBq，重量为5 mg。

（2）^{125}I粒子：物理半衰期为60.2 d，EC衰减，发射γ射线，能量为27.0 keV。粒子长4.5～5 mm，直径为0.8 mm，呈小圆柱体。表观活度小于37 MBq的粒子适合于永久性植入。

（3）^{103}Pa粒子：物理半衰期为16.9 d，EC衰变伴能量为21～23 keV的特征X射线和内转换电子，射线类型分别为0.357 MeV、0.040 MeV、0.497 MeV。粒子长为4.5 mm，直径为0.8 mm。

2. 放射性粒子的植入方法 放射性粒子植入治疗需要借助外科、影像（如超声）等手段帮助实施，具体植入方式有：

（1）经皮穿刺植入：适合于较表浅的肿瘤治疗。缺点包括：无法了解肿瘤的边界；无法了解进针的深度；无法保证粒子的空间分布；无法保证疗效等。鉴于此方法缺点较多，故应用相对较少。

（2）术中植入：需借助超声、CT等影像手段帮助、引导，适用于颅内、腹腔、胸腔和盆腔肿瘤治疗。其优点有：肿瘤靶区明确；粒子空间分布均匀；可避开肿瘤周围的危险器官；能保证疗效。缺点有：对设备要求高；超声、CT等影像手段显示的靶区与实际病理学靶区关系不明确。

（3）模板引导植入：借助超声引导，配合模板技术，使粒子的空间分布与治疗计划完全吻合，是近代放射性粒子治疗的最高境界，使超声引导、图像实时处理、模板应用和治疗计划同时得到完美体现。该法特别适合于前列腺癌的治疗。

（4）各种腔镜引导下植入：利用各种腔镜，在超声、CT等引导下将放射性粒子植入肿瘤部位。适合于体积较小的肿瘤（直径<5 mm）治疗、空腔脏器肿瘤或微创手术时的治疗。其优点主要是微创。缺点有：对体积较大的肿瘤无法保证粒子的均匀分布；空腔脏器肿瘤治疗时存在穿孔的风险。

在各种放射性粒子植入前必须对其进行严格消毒，并可通过擦拭法或水测试法检查确认粒子有无放射性泄露，以保障放射性粒子的安全使用。另外，在临床使用中应注意放射性粒子的丢失和迁移，避免造成放射性污染和对正常组织的损伤。

（四）疗效和反应

放射性粒子植入治疗能使肿瘤体积缩小或消失，改善患者症状，降低肿瘤转移或复发的概率，明显提高患者的生存率等，在前列腺癌、胰腺癌、脑胶质瘤、肝癌、乳腺癌、肺癌及头颈部肿瘤等治疗中，疗效肯定。Beyer DC等报道了单纯使用^{125}I粒子植入治疗的499例前列腺癌患者，随访35个月的结果：局部肿瘤的控制率达85%，特别对术前PSA正常者，治疗5年后对肿瘤的控制率高达93%。Pradeep PK等对15例脑膜瘤采用高活度的^{125}I籽源永久性植入治疗，治疗后均无早期或晚期并发症，随访29个月，患者的生存率为100%，其中11例痊愈，2例病灶钙化，2例部分病灶复发。Martiner - Monge等报道56例结肠癌肝转移患者，采用^{125}I植入治疗后1、3和5年实际生存率分别为71%、25%、8%，中位生存时间为20个月。国内刘宗惠等采用立体定向技术，在168例脑肿瘤间质内植入^{192}Ir粒子进行近距离治疗，取得良好疗效。

该治疗方法不良反应较少，部分患者有一过性乏力、白细胞减少、胃肠不适等，但多较轻微。放射性粒子植入治疗胰腺癌最常见的并发症为胰瘘，少见胃肠出血、感染、粒子位移或肺栓塞等。前列腺癌患者植入治疗后，可有骨盆或大腿不适感，少数出现尿道阻塞、尿道刺激症状加重或性功能障碍，偶见尿道坏死、直肠溃疡等。

（段　东　管丽丽）

思考题

一、问答题

1. 试述^{131}I治疗甲状腺功能亢进症的原理。

2. 试述^{131}I治疗甲状腺功能亢进症的适应证和禁忌证。

3. 影响¹³¹I治疗甲状腺功能亢进症疗效的主要因素有哪些?

4. ¹³¹I治疗甲状腺功能亢进症后主要的并发症是什么? 如何处理?

5. 试述¹³¹I治疗 Graves 甲亢后的注意事项。

6. 简述血清 Tg 测定在分化型甲状腺癌随访中的作用。

7. 简述在¹³¹I清除残留甲状腺组织前不使用诊断剂量行¹³¹I全身显像的理由。

8. 应用于内放射治疗的放射性核素应符合哪些原则?

9. 试述分化型甲状腺癌转移灶¹³¹I治疗前的准备。

10. 试述骨转移癌的核素止痛治疗适应证。

11. 患者若需进行二次骨痛治疗,¹⁵³Sm‑EDTMP 和⁸⁹Sr 各应至少间隔多长时间?

二、单选题

1. ¹³¹I治疗甲亢是利用了哪种射线或粒子

    A. α   B. β⁻   C. γ   D. X   E. β⁺

2. 甲亢合并下列哪种情况时不能使用¹³¹I治疗

    A. 心脏病   B. 白细胞减少   C. 突眼   D. 妊娠或哺乳期 E. 肝功能受损

3. ¹³¹I治疗 Graves 甲亢的并发症是

    A. 甲状腺功能减退   B. 不育

    C. 甲状腺癌   D. 内分泌突眼

    E. 染色体畸变

三、多选题

1. ¹³¹I治疗甲亢的适应证包括

    A. GD 伴白细胞和(或)血小板减少者   B. GD 有手术禁忌者

    C. ATD 疗效差的 GD 患者   D. GD 患者

    E. GD 伴肝功能损害者

2. ¹³¹I治疗甲亢时要求

    A. 治疗前一定时间内禁用含碘的药物或食品

    B. 治疗后要注意休息,避免劳累和精神刺激

    C. 治疗后不能用 ATD 以避免影响疗效

    D. 对甲状腺重量的估算至关重要

    E. 治疗后 3 个月要复查,治愈后要长期随访

3. 影响¹³¹I治疗甲亢疗效的主要因素有

    A. 甲状腺的大小   B. 甲状腺¹³¹I转换率

    C. ¹³¹I治疗前使用 ATD   D. 患者的性别

    E. 甲状腺激素受体抗体滴度

4. ¹³¹I清除分化型甲状腺癌术后残留甲状腺组织的理由是

    A. 乳头状癌有双侧、多灶性的趋势

    B. 乳头状癌属未分化癌,淋巴结转移早

    C. ¹³¹I可摧毁术后残留甲状腺组织中难以探测的微小甲状腺癌病灶

    D. 乳头状癌局部潜伏及发展期长、复发率高

    E. 髓样癌大多可以摄取¹³¹I

5. ¹³¹I成功清除分化型甲状腺癌术后残留甲状腺组织的标准

    A. 甲状腺床吸¹³¹I率<1%   B. 甲状腺床吸¹³¹I率<5%

    C. 血清 Tg 水平低于正常   D. 血清 TSH 大于 30 μIu/ml

    E. ¹³¹I显像甲状腺床无放射性浓聚

6. 提高¹³¹I治疗 DTC 的方法

    A. 在¹³¹I治疗同时,加用化疗

    B. 在¹³¹I治疗同时,加用甲状腺局部外放射治疗

    C. 提升患者血清 TSH 水平,使用重组人促甲状腺激素

    D. 给予¹³¹I剂量越大越好

    E. ¹³¹I治疗中使用锂剂抑制碘从甲状腺释放

7. DTC患者甲状腺激素使用正确的是

    A. 保持甲状腺激素在正常值中间水平   B. 保持促甲状腺激素在正常中间值水平

    C. 保持促甲状腺激素在正常低值或低于正常值水平   D. 甲状腺激素抑制治疗

    E. 甲状腺激素替代治疗

第二十章　核医学新进展

第一节　分子核医学研究进展

分子核医学是分子影像的一个分支。分子影像是利用特异性显像探针,在活体内分子或细胞水平定性定量研究机体的过程,实现了微观与宏观的相互转化。分子影像包括核医学分子成像、磁共振波谱成像、光学成像及微气泡超声成像等,以核医学分子功能成像技术,尤其是 PET、PET - CT 和即将推出的 PET - MRI 分子显像研究最具活力。分子核医学阐明靶器官或组织的血流、代谢、受体密度与功能的变化、基因表达与细胞信息传导等机制,为疾病的早期诊断、有效治疗、个体化治疗提供分子水平上的相关信息。是当今世界医学领域的前沿课题。分子核医学显像虽然在一定程度上可用来诊断及鉴别诊断,但是其更大价值在于分期和疗效评价。而目前临床使用的疗效评价标准仍然是以解剖学改变为基础,亟待以分子及功能改变为基础的疗效评价标准。分子核医学的推广应用将逐步改变这种局面,将推动临床疗效评价新标准的制订。此外,分子核医学在分子影像诊断领域的基础上进一步拓展而衍生出来分子靶向治疗也在蓬勃发展。

一、关键技术与设备

分子核医学的关键技术是设计、研发高特异性的分子探针,选择适当的结合靶点及制造可获得高灵敏度、高分辨率图像的探测装置或设备。探针的研发推动着分子核医学的发展,本文有详述。在设备发展方面,除传统的 SPECT 外,核医学分子影像主要设备是 PET,在近二十年来得到了飞速发展。PET 可对活体组织中的生理生化过程作出定量分析,可获得活体动态资料,对生理和药理过程进行绝对定量和快速显像,灵敏度高。但是 PET 也存在着如空间分辨率低、定量分析计算复杂等不足。目前开发的小动物 PET 成像技术已使空间分辨率达到小于 1 mm。小动物 PET 在基础研究和临床研究之间搭起一座桥梁,将利于将动物实验研究成果快速运用到临床研究中。尽管 PET - CT 在分子核医学领域已得到广泛应用,PET - MRI 由于有好的软组织对比度、可以同时采集,无辐射以及可进行多种功能显像,在中枢神经系统显像优势明显。在不久的将来,PET - MRI 的应用也将成为分子核医学领域一个新的里程碑。

二、应用研究及进展

(一) 代谢显像

代谢显像是分子核医学研究领域较为成熟的技术之一,目前已广泛应用于临床的有葡萄糖、核酸、胆碱、氨基酸等代谢显像。其中最早也是最广泛使用的为氟 ^{18}F 标记的氟代脱氧葡萄糖(^{18}F - FDG)。近来有研究推测 ^{18}F - FDG 摄取增高不仅与肿瘤细胞增殖及乏氧等导致的糖酵解增高有关,而且与多种肿瘤信号传导途径中的基因突变有关,这导致了凋亡抑制,氧化磷酸化抑制及糖酵解的激活等。如果这些推测得到证实的话,^{18}F - FDG 的摄取就可成为一种监测指标来监测这些通路的靶向抑制药物治疗疗效。目前临床 ^{18}F - FDG 主要应用于肿瘤早期诊断、疗效监测与评价等;其次也用于冠心病心肌细胞存活评估,是目前判断存活心肌的"金标准";用于癫痫灶定位、早老性痴呆诊断与鉴别诊断等神经精神疾病及脑功能研究。

代谢显像在肿瘤方面应用最多。常用的 ^{18}F - FDG 作为广谱肿瘤显像探针,并不能更好地区分肿瘤和非肿瘤性疾病,此外为了方便于各种治疗疗效的预测及评价,非 FDG 的分子显像探针陆续得到了开发。细胞增殖代谢显像是通过靶向于细胞内胸苷激酶(tk1)的显像剂来进行的,以 ^{18}F - FLT 使用较多,它反映细胞增殖状态,在肿瘤精细、适型和调强放疗中确定生物靶区及肿瘤治疗疗效监测中具有重要意义,其治疗反应较 ^{18}F - FDG 改变更为显著。尽管 ^{18}F - FLT 是优秀的核酸代谢显像剂,但它并不能轻易进入 DNA,因此并不能反映总的 DNA 合成状况,它的一些类似物,如[11]C 和[18]F 标记的 FMAU 及[76]Br 和[18]F 标记的 FBAU,能更精确反映 DNA 增殖状况,目前正处于研发阶段。细胞膜磷脂代谢显像剂[11]C-Choline 血液清除快,可在短时间内得到清晰的肿瘤影像,由于几乎不经泌尿道排泄,适用于泌尿系肿瘤显像;但由于其只有 20 min 的半衰期,限制了其应用,有望被[18]F - Choline 取代。[11]C - Met 作为氨基酸代谢显像剂,不通过血脑屏障,脑显像背景清晰,可用于颅脑肿瘤显像,弥补[18]F - FDG 之不足。[18]F - DOPA 是体内芳香族氨基酸脱羧酶代谢显像剂,除用于帕金森病的诊断和鉴别诊断外,也用于神经内分泌肿瘤的探测,弥补[18]F - FDG 的假阴性。[11]C - Acetate 由于其不经过泌尿道排泄,可以用来诊断前列腺和肾脏肿瘤。但也有研究不赞成这种观点。[11]C - Acetate 较多的应用还是在于弥补[18]F - FDG 在肝脏肿瘤显像方面假阴性的不足。

(二) 受体显像

核素受体显像是利用放射性核素标记的配体与特异受体相结合的原理,揭示体内受体空间分布及密度,集配体-受体结合的高特异性和放射性探测的高灵敏度于一体。目前已广泛应用于肿瘤、心血管疾病和神经精神疾患。肿瘤受体显像在恶性肿瘤的诊断、分期、治疗方案选择以及预后评价中具有良好的应用前景,具有亲和力与特异性高、血液清除速度快、肿瘤与正常组织对比度高、几无免疫反应等显著优点。肿瘤受体显像标记的核素有[99m]Tc、[111]In、[64]Cu、[68]Ga、[18]F 等。Octrotide,P829(Depreotide)等生长抑素受体(SSTR)显像是一个热点,其中[99m]Tc-depreotide 在孤立性肺结节(SPN)鉴别诊断方面具有和[18]F - FDG 相媲美的灵敏度和特异性。[18]F - FES 雌激素受体显像用来筛选适合雌激素治疗的肿瘤患者,进行疗效预测和评价。[124]I、[18]F 和[11]C 等标记 EGFR -酪氨酸激酶抑制剂,用于 EGFR 过表达肿瘤的显像,进行肿瘤诊断及对抗 EGFR 治疗敏感患者的筛选。

心脏神经递质和受体显像检测心脏神经功能受损早于心肌血流灌注,可用于监测急性心肌梗死的这一病理改变,心脏移植中的心脏神经支配及受体分布情况,从而观察病情变化、监测疗效、判断预后等。神经受体显像主要集中于多巴胺受体与多巴胺转运蛋白显像、5 -羟色胺受体显像、乙酰胆碱受体显像、苯二氮卓受体显像以及阿片受体显像等,对人脑功能分析、神经和精神疾病的诊断,尤其帕金森病、早老性痴呆等疾病的早期诊断、鉴别诊断及分类,治疗疗效评价等方面具有重要价值。

(三) 血管生成显像

新生血管生成对于肿瘤生长转移和缺血损伤心肌的愈合是必要的,因此血管生成显像在肿瘤和心血管领域应用颇多。用于抗肿瘤血管生成或者促进心肌血管生成治疗的疗效预测和评价。采用新生血管基因恢复心肌血供的治疗是心血管领域的研究热点,但是疗效尚未得到认可,原因之一是其疗效判断缺乏可靠证据。因此活体内基因显像尤显其重要性,而血管生成基因显像可进行无创的基因表达定位、强度、时间等检测,评价基因治疗的可行性。为评价抗肿瘤新生血管治疗疗效,核素标记肿瘤血管生成抑制剂进行的显像也成为一个研究热点。以精氨酸-甘氨酸-天冬氨酸(RGD)小肽序列较为典型。包含 RGD 的小肽是肿瘤及其新生血管内皮整合素受体 $\alpha_v\beta_3$ 的特异配体,分子量小,血管靶向性强。学者们在 RGD 单体的基础上研发出了 RGD 二聚体、四聚体及八聚体等,增强了其靶向性。目前已进行了[125]I、[18]F、[64]Cu、[99m]Tc 等核素的标记显像,其中以[18]F 标记的 RGD 发展前景较大。[18]F - galacto - RGD 和[99m]Tc - NC100692 已用于临床。目前有关 RGD 的研究多集中在显像方面,在靶向治疗方面的研究尚不多,Janssen ML 等采用[90]Y 标记 RGD 二聚体进行裸鼠肿瘤的治疗研究,取得明显疗效。但是另有学者认为二聚体会增加肾脏摄取,故改用单体 RGD 进行[90]Y 标记的治疗研究,也取得了显著效果。核素标记 RGD 的靶向治疗是未来的一个方向,但是需要进一步提高靶与本底比值,加快血中药物清除。另一个重要方面是靶向血管内皮生长因子受体(VEGFR)的显像,该受体在肿瘤组织及其新生血管过表达,主要有 VEGFR 1 和 VEGFR 2 两种,有学者曾用[123]I、[111]In 等对其标记进行了显像,肿瘤与本底比值高。VEGFR 具有乏氧敏感性,因此可以用来显像伴有乏氧的血管增生,提供血管增生情况的同时提供有关乏氧的信息,指导治疗方案的制订。内皮抑素(Endostatin)和血管抑素(Angiostatin)作为内源性血管生成抑制因子,已进入临床试验。为便于疗效评价,核素标记进行的显像也成为一个重要研究方向。与 Angiostatin 一样,Kringle5 也是纤溶酶原的一个片段,但是分子质量小,靶向性强,免疫源性低,特异作用与肿瘤血管内皮,我们实验室采用基因工程方法制备人源性纤溶酶原 Kringle5,用多种核素标记,进行肿瘤新生血管显像与靶向治疗,取得了明显效果。

(四) 基因显像

随着人类基因组计划的完成,基因功能的研究也成为一个紧迫的任务。众多基因功能组学的研究依赖于如 DNA 芯片技术等高通量的方法。在分子核医学领域也有其特殊的研究方法。如反义显像是将放射性核素标记的人工合成的反义寡核苷酸引入体内后,追踪其与病变组织中过度表达的目标 DNA 或 mRNA 发生特异性结合的过程,从而达到在基因水平早期、定性诊断疾病的目的。目前,已针对多种在肿瘤发生、发展过程中特异、过度表达的基因进行反义显像研究,但是尚存在一些问题,如只有当 mRNA 和目的蛋白高度相关时,核素标记反义探针的显像才能反映转录情况。

活体内报告基因显像是一种间接的基因显像方法,对研究分子机制,显示基因表达的量、持续时间、范围及评价基因治疗疗效等方面都有重要意义,近来有活体内报告基因显像评价干细胞移植治疗肿瘤方面的报道。目前研究较多的有如下几种:酶报告基因显像,以单纯疱疹病毒 1 型胸苷激酶(HSV1 - tk)运用最多,^{18}F - FHBG 可能成为它的很好替代品;受体报告基因显像,常用的有生长抑素受体(SSTR)显像。报告基因编码转运蛋白作为一种报告基因显像方式具有更多优势,该蛋白能特异性地将示踪剂转运入细胞内,检测到基因转染,如钠碘转运体(NIS)报告基因显像。该跨膜转运蛋白作为一种探针使用,解决了探针需要穿透细胞的问题,而且放射性碘来源方便,既可用^{124}I 进行 PET 显像,又可用^{123}I 或^{99m}Tc 进行 SPECT 显像。不需化学合成及标记,特异性高,无免疫原性,可方便地用核素来进行显像,可以在显像的同时用来治疗,随时评价疗效。有研究表明,NIS 报告基因显像在分辨率、灵敏度和方便性等方面都优于 HSV1 - tk 报告基因显像,是未来的一个发展方向。我们实验室在杆状病毒介导的 NIS 报告基因显像和其介导的核素治疗方面进行了创新性研究。

核素可以直接标记基因治疗的病毒载体,可用于基因治疗时体内病毒携带的治疗基因分布及表达监测,如 Schellingerhout 等通过^{111}In 与病毒表面蛋白结合,用^{111}In 标记病毒获得了稳定的复合物,可进行病毒定量显像,并未影响病毒活性。标记后 12 h 标记仍稳定。Raty JK 等用修饰过的^{99m}Tc 标记杆状病毒,获得了其体内分布代谢情况,病灶部位获得了清晰显示。此外也有^{131}I 和^{99m}Tc 标记腺病毒的相关研究。

(五) 细胞凋亡显像

细胞凋亡是分子生物学的研究热点之一。凋亡级联反应初始,细胞形态改变前,胞膜脂质双分子层的磷脂酰丝氨酸(Ps)从膜内层迁移至外层,而核素标记与 Ps 特异结合的探针可以进行凋亡显像。与目前常用的检测凋亡的有创方法比较,凋亡显像是在体的,其优势体现在无创、早期、实时动态等方面。通过肿瘤细胞的凋亡情况来判断肿瘤对放、化疗的早期疗效反应,以便及时指导进一步的治疗方案。在心血管方面可用于动脉粥样硬化的不稳定斑块显像筛查,心肌缺血再灌注损伤,心衰和心肌炎等各种心脏疾病中心肌细胞活性的早期预测等,筛选对抗凋亡治疗有效的患者。此外,在阿尔茨海默病、帕金森病等神经系统疾病方面也有细胞凋亡分子功能显像的研究。凋亡显像最经典的探针是膜联蛋白(Annexin V),其中,^{99m}Tc 标记 Annexin V 的研究最为深入。有学者在 Annexin V 的基础上进行了进一步修饰优化,研制出一些 Annexin V 的衍生物,如自身螯合突变体 Annexin V - 128、^{124}I - SIB - annexin V 等,这是将来 Annexin V 显像药物的一个发展方向。近年来出现的突触结合蛋白(Synaptotagmin) I 也是以 Ps 为靶点。以级联反应上游蛋白为靶点的 5 - Pyrrolidinylsulphonyl isatins 和 ApoSense 等正处于研究阶段。

(六) 乏氧显像

多数肿瘤在生长过程中存在乏氧,了解肿瘤的乏氧情况对肿瘤诊断和治疗有很大帮助。目前探测乏氧的硝基咪唑类显像剂有^{18}F 标记的 FMISO、FETNIM 等,其中 FMISO 已经进入临床应用。如对硝基咪唑类药物进行结构修饰,可增加肿瘤对药物的摄取,提高显像效果。乏氧显像指导放疗生物靶区划定,在适形调强放疗中承载了重要信息。此外,前期研究显示非硝基咪唑类乏氧组织显像剂^{99m}Tc - HL91 无细胞毒性,显像质量明显优于硝基咪唑类化合物,是一种前景广阔的新型乏氧组织显像剂。

(七) 纳米技术在分子核医学影像中的应用

新型纳米材料为分子核医学的发展带来了另一个契机。纳米材料作为一种载体,可以安全有效地将药物投递到病灶部位,进行靶向显像与治疗。多聚纳米颗粒便是一种理想的投递工具。

大众对于代表个体化发展方向的分子核医学充满了热情与期待。分子核医学探针种类繁多,而且在逐渐增加,如何进行合适的探针搭配,起到信息互补而非重复的作用,也是未来的一个研究方向。分子核医学在促进治疗方案的改进、推动个体化医疗、药物研发等领域将发挥重要的作用。

（李 彪 郭 睿）

第二节　分子核医学的发展前景

分子核医学(molecular nuclear medicine)是放射性核素示踪技术、核素靶向治疗和分子生物学技术相结合的新的核医学分支。分子核医学是分子影像学的重要组成部分,它不仅包括显像诊断领域,还包括建立在分子水平上的体外核素示踪技术以及由各种受体、抗体、基因等介导的核素靶向治疗技术。目前,MRI、超声、光学成像等影像技术与分子核医学影像技术的融合,以及特异性更高的放射性药物探针的研究及应用成为分子核医学的主要发展方向。分子核医学的发展主要建立在化学、药理学、基因组学、转基因动物学、分子生物学和电子计算机技术学等学科的飞速发展以及它们之间的相互整合基础之上。分子核医学在肿瘤、心血管疾病、神经疾病的发病机制、治疗及疗效评估研究;各种细胞生长、繁殖、迁移监测;基因治疗及其监测;以及新药的开发和筛选等生命科学研究方面将有越来越广泛的应用。

一、多模式影像技术

医学影像学技术发展目标是无创地获得人体解剖、生理、分子、基因等多方面信息,以期准确诊断疾病、早期评估疗效。现有的各种影像技术各具特点,在临床和基础研究上都发挥着重要作用;然而,将各种影像模式的优势和特色融合兼备,实现多模式影像技术正在成为影像领域发展的方向之一。目前,PET-CT 和 SPECT-CT 已经较为广泛地应用于临床,核医学所提供的功能影像加上 CT 的解剖结构影像,能提供更加精确的定性与定量信息,提高诊断效率。此外,PET-MRI、PET-超声、PET-光学、SPECT-MRI、SPECT-超声、SPECT-光学、PET-PECT-CT 等多模式影像的融合技术也逐步从研究阶段向商业实用化方向发展,有可能成为临床和基础研究的重要方法和工具。

PET、SPECT 显像从分子水平反映疾病的生化变化和代谢状态,它们可以产生三维重建图像、动态监测特定器官、肿瘤和代谢部位的生化和生理特性。CT 除了病灶的定位优点外,对于组织影响造成的影像衰减也能予以校正。PET-CT、SPECT-CT 的图像融合不仅是两者功能的简单叠加,而且是通过融合使图像的分辨率大大提高,疾病的定位更加准确,更完善地显像病灶的解剖位置和代谢状态。PET-CT、SPECT-CT 的联合检查相对于目前常用的 CT、MRI,能更清楚直观地了解病灶部位及肿瘤的远处转移情况。它们能使诊断灵敏度及特异性提高,降低假阳性及假阴性的可能,改变疾病治疗的策略进而提高疗效。

虽然 PET-CT 的优势在临床应用研究中已被证实,但是它们也存在缺点:它们不能同时获得核医学的放射性浓度和 CT 图像信息,CT 对于各种软组织的分辨率也比较低。PET-MRI 的出现则弥补了以上的不足。2006 年加州大学 Bernd J. Pichler 利用雪崩光电二极管为基础开发的 PET 探测器可以不受高磁场的影响,从而使 PET 和 MRI 相兼容。PET/MRI 是分子核医学的功能信息与 MRI 的形态学信息的融合,能够使检查者所受电离辐射更少。一般情况,MRI 对肿瘤组织的特异性和灵敏性较 CT 高,同时获得的 MRI 信息,可以对 PET 图像进行更好的衰减校正,使组织中的放射性浓聚程度更精确。PET-MRI 在临床诊断以及治疗效果的评估中具有很多独特优点,特别针对那些中枢神经系统疾病。PET-MRI 在基础研究中也可以发挥很大的作用,因为大多数情况下,小动物实验中软组织的分辨率显得更为重要。

PET 除了可以和 CT、MRI 融合在一起外,还可以和另一种分子影像学分支——超声分子影像联合应用。超声分子影像主要是指使微泡造影剂通过循环系统进入靶组织,应用超声造影技术来观察靶区在组织水平、细胞及亚细胞水平上的成像,能够在分子水平上无创性显示炎症、血栓、肿瘤的血管形成等,同时也可以辅助靶向治疗。由于超声对组织血流量相当敏感,且微泡造影剂可以连接各种基团比如整合素 $\alpha_v\beta_3$、放射性物质,超声分子影像技术和分子核医学的联合显像可以应用到:① 肿瘤和新生血管的特异显像;② 高危斑块的分子成像;③ 血栓靶向性成像;④ 炎症的增强成像;⑤ 评价心脏移植后的急性排斥反应等。2005 年,美国 Huber JS 教授将简单的 PET 探测器和超声融合,应用经直肠超声检查联合和引导 PET 显像来诊断前列腺肿瘤及评估其治疗效果。此方法可以获得和 PET-CT 相当的特异性和灵敏性,且比 PET-CT 更经济实用。

在基础研究领域,PET报告基因成像技术也可以与活体光学成像(*in vivo* optical imaging)技术结合。活体光学成像技术主要采用生物发光(bioluminescence)与荧光(fluorescence)两种技术,利用灵敏的光学检测仪器,直接检测活体内的细胞活动和基因行为,因其操作简便、结果直观、测量快速、灵敏度高及费用低廉,在活体细胞示踪及药物研发等基础研发中有着广泛的应用。这一技术被广泛地用于研究基因的表达模式、评价基因治疗效果、评估肿瘤的发生和转移、监测移植器官等。通过基因重组技术,将PET报告基因HSV-1-tk(单纯型疱疹病毒胸腺嘧啶脱氧核苷激酶,thymidine kinase of herpes simplex type one virus)、GFP(绿色荧光蛋白)、luc(荧光素酶)融合在一起,形成一种多模式的报告基因系统,可以对实验动物进行活体PET、生物发光和荧光多种成像,获得综合信息。最近,计算机光学弥散断层成像(diffuse optical tomography, DOT)的出现使较为经济的DOT和PET设备融合成为可能。DOT/PET系统可以在乳腺癌、前哨淋巴结、大脑表面和四肢相关等疾病诊治中发挥重要作用。Chatziioannou等正在研究一种可以同时检测到可见光光子和511 keV的γ光子的探测器,以开发一种可以同时进行光学和PET成像的新型多模式仪器。

由于PET设备比较昂贵,因此常用SPECT代替PET的多模式显像技术,比如SPECT-MRI、SPECT-超声、SPECT-光学等。虽然SPECT分辨率没有PET高,但是其更经济,适合在大多数医院和研究机构使用。

二、分子核医学探针的发展

分子核医学探针的发展是建立在分子生物学技术和现代放射性核素标记技术基础之上的。分子核医学探针既可以发挥诊断作用,又可以被进一步发展为新的靶向治疗分子。基因介导以及单克隆抗体介导的核素探针即为重要的靶向治疗分子,可以应用到核素靶向治疗领域。这种显像和治疗相结合的方法已从过去的实验室或临床前研究进入临床应用研究,并且具有很好的应用前景。[131]I标记间位碘代苄胍(肾上腺素能受体的配体)作为受体介导的核素探针,与神经内分泌肿瘤特异结合进行受体显像和受体介导的核素靶向治疗应用效果也较好。

由于多模式影像技术不断的发展,各种分子影像学的探针也有发展成为双功能或多功能探针的趋势。2008年美国Lee HY教授用多聚天冬氨酸(PASP)包裹三氧化二铁(IO)纳米粒,与[64]Cu标记精氨酸-甘氨酸-天冬氨酸肽(RGD)螯合,成功制备了PET和MRI双探针用于PET/MRI显像。此探针在肿瘤的早期诊断以及肿瘤分子机制的深入研究具有很高的应用价值。Ferrara教授应用[18]F标记的脂质体制成微泡,同时应用于PET和超声双模式显像的方法,结合了核素标记技术和微泡技术,将来可能在疾病的诊断、肿瘤的靶向治疗和药物动力学研究等领域发挥作用。Weibo Cai教授用[64]Cu标记1,4,7,10-四氮杂环十二烷-乙二胺四乙酸(DOTA)-量子点(QD)-精氨酸-甘氨酸-天冬氨酸肽(RGD),制备PET和光学成像双探针,利用PET和近红外光学成像对肿瘤显像的技术,具有较高的灵敏性以及特异性。联合HSV-1-tk、GFP、luc多报告基因显像系统也被广泛地应用于基因和细胞的相关研究,特别是在目前倍受关注的干细胞移植治疗的活体示踪研究中。John V. Frangioni教授成功合成SPECT和近红外光学成像双模式探针(Pam-Tc/Re-800),在乳腺癌模型成像中获得较好的综合信息。

三、在基因治疗中的应用

应用分子影像学的技术在活体内监测和评估各种药物或某种治疗手段的方法是一门新的学科,即治疗诊断学(theranostic)。治疗诊断学主要应用于药物或治疗手段的疗效和安全性的评价。在开展基因治疗和干细胞移植治疗等热门的新型治疗方法的基础和临床研究过程中,分子核医学以及与其相关的多模式分子影像学技术是必不可少的评价方法和手段。

随着人类基因组测序的完成,标志着21世纪已经进入后基因组时代,人类对各种疾病的发病机制及相关基因异常有了更深入的了解,并在此基础上提出了新的基因疗法。基因治疗基于修饰活细胞遗传物质而进行医学干预,细胞可以被体外修饰,随后再注入体内;或将基因治疗产品直接注入体内,使细胞发生遗传学改变。这种遗传学操纵的结果将可能会起到预防、诊断、治疗、缓解或治愈疾病的效果。基因治疗的本质是遗传物质的重新组合,目的是用含正确遗传密码的基因来补充和替换突变的基因,以恢复细胞的正常生理功能。因此,基因治疗是从根本上校正疾病的病因。现在,基因治疗已经由单纯的实验室研究转向临床研究,分子核医学已经成为基因治疗前疗效预测、治疗中基因表达监测、治疗后疗效评价的主要手段。分子核医学技术可以了解基因转染是否成功、基因分布情况、表达水平及基因与药物联用的表达时间,以及确定最佳给药时间。

分子核医学中 PET 反义显像技术可以用直接标记某一特定序列的反义寡脱氧核苷酸(RASON)作为核素探针,经体内核酸杂交与相应靶 mRNA 结合,通过 PET 成像,显示基因表达组织,反映基因表达情况。PET 反义显像是直接表达成像,由于反义寡脱氧核苷酸在体内不稳定易被酶破坏以及浓度相对较低,不易探测,因此目前的研究进展比较缓慢。

目前研究的热点是 PET 报告基因间接显像。将报告基因导入体内,转录翻译,表达为特异的酶,此酶能够特异地结合带正电子放射性核素的报告探针(底物),使探针浓聚在胞内成像。目前 PET 使用的主要报告基因系统包括 HSV1 - tk 报告基因、胞嘧啶脱氧基酶(cytosine deaminase,CD)报告基因、多巴胺2 受体(dopamine D2 receptor,DRD2)报告基因、生长抑素受体2型(type 2 somatostatin receptor,SSTR2)报告基因、钠碘同向转运因子(Sodium Iodide Symporter,NIS)等。在这些报告基因系统中,因为 HSV1 - tk 基因与某些抗病毒分子联用可作为自杀基因,因此在分子核医学中应用最为广泛是 HSV1 - tk 报告基因系统。Jacobs 等报道在恶性胶质瘤通过脂质体介导的 tk 基因瘤内转染表达后,利于[^{124}I]FIAU PET 成功监测其表达变化情况。

PET 报告基因显像作为一种新的基因治疗的监测手段,需放射学、生物学、化学、物理学等多学科的共同努力,使基因成像作为强有力的工具把基因治疗从基础研究发展到临床应用。

四、干细胞移植治疗示踪技术

干细胞是指一类具有自我更新和分化潜能的细胞,根据来源不同,可以分为成体干细胞、胚胎干细胞、胎儿干细胞和核移植干细胞等。干细胞由于具有自我更新能力及多向分化潜能,在生物医学基础领域具有非常重要的科学价值。临床通过干细胞移植治疗各种难治性疾病具有非常广阔的应用前景,是目前生物医学研究的热点。

与基因治疗相似,在干细胞治疗中,我们必须知道这样一些关键问题: ① 干细胞是否被有效移植在相应的靶组织或靶器官(分布及存活状况);② 移植干细胞在受体组织的转归(生长、迁移)和长期命运;③ 移植干细胞的细胞数量与功能疗效的关系等关键信息。只有解决这些关键问题,才能优化和完善治疗方案。目前,活体监测体内移植干细胞及其疗效评价具有一定的困难,通常需通过组织活检以获取相应的组织标本,故具有创伤性、所取标本统计学上的异质性以及某些部位难以准确获取活检标本等缺陷。利用分子核医学成像的方法,干细胞可以通过报告基因显像,在细胞移植前转入报告基因 HSV1 - tk,通过细胞内此激酶与放射性标记的底物作用后,底物浓聚于胞内监测干细胞。因此,PET 可以无创活体地监测这些细胞的存活、生长、迁移情况,得到其分布、定位及时间动力学过程。而结合 PET、光学成像、与 MRI 成像的多模式影像技术开展干细胞的活体监测,几种技术可以相互验证监测干细胞的迁移过程。

例如在干细胞移植治疗心肌梗死时,需要将干细胞移植于正常心肌组织中,才能分化为心肌细胞,所以了解细胞是否精确定位非常重要。Cao 等把分子核医学影像技术应用于监测干细胞分化迁移过程中,结合 PET 与光学成像的优点,利用双模式成像方法连续监测4周小鼠胚胎干细胞心脏移植,得到干细胞在心脏位置的活体动态的存活、分化、迁移情况。这种双模式甚至多模式成像技术为干细胞治疗研究提供了新的影像监测平台。

目前干细胞的研究正从基础研究逐步向临床应用迈进,而分子核医学影像技术在其中发挥着非常重要的作用。在早老性痴呆、帕金森病、脑缺血、脑损伤等神经系统疾病治疗研究中都运用了干细胞移植治疗的方法,利用 PET 活体无创的技术监测干细胞移植情况也为研究细胞如何整合入宿主大脑,监测功能恢复提供了可能性。

随着干细胞研究的日新月异,在今后临床应用中,需要能非侵袭性地监测细胞在体内的生物分布状态。PET 由于其无创活体定量的特性,是干细胞临床研究及应用的重要工具。此外,PET 结合磁共振成像的高分辨率与光学成像的高灵敏度多模式分子影像技术监测干细胞移植效果将是临床研究及应用的发展趋势。

五、在新药研究开发方面的应用

新药研发是一个费时耗力的过程,一般需要上亿美元的资金与10～15年的研发才能筛选出可以上市的新药。成功的药物研究开发的核心在于选择能够和目标位点特异性结合的药物分子,选择最优化的药效分子,选择恰当的药动学分子并迅速在临床试验中验证。应用分子核医学技术可以提供定量动力学、药代动力学与药效动力学参数,活体监测药物治疗效果,有效地加速新药的研发进程。在分子核医学中应用最为广泛的是 PET 技术,特别是高分辨率的小动物 PET 的发展,使其能够在活体动物,甚至在转基因小鼠和人类疾病模型小鼠上进行活体内"生理过程"显像,直接获取药物在各个组织定量动态的"药动学"和"药效学"参数。

在药代动力学研究中,传统的方法是用 ^3H、^{14}C 等长半衰期的放射性核素标记药物,通过在不同的时间点处死给药后的动物,切片后用放射性自显影技术定量检测药物在各组织中的分布。这种方法主要存在两个缺点:① 整个实验过程需要牺牲大量的实验动物,而且不能在同一个体中得到时间相关药物分布曲线;② 只能在处死动物后得到离体的药物分布数据,不能在活体直接监测组织的药物浓度。很多情况下体外的分布数据并不能完全反映活体状态。目前我们可以采用 PET 技术,利用 ^{11}C、^{18}F、^{124}I 等正电子放射核素标记药物,获得活体动态的药物分布曲线。这种技术不仅可以应用于实验动物,还可以应用于人体。2004 年,Zhu Z 等用 ^{11}C 标记 5-羟色胺转动体配体(^{11}C-AFE),在狒狒的脑部应用动态 PET 显像技术表明该药物可以很快地通过完整的血脑屏障,并可以在脑干部位浓聚。

在药效动力学研究中,一般是根据药物的血药浓度来决定给药的时间频率。传统理论认为要达到治疗效果需要比较稳定的血药浓度。虽然血药浓度比较容易测定,但其并不能真实地反映药物在靶点的结合率,不能反映药物和靶点之间的作用机制。所以除了要测量血药浓度之外,更需要得到药物和靶点的结合情况以及结合时间。如果能够找到同药物作用靶点结合的示踪剂,就能够用分子核医学的技术得到以上参数。1997 年,Bergstrom 等对给予某 MAO-A(单胺氧化酶-A)抑制剂后的健康受试者进行脑 ^{11}C-harmine PET 受体显像,结果表明某 MAO-A 抑制剂在靶点生物半衰期为 14.5 h,而血药浓度示其在血浆中的生物半衰期只有 3.5 h。PET 受体显像提供的药效动力学参数比血药浓度反应的参数更为准确、更为可靠。因此,利用分子核医学技术可以找到更有效的给药方式,从而提高疗效,减少药物的副作用。

分子核医学还可以在药物功能疗效评价中应用。在针对肿瘤疾病药物研发中,PET 可以应用多种反映肿瘤生理特性的探针作为评价治疗效果的指标。其中,应用最为广泛就是利用 ^{18}FDG PET 监测肿瘤及其转移灶的葡萄糖代谢情况,提供早期肿瘤组织对药物反应的信号。

分子核医学在基因组学到临床研究之间架起了一道桥梁,正在成为创新疗法研发中不可或缺的工具。分子核医学可以把正常与疾病情况下各种显著的分子变化可视化,将病理生理学的分子机制与药物作用靶点联系起来,是临床分子影像学的核心部分。整合其他分子影像手段的多模式技术将有助于更好地理解疾病的系统生物学过程。

(奚　望　方圣伟　张　宏)

第三节　小动物正电子发射计算机断层和单光子发射计算机断层的新进展及应用

分子生物学的进展大大促进了多种病理过程中与分子路径相关的新的特定治疗位点的开发。体外疾病模型中验证的分子功能并不一定完全等同于它在体内时的情形。以往的主要研究方法是处死动物后进行组织切片和显微镜观察,及以放射性核素为基础的组织 γ 计数和放射自显影。然而,这些方法只能依时间研究单只动物,需要大量重新组合切片的工作,从本质上讲不一定能准确代表连续的分子过程。小动物模型中研究动态生物学过程使用无创分子影像技术可以克服这些局限。小动物 PET 及 SPECT 是前临床研究中两种重要的核医学分子显像仪器,具有把前临床研究结果向临床转化的潜力。核医学显像技术的应用已大大促进了小动物 PET 和 SPECT 的发展。

一、小动物 PET

(一)成像原理

回旋加速器产生的正电子同位素衰变时发射一个正电子,正电子与组织中的原子核外电子的发生碰撞后失去能量并减速,最终与一个邻近的电子发生湮灭辐射,能量转化为成 180°角向相反方向发射的两个能量皆为 511 keV 的光子。PET 显像的基础即同步检测这些光子。光子到达环绕安装在物体周边的检测器后与之发生相互作用产生电信号,信号由专门的符合电路处理,如果光子到达时间之间的差异小于预设值,两个检测器就确定一个直线响应事件。数据采集后输入数学算法,通过图像重建生成正电子核素的空间分布情况。小动物 PET 有如下特点:1.5 mm 或更高的容积空间分辨率,视野足够对小鼠进行全身显像,探测能力达皮摩尔级别。

(二) 小动物 PET 显像在生物医药学研究中的应用

PET 将正电子核素标记的生物示踪剂的应用拓展到前临床领域,已成为药物开发和生物科学研究的重要标志。

1. 代谢显像　小动物 PET 代谢显像广泛用于动物脑葡萄糖代谢显像研究,已成为糖代谢功能和脑可塑性、损伤及介入研究的有力工具。在心脏学研究领域,已有研究应用小动物 PET 评价大鼠心脏局部缺血和梗死模型的糖代谢和心肌血流、病变范围、心肌发育和代谢以及小鼠心脏做功减少时的血流保护等。

2. 受体显像　在神经科学领域神经受体显像是最引人注目的研究方向,PET 显像技术可定量或半定量地测定受体的密度和亲和力,以评价神经元功能活性。目前研究最多的是多巴胺能神经递质系统。

3. 肿瘤显像　PET 显像可从分子水平反映肿瘤组织中的生化变化和代谢状态,进行良、恶性肿瘤的鉴别、肿瘤的分级和分期、复发和瘢痕的鉴别以及疗效监测、预后判断等。小动物 PET 也是新型肿瘤显像剂开发的重要工具,可验证显像剂在肿瘤内的摄取、靶/非靶比,研究生物分布及药时曲线,评价显像剂在肿瘤及其转移灶中的靶向性。

4. 基因表达显像　小动物 PET 已成功实现在大、小鼠体内基因表达显像。PET 基因表达显像主要包括报告基因显像和反义显像两种方法。PET 报告基因显像以正电子核素标记的报告探针为显像剂,对报告基因的表达进行显像定位。目前报告基因 PET 显像研究大多是在小鼠体内完成,对小鼠体内感兴趣基因和 PET 报告基因显像的研究为进一步用临床型 PET 研究人体内基因表达显像提供了重要实验平台。

反义 PET 显像以正电子核素标记的人工合成的反义寡核苷酸探针或反义寡脱氧核苷酸探针为显像剂,探针与体内基因表达产物 mRNA 结合,利用 PET 显像对目标基因进行定位。但是寡核苷酸的修饰、标记、稳定性以及仅有少数癌基因参与肿瘤的发生等都问题暂时限制了其实际应用。由于每个细胞中mRNA 的目标位点数量有限(为 10～1 000),信号放大策略也是反义显像中面临的重要问题。

5. 药物研究　小动物 PET 应用于 PET 诊断药物和治疗药物的前临床药理研究,是研究临床
前药效学和药动学的先进工具。在 PET 药物研究中,小动物 PET 可测定其在动物体内生物分布和代谢动力学,评估体内吸收剂量和临床前放射药理活性。小动物 PET 应用于治疗药物研究是其最具前景的一个领域。方法主要有直接法和间接法两种。直接法用正电子核素直接标记感兴趣的药物,用小动物 PET 动态测定动物体内生物分布,研究临床前药物代谢动力学、药理作用、药物作用机制及评价疗效。间接法不直接标记感兴趣药物,而是用现有的 PET 显像剂间接研究药物作用机制和评价药物疗效。

小动物 PET 深刻地影响着现代药物的开发过程,可以提供基因的存在、表达、分布、正常和异常分子组成等信息,从基因、分子、细胞和整体水平认识药物作用靶和发病机制。

多药耐药(multidrug resistance, MDR)是肿瘤细胞同时对许多功能结构各异的细胞毒性化合物表现耐受的现象。P-糖蛋白(PgP)是由 MDR 基因编码的膜糖蛋白,作为外流泵降低多种抗癌药物在细胞内的聚集。MDR 基因的过度表达是许多肿瘤具有耐药性及治疗后易于复发的原因。在 MDR 研究中,钙离子阻滞剂维拉帕米和环孢霉素 A 等调节剂能与化疗药物竞争 PgP。用正电子核素标记与 MDR 有关的药物(如秋水仙碱、维拉帕米等)可进行动物体内 PgP 功能显像,有助于决定化疗方案以及评价 MDR基因治疗,还可在肿瘤动物模型给予 PgP 抑制剂后评价化疗疗效。

(三) 小动物 PET 显像的发展

PET 与高分辨率非侵入性解剖学显像技术如 CT、MRI 等结合起来,在研究中可同时获得生物功能和解剖信息。CT 除用于解剖定位外,还可提供快速衰减校正和部分容积校正方法,在 PET 图像重建过程中降低噪音、提高图像质量。2004 年以来已有小动物 PET-CT 产品及其应用的报道。小动物 PET-

CT可能应用于通过随机诱发突变或转基因技术生产的大量突变小鼠表型的高通量(每天几百只)筛选技术,实现同时的解剖学和分子筛选。小动物PET同样可用于候选药物先导化合物的体内筛选,评价候选药物在体内的转运和特异性结合,完成全身药代动力学研究。药物在靶点上的占据情况也可检测,有助于确定临床初试剂量。PET显像技术还可使用单一探针来评价复合药物中的药物结合的亲和性,避免需对复合药物中每一个药物进行放射性标记的问题。

二、小 动 物 SPECT

(一)成像原理

SPECT使用放射性核位素发射的单光子。单光子穿透组织后由位置敏感性检测器检出,但检测到的光子不能提供其来源或行进方向的足够信息。光子的运行方向由在放射源和探头之间的铅准直器来确定,准直器阻挡掉绝大多数不沿设定方向行进的光子。因而和PET系统相比,SPECT的灵敏度要低好几个数量级。临床系统通常使用平行孔准直器。相反,小动物显像需要通过针孔准直器实现对微小物体的高空间分辨率。SPECT具有若干适合小动物显像的特性。例如,PET的分辨率本质上受正电子行程及湮灭辐射限制,而SPECT使用核素直接发射出的γ射线,因而可获得理论上优于PET的空间分辨率。SPECT还具有同时进行不同核素标记的多探针显像的能力,可以同时研究多个分子或细胞事件。

(二)小动物SPECT的技术要求

1. 系统设计 最初的小动物SPECT只配有单一的闪烁相机和单针孔准直器,扫描时间长并需要较高放射性活度水平。由于只有少量光子能够通过针孔到达探头表面,必须在高分辨率和应用针孔准直器的低灵敏度之间进行协调。采用多针孔系统并有效利用探头区域,可以部分解决空间分辨率和探测灵敏度之间的矛盾,提高采集速度和对微小病灶的定位能力。但即便如此,小动物SPECT的探测效率也难以达到小动物PET的水平。

2. 断层重建 临床SPECT通常采用平行孔准直器围绕受检物体采集平面投影像,用滤波反投影法等分析技术重建获得三维断层图像。配置针孔准直器的小动物SPECT采集锥形线束投影数据。早期小动物SPECT使用类似于滤波反投影法的处理锥形线束数据的Feldkamp-Davis-Kress法重建图像,但容易放大噪声而产生条状伪影,因此需要多次平滑滤波使得空间分辨率降低。迭代重建法可模拟采集过程中物理学行为,通过恢复或校正导致图像退化的效应提供比分析性重建法更高的图像质量和定量准确性,已经成为主流的重建方法。小动物SPECT多采用迭代法重建,空间分辨率可以达到亚毫米级别。

3. SPECT-CT SPECT-CT中CT与SPECT使用同一支架沿同一轴线安装。CT采用螺旋式或步进式扫描,图像重建使用滤波反投影法。SPECT-CT在最小位移的状态下共同采集核素和CT两方数据并进行自动图像注册,可对心肌、微小肿瘤转移、神经系统或其他生物学或疾病的小动物模型解剖结构中摄取的微量高特异性放射性探针进行定位及定量分析。CT的结构数据也可用来生成透射图形进行衰减校正。

4. 成像定量化 SPECT定量分析难度很大,但在小动物SPECT显像中十分重要。组织内发出的γ射线在进入探头之前经历吸收或散射。在目标三维尺度约等于或小于系统空间分辨率的情况下,探头的固有分辨率会模糊放射性分布,导致继发于部分容积效应的误差。计数的统计涨落也制约系统的时间分辨率。使用衰减校正或在重建时恢复分辨率有助于获取与真实放射性分布接近的近似值。衰减和散射在人体显像时会明显干扰SPECT的定量准确性。而γ射线在小鼠和大鼠中穿越的组织距离短,因而衰减和散射较人体大大减少。SPECT衰减校正简单,可以用图像后处理来提取动物边界,或者使用外部放射源制作动物的衰减分布图。SPECT-CT融和系统大大简化这一过程。

显像后提取相关定量数据的工作更为复杂。组织内经时的放射性分布与特定器官或疾病状态下相关生理参数之间的关联可以通过示踪剂动力学模型进行分析。这种研究一般需要快速动脉采血以提供拟和模型的输入函数。但由于大小鼠总血容量少,动脉采血难度很大。从动态图像数据获得动脉输入函数可作为替代方法,如可以同时测量左心室和感兴趣器官内的血池放射性活度。然而,绝大多数针孔SPECT的轴向视野无法同时包含心脏和其他脏器,因此这种技术目前仅在PET中应用。多针孔系统有望提供足够的灵敏度和视野满足这一技术要求。最新基于条缝的小动物SPECT能提供更大的显像视野,也有助于这一问题的解决。

5. 系统校正　　小动物 SPECT 需要精细的校正和质量控制。相机和准直器要求与系统支架精确对准。系统投入使用后必须采用质控软件监控空间分辨率、均匀性、能量分辨率及计数响应等。不同研究者和实验室共用一台小动物 SPECT 的情况比较普遍,因而经常需要对系统重新配置(如更换准直器,改变旋转半径)以满足多种研究需要。不同时间点之间的校正或者单纯由于准直器交换后的机械负荷所引起的轻微对位不准都会降低数据的重复性。因此只要可能,无论何时都应该在同一项研究中使用专用的小动物 SPECT,这在长期试验中尤为重要。

(三) 小动物 SPECT 和 SPECT - CT 在生物医药研究中的应用

1. 药物开发和评价　　前临床阶段对药物靶点、安全性和有效性进行验证的需求极大地推动了药物研发中小动物 SPECT 的应用。在神经药理学研究中,为了理解药物与脑内特定区域结合的选择性以及研究在内分泌水平上的突触前后的药物结合,需要反复在内源性或外源性配体存在的条件下对同一动物进行药物受体结合显像。小动物 SPECT 或 SPECT - CT 能帮助确定一种新的治疗药物或显像剂的放射性标记形式在经血行、口服或呼吸等途径给药后在体内的生物分布和药代动力学是否适合转入临床试验。然而,小动物 SPECT 由于时间分辨率受限,在进行必须建立动力学模型的研究时,小动物 PET 仍是更好的选择。

小动物 SPECT 通过测量器官对某种治疗方法的功能响应,有助于帮助理解某种处理之后可能的毒性或继发生化改变,解释人体临床试验中所观察到的现象。开发和检验最终将用于临床试验的生物标记物是小动物 SPECT 或 SPECT - CT 研究的一个成长领域。小动物 SPECT 显像可间接观察放射性标记的生物标记物类似物的药物治疗行为,提供是否可以在临床试验中用生物标记物显像监测治疗失败或有效的依据。

2. 神经病学领域应用　　由于小动物脑结构微小,示踪剂的摄取相对较少以及动力学复杂等原因,小动物 SPECT 脑显像是极具挑战性的显像手段之一。但 SPECT 脑显像仍具有一些优势,如:通过精细调整针孔特性可以将空间分辨率提高到低于 1 mm 以下;可以使用长半衰期同位素以及绝大多数不需要载体的示踪剂可实现高比活度。而许多 PET 显像剂尤其是[11]C 标记的示踪剂,由于比活度低,可能导致靶点被示踪剂本身占据而引起药理效应。脑显像要求最高程度的空间分辨率和设备灵敏度。脑体积微小在小动物 SPECT 显像中是个优势,因为视野可以控制在能够发挥最大分辨率和灵敏度的程度。多数示踪剂的脑内摄取量少,并且准确定量需要时间分辨率较好的动态显像,因此要求注射较大剂量以获得理想的计数。采用快速动态脑显像研究摄取动力学的对显像装置的要求更高。多针孔、多探头的静态 SPECT 系统不必围绕物体旋转,因而可以捕捉到快速的动力学变化。而旋转扫描系统通常会有数据的损失或模糊。小动物辐射剂量效应的研究尚不充分,多针孔 SPECT 脑显像在进行动态或定量分析时为了提高计数率需要较高的注射剂量,已成为辐射剂量效应研究的首选对象之一。

3. 心血管系统疾病中的应用　　大小鼠心脏及血管系统微小,显像时需要针孔采集来提高空间分辨率。啮齿类动物的心率非常快(400~800 次/min),并且每次呼吸都有位移,因此图像采集必须经常使用心电或呼吸门控。门控 SPECT 可以获得高质量的心肌血流灌注图像并实现对左室容积和射血分数高重复性的准确测量。未来小动物心肌血流灌注研究中对针孔 SPECT 的要求是能够评价室壁运动、计算室壁收缩率和定量心肌血流储备。小动物 SPECT 还可以协助评价新的心肌显像剂。在心血管疾病中追踪移植干细胞的位置和数量是个新兴研究领域,但在活体追踪放射性标记的少量细胞极为困难,至今仍缺乏令人满意的解决办法。

心血管分子影像的另一个迅速发展的领域是对粥样硬化斑块进行评价。并非所有斑块都有带来远期心脏负面事件的风险,只有那些在生化学或解剖学上有潜在破裂征象的斑块才是干预治疗的目标。放射性标记的 annexin V、Z2D3(一种平滑肌抗体)以及基质蛋白酶抑制物是以粥样硬化相关的病理生理过程为靶点的特异性 SPECT 示踪剂,已在体内实验中用于评价粥样斑块。由于小动物 CT 还无法可对微小及运动状态下的冠状动脉进行快速采集并提供足够的空间分辨率,如何进行斑块定位和区分斑块类型仍是小动物 CT 和 SPECT - CT 亟待解决的课题。

4. 肿瘤学中的应用　　常用放射性核素如[99m]Tc 发出的 γ 射线很容易穿透小鼠较薄的软组织,因此可以探测到动物体内表达在肿瘤周边或其表面的分子。肿瘤过程中基因表达是个动态过程,按时序来描述不同蛋白质的表达非常重要。小动物 SPECT 在这一方面的研究实例有:利用肿瘤特异性分子监测肿瘤转移;应用短肽放射性药物在肿瘤生长、浸润和转移过程中监测 $\alpha_v\beta_3$ 整合素介导的血管新生;在前列腺癌中使用小分子前列腺特异性膜抗原(PSMA)的配体监测 PSMA 的表达水平等。使用[99m]Tc 标记的 tetrofosmin 和 sestamibi 以及一种 Sciff 基 67Ga(Ⅲ)复合物作为 PgP 功能探针进行小动物 SPECT 显像,可在制定化疗方案和评价多药耐药时用于监测跨膜 PgP 泵的表达和活性。

肿瘤细胞基因工程化处理后可使其表达报告基因。利用报告基因显像技术,已经能够采用包括小动物 SPECT 在内多种非侵袭性显像手段显像肿瘤细胞的容积。除监测基因治疗外,也可以用 SPECT 在基因转导水平对治疗效果进行评价。用于分析 mRNA 的单光子核素标记的反义分子已经出现,但目标 mRNA 数量较少,需要高灵敏度的 SPECT 系统。

小动物 SPECT - CT 在评价放射治疗效果研究中的重要性不断增强,如生长抑素受体配体类似物的开发,基于叶酸的放射性药物的开发以及通过辅剂提高放射剂量递送等等。使用 SPECT 显像制定放疗计划可更好勾画肿瘤体积或描述低氧和组织部位,已成为放射肿瘤学的关注目标。在辐射剂量与肿瘤根除的相互关系、非靶器官剂量以及预期外副作用等方面的研究中,SPECT - CT 也有重要作用。

(四) 小动物 SPECT 在系统设计和仪器上的进展

1. 探头技术 对小动物显像系统的技术要求是高空间分辨率和准确定量能力。新一代小动物 SPECT 已经装置了位置敏感性光电倍增管,模块化或连续闪烁晶体以及可实现更高放大倍率和更大探测面积的探头。带有位置敏感性光电倍增管的闪烁相机需要精细校准以实现良好的空间均匀度。一些采用半导体材料如碲化镉锌(CZT)或硅的 SPECT 探头可以直接把 γ 射线转换为电信号。CZT 可以分割成小模块,提供高达约为 380 μm 的固有空间分辨率,极其引人注目。CZT 可在室温下工作,能量分辨率极佳,但却价格昂贵、易混入杂质并因阻止能量低使得探测效率较低。用硅逐级放大光电二极管取代光电倍增管的固态导体 SPECT 系统性能已达到可以进行核素显像的水平,虽然尚处初级模型阶段,未来有望取代基于光电倍增管的系统。

2. 多探头及多针孔准直器的设计 单探头和单针孔 SPECT 的灵敏度较差。小动物显像时需要在准直器和采集程序之间调整才能获得充分的显像数据。获得更高灵敏度的简单方法是额外注射放射性活度,但这样可能会显著干扰所研究的生物学过程。而且,大剂量放射性活度有时需要较大药物体积,小鼠由于血容量有限,实验可能会导致血容量超负荷。

增加针孔直径可提高灵敏度但却损失空间分辨率。针孔与被检物体贴近可以增加灵敏度和提高空间分辨率,但相应缩小系统视野。环绕型多探头系统或带有多针孔的准直器可提高探测 γ 射线的几何效率。多针孔设计可增加系统灵敏度,即使采用更小孔径也能获得满意计数。另外,缩小单个 SPECT 探头尺寸并各自装配单针孔准直器,环绕排成系统阵列也是可行方案。区分不同针孔准直器设计的重要指标是看物体在探头上的投影是否重叠。重叠会对系统信号/噪音比造成影响,更容易产生伪影。采用临床单探头闪烁相机配置多针孔准直器的重叠系统,或者整合专用模块式探头和多针孔准直器的系统具有灵敏度增加、视野扩大以及目标采样改善等显著优点。然而,重叠针孔系统虽然可提高计数率,但由于每一探测到的 γ 射线从根源上来讲就存在着不确定性,因此并不意味着可比非重叠系统提高信号/噪音比。迭代重建方法能够提供对真实放射学分布的良好推测,但重叠也不可避免会对信号/噪音比造成不良影响。

(五) 总结

主流药物的开发以及如何将在分子水平上对生物过程的理解应用到临床相关治疗和干预的需要,驱动了小动物 PET 和 SPECT 的开发和快速发展,使小动物 PET 和 SPECT 显像研究啮齿类动物或其他小动物模型的技术成为实验科学向临床科学过渡的重要桥梁。进一步在系统灵敏度、空间分辨率、图像重建和定量等方面创新是将来小动物 PET 和 SPECT 发展的必然趋势。小动物 PET 仍是当前最灵敏和定量准确性最高的核医学显像手段。目前,临床型 PET - CT 已广泛用于各种临床疾病的诊断研究。在前临床领域,随着融合高分辨率解剖型显像仪小动物 CT - MRI 与功能型显像仪小动物 PET - SPECT 的多模态显像仪器的不断研制改进和推广应用,必将把分子影像研究引入到新的水平。

(赵春雷)

第四节 标记免疫分析研究进展

一、方法学进展

Yalow 和 Berson 创建 RIA 技术是生物医学检验发展史上的重大突破,但由于使用放射性核素,放射性标记免疫分析存在着试剂盒货架寿命短(一般 2 个月),污物难处理、标记物不稳定,信号利用率不高而使灵敏度仍不够高,测量时间长,难以实现自动化等自身缺点,不能满足临床快速诊断的要求。20 世纪 90 年代在放射标记免疫分析法的启示下,相继派生出许多非放射性标记免疫分析技术并迅速发展,实现了全自动化快速检测,灵敏度、稳定性大大提高。从现状来看非放射性标记免疫分析技术取代放射性标记免疫分析只是时间问题。

非放射性标记免疫分析法的基本原理与放射性标记免疫分析基本相同,不同的是依标记物的不同最终测量所发出信号的方法不同。

(一) 酶免疫分析

酶免疫分析(enzyme lmmunoassay,EIA)是以酶代替放射性核素标记抗体或抗原来检测待测标本中未知抗原(抗体),当特异的抗原抗体反应结束后,分离得到结合部分,并且加入酶特定底物,酶对底物催化有放大作用,一个酶分子 1 s 内产生 1 千分子有色产物,然后用光谱法定量显色,根据颜色深浅,判断待测标本中抗原(抗体)含量,探测灵敏度大大提高。

(二) 增强发光酶免疫分析

增强发光酶免疫分析(enhaned luminescene enzyme immunoassay,ELEIA)是 EIA 技术的新发展,采用辣根过氧化物酶或碱性磷酸酶标记抗原或抗体,在反应体系中加入发光底物(liminol - H_2O_2 和对碘酚液)或 3 -(2 -螺旋金刚烷)- 4 -甲氧基-(3 -磷氧酰)-苯基 1,2 二氧环乙烷(简称 AMPPD)液,可明显增强发光信号,稳定和延长发光信号时间,克服了传统酶免疫分析所发信号时间短的缺点,进一步提高检测灵敏度。

(三) 化学发光免疫分析

化学发光免疫分析(chemical luminescent immunoassay,CLIA)是采用化学发光剂标记抗体或抗原,反应原理和放射免疫分析中双抗夹心法和竞争结合分析法相似。免疫反应结束后吸弃游离部分,加入含过氧化氢碱性试剂($NaOH_2 H_2O_2$)起动发光剂,使发光剂快速发强光(1 s 钟内完成),立即测量光子强度即反映免疫复合物量,化学发光强度可通过分光光度计、液体闪烁计数器的单光子监测程序或紫外线吸收仪的受光部分来测量,该法也称直接化学发光法,其集中利用了标记物信号,灵敏度比单纯酶免疫分析高 1 000 倍,并能快速检测。常用的发光剂为异鲁米诺、鲁米诺和吖啶酯类,特点是不需催化剂,产光强,本底低,稳定性高,反应快,线性好。

(四) 电化学发光免疫分析

电化学发光免疫分析(electronic chemical luminescent immunoassay,ECL)是通过在电极表面由电化学引发的特异性化学发光反应,由电启动发光过程,在电极表面循环进行,产生大量光子,使电信号增强,检测灵敏度大大提高。ECL 与直接化学发光技术的不同在于采用特殊的标记物三联吡啶钌[Ru(bpy)$^{2+}$],在三丙胺阳离子自由(TPA$^+$)的催化及脉冲电压的作用下,二价的 Ru(bpy)$^{2+}$ 处于激发态[Ru(bpy)$^{3+}$],激发的三联吡啶钌不稳定,以发射波长为 620 nm 的光子形式释放能量回到基态,由于三联吡啶钌不被消耗,发光标记物在反应中可循环利用,使发光得以增强和稳定。该方法的主要优点是发光标记物发光强度高而稳定,发光时间长,反应速度快,全自动化磁分离,具有超高的测定灵敏度和线性。罗式公司电化学发光仪应用了专利的链霉亲和素-生物素包被技术。一个链酶亲和素可以和四个生物素结合,因此,可以成倍增加生物素化抗体(或抗原)的包被量,起到了信号放大作用,进一步提高了检测的灵敏度。

(五) 增强化学发光免疫分析

增强化学发光免疫分析(chemical luminescent immunoassay,EC)是将生物素化的第一抗体通过亲和素包被于反应杯内表面上,当待测物与之结合后,再加入用辣根过氧化物酶标记的第二抗体,与直接化学发光原理不同之处是采用了一种特殊的催化剂与发光醇及其他试剂一道加入后,可使辣根过氧化物酶氧化发光醇的反应速度提高 10^3 倍以上,使灵敏度大大提高。

(六) 时间分辨荧光免疫分析

自然界中的稀土元素(即镧系元素),如铕(Eu)、铽(Tb)、钐(Sm)和镝(Dy)可与抗原、抗体结合,且螯合物上的稀土元素在紫外光激发下,可产生持续一定时间、一定波长范围的荧光,而其他非特异荧光寿命短、强度弱或波长短(如发射光),因而测量稀土元素的特征性荧光不受发射光信号和自然界一般荧光的干扰。时间分辨荧光免疫分析(time resolved fluoroimmunoassay,TRFIA)正是利用这一特点,用三价稀土离子及其螯合物标记抗原或抗体,当免疫反应结束后,用时间分辨荧光测定仪测定产物中荧光,根据荧光强度判断被测物质的浓度。该法的特点是:① 铕原子很小,可多重标记,灵敏度更高,且实现了多种待测物同时检测;② 尚可更准确地对 DNA、RNA 进行定量;③ 稀土离子标记螯合物具有较高的稳定性,标记离子不易脱落,稳定期可达 1~2 年。

(七)荧光偏振免疫分析

荧光偏振免疫分析(fluorescence polarization immunoassay,FPIA)是用荧光素标记小分子抗原,此荧光素经单一平面蓝偏振光(485 nm)照射,吸收光能跃入激发态,回复至基态时可发出单一平面的偏振荧光(525 nm)。竞争性抗原、抗体反应结束后,若大部分抗体被待测抗原结合,则荧光素标记的抗原呈游离状态的多,由于其分子小,在液相中转动速度较快,测量到的荧光偏振程度也较低。反之,如果待测抗原浓度低,大部分荧光素标记抗原与抗体结合,形成大分子的抗原抗体复合物,检测到的荧光偏振程度也较高,即荧光偏振程度与待测抗原浓度呈反比关系,由此通过检测反应系中偏振光大小,对待测物含量。FPIA 主要适宜检测小至中等分子物质(分子质量小于 160 kDa)如药物、激素的测定。

EIA、ECL 及 ECL 等多种非放射性标记免疫分析法,在实际应用中大都使用非均相免疫分析技术,其灵敏度高、特异性强,但操作过程仍较繁琐复杂。FPIA 为一均相标记免疫分析技术,优点是:① 抗原、抗体间的反应和样品分子的测定在溶液中进行,避免了固相标记过程中反复多次的洗涤步骤,更易于实现自动化控制和提高分析方法的精度,FPIA 方法的相对标准偏差一般可控制在 3%~5%之间;② 检测过程仅需样品、示踪剂和抗体的加入和混匀,数分钟甚至数秒钟孵育后即可测定荧光偏振光强度,测定速度提高,有利于大批量样品测试;③ 因为荧光偏振不受内滤作用的影响,对于有颜色和浑浊的溶液仍能很好检测。

随着检测方法的日益多元化、自动化,非放射性标记免疫分析不断拓展,如荧光极化免疫分析、激光免疫分析、微粒体免疫分析等更具特色和优势的方法正不断开发。发展多标志物同时、快速检测的新方法是标记免疫分析研究工作的重点和发展方向。利用多种肿瘤标志物进行联合诊断是提高肿瘤疾病诊断效率的有效方法,目前发展了多肿瘤标志物同时检测的传感器芯片与自动化检测系统,多通道自动化化学发光免疫分析系统等,有望不久将应用于临床。

肿瘤的发生是多基因、多步骤的过程。从基因水平分析基因标志,反映基因本身突变和表达异常,即癌前启动阶段的变化,对于早期发现肿瘤具有更重要意义。传统的生物技术如检测、杂交、分型和 DNA 测序等以一个或几个基因为目标进行研究的方法难以适应,基因芯片技术的诞生是一重大创新和飞跃。它将大量靶基因或寡核苷酸片段有序地、高密度固定(包被)在固相载体(玻璃、硅等)上与探针杂交,经激光共聚焦显微镜扫描,以计算机系统对荧光信号做出比较和检测,可以高通量分析数千种基因表达情况,从而观察肿瘤发生过程中不同基因变化,具有高灵敏、高特异性、高效能、大通量分析的特点,为肿瘤病理基因分类,为早期发现,预测疗效、指导特异性靶向治疗创造条件。但是基因芯片技术目前仍不完善,例如没有一种芯片能够包含所有人类基因,还未出现专门针对某一特定肿瘤的芯片,相信随着基因工程技术的发展,基因芯片技术必将得到快速发展,造福更广大的患者。

二、肿瘤标志物测定的临床应用

肿瘤标志物是指细胞在癌变发生、发展、浸润及转移过程中分泌产生的反映肿瘤自身存在的一些生物活性物质,这些物质存在于肿瘤患者的组织、体液和排泄物中,在正常人体内仅微量存在或仅在出生后一段时间内存在,可作为肿瘤的诊断、分类、监测、预后和预测的指标。

近几年来,随着分子生物学、免疫学及生物化学等相关学科的飞速发展,现已发现 100 多种肿瘤标志物,主要包括肿瘤特异性抗原及相关抗原、激素、受体、酶、异位蛋白、癌基因、抗癌基因、肿瘤相关基因及其产物等。运用体外分析技术检测存在于肿瘤患者血清及其他体液中的肿瘤标志物,具有简便、快速优点,特别是采用蛋白质芯片技术高通量、微型化及自动化的蛋白质分析,检测效率进一步显著提高。对肿瘤普查、诊断、疗效监测、随访等具有重要的临床意义。本章主要介绍临床常用的体液肿瘤标志物的应用价值。

(一)甲胎蛋白

甲胎蛋白(AFP)是胚胎的重要血清成分,主要由胚胎肝细胞和卵黄囊合成,肠上皮细胞也少量产生。

正常人由于遗传去阻遏作用的结果,AFP合成基因在正常细胞内被阻遏;患肝细胞肝癌等肿瘤时,这种基因在相应的肿瘤细胞中被激活,产生大量AFP。

原发性肝细胞癌>200 ng/ml,且渐升高,可达400 ng/ml以上。急慢性活动性肝炎可>100 ng/ml,但随转氨酶恢复正常可逐渐降低。AFP对早期诊断原发性肝癌具有较高的灵敏度和特异性,其阳性率在60%～85%之间。生殖腺胚胎性肿瘤如睾丸癌(起源于卵黄囊)、畸胎瘤等患者AFP浓度多也有升高且和肿瘤大小有关,阳性率为60%左右。

参考值:<20 ng/ml。

(二)癌胚抗原

癌胚抗原(CEA)是从结肠腺癌和胎儿肠中提取的一种胚胎抗原,正常体内含量甚微,当某种肿瘤细胞的基因调控受到损伤后,能重新启动有关胎儿蛋白的合成,致使患者体液CEA增高。

CEA对消化道恶性肿瘤如胃、结直肠、胰腺、胆囊及肝癌等有较高阳性检出率,对肠癌转移至肝的诊断率远较AFP高。亦可作为肺癌、乳腺癌等的辅助诊断指标,连续随访检测,可用于恶性肿瘤的疗效观察和预后判断。一些良性疾患如慢性萎缩性胃炎,溃疡病,肠道憩室,结、直肠息肉和炎症,肝硬化,肝炎和肺部疾病CEA也有不同程度的升高,但一般仅有暂时低度增高。

参考值:<5 μg/L。

(三)糖类抗原CA-50

CA-50系从结肠癌、直肠腺癌Colo-205细胞株的一系列单克隆抗体中筛选出的一株抗原,对结、直肠癌细胞能强烈反应,而不与骨髓细胞反应的单克隆抗体。

CA-50属广谱肿瘤标志物,特异性相对较低,主要用于上皮类肿瘤的诊断,检测肿瘤阳性率的顺序为:胰腺癌,肝癌,结、直肠癌,卵巢,子宫癌,胃癌,肺癌,食道癌等。恶性胸腹水有较高的阳性检出率。对恶性肿瘤治疗的疗效观察、预后监测也具有临床应用价值。

(四)糖类抗原CA-125

CA-125实用卵巢浆液性乳突囊腺细胞系Ovca433免疫BALB/C小鼠经与骨髓细胞杂交得到一株单克隆抗体,该抗体所识别的抗原称为CA-125。由于CA-125的半衰期仅4.8 d,在血中很快代谢,所测的即时结果,反映肿瘤近期的变化状态。

卵巢及生殖系统肿瘤如卵巢上皮癌、输卵管癌、子宫内膜癌、子宫颈腺癌、间皮细胞瘤时CA-125明显增高,临床Ⅲ期癌变时多数>400 kU/L。

CA-125不仅对诊断有重要价值,而且有助确定化疗疗程,监视病情发展和预后。对其他非妇科恶性肿瘤如胰腺癌、肺癌、肝癌、直肠癌、乳腺癌、胃癌的诊断也有辅助参考价值。宫内膜异位症(主要为Ⅲ、Ⅳ期)、子宫腺肌病、急性盆腔炎、卵巢囊肿、胰腺炎、肝炎、肝硬化等良性疾病CA-125可有不同程度升高,其中子宫腺肌病可高于正常值的5倍。

参考值:<35 μg/L。

(五)糖类抗原CA-153

CA-153是一种与人类乳癌相关的抗原,它对人类乳腺脂肪球膜抗原具有特异性,对乳癌细胞膜某片段也具有特异性。

乳腺癌患者常有CA-153升高,但初期敏感性较低,转移性乳腺癌阳性率可达80%。CA-153可作为是乳腺癌治疗后随访,监测肿瘤复发和转移的特异指标。其他恶性肿瘤如肺癌、肾癌、结肠癌、胰腺癌、卵巢癌、子宫颈癌、子宫内膜癌、原发性肝癌等也有不同的阳性率。肝脏、胃肠道、肺、乳腺、卵巢等非恶性肿瘤疾病,阳性率一般低于10%。

参考值:<35 μg/L。

(六)糖类抗原CA-199

CA-199是用人结肠癌细胞株免疫BALB/C纯种小鼠并与骨髓瘤进行杂交得到的一株单克隆抗体,该抗体能识别相应的肿瘤抗原,命名为糖类抗原CA-199。

胰腺癌、胆管癌患者血清中CA-199水平明显升高,灵敏度在65%～87%,特异性在78%～94%,可以单独作为胰、胆管肿瘤标志物应用于临床。结肠癌、胃癌灵敏度55%左右,肝癌灵敏度约64.6%,同一部位肿瘤中的浓度和阳性检出率,与病理类型和分期有关,如结直肠的腺癌、黏液腺癌CA-199水平较高,而乳头状腺癌和鳞癌较低,CA-199与胃肠道肿瘤标志物联合检测,可提高阳性率。急性胰腺炎、胆囊炎、胆汁淤积性胆管炎、肝硬化、肝炎等疾病,CA-199也有不同程度的升高,CA-199持续高水平应高度警惕恶性肿瘤的存在。消化道出血个别病例CA-199水平可有轻度或一过性升高。

参考值:<33 U/ml。

(七) 前列腺特异抗原

前列腺特异抗原(PSA)主要由正常、良性及恶性前列腺上皮细胞产生,并存在于人的精液、前列腺液、血清及尿中。PSA在血液中以游离态和结合态形式存在,结合态PSA(t-PSA)是PSA与α-1-胰凝乳蛋白酶(ACT)或α-2-巨球蛋白等抗蛋白酶的结合物,而游离态F-PSA(即F-PSA)则不具有结合酶的活性,正常情况下F-PSA水平占t-PSA约1/10~1/5。

前列腺癌时PSA明显增高,PSA是前列腺癌的首选特异指标。由于PSA属器官特异性抗原,不具备肿瘤特异性,良性前列腺疾病和前列腺癌患者的PSA有一定重叠,特别在PSA低水平增高时,要设定一个明确的界值来鉴别两者比较困难。临床上,一般认为前列腺癌的筛检和早期检测最重要的阶段是PSA值在10 ng/ml以内的患者,因为在这一范围内是决定进行经直肠超声波或活组织检查与否的关键。多数学者认为:t-PSA低水平增高时(如在4.0~10 μg/L时),F-PSA水平不呈比例升高,F-PSA/PSA比值<1/10,提示前列腺癌,该比值>25%提示前列腺增生症,其特异性达90%,正确率>80%,应用F-PSA/PSA比值,可提高对前列腺癌与前列腺增生的鉴别诊断准确率,特别对前列腺癌早期诊断更具临床意义。

参考值:t-PSA <5 μg/L,F-PSA <1 μg/L。

(八) 肺癌抗原CYFRA-21-1

细胞角蛋白19片段抗原(CYFRA-21-1)是从肝癌患者血清中提取的水溶性角蛋白19片段,在肺癌中含量尤其丰富,由于细胞的溶解或肿瘤细胞的坏死,CYFRA-21-1可释放至血清而作为肺癌标志物,研究证实,CYFRA-21-1诊断肺癌的敏感性、特异性均高于其他经典的标记物,是各类非小细胞肺癌(non-small-cell lung cancer,NSCLC)尤其鳞癌的重要标志物,其血清水平与肺癌大小、分期有关,阳性检出率为70%~75%,特异性达87%,对NSCLC早期诊断、疗效观察、预后判断有重要意义。对其他肿瘤如头颈部、乳腺、宫颈、膀胱、消化道肿瘤也有一定的阳性率。但其在慢性肾功能衰竭、肝硬化患者可出现假阳性,且与性别、年龄和有无吸烟习惯等有关。

阳性界值:<3.3 ng/ml。

(九) 神经特异性烯醇化酶

神经特异性烯醇化酶(neuro specific enolase,NSE)是1965年More等在研究神经系统特异蛋白时在神经组织中发现的高酸蛋白,具有烯醇化酶活性,且仅存在于神经组织中,故命名为神经烯醇化酶。

小细胞性肺癌(small-cell lung cancer,SCLC)恶性程度高,转移快,但对放、化疗敏感,由于其分泌异源性NSE,血中水平明显增高,故NSE可作为SCLC特异性诊断指标,对SCLC早期发现、监测小细胞肺癌放、化疗效果和复发极为重要。神经母细胞瘤患者血液NSE升高,Wilms瘤则升高不明显,因此NSE可用于二者的鉴别诊断,也可用于判断神经母细胞瘤的疗效及预后。神经内分泌肿瘤如嗜铬细胞瘤、胰岛细胞瘤、甲状腺髓样癌、黑色素瘤、视网膜母细胞瘤等患者血清中NSE也可增高。

参考值:血清:4.7~14.7 ng/ml。

(十) 糖链抗原A-242

CA-242是从人结肠细胞系Co-lo205单克隆抗体发现,并识别的不同于CA-199、CA-50、CA-125等肿瘤相关抗原的一种鞘糖脂抗原。患者血清含量升高。对胰腺癌、结直肠癌的阳性检出率分别约86%和62%。对肺癌和乳腺癌也有一定的检出率,对食道癌的检出率较低,可用于消化道肿瘤治疗后的疗效判断、追踪观察等。

参考值:<20 μg/L。

(十一) 糖类抗原CA-724

CA-724系从乳腺癌肝转移病灶中得到的一种与CEA、CA-125、CA-199和CA-153均不相同的肿瘤相关蛋白,属于黏蛋白类癌胚抗原,它存在于50%的乳癌、80%的肠、胰腺、胃、肺、卵巢的肿瘤中,故CA-724为一广谱肿瘤标记物,对胃癌有相对较高的敏感性为60%,使适合术后及化疗后疗效观察和追踪复发的指标。

血清中阳性界值：<6 U/ml。

(十二) 铁蛋白

铁蛋白(SF)是人体内除血红蛋白以外含铁最丰富的蛋白质,体内所有细胞均能合成并含有铁蛋白,主要分布于肝、脾、骨髓等处,以肝实质细胞含量最多、约占体内贮存铁的 1/3 左右,贮铁器官损伤以及肝功能的正常与否,均可影响铁蛋白的清除。贫血或肝功能异常,可使 Fer 的水平增高。原发性肝癌患者 70% SF 水平增高,与 AFP 联合应用可提高阳性率。血液淋巴系统及其他系统实体肿瘤也可有一定程度增高。

参考值：成年男性：28～397 ng/ml,女性：6～159 ng/ml。

(十三) β_2-微球蛋白

β_2-微球蛋白(β_2- MG)体内正常有核细胞均能合成,肿瘤细胞代谢活性增高,致血中水平升高,各类白血病、霍奇金病、多发性骨髓瘤等有诊断价值。亦可作为其他肿瘤辅助诊断指标。

参考值：血清：1.675±3.305 μg/ml。

临床常规肿瘤标志物测定也存在以下不足：

1. 无绝对定位意义 目前只有 AFP 和 PSA 等几个极少数的肿瘤标志物和特定的器官相关联,大多数肿瘤标志物在某一组织类型的多个癌症上呈阳性,表现为广谱标志物,缺乏脏器定位特异性。

2. 假阳性 引起假阳性的常见因素有：良性疾病如炎症性疾病等;生理变化如妊娠、经期等;治疗措施如手术,放、化疗等使肿瘤组织破坏、坏死;自身免疫性疾病患者血清中的免疫球蛋白可与分析试剂特异性抗体结合,使测定结果增高。

3. 假阴性 引起假阴性的因素主要有：肿瘤处于早期,产生肿瘤标志物的肿瘤细胞数目少;肿瘤细胞分化程度低;肿瘤细胞或细胞表面被封闭;机体体液中一些抗体与肿瘤标志物形成免疫复合物而不被测量;肿瘤组织血循环差,所产生的肿瘤标志物不能分泌到外周血中。

鉴于上述原因,肿瘤标志物测定需动态追踪观察和多种标志物联合检测,并紧密结合临床表现,特别是影像学检查综合分析判断。

(关晏星)

第五节　放射免疫治疗和放射受体治疗的新进展

一、概　述

分子是疾病的基础,虽然并非所有的分子都与疾病有关,但所有的疾病都有相应的分子基础和可能的分子治疗靶点。利用放射性核素标记组织细胞上靶点的配体分子,在体内经循环代谢后与对应的细胞靶点特异性结合,依靠放射性核素辐射出的射线对组织细胞产生辐射生物学效应,达到治疗疾病的目的,这种治疗方法称为核素靶向治疗。

放射免疫治疗(radioimmunotherapy,RIT)指利用放射性核素标记的抗体与对应的靶组织抗原结合,依靠射线辐射损伤的生物学效应杀伤相应组织治疗疾病。放射受体治疗(radio-receptor-therapy)是通过核素标记的受体配基与靶组织上对应的受体结合,使其浓聚于病灶,利用放射性核素发出的射线产生辐射损伤效应达到治疗目的。放射免疫治疗和放射受体治疗同属于核素靶向治疗。

1935 年 Pressman 发现 ^{131}I-抗成骨肉瘤抗体在大鼠体内有导向定位作用。1980 年 Order 则以 ^{131}I-抗铁蛋白 PAb 开创实体瘤的导向治疗。1983 年 Larson 则首先用单抗的片段 Fab(^{131}I-抗黑素瘤 IgG 的 Fab)。1985 年 Lenhard 先使用 ^{131}I 抗铁白 PAb 治疗淋巴瘤成功。从此,肿瘤的放射免疫治疗从实验室开始走向临床。

2002 年 4 月和 2003 年 6 月美国 FDA 分别批准 ^{90}Y 标记鼠抗人 CD20 抗体(商品名：Zevalin)和 ^{131}I 标记的鼠抗人 CD20 单抗(商品名：Bexxar)药品上市用于治疗 B 细胞性非霍奇金淋巴瘤。另外 FDA 还批准了一些核素靶向药物用于一些实体肿瘤如肝癌、肺癌、前列腺癌、结直肠癌等的治疗,近几年中国 SFDA 批准 ^{131}I 标记肿瘤细胞核人鼠嵌合单克隆抗体(^{131}I-chTNT,商品名：唯美生)和 ^{131}I 标记的美妥昔单抗(^{131}I-Metuximab,商品名:利卡汀)上市,用于肺癌和肝癌的治疗。

　　^{131}I治疗甲状腺疾病和^{131}I-MIBG治疗嗜铬细胞瘤等属于放射受体治疗。目前放射受体治疗在临床应用方面不如放射免疫治疗进展迅速。

　　放射免疫治疗作为生物靶向治疗的技术之一,在用于血液系统肿瘤,如淋巴瘤、白血病等,尤其是对淋巴瘤已取得较好的疗效,据报道,对CHOP和R-CHOP无效的CD20阳性的B细胞NHL患者,放射免疫治疗还可以明显地提高治疗效果。究其原因,除了抗体介导的治疗作用外,更重要的是它通过射线的杀伤效应消灭结合点之外的肿瘤细胞。

　　尽管核素标记分子的方法比较简单,治疗效果也明显好于单纯的化学治疗,但肿瘤的放射免疫治疗和放射受体治疗至今在临床未得到广泛应用。其原因除商业因素外,还与其临床治疗学上遇到的不少问题尚未解决有关。

　　下面就近年核素靶向内放射治疗新进展和临床开展治疗新项目作一介绍。

　　核素靶向内照射治疗以放射性药代谢动力学为基础,遵循剂量效应原理和放射生物学规律。放射性药物的代谢分布和能量沉积是决定疗效和毒副作用的关键。病灶吸收剂量愈大,治疗效果愈好;病灶组织放射性敏感性愈高,辐射损伤的生物学效应愈明显,疗效愈好。由于放射性药物体内代谢的复杂性,病灶累积剂量的计算受多种因素影响,准确计算十分困难;另外,连续低剂量率射线的放射生物学效应与常规放疗也不同。因此,核素靶向治疗的研究主要集中在新核素靶向药物的开发、改善病变组织的放射敏感性和提高病灶剂量等方面。

二、核素靶向治疗进展

(一)新核素靶向治疗药物的开发

　　凡是分子靶向药物都可以成为放射性靶点药物,只需在靶点药物分子结构上挂接放射性核素即可。当连接的放射性核素是γ射线源的核素时,它就属于诊断类核素靶向药物;如偶联的核素发出的是β、α类射线,它就变为治疗类的分子靶点类放射性药物。适合国内外已上市的分子靶点类药有26个,主要是抗肿瘤的两类分子靶向药物,即小分子化合物和单克隆抗体类药物。小分子类化合物常用的有:伊马替尼、吉非替尼、厄罗替尼、索拉非尼、拉帕替尼和舒尼替尼、格列卫、替莫唑胺等(temozolomide治疗胶质瘤);单抗类靶向药物有曲妥珠单抗、利妥昔单抗、西妥昔单抗、贝妥昔单抗、Herceptin单抗等。这些药物都可开发并发展为核素靶向治疗药物,只要将放射性核素偶联上这些靶点药物即可,但以不改变药物的功能结构为前提。

　　目前临床应用的抗体大多数是鼠源性抗体,作为异种蛋白质会引起人体的免疫反应,产生人抗鼠抗体(HAMA)。当人体再次引入相同抗体时,可能引发变态反应和毒副反应增多,而不宜进行再次治疗。为避免或减轻HAMA反应,根本的解决方法是改用人源性单抗,但技术上还存在相当不少难题。目前可行的方法是鼠源化抗体的人源化改造。人源化抗体是指应用重组DNA技术将鼠源性单克隆抗体的可变区基因与人Ig的恒定区基因相拼接,这一新的单克隆抗体大部分氨基酸序列是人源序列可达到既能基本保留鼠源性单克隆抗体的免疫特异性和亲和力,又能大大降低该单克隆抗体的异源性。现在研究较多的有两种:① 人-鼠嵌合抗体,如美罗华等;② 改型抗体,如唯美生。

　　目前,临床应用最成功的当属治疗B细胞性非霍奇金淋巴瘤的^{90}Y标记鼠抗人CD20抗体(Zevalin)和^{131}I标记的鼠抗人CD20单抗(Bexxar)。治疗副作用主要是血液学毒性如骨髓抑制等,这与抗体类药物血液清除缓慢、骨髓组织内停留时间过长有关。而放射受体治疗的骨髓毒性相对少见。

(二)临床治疗技术

　　抗体经静脉进入肿瘤组织的量一般仅为0.001~0.05 ID%/kg,占注入体内总量的0.01%~0.001%,靶本底比值(T/NT)低。主要原因是抗体经血液大量稀释,与存在血液中的大量肿瘤游离抗原结合,被机体的内皮吞噬系统清除。另外肿瘤生长过程中,血管间距加大,交换面积减少,肿瘤间质压力又较高,肿瘤组织的高压力状态限制了抗体分子向肿瘤组织的扩散。解决这一问题的办法是选择最佳给药途径、应用小型化抗体和生物预定位技术等。

　　同时,病灶的乏氧状态使得病灶对射线的敏感性下降,影响内照射的疗效。因此,如何筛选适合核素治疗的患者,改善病变组织的放射敏感性,提高病灶吸收剂量,对进一步提高疗效有重要价值。根据示踪显像药物在体内的分布,初步计算病灶内累积的吸收剂量,预测其疗效,有效者即适合该种核素治疗方法;反之,不宜选用核素靶向治疗。

1. 放射剂量学 给药量与病灶的吸收剂量计算问题一直是放射性核素内照射治疗面临的巨大挑战。目前临床仍无简便可行的方法来准确计算个体内照射的剂量,主要根据临床经验给药,以内照射治疗过程中剂量限制器官能耐受的最大剂量为极限。由于药物类型不同、代谢分布不同、给药途径不同,剂量限制器官也不同。目前病灶吸收剂量的计算方法主要有两个方法。

(1) MIRD 简单剂量算法:依据患者肿瘤的重量、摄取放射性药物速率和有效半衰期(Teff)结合 S 因子进行计算。

(2) Monte Carlo 精确剂量算法:分两步,先进行药代动力学计算,再行蒙特卡罗模拟计算。以 ^{131}I 治疗高功能腺瘤为例,首先给予诊断药量 ^{131}I 进行全身和局部的时序性 SPECT-CT 扫描,计算(腺瘤)肿瘤组织、正常组织和胃肠、唾液腺组织的累积活度,再利用 Monte Carlo EGS4 等程序进行运算,得到不同靶组织的吸收剂量,最后根据清除(腺瘤)肿瘤组织所需的剂量,推算 ^{131}I 放射性药物的投药量。

2. 放射生物学 根据放射生物学原理,肿瘤组织的放射敏感性与肿瘤组织血流灌注量、血氧饱和度、肿瘤细胞与间质细胞比例、射线的种类相关。应用能够提高放射敏感性的增效剂协同治疗以提高疗效。

3. 治疗技术 ① 冷抗体的应用,清除肿瘤患者循环血液内的游离抗原,显著病灶内药物摄取量,达到提高病灶吸收剂量的目的。一般静脉给药简便易行,是 RIT 的常用给药方法;② 使用放射性的碘标记的 McAb,应封闭甲状腺;③ 减少人抗鼠抗体(HAMA)反应的发生。

三、临 床 应 用

(一) B 细胞非霍奇金淋巴瘤

恶性淋巴瘤(malignant lymphoma)是原发于淋巴结和(或)其他器官淋巴组织中的恶性肿瘤,起源于人类免疫系统细胞及其前体细胞,是在人体内外各种有害因素的作用下,不同阶段免疫活性细胞被转化;或机体正常调控机制被扰乱而发生的一种淋巴网状系统异常分化和异常增生性疾病。按组织病理学改变,淋巴瘤可分为霍奇金病/淋巴瘤(Hodgkin's lymphoma,HL)和非霍奇金淋巴瘤(non-Hodgkin's lymphoma,NHL)两大类。弥漫性大 B 细胞淋巴瘤(diffuse large B-cell lymphoma,DLBCL)是 NHL 最常见的组织学类型,大约占 NHL 的 30%;与西方国家不同,中国 DLBCL 的发生率相当高,占新发病例的40%~50%。我国每年大约有 30 000 个新发病例,且近年来发病率不断升高。治疗以化疗为主,一线方案(CHOP、R-CHOP)化疗有 30%~40%DLBCL 患者能够完全缓解,另有 30%的患者对一线化疗方案反应较差。基于 B 淋巴瘤细胞表面 CD20 靶点的放射免疫治疗将 R-CHOP 方案的疗效从 30%提高到60%~80%。

Zevalin 和 Bexxar 治疗淋巴瘤多中心Ⅲ期临床试验结果表明:B 细胞非霍奇金淋巴瘤(NHL)的有效率已达 75%~80%,完全缓解率达 35%~40%,已成为 B 细胞 NHL 二线方案的首选。在临床治疗方面,RIT 常与化疗相联合。B 细胞 NHL 在 RIT 方面取得较满意的效果与以下因素有关:① 淋巴细胞对射线敏感;② 体液免疫的缺陷减少了 HAMA 反应;③ 淋巴瘤细胞比其他实体瘤细胞更容易与抗体结合。

目前,NHL 的 RIT 主要集中在 CD20 抗体。Zevalin 常规治疗程序分三步:先注射 Rituximab 250 mg/m²;第二步是静脉注射 ^{111}In ibritumomab tiuxetan 185 MBq,连续 3 d 行 SPECT 显像,了解其分布;第三步静脉注射 Zevalin 进行内照射治疗。于第 7 天常规注射 Rituximab 250 mg/m² 和 Zevalin 11.1~14.8 MBq/kg,最大剂量为 1 184 MBq(不能超过骨髓限制剂量)。

Bexxar 治疗 B 细胞淋巴瘤方法同 Zevalin。第一步根据示踪量的显像结果计算剂量;第二步进行治疗。具体步骤是:第 0 天静注 450 mg 的非标记 CD20 单抗,再静脉注射 Bexxar 185 MBq,分别于第 1 天、第 2~4 天及第 6~7 天行三次 SPECT 扫描。选第 7~14 天的其中一天,静脉注射 450 mg 的非标记 CD20 单抗,再静脉注射 Bexxar,以全身剂量不超过 75 cGy 为原则。RIT 的主要毒副作用是骨髓抑制,偶然有发热,过敏反应少见。

（二）肝细胞癌

肝细胞癌（HCC）是我国高发恶性肿瘤，临床所见多为中晚期患者，治疗的总体疗效较差，外科手术是首选方法。我国 HCC RIT 已从实验阶段进入临床应用阶段。碘[131I]-美妥昔单抗（利卡汀）治疗肝癌已应用于临床。

利卡汀经肝动脉灌注后与 HCC 细胞膜抗原 CD147 结合，封闭 HCC 细胞表面 CD147 信号的转导，抑制残留肝癌组织 VEGF 因子的表达，依靠^{131}I 发出的 β 射线内照射杀灭癌细胞。利卡汀给药剂量是 27.75 MBq/kg，间隔时间是 4 周，适用于不能切除的或术后的 HCC 患者。不良反应有肝功能损害和骨髓抑制及发热、HAMA 反应等。据此报道可在症状改善的同时，发现肝癌缩小，使一些中晚期患者重获手术切除的机会，手术切除率达 50% 左右。因此，放免介入治疗已作为中晚期 HCC 患者的一项综合治疗措施，也是使患者重获手术机会的一项重要方法。

（三）肺癌

唯美生（^{131}I-chTNT，vivatuxin）是一种广谱抗癌药，2007 年 4 月 SFDA 批准上市，可用于多种肿瘤，无需针对性抗原，疗效相对持久，进入细胞内部广范围坏死区域，不掺入正常细胞，副作用少。注射唯美生前常规静脉注射地塞米松 5 mg，治疗前三天服用复方碘溶液封闭甲状腺，唯美生剂量为 59.2～74 MBq/kg，分两次注射，间隔时间两周，行肿块内、脊腔内、腹腔和动脉内注射。

据报道：唯美生治疗 1～2 个月后症状好转，肿块缩小，个例疗效明显，有效率（CR＋PR）30.2%；稳定率（SD）58.1%；恶化（PD）11.6%；骨髓抑制率＞50%。唯美生与多西紫杉醇及唯美生联合多西紫杉醇二线治疗晚期非小细胞肺癌多中心、开放、随机对照结果表明：化疗及其他能够使实体瘤形成坏死的治疗可以为唯美生提供更多的靶点，治疗后宜尽早使用唯美生治疗；唯美生对于晚期不能放疗的肺癌患者使用唯美生配合全身化疗，其结果仍有待大规模Ⅲ期临床研究确定。

（樊 卫）

第六节 放射免疫显像的新进展

放射免疫显像（radioimmunoimaging，RII 或 radioimmunoscintigraphy，RIS）是以放射性核素标记的某种特异性抗体为显像剂，引入人体内后通过抗体与抗原的免疫反应而特异地浓聚在富含相应抗原成分的病灶部位，然后利用核医学显像装置进行平面或断层显像，从而达到特异性诊断疾病的显像方法。

一、目前放射免疫显像存在的主要问题及解决办法

目前放射免疫显像所使用的特异性抗体大多为通过杂交瘤技术产生的鼠源性单克隆抗体（monoclonal antibody，McAb），实际应用中仍然存在以下两个主要问题：

（一）人抗鼠抗体的产生

鼠源性单抗对人体来说是一种异种蛋白质，进入人体后可引起人体的免疫应答反应而产生抗体，即人抗鼠抗体（human antimouse antibody，HAMA），特别当反复注射时更容易产生 HAMA。HAMA 的产生可能会引发人体产生Ⅲ型变态反应，而且还会降低靶组织对单抗的摄取量及改变单抗在体内的正常分布与代谢，影响放射免疫显像效果。目前避免和减轻 HAMA 反应的主要措施包括：① 使用抗体片段：一般来说，抗体片段产生的免疫应答反应要小得多。② 使用免疫抑制剂：在注射标记抗体前先用免疫抑制药，以避免或减小免疫应答反应。③ 先注入同种型无关抗体：HAMA 的主要成分是抗同种型抗体，在注射标记抗体前先注入同种型无关抗体结合 HAMA，形成复合物，排出体外。④ 利用血浆清除术：本法特别适用于接受放射免疫治疗的患者，可以明显降低血中 HAMA 的效价。⑤ 应用基因工程抗体：利用基因工程制备的单链抗体（ScFv）、单区抗体（single domain antibody）、互补决定区（CDR）、嵌合抗体（chimeric antibody）、微抗体（miniantibody）、人源化抗体（humanized antibody）及人源抗体等。

（二）提高靶/非靶的放射性比值

虽然放射免疫显像的特异性较高，但是受多种因素（如抗体分子量、抗体亲和力、内化作用、抗体穿透力、抗体标记方法、标记抗体剂量、标记抗体给药方式和靶的情况等）的影响，普遍存在靶器官周围正常组织及血液循环中本底较高，靶/非靶（T/NT）比值较低的问题，直接影响到放免显像的图像质量。以肿瘤

放射免疫显像为例,由于肿瘤细胞表达的多数抗原既不是器官特异的,也不是肿瘤特异的,注入体内的放射性核素标记抗体仅有一小部分(0.001%~0.01%)最终集中于肿瘤部位,其余大部分则出现在血液、肝脏、脾脏和肾脏等器官中,致使体积较小的和位于特殊脏器的肿瘤显像受到限制。正常组织的高本底,当用^{131}I标记时主要出现在血液和胃中,当用^{111}In标记时主要出现在肝脾等脏器。

为了提高T/NT比值,增强图像清晰度,提高探测效率,过去的研究多立足于努力提高标记抗体在肿瘤内的聚集方面,但收效不大。目前的研究集中于降低本底放射性上,特别是^{111}In形成的肝脏和血液中的本底放射性。已采用的方法有多种,例如相减技术、脂质体第二抗体和标记McAb片段等,但效果不甚显著。

预定位显像(pretargeted scintigraphy)技术可以有效地降低本底放射性水平,明显改善放射免疫显像图像质量,提高放射免疫显像的诊断效能(图20-6-1、图20-6-2、图20-6-3)。目前预定位技术在肿瘤放射免疫显像中应用较多,它的基本原理是:先将载有特异性标识物的抗肿瘤抗体(第一交联物)注入体内,经过一定时间后待抗体与肿瘤组织充分结合,血循环中未结合抗体被吞噬或代谢,正常组织本底明显降低后,再注射放射性核素标记的小分子化合物(第二交联物),通过不同的机制使得已经与肿瘤抗原结合的抗体与放射性核素标记的小分子化合物结合,从而到达降低本底的目的。预定位方法可分为五种类型:① 双功能或双特异性单抗:包含一个半抗原结合位点和一个或两个靶结合位点。② 链霉亲和素化或亲和素化抗体:可以和第二交联物中的生物素结合。③ 生物素化抗体:可以和第二交联物中的亲和素或链霉亲和素结合。④ 单抗-寡核苷酸链交联物:可以和互补核苷酸结合。⑤ 抗体与酶类结合:

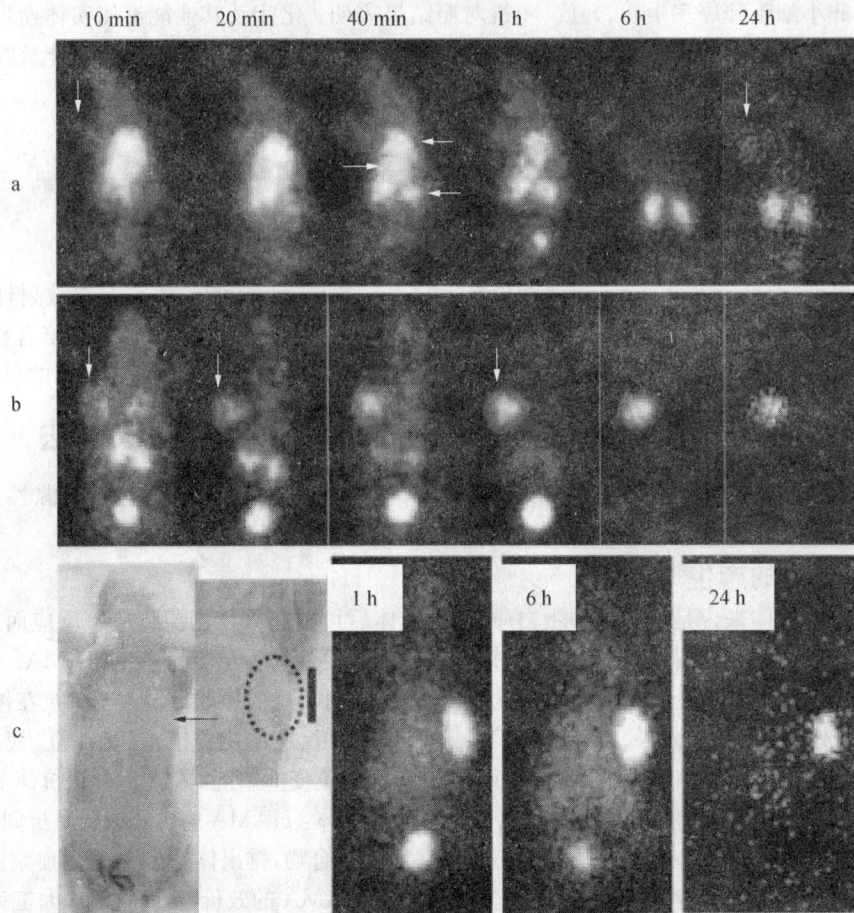

图20-6-1 直肠癌裸鼠模型放射免疫显像与预定位放射免疫显像比较

a. ^{99m}Tc-anti-CEA Fab' 放射免疫显像图。向下的箭头所示为移植瘤瘤体,40 min 显像图中的三个横向箭头分别指向心脏、肝脏、肾脏。b. 先利用重组的 anti-CEA x antihapten bsMAb(抗CEA 双特异抗体)预定位,然后利用^{99m}Tc-labeled hapten-peptide(半抗原肽)显像。向下的箭头所示为移植瘤瘤体。c. 先利用重组的anti-CEA x antihapten bsMAb(抗CEA 双特异抗体)预定位,肿瘤大小仅0.2 g左右。然后利用^{99m}Tc-labeled hapten-peptide(半抗原肽)显像图

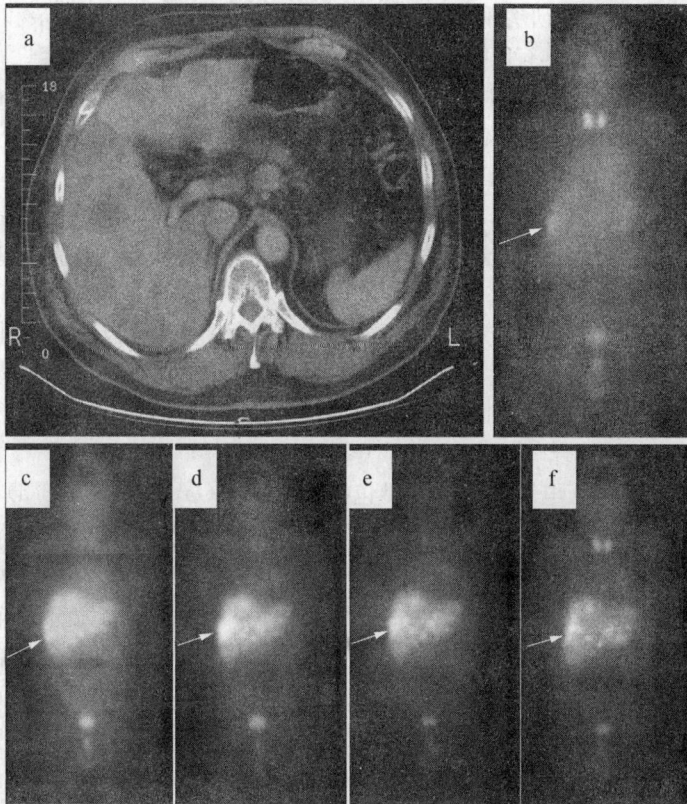

图20-6-2 肺癌肝脏多发性转移患者,预定位前后图像对比

a. CT图像,肝脏多发转移病灶。b. ^{131}I- labeled anti - CEA F(ab)2 bsMAb (抗CEA双特异抗体)注射后7 d显像图,仅显示一个最大的病灶(箭头所示)。 c~e. 注射^{131}I- hapten peptide(半抗原肽)后2~7 d图像,肝脏多发病灶清晰显示。 f. 14 d后病灶仍清晰显示。

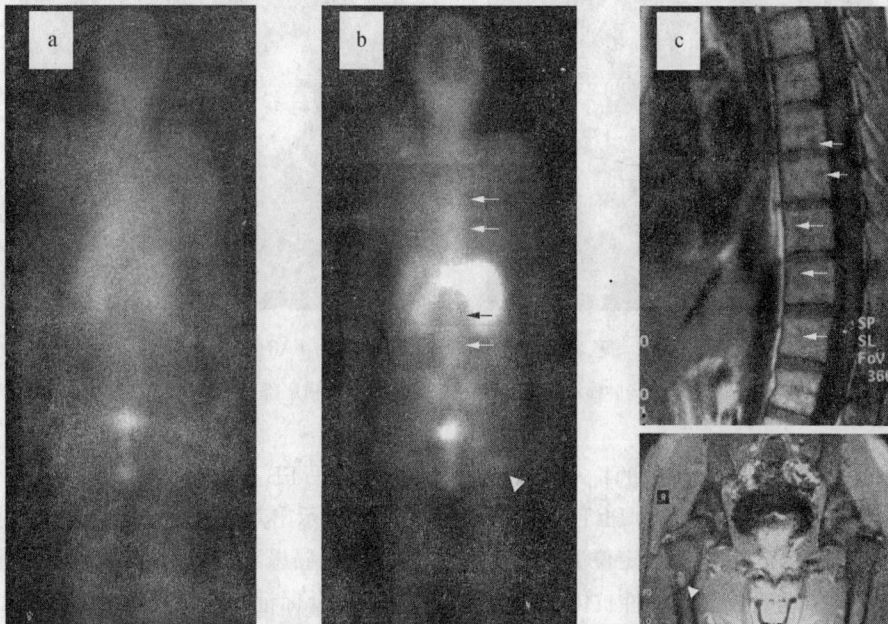

图20-6-3 甲状腺髓样癌患者放射免疫显像

先注射10 mCi的^{131}I- labeled anti - CEA F(ab)2 bsMAb(抗CEA双特异抗体),然后注射76 mCi 的^{131}I- hapten peptide(半抗原肽)。a. ^{131}I- labeled anti - CEA F(ab)2 bsMAb(抗CEA双特异抗体)注射 后5 d仰卧位全身显像图,骨骼及骨髓无明显摄取。b. 注射^{131}I- hapten peptide(半抗原肽)后6 d全身显 像图,骨骼及骨髓明显摄取。c. 矢状面MRI图,椎体多发转移。

可以激活靶区的前体药物。其中研究和应用最多的、效果最好的是生物素-亲和素系统(biotin-avidin system,BAS)。BAS预定位技术具有以下的优点:高灵敏度;高特异性;高稳定性;显像快(注射放射性核素标记物后数小时,即可显像,从而可以使用短半衰期核素);放射性核素标记物在血循环中滞留时间短,对肝脏和骨髓损伤小;血中放射性核素标记物快速清除,可降低本底,提高 T/NT 比值;不需要用放射性核素直接标记抗体,避免抗体免疫活性受损。

利用正电子发射断层扫描技术(PET)跟踪和量化单克隆抗体在体内的过程,是一种新的放射免疫显像方法,免疫-PET展示的是"体内的全面免疫组化染色",在癌症分期、改善现有的单克隆抗体治疗效果以及在新型单克隆抗体的高效开发上将发挥重要的作用。

用于免疫-PET的正电子发射体应具备以下特征:适当的衰变特征以达到最佳的分辨率,其物理半衰期应与抗体或抗体片段与肿瘤结合达到最佳的 T/NT 比值所需时间一致(一般情况下,抗体与肿瘤集合达到最佳 T/NT 比值时间为 2~4 d,抗体片段所需时间为 2~6 h),而且其价格低廉,生产操作简便,与抗体能简便、有效并且稳固的结合。

目前应用于免疫-PET的正电子发射体主要包括镓-68(^{68}Ga,$T_{1/2}=1.13$ h),氟-18(^{18}F,$T_{1/2}=1.83$ h),铜-64(^{64}Cu,$T_{1/2}=12.7$ h),钇-86(^{86}Y,$T_{1/2}=14.7$ h),溴-76(^{76}Br;$T_{1/2}=16.2$ h),锆-89(^{89}Zr,$T_{1/2}=78.4$ h)和碘-124(^{124}I,$T_{1/2}=100.3$ h)。短半衰期的正电子发射体^{68}Ga 和^{18}F 只能用于与抗体片段结合或用于预定位显像。半衰期较长的^{89}Zr 和^{124}I 特别适用于与完整的抗体结合,因而可以在标记的完整抗体进入体内较长时间后进行显像,这样可以使得抗体与抗原充分结合从而获得最佳的图像,另外长半衰期也有益于运输,其缺点是对患者的累积辐射剂量较大。与其他的正电子发射体需要应用间接的方法(利用双功能的螯合物或其他的修复基团)标记抗体不同,^{76}Br 和^{124}I 可以直接标记抗体。

目前大多数的免疫-PET 研究主要在动物模型中进行,临床及临床前研究近年来也逐渐增多。

Philpott GW 等利用^{64}Cu 标记抗结肠直肠癌抗体 m-mAb 1A3(^{64}Cu-benzyl-TETA-MAB 1A3),对 36 名可疑进展性原发或转移性结肠直肠癌患者进行了免疫-PET 显像(图 20-6-4),结果显示诊断灵敏性为 71%,阳性预测价值高达 96%。

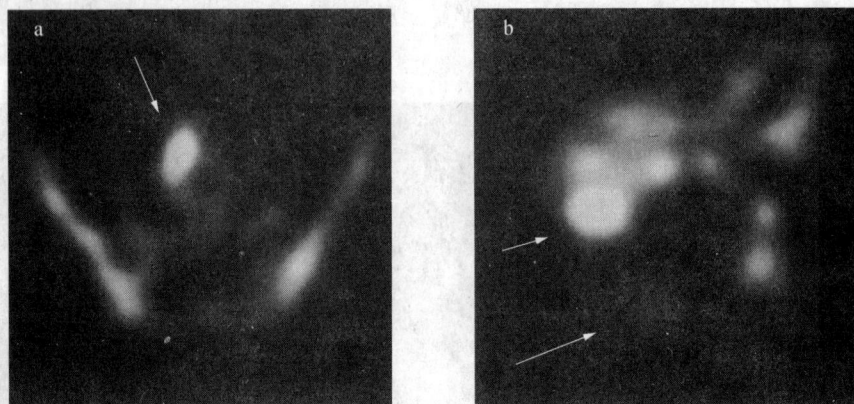

图 20-6-4 乙状结肠癌患者,^{64}Cu-MAb 1A3 PET 显像图

a. 盆腔横断面,乙状结肠肿瘤清晰显示(箭头所示)。b. 近横膈部位横断面长箭头示肺转移病灶,短箭头示肝转移病灶

最近的研究结果发现^{18}F 标记的抗-CEA 双特异抗体(^{18}F-FB-T84.66 diabody)经静脉注入体内几小时内即可获得高对比的小动物 PET 图像(图 20-6-5),显示出其具有较好的临床应用前景。

Schuhmacher J 等利用^{68}Ga 预定位 PET 研究对原发性乳腺癌患者进行了评估。患者首先接受了一种抗-Muc1/抗-Ga 螯合物双特异性抗体,18 h 后再用^{68}Ga 螯合标记。结果显示 17 个活检证实的癌肿中有 14 个得到清晰显示,瘤体平均直径为 25±16 mm,而且无假阳性结果出现。虽然该研究病例数较少,但表明免疫-PET 检测肿瘤的敏感性大于传统的放射免疫显像。

最近,Rossin R 等利用^{76}Br 标记抗纤维重组蛋白抗体片段 L19-SIP(^{76}Br-L19-SIP)进行免疫-PET 显像研究(图 20-6-6),结果显示^{76}Br-L19-SIP 可作为探测肿瘤血管发生的免疫-PET 显像理想探针。由于L19-SIP 也被用于检测损毁肿瘤脉管系统的一些治疗方法,这种显像探针对患者的疗效评价

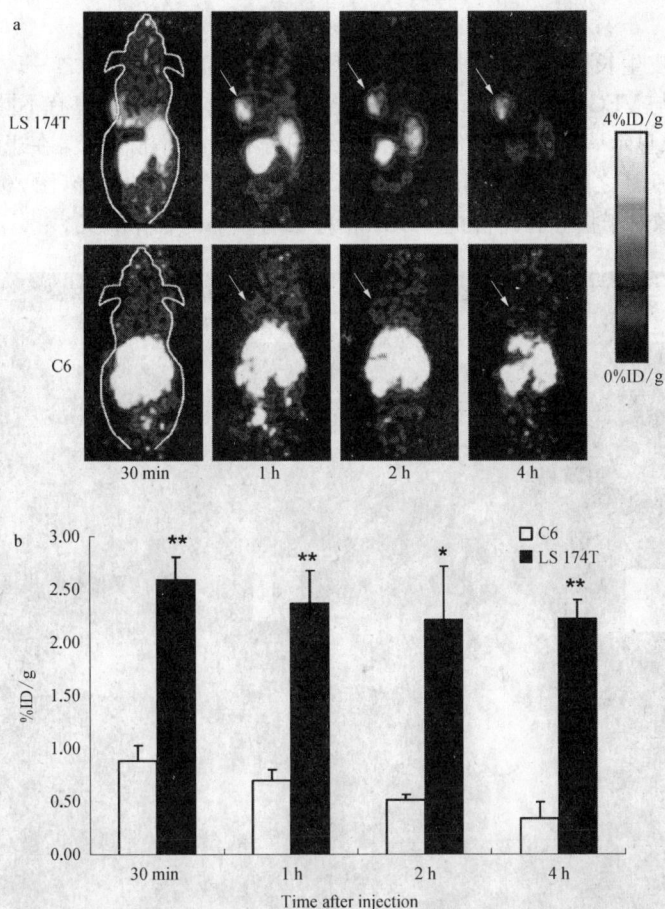

图 20-6-5　^{18}F 标记抗-CEA 双特异抗体裸鼠模型显像

a. LS 174T 大肠癌裸鼠模型及 C6 脑胶质瘤裸鼠模型(阴性对照组)^{18}F-FB-T84.66 diabody 动态小动物 PET 显像图。箭头所示为移植瘤部位。b. LS 174T 移植瘤和 C6 移植瘤摄取率比较。 *:$P<0.05$；**:$P<0.01$。

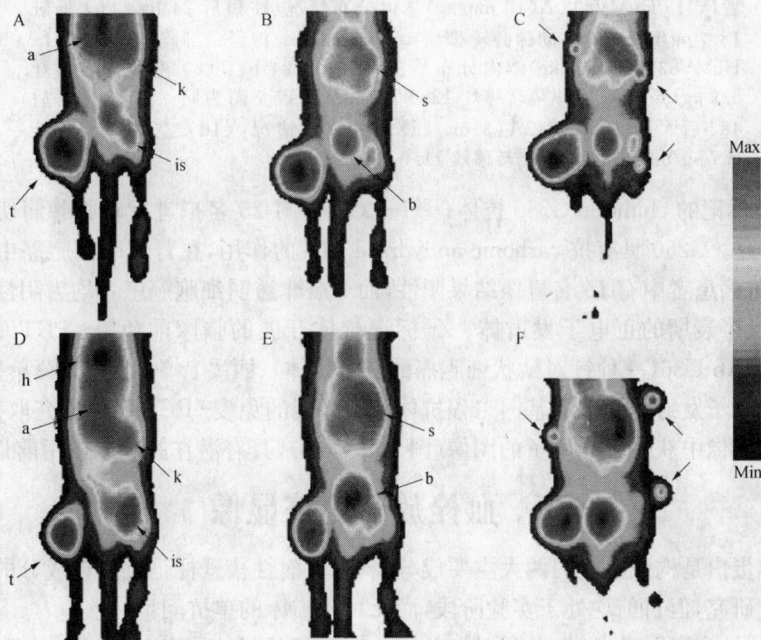

图 20-6-6　F9 畸胎瘤裸鼠模型^{76}Br-L19-SIP microPET 显像图(冠状面)

A 和 D:^{76}Br-L19-SIP 注射后 5 h。B 和 E:注射后 24 h。C 和 F:注射后 48 h。a=主动脉;t=瘤体;h=心脏;k=肾脏;is=注射点;5=胃;b=膀胱。

具有一定价值。

抗 VEGF(血管内皮生长因子)治疗是目前临床常用的肿瘤治疗方法之一。Jayson 等用不同剂量的[124]I-HuMV833(可与 VEGF121 和 VEGF165 特异结合的抗体)对 12 名患有不同实体肿瘤的患者进行了 PET 显像研究,结果显示[124]I-HuMV833 在各组织的分布量和清除速度,在患有相同肿瘤的患者之间、同一患者不同部位病灶之间以及不同的肿瘤患者之间都有着显著的差异(图 20-6-7)。这一结果提示[124]I-HuMV833 显像对于指导和评价抗 VEGF 治疗具有重要的临床意义。

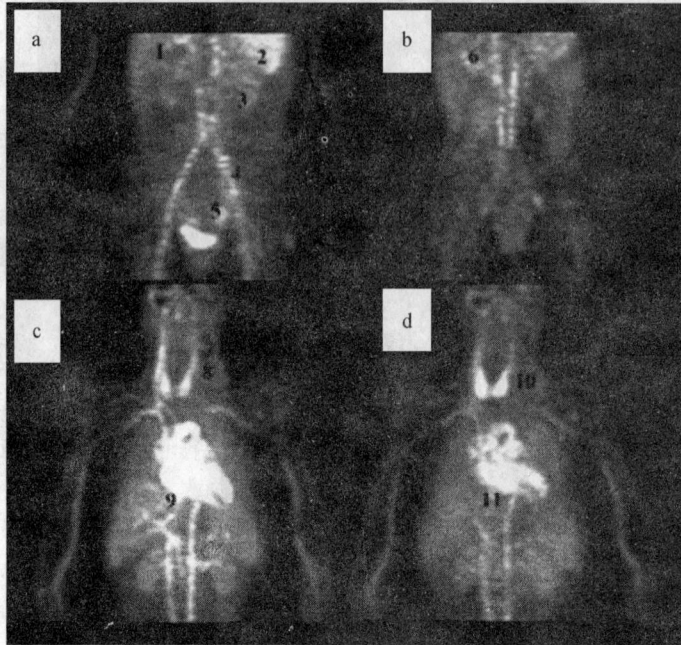

图 20-6-7 不同肿瘤患者[124]I-HuMV833 体内分布研究

a. 卵巢癌患者,[124]I-HuMV833 A(1 mg/kg)体内分布情况(注射后 24 h):(1)肝脏 2.4 μg/ml;(2)脾脏 4.1 μg/ml;(3)左肾 2.8 μg/ml;(4)股动脉 3.0 μg/ml;(5)盆腔卵巢癌病灶 3.2 μg/ml。b. 结肠癌转移患者,[124]I-HuMV833 A(10 mg/kg)体内分布情况(注射后 24 h):(6)肝脏 18.7 μg/ml;(7)主动脉旁转移灶 5.1 μg/ml。c. 神经母细胞瘤患者,[124]I-HuMV833A(3 mg/kg)体内分布情况(注射后 24 h):(8)左颈部转移灶 6.9 μg/ml;(9)前纵隔转移灶 12.1 μg/ml。d. 与 c 图为同一患者,注射后 48 h 后[124]I-HuMV833A(3 mg/kg)体内分布情况:(10)左颈部转移灶 5.7 μg/ml;(11)前纵隔转移灶 11.0 μg/ml。

Divgi 等用[124]I 标记的 chimeric G250 抗体([124]I-cG250)对 25 名拟进行肾脏肿瘤切除的患者进行了免疫-PET 显像研究。G250 具有抗 carbonic anhydrase-IX 的作用,在肾透明细胞癌中过度表达。结果显示 16 名透明细胞癌患者中有 15 名显像结果阳性,而 9 名非透明细胞癌患者均为阴性。

近年来,利用长半衰期的正电子发射体[89]Zr 标记抗体开展的临床前免疫-PET 研究报道较多,例如[89]Zr 标记的 c-mAb U36(一种针对鳞状细胞癌的嵌合抗体)、西妥昔单抗、替伊莫单抗、美罗华和曲妥珠单抗等。利用正电子发射体标记的基因工程抗体片段开展的免疫-PET 显像研究取得了一定的进展,在肿瘤动物模型的显像中获得了高质量的图像(图 20-6-8),具有潜在的临床应用前景。

三、血栓放射免疫显像

血小板和纤维蛋白是构成血栓的两大主要成分,利用放射性核素标记抗血栓成分的抗体开展的血栓显像已经有了大量研究,但目前均处于实验阶段,尚无用于临床的单抗问世。

根据作用于血小板膜上的位点不同,针对血小板的抗血小板单克隆抗体主要有两类:其一是 GPⅡb/Ⅲa 受体抗体,如[111]In 标记的抗血小板 GPⅡb/Ⅲa 单克隆抗体 7E3,[99m]Tc 抗人血小板膜糖蛋白 GPⅢa 单克隆抗体 SZ-21,这类抗体主要与静息态的血小板发生特异性的结合而存在于血液循环当中,由于抗体在循环血液中的长期存在,造成 T/B 比值低、图像的分辨率差,是这类抗体显像剂的严重不足

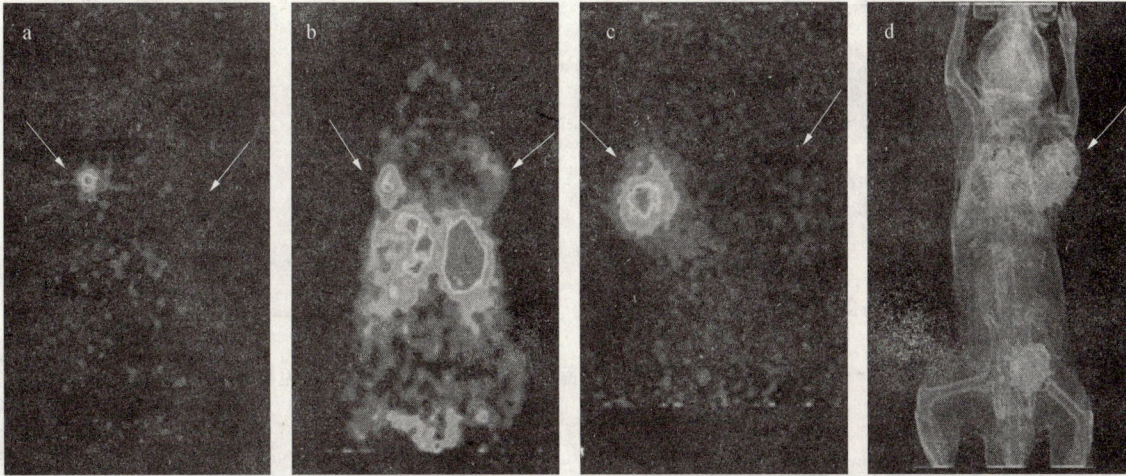

图 20-6-8 四种人类肿瘤裸鼠模型，基因工程抗体片段免疫-PET 显像图

（粗箭头示移植瘤，细箭头示阴性对照移植瘤）

a. LS174T 大肠癌模型[124]I-T84.66（抗 CEA 抗体片段）免疫-PET 显像。b. HER2 阳性 SK-OV-3 卵巢癌模型 64Cu-trastuzumab scFv-Fc DM 片段免疫-PET 显像。c. CD20 表达阳性的淋巴瘤模型[124]I-rituximab 免疫-PET 显像。d. PSMA 表达阳性的前列腺癌模型[124]I-hu2B3（抗 PSCA 微抗体）免疫-PET 显像。图 a～c：注射后 18～20 h 小动物 PET 冠状面断层图。图 d：注射后 20 h，PET 及 CT 融合图像

之处。另一类是针对 GMP140 的抗体，GMP140 是血栓形成后暴露于血小板膜上的一种特征性蛋白，不存在于静息态的血小板膜上，可作为血栓形成的标志物，也可用于血栓的放射免疫显像，如[99m]Tc-SZ-51 放射免疫显像（图 20-6-9）。

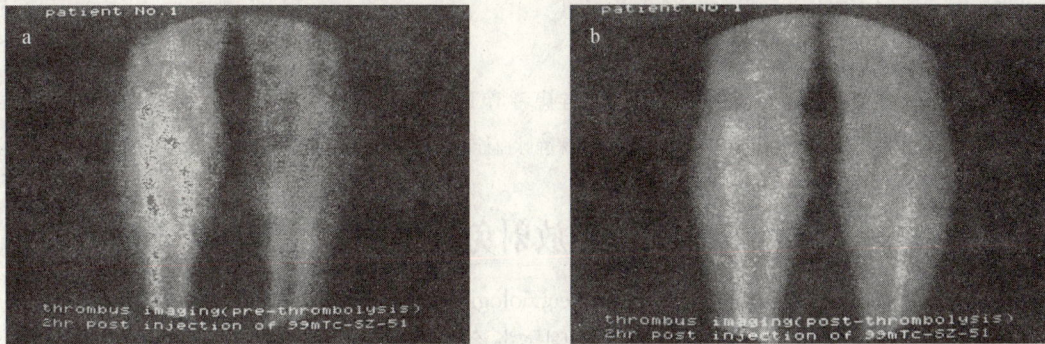

图 20-6-9 ^{99m}Tc-SZ-51 下肢深静脉血栓放射免疫显像

a. 右小腿深静脉弥漫性血栓，溶栓治疗前显像。b. 三个疗程尿激酶溶栓治疗再次显像，血栓消失

与纤维蛋白原、纤维蛋白单体、纤维蛋白特异结合的单克隆抗体，如 59D8、T2G1s、64C5 以及抗 D 二聚体抗体，经放射性核素后标记也可进行血栓放射免疫显像。如[111]In 标记的抗纤维蛋白 β 链氨基端位点单抗 59D8-Fab，[123]I 标记的抗纤维蛋白 β 链单克隆抗体，[99m]Tc 标记抗 D-二聚体单克隆抗体 DD-3B6/22（图 20-6-10、图 20-6-11），[99]Tc[m] 标记抗 D-二聚体单抗 SZ-63 等。

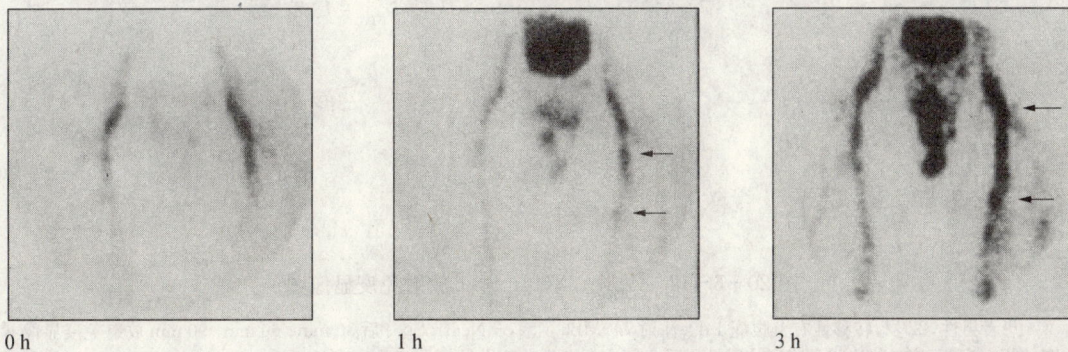

0 h   1 h   3 h

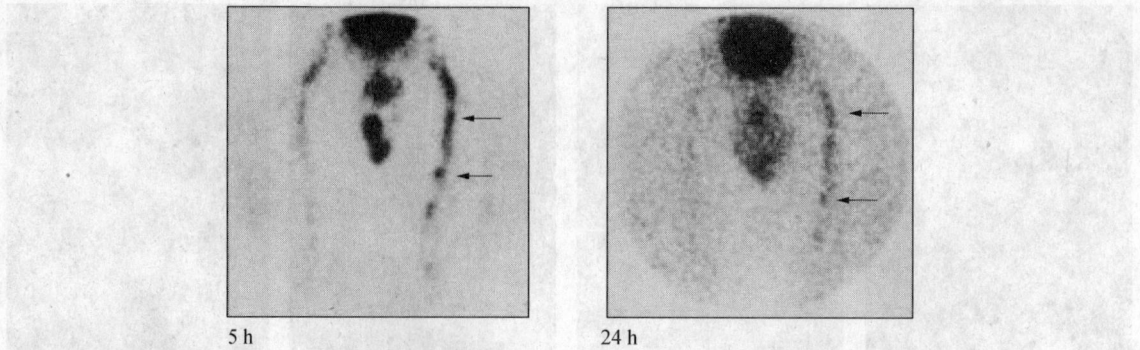

5 h   24 h

图 20-6-10　左侧股静脉血栓患者$^{99}Tc^m$-DD-3B6/22 放射免疫显像

注射后即刻、1 h、3 h、5 h 及 24 h 图

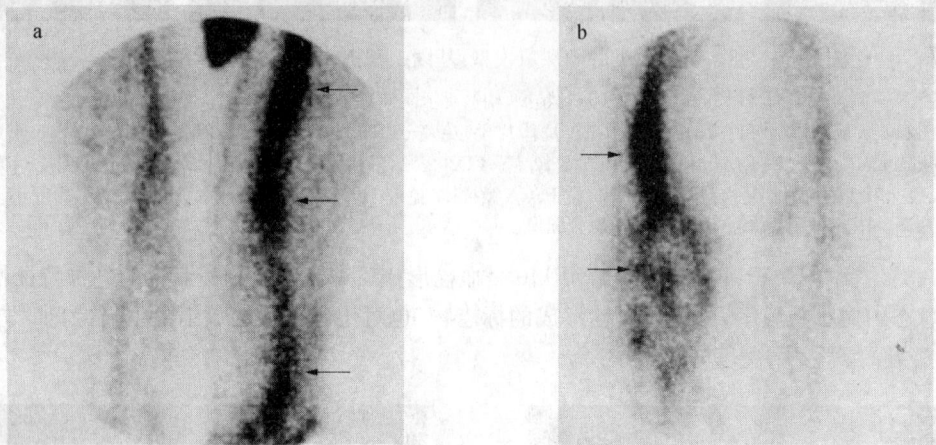

图 20-6-11　左下肢深静脉血栓患者^{99m}Tc-DD-3B6/22 放射免疫显像

a. 前位图像。b. 后位图像。股、腘、小腿深静脉血栓高度浓聚^{99m}Tc-DD-3B6/22

四、炎症放射免疫显像

　　NeutroSpec 原名 LeuTech,是美国 Palatin Technologies 公司开发的以^{99m}Tc 标记的单克隆抗体专利产品,2004 年通过 FDA 批准上市,作为一种用于阑尾炎诊断的放射免疫显像剂,它也可用于骨骼炎症的诊断。NeutroSpec 是近 20 多年来首次获得 FDA 认证的用于炎症诊断的放射免疫显像剂。NeutroSpec 是抗 CD15 单克隆抗体,经静脉注射入人体后可与炎症部位的中性粒细胞相结合,从而使得炎症病灶得以显示(图 20-6-12)。

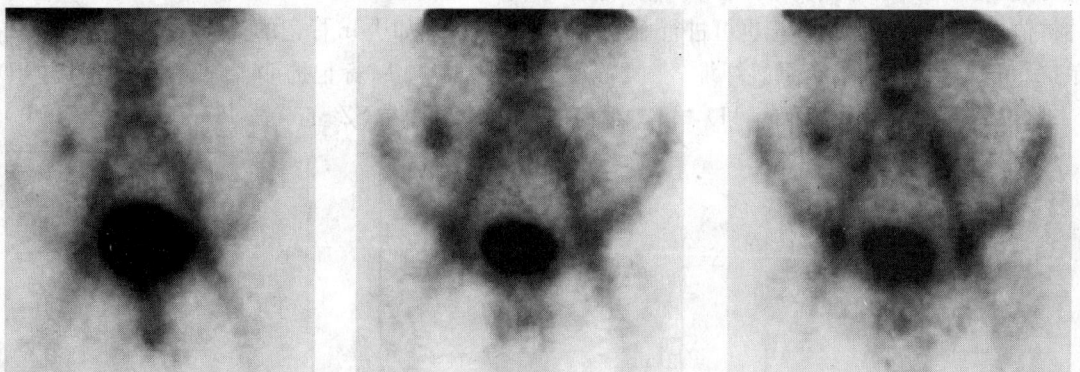

图 20-6-12　^{99m}Tc-NeutroSpec 放射免疫显像图

患者男性,22 岁,转移性右上腹痛 1 d。注射 740MBq ^{99m}Tc-NeutroSpec 后 30 min、60 min、90 min 放射免疫显像图,图示右下腹阑尾部位明显浓聚放射性。手术证实为急性非穿孔性阑尾炎

不幸的是由于因疑致 2 人死亡 20 人重病,2005 年 12 月 19 日被 FDA 禁止在市场上销售。目前 Palatin Technologies 公司正在重新申请 FDA 认证。

另外,^{99m}Tc 标记的抗粒细胞单克隆抗体 BW250/183(^{99m}Tc - BW250/183)骨髓放射免疫显像(图 20 - 6 - 13)也可用于诊断感染性疾病,还可用于血液疾病、骨骼转移灶的诊断。

五、心脏放射免疫显像

心脏放射免疫显像始于 1976 年,临床上已经将该技术用于心肌梗死、心脏移植后排异反应、心肌炎及其他心脏疾病的诊断。

1. 心肌梗死 1976 年,Khaw 等首次阐述了放射性碘标记抗心肌肌凝蛋白抗体(anticardiac myosin antibody,AcMA)用于亲心肌梗死灶显像的可行性,开创了心脏放射免疫的先河。在心肌缺氧、缺血等理化因素的作用下,心肌细胞

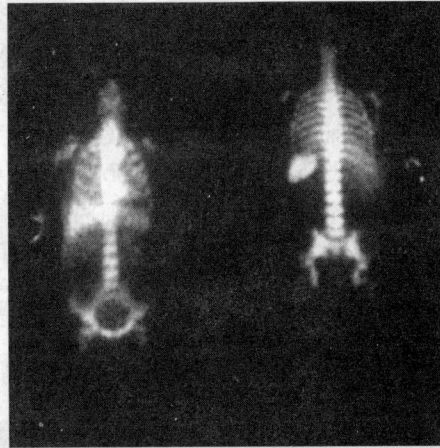

图 20 - 6 - 13　^{99m}Tc - BW250/183 骨髓放射免疫显像图

膜的完整性遭到破坏,放射性核素标记的 AcMA 通过受损的细胞膜与细胞内的肌凝蛋白(myosin)特异性结合而显像,但 AcMA 不能通过完整的心肌细胞膜,因此不能使正常细胞显像。多项研究结果表明 ^{111}In-AcMA 显像诊断透壁性心肌梗死(MI)的灵敏度较高,诊断非透壁性 MI 的灵敏度稍差,诊断 MI 的总灵敏度为 88%。^{111}In - AcMA 显像除了可以显示新近发生的心肌梗死外,也可以被一部分陈旧性心肌梗死灶摄取。心肌梗死急性期后仍能摄取 AcMA 的原因可能是受损细胞中的肌凝蛋白持续暴露所致。^{111}In - AcMA 显像显示右心室心肌梗死的能力与左心室相似(图 20 - 6 - 14、图 20 - 6 - 15)。

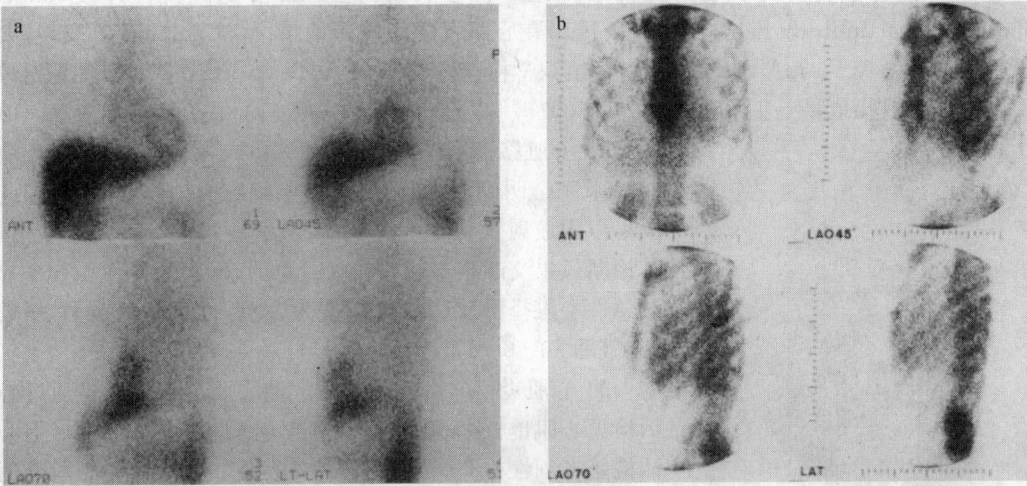

图 20 - 6 - 14　急性前壁心肌梗死患者^{111}In - AcMA 放射免疫显像(a)和^{99m}Tc - PYP 急性心肌梗死灶显像(b)

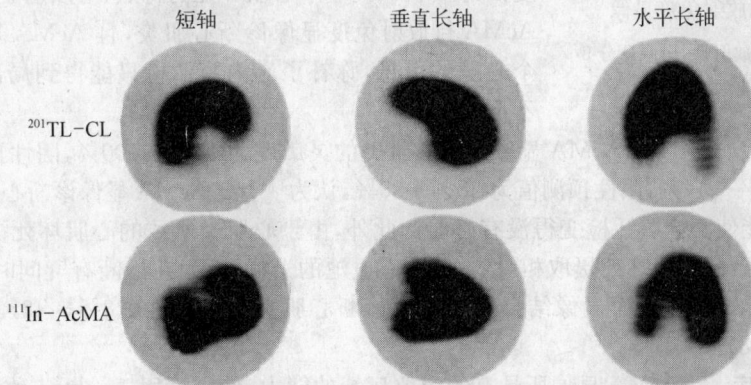

图 20 - 6 - 15　急性下壁心肌梗死患者^{111}In - AcMA 放射免疫显像
(下排图)和^{201}TL - CL 心肌血流灌注显像(上排图)

虽然^{111}In-AcMA可以特异性地显示心肌梗死病灶,但它在血液中的清除较慢,这一点限制了它的临床应用。Khaw等研究发现^{111}In-AcMA在梗死心肌组织中的摄取量为注射总量的0.34%/g,而正常心肌仅为0.045%/g,但血液本底清除较慢,需等待较长时间才能显像。将AcMA用阴离子修饰后再用^{111}In标记可以加快它的血液清除速度,提高它与靶组织的亲和力以及靶/本底比值。

尽管^{111}In-AcMA在诊断心肌梗死中的临床价值已得到肯定,但由于^{111}In的半衰期较长、光子能量较高、价格昂贵且不易获得等原因,限制了它在临床中的进一步推广。有学者研究用^{99m}Tc标记AcMA,并评价了它对MI的诊断效果,结果表明^{99m}Tc-AcMA诊断Q波MI的灵敏度为100%,诊断非Q波MI的灵敏度为83.3%,总灵敏度可达为92.3%,且可早期(6 h)显像。还有学者探讨了^{18}F标记的AcMA PET显像的可行性(图20-6-16),研究结果显示犬心肌梗死模型注射^{18}F-AcMA 1 h后,梗死区域/正常区域摄取比值为1.5:1,5 h后比值为4.0:1,认为可以利用^{18}F-AcMA进行PET显像。

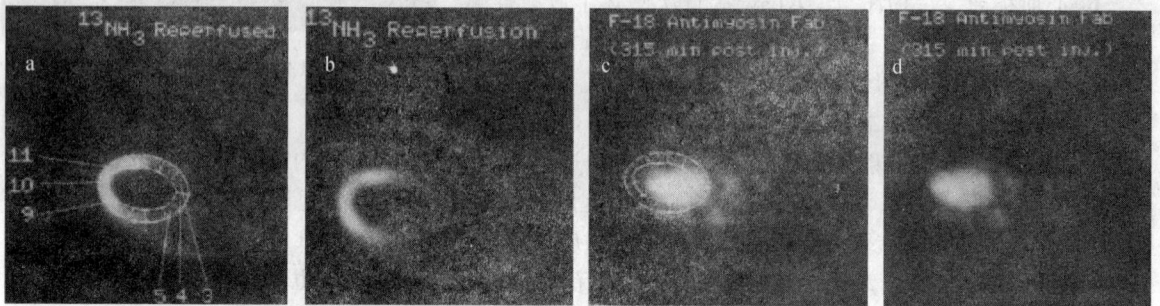

图20-6-16 犬心肌梗死模型^{13}NH$_3$心肌血流灌注显像(a、b)和^{18}F-AcMA Fab'放射免疫显像(c、d)

除AcMA外,有学者研究了放射性核素标记的抗心肌肌钙蛋白I多克隆抗体片段(anticardiac troponin Ipolyclonal antibody Fab, AcTn IpA Fab)在心肌梗死中的摄取情况。Cummins等发现,犬心肌梗死模型注射^{131}I-AcTn IpA Fab 24 h后,经组织学检查发现^{131}I-AcTn IpA Fab能特异性地定位于坏死心肌组织中,且其摄取量是正常心肌的24倍。

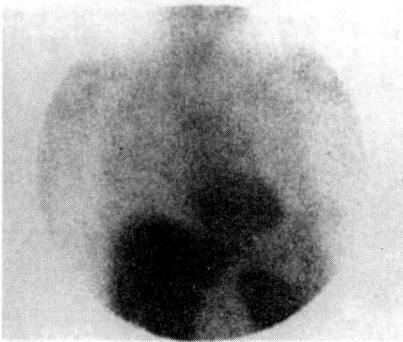

图20-6-17 心脏移植后排斥反应。^{111}In-AcMA放射免疫显像

移植心脏明显浓聚放射性,肉眼评分3级,HLR(心/肺计数比值)=2.27

2. 心脏移植后排异反应 虽然心脏移植后排异反应的机制尚未完全明确,但其结果是心肌细胞的损伤和坏死,因此理论上可以用放射性核素标记的AcMA显像来诊断并指导治疗,但其诊断效果文献报道相差较大。总的来说,^{111}In-AcMA显像检测急性心脏排异反应的灵敏度为80%~95%,特异性为33%~98%(图20-6-17)。

3. 心肌炎 目前确诊病毒性心肌炎的依据是通过心内膜活检见心肌单核细胞浸润和心肌坏死,即Dallas标准。但心内膜活检是有创性检查,易引起各种并发症。且病毒性心肌炎的病灶分布无规律,易增加活检的随机误差,常用的右心室活检的灵敏度仅为17%。而基于心肌坏死的特点,可以用放射性核素标记的AcMA行放射免疫显像诊断心肌炎,且AcMA显像可以得到整个心脏的信息,弥补了心内膜活检只能得到局部心内膜信息的不足。

Narula等研究表明,^{111}In-AcMA显像诊断心肌炎的灵敏度为91%~100%,阴性预测值为93%~100%,特异性为31%~44%,阳性预测值为28%~33%,认为^{111}In-AcMA显像诊断心肌炎的高灵敏度和高阴性预测值可能使心内膜活检变得没有必要。此外,由于心肌炎所致的心肌坏死摄取AcMA较弥散,也较心肌梗死所致的心肌坏死摄取相对弱,易受心血池的干扰,因而在诊断有疑问时,可以行断层显像。研究表明^{111}In-AcMA平面显像结合断层显像诊断心肌炎的特异性(38%~42%)高于平面显像(25%)(图20-6-18)。

4. 其他心脏疾病 AcMA显像所具有的定位病灶的能力,使它可用于诊断各种细胞膜完整性遭到破坏且不可逆的心肌损坏性疾病,如风湿性心肌炎、莱姆(Lyme)心肌炎、心肌淀粉样变、阿霉素所致的心脏毒性损伤以及由高血压、系统性红斑狼疮(SLE)、Churg-Strauss综合征、冠状动脉球囊扩张术、酗

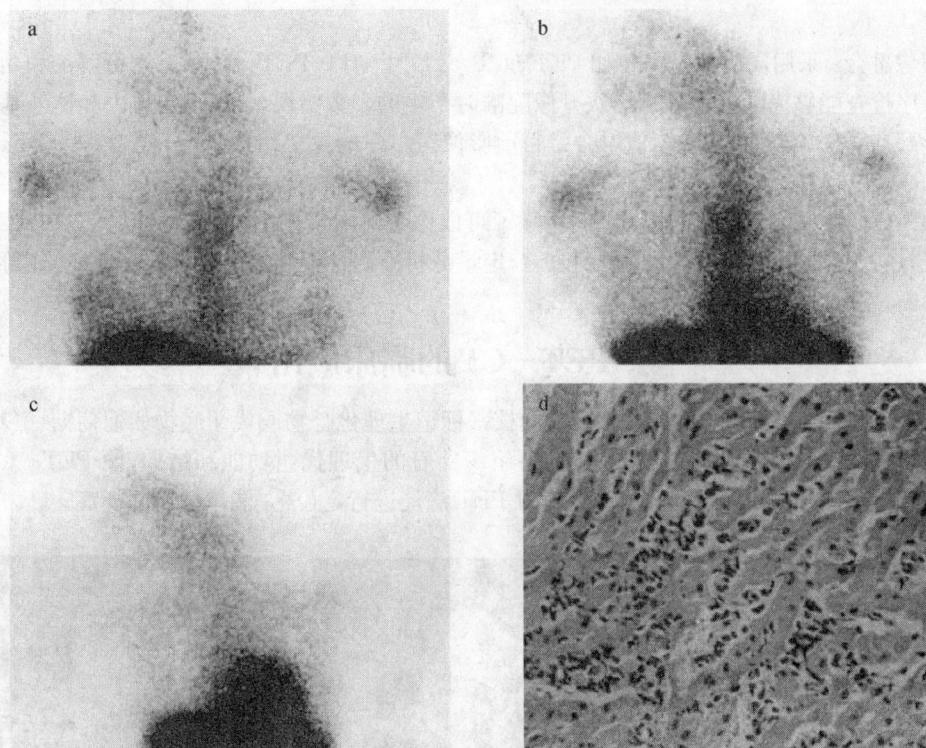

图 20-6-18　^{111}In - AcMA 放射免疫显像

a. 正常图像,心脏无^{111}In - AcMA 浓聚,HLR＝1.4。b. 心肌炎患者,心脏中度浓聚^{111}In - AcMA,HLR＝1.8。c. 右心室心内膜活检证实的心肌炎患者,心脏显著浓聚^{111}In - AcMA,HLR＝2.5。d. 右心室心内膜活检显微镜观察,中央心肌细胞坏死周围单核细胞浸润(苏木精伊红染色,x200)

酒、过度劳累等所致的心肌损伤。

心脏放射免疫显像为心肌梗死、心脏移植后排异反应、心肌炎及其他心脏疾病的诊断提供了一种非创伤性的检查方法。但目前其显像剂过于局限,仍主要为^{111}In - AcMA,这限制了它的应用。要进一步发展心脏放射免疫显像,必须开发新的显像剂。

(刘增礼)

第七节　医学图像融合技术新进展和临床应用

一、图像融合的概念

目前医学影像可分为解剖影像(CT、MRI、B 超等)和功能影像(SPECT、PET 等)两大类。解剖影像主要提供脏器的解剖形态信息,图像分辨率高。而功能影像是以功能、代谢为基础,综合了组织和(或)病灶的功能和解剖信息,显像具有较高的灵敏度,有助于对疾病的早期诊断及疗效观察,但缺点是分辨率较差、缺少解剖参照。而将解剖影像与功能影像经过空间配准和叠加,就可将解剖和生理精确配准,从而显示疾病和正常组织间的生物学差别、改善图像质量,并可对器官和组织的功能状态进行定量。

二、医学图像融合技术的发展和概况

医学图像融合(image fusion)技术随着计算机技术、通讯技术、传感器技术、材料技术等的飞速发展而获得重大发展,经历了异机图像融合和同机图像融合两个阶段。

异机图像融合:功能和解剖图像来自独立的两台设备。融合内容主要包括图像的对位及融合图像的分析。其中对位的准确程度是决定图像融合是否成功的关键。通常的图像融合方法是基于体内或体外的标记物。无论是采用体内还是体外标记物,在实际操作中都很难精确对位。并且独立采集数据配不准的原因除两次显像中患者的体位差异外,还与显像时内脏器官范围、位置、充盈状态和容积的差异有关。

同机图像融合:采用同机显像设备如 PET-CT、SPECT-CT、PET-MRI 等进行解剖和功能显像两种模式的顺序检查能够消除独立进行两次显像配准时产生的多数错误,且不需要体内和体外基准标志及复杂的数学配准算法。因此,同机图像融合是目前影像医学中的主要组成部分,代表着医学影像发展的主流趋势。

在 PET-CT 和 SPECT-CT 中,CT 图像除了可以作为解剖定位图外,还可对 PET、SPECT 图像进行衰减校正,使 PET、SPECT 图像质量得到改善,定量分析准确性得到提高。诊断级的 CT 还可独立进行解剖学的诊断。

三、PET-CT 的临床应用

PET-CT 中的 PET 探测 C、N、O、F 等生命核素标记生理化合物或代谢底物如葡萄糖、氨基酸、受体等发出的光子,以解剖影像的形式显示人体的各组织器官的生理代谢功能和结构;而 PET-CT 中的同机诊断级 CT 可以对 PET 图像进行衰减校正,对 PET 病灶进行定位,并能单独诊断疾病。

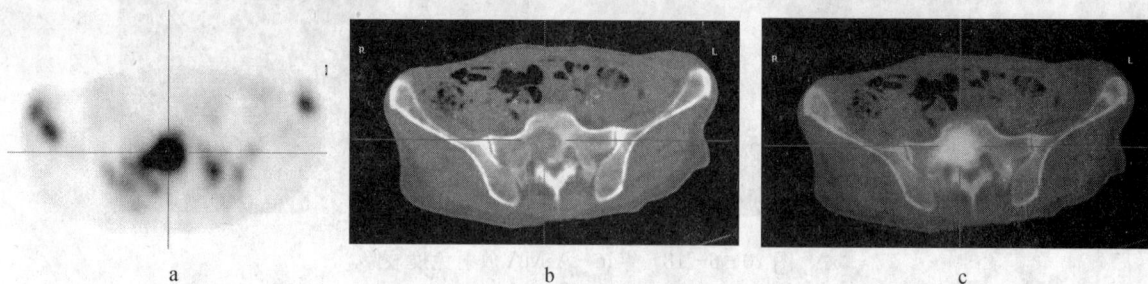

图 20-7-1　肺癌患者 PET-CT 同机融合图像

a. 肺癌患者 PET-CT 中的^{18}F-FDG PET 葡萄糖代谢图像示骶骨、髂骨多发放射性浓聚区。b. PET-CT 中骨盆 CT 图像示骶骨、髂骨多发骨质破坏区。c. PET-CT 骨盆部位的同机融合图像。

PET-CT 在肿瘤早期诊断及鉴别诊断中的作用:肿瘤组织生长迅速,葡萄糖代谢旺盛,^{18}F-FDG PET 显像可从分子水平反映肿瘤葡萄糖代谢情况,用于肿瘤良恶性鉴别诊断的准确率可达 90% 左右。

PET-CT 协助临床对各类肿瘤进行分期:PET-CT 一次显像能获得全身图像,对高代谢病灶的显示非常突出、清晰,可以一目了然地掌握原发肿瘤及全身的转移情况,结合 CT,对病灶精确定位及排除一些生理性高代谢灶或良性病变,在最大程度上保证了肿瘤分期的准确性。

PET-CT 对治疗效果评估及判断预后:PET-CT 显像既可探测到肿瘤治疗过程中肿瘤病灶及转移淋巴结的形态和大小的变化,又能显示病灶及淋巴结的功能及代谢状态。因此,PET-CT 显像可及时判断肿瘤治疗的效果,观察肿瘤细胞对化疗药物的反应,协助临床调整治疗方案,早期中断不成功的治疗,指导临床正确处理治疗过程中或治疗后的残余肿块。

四、SPECT-CT 的临床应用

1. SPECT-CT 在骨病变良、恶性鉴别诊断中的应用　　全身骨显像具有灵敏度高、一次检查全身骨骼显像、早期发现肿瘤骨转移的优点。但有时对骨病灶,尤其是椎体病灶放射性浓聚性质的判别有困难,而 SPEC-CT 中的 CT 能对放射性浓聚的病灶进行精确定位,并且根据骨病灶的密度、形态来确认病灶是骨破坏还是骨赘增生,SPECT 骨显像与 CT 的融合图像可降低恶性肿瘤骨转移的假阳性率,提供鉴别诊断骨良、恶性病变的准确性和特异性。

2. SPECT-CT 心肌灌注显像　　以冠状动脉造影作为金标准,应用 CT 对 SPECT 心肌灌注显像进行衰减校正后,心肌灌注显像的诊断灵敏度由 76% 提至 88%,特异性由 67% 提高至 83%,阳性预测准确性由 87% 提高至 94%。单纯 CT 的 CTA 的阴性预测值较高,但假阳性率高,诊断特异性和阳性预测值都较低,而 SPECT-CT(含 CTA)能明显地降低假阳性率,诊断特异性和阳性预测值都有大幅度的提升。

3. SPECT-CT 在神经内分泌疾病的应用　　^{131}I-MIBG-肾上腺素受体显像剂内分泌肿瘤显像:神经细胞瘤、神经节瘤为罕见的激素过表达类肿瘤,该类肿瘤仅仅由 CT、MR 很难诊断,但此类肿瘤摄取

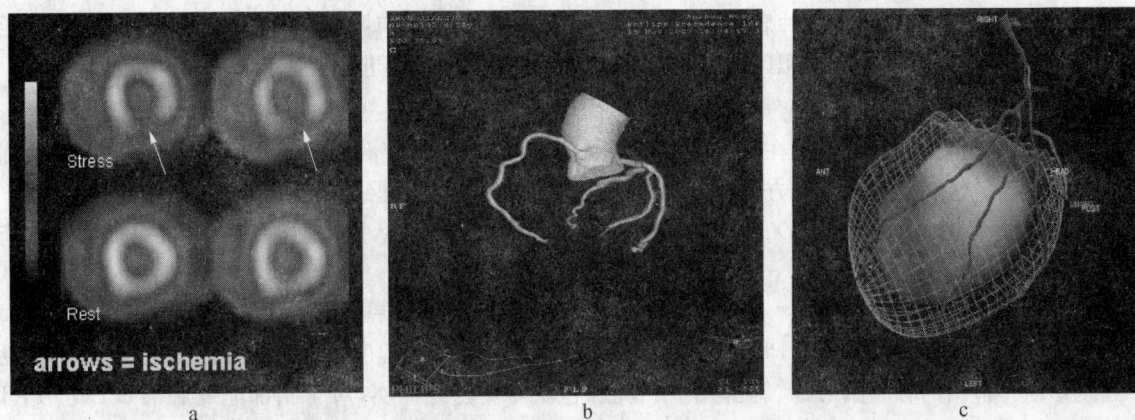

图 20-7-2　SPECT-CT 心肌同机融合图像

a. SPECT/CT 中的 ^{99m}Tc-MIBI SPECT 心肌灌注图像。b. SPECT/CT 中的冠状动脉 CTA 图像。c. SPECT/CT 心肌灌注显像与 CTA 的三维同机融合图像

I-131 标记的 MIBG,因此使用 MIBG SPECT 与 CT 的融合图像来定位肿瘤,对实施手术或放疗方案提供了便利。

4. SPECT-CT 前哨淋巴结显像　核医学前哨淋巴结显像有助于检测手术区域并确定手术切入的部位。SPECT-CT 显像提供了局部解剖的界标。

5. SPETC-CT 炎症显像　单纯核医学炎症显像图像分辨率低,缺乏解剖标识,不能对感染灶精确定位。而 SPECT-CT 融合显像可准确确定炎症范围,减少误诊。

五、PET-MRI 的现状与发展

PET-CT 和 SPECT-CT 实现了功能和解剖结构显像的融合,现已被临床广泛应用。而另一种同机图像融合设备 PET-MRI 的开发研究也在进行中,但 PET-MRI 的融合存在一些技术上的挑战,包括 PET 探头如何避免磁共振高磁场的不良影响、PET 和 MRI 射频场的互相影响等。根据应用目的不同,正在研发中的 PET/MRI 有两类机型。一类是小动物 PET-MRI,采用高场强 MRI,如 7T MRI;另一类是人类用 PET-MRI,MRI 场强一般不超过 3T。

与 CT 相比,MRI 具有更好的软组织对比度和空间分辨率,因此,PET-MRI 对显示软组织肿瘤,如脑肿瘤、肝肿瘤、乳腺癌、子宫癌等具有明显优势。PET-MRI 还可提供额外的功能信息,PET 动态信息与 MRI 的功能信息相互补充。如可以同时从质子 MRS 和 PET 的胆碱显像两种方式来综合评价胆碱激酶活性。PET 和 MRI 的同时采集对病变组织的动态功能判断更加准确。

(赵晋华)

第八节　核医学影像在肿瘤治疗计划系统中的应用

肿瘤核医学影像是核医学的一个重要分支,在肿瘤治疗方面,多年来尽管人们一直坚持不懈地努力寻找更为有效、副作用更少的治疗措施和方案,放疗和化疗仍然是继手术之后的最主要的治疗手段。如何在恶性肿瘤治疗前、中、后过程中,对放疗、化疗等疗效进行及时而准确的评估,从而做出更为准确的选择、维持或更改治疗方案,对患者的疾病控制和提高其生存质量都十分重要。治疗前预测肿瘤对放疗或化疗的近期反应和远期疗效,可以更好地选择治疗方案;治疗过程中疗效的早期预测,可以避免不必要的无效治疗,及时地更改治疗方案;治疗后残留或复发的有无则决定着是否需要进一步的治疗。核医学 PET-CT 影像在肿瘤治疗计划系统中的应用是目前研究的热点,发挥着重要作用;而 SPECT-CT 的临床应用在肿瘤治疗计划系统中也具有其独特的重要价值;另外,SPECT 是核医学常规的显像设备,在肿瘤的诊治中仍然具有的重要意义。

一、PET-CT 在肿瘤放疗计划系统中的应用

作为功能显像技术,PET-CT 比传统的解剖显像能够更早地探测到病灶,能够更精确地确定肿瘤侵

袭的范围,能够区分肿瘤内部和肿瘤周围的良、恶性病变,从而在放疗计划前改变患者的 TNM 分期和治疗方案,在放疗计划设计中影响靶区的勾画以及在放疗计划完成之后进行随访。

(一)肿瘤放疗前的应用

放射治疗决策的制定的关键在于准确的诊断与分期,局限性病灶渴望给予根治放疗,而播散性肿瘤只能姑息治疗。传统的临床分期方法,如 CT 等解剖影像技术,与病理结果对照有相当的不足,而 FDG - PET 与其相比有明显的优势。FDG - PET 能提高肿瘤分期的准确性,因此对肿瘤放疗决策的确定也有重要意义。

1. 良恶性肿瘤的鉴别诊断 恶性肿瘤细胞糖酵解增强,葡萄糖代谢活性显著高于正常细胞,对 ^{18}F-FDG 摄取增高,因此 FDG - PET 用作鉴别良恶性组织,在一定程度上也决定分化程度的高低,有助于鉴别诊断。常用的有颅脑肿瘤、肺部结节和乳腺包块等。已经证实,对于脑部原发肿瘤,FDG - PET 在确定恶性程度、分级和诊断非常有价值,尤其对患有 HIV/AIDS 疾病有关的大脑肿瘤更为重要。普遍认为,PET 对肿瘤恶性程度预测比 CT 和 MRI 准确。显像剂摄取情况直接与细胞代谢、细胞密度、细胞分裂程度等有关。肺部占位由 CT 来定性诊断存在很大困难,研究表明,对于肺部孤立、可疑肿块在病理诊断困难或不可能得到诊断时,PET 鉴别肺部良恶性结节的敏感性为 94%、特异性为 86%,且敏感性与病变大小没有差异,PET 和 CT 融合对诊断孤立性肺部结节更有价值。PET-FDG 对乳腺肿块的价值存在着分歧,尽管特异性高,但与其他方法比较,没有明显的诊断价值。据文献报道 PET 诊断乳腺肿块的敏感性从 64%～100%不等,特异性为 84%～100%,发现在 SUV 值与组织分级、微肿瘤侵袭和细胞增殖相关。然而,相关系数不大,且于其他参数如肿瘤大小、淋巴结状态和类固醇激素状态没有关系。

^{18}F - FDG - PET 不是肿瘤特异性显像剂,炎症细胞、肉芽组织均可摄取 ^{18}F - FDG,因此在部分病例,单纯依靠 PET 鉴别良、恶性可有假阳性表现。临床经验提示生长缓慢的恶性肿瘤和小病变的 SUV 值可以小于 1.0,而部分良性病变的 SUV 可以高达 6.0 以上。

2. 在临床分期中的作用 以往解剖显像对肿瘤浸润范围的诊断,是通过解剖结构的改变来推测,例如:出现了异常的病灶,或者淋巴结的直径≥1.0 cm 等。从理论上说,这样判定有一定的局限性。首先,病变最早出现的是基因水平的变化,分子水平上的异常之后再影响到组织器官的功能,只有功能长期受损后才会出现解剖改变。也就是说,在肿瘤的形成过程中,首先出现的是基因的异常,从而引发了信号传导、增殖和凋亡、增殖周期等生理过程的异常,最终引起细胞功能和代谢的改变,最后才形成不典型增生和原位癌。而且,肿瘤细胞浸润过程中,最初仅是通过黏附分子,附着在适宜的部位,之后进行增殖,最后只有肿瘤细胞达到一定数量以后,才能形成有解剖改变的转移灶。所以,原发和转移灶最初仅仅有基因、分子、组织和器官功能的改变,单纯通过解剖改变来判断肿瘤的浸润和转移有一定的局限性。PET或 PET - CT 可以改变恶性肿瘤患者的 T、N、M 分期,其在 T 分期中能够区分肿瘤周围的坏死、良性病变和纤维化;在 N 分期中,特别是淋巴结的解剖形态发生变化之前,能探查到更多的淋巴结转移,在 M 分期中,它还能早期发现无解剖改变的隐伏病灶。已经有许多研究表明,在不同组织来源的肿瘤中,PET - CT 的诊断准确性要高于 CT。PET - CT 与常规 CT、MRI 或 PET 相比,有更高的诊断准确性,能更准确地进行 TNM 分期。有研究表明,PET 显像的结果可以影响 20%～30%的肿瘤患者的分期,这主要是因为 PET 可以探测远处转移或淋巴结受侵而改变患者分期。头颈部肿瘤、肺癌、妇科肿瘤中,这种改变最为常见。

(二)肿瘤放疗中的应用

1. 生物影像技术与肿瘤靶区勾画 近年来,由于生物医学影像学技术的飞速发展,使功能性 MRI(fMRI)、SPECT、PET 等逐步应用于临床,这些新技术不但能提供医学影像的信息,即肿瘤及其周围正常组织结构的解剖影像,还能提供肿瘤和正常组织的生理和功能的信息。包括照射肿瘤的生物学和放射生物学等方面的特性,影响放疗疗效的肿瘤放射敏感性,与之有关的基因特性和表型等变化。上述这些先进技术的应用,不但能对肿瘤靶区的认定变得更准确,包括对原发灶及亚临床浸润的确认,而且还能区别出肿瘤的病理特征或代谢过程,了解肿瘤靶区内是否存在放射抵抗或放射敏感的细胞亚群等,从而把放射靶区的定义和概念充分扩展,在空间物理的靶区基础上加入有关肿瘤的生物学特性的信息,即形成生物靶区体积(biological target volume,BTV)。根据这一理论,生物靶区可初步定义为由一系列肿瘤生物学因素决定的治疗靶区内放射敏感性不同的区域,这些因素包括:① 乏氧及血供;② 增殖、凋亡及细胞周期调控；③ 癌基因和抑癌基因改变；④ 浸润及转移特性等。这些因素既包括肿瘤区内的敏感性差异，也考虑到正常组织的敏感性差异，而且这些因素的作用均可通过先进的生物影像学技术显示与动态观察，使一个肿瘤内不同放射敏感性的肿瘤细胞亚群获得不同的照射剂量成为可能，也即从生物学方面达到适形勾画。2000 年，美国 MSKCC 的 Ling 教授等也因此在 3DCRT 和 IMRT 的基础上提出了多维适形放疗(multi dimen-sional conformal radiation therapy，MD-CRT)的概念，并认为由物理适形和生物适形紧密结合的多维适形治疗将成为新世纪肿瘤放射治疗的发展方向。

靶区勾画是放射治疗最重要的一个环节，甚至是其成败的关键。除体表肿瘤外，体内大部分肿瘤都需要影像学辅助定位，这些检查包括 X 射线、B 超、CT、MRI 或 PET-CT 等。它们能确定肿瘤的位置、体积和周围浸润情况，以及局部淋巴结的转移情况。目前已经证明功能显像(如 PET、PET-CT 等)能改变患者的分期、提高放疗剂量、减少勾画靶区差异等优势。

PET-CT 融合图像对肺癌适形放疗的计划靶区(planning target volume，PTV)影响非常明显，不同报道的 PTV 数据变化均在 30% 左右，这表明必须进一步提高放射治疗的精确性。因为肺癌患者往往肿瘤的原发征象与继发征象混杂在一起，有时难以区分，在做放疗计划时有可能将正常的组织误判为肿瘤组织而行放疗，而 PET 利用代谢程度的不同可以轻易地将正常组织与肿瘤组织区分开来。采用图像融合的方法勾画靶区可以提高对肿瘤区的辐射量，减少病灶遗漏，从技术上考虑，用 PET-CT 勾画生物靶区可以减少操作者的主观性。

2. 照射剂量的矫正 靶区和危险器官的剂量分布，主要与病变的位置、范围、形状、计划的优化等相关。靶区范围的改变势必将影响相关剂量分布。PET 可以通过确定靶区范围而使治疗-效益比提高。目前，相关研究均为横断面研究，虽然均显示应用 PET 或 PET-CT 后肿瘤靶区以及相关组织的放射剂量得到相应改变，但这些改变是否提高了肿瘤控制率或者是否减少了副反应的发生均未进行相关随访研究。PET 及 PET-CT 引起的受照剂量改变所带来的影响需要长期随访或与其他影像学的对比研究进行验证。

与肿瘤中心相比，其边缘出现 FDG 高代谢，而研究表明，FDG 是不依赖于时间和治疗手段而独立的存活预测指标。FDG 高代谢反应细胞增殖活跃，这种现象在独立 CT 图像上不能明确显示。通过 3D-CRT 对高代谢病灶区进行高剂量的放射治疗，可以降低高代谢区的肿瘤活性，从而达到对肿瘤坏死区和活性区的治疗。由于肿瘤组织具有不均质性，而 GTV 内结构比较复杂，如对射线的内在敏感性、供氧程度、细胞营养、细胞密度、干细胞数、增殖时相的分布等不同，所以各部位所需放疗剂量也应该是不均匀的。通过不同显像剂 PET 显像也反映出这种不均匀性，利用 PET-CT 融合图像和适形放疗计划，特别是应用 IMRT 技术进行靶区内不同剂量的照射，以达到肿瘤放疗的最大生物学效应。

3. 预测肿瘤的放疗效果 治疗前肿瘤对 FDG 的摄取情况可以预测肿瘤的侵袭性及对治疗的反应和预后。目前在持续治疗过程中检测放疗效应的 FDG 资料仍较少。在一项研究中，研究了 5 个患者治疗前和治疗后的 FDG 在预测放疗效果方面的评估值。所有在放疗完全结束后 FDG 呈现阴性结果的患者对于治疗出现完全反应，那些具有 FDG 参与吸收的患者表现出部分缓解，而且在治疗完全结束后 2~3 个月，又出现肿瘤重新生长情况。在另一项初步研究中，对 2 个非小细胞肺癌患者利用治疗前和治疗后 ^{18}F-FDG 改变对预后进行了评估，研究者观察了治疗过程中和治疗后 FDG 吸收率的变化。结果表明，所有疗效显著者的 FDG 参数均呈进展性降低，而非反应患者在降低后，会出现一个在 45 Gy 水平的突然急速降低。尽管需要进一步的确定性研究，但是理想的放疗检测在治疗过程中需要至少 3 次 FDG 检测。除了治疗前和治疗后 FDG 检测，研究者还建议在最后治疗前 2 周或 50 Gy 的剂量水平时需要进行第三次 FDG 检测。对头颈部肿瘤患者根治性放疗前行 FDG PET 检查发现，部分治疗前 SUV 值高的患者都出现了局部复发或远处转移，他们的 3 年局部控制率和无病生存率均明显低于 FDG 低吸收的患者。在多因素分析中，对无病生存具有重要意义的唯一因素为 SUV 值。SUV>5.5 患者的相对危险度是 SUV<5.5 患者的 2.7 倍。认为在头颈部肿瘤中 SUV 值具有预测肿瘤局部控制率和无病生存率的潜在价值。这些研究表明 PET 可用于判断是否完成全部放疗，但是这些结论是初步的，需要进一步证实。

(三)肿瘤放疗后的应用

放疗后要判断残留组织中的肿瘤细胞是否仍有存活性，CT 和 MRI 需要 1~3 个月的随访，而 PET-CT 在治疗后几天即可对疗效做出判断。

1. 疗效评价及预后评价 虽然放疗和手术治疗的疗效相近，但由于受照射组织的水肿、残留和纤维化,很难用常规方法确定放疗的疗效。PET可以评估放疗后的反应,但是为了避免假阳性结果的出现,显像时间通常要在3～4个月后。这样会延长患者实施手术治疗的时间,为了早期评价患者对放疗的疗效,一些学者进行了一些研究。在头颈部鳞癌的患者中,用FDG-PET评估了放疗的早期疗效,患者分别在放疗前和放疗1个月后进行了PET显像,对两次显像的SUV值分析表明:治疗前SUV在3.4～14.0之间(中位数6.0),而治疗后则为本底水平至7.7(中位数2.0)。在至少6个月的随访后,发现PET对残留肿瘤评估的灵敏度为100%,而特异性为87%。这些研究结果表明,早期评估放疗的FDG-PET显像,在放疗结束后很快就能区分出能从手术治疗收益的患者。

目前^{18}F-FDG-PET已经常规用于NSCLC、食管癌、直肠癌、淋巴瘤和恶性黑色素瘤等肿瘤的分期。已经有研究证明,在治疗前的头颈部肿瘤、肺癌和食管癌中,原发灶对FDG的高度摄取,预示这些患者的预后不良。在放疗前,对宫颈癌患者进行了FDG-PET检查,评估了患者的SUV值,并且对患者进行无瘤期和总生存率的随访,结果表明:SUV<10.2时患者的5年无瘤生存率为71%,而SUV≥10.2时为52%;总生存率分别为72%和69%。所以认为,治疗前测定的SUV,能够预测患者无瘤生存率,FDG的高摄取可能意味着患者需要更大强度的治疗。

2. 肿瘤放疗后随访与残余或复发的诊断 CT等显像对病灶复发和纤维化的鉴别能力有限,直接影响临床医师对下一步治疗方案的选择,由于FDG-PET能够区分患者的纤维化和复发,而广泛用于各种肿瘤患者的随访中。

研究经验证实,无论放疗、化疗或内分泌治疗,凡是对治疗有反应肿瘤组织,其肿瘤增生减缓或停止,代谢明显减低,在PET显像时表现为瘤灶的FDG摄取较治疗前减低,这种表现可以在治疗开始后数日、甚至数小时内表现出来,因此,可在治疗开始后早期为临床提供治疗是否有效的客观依据,协助临床确定下一步的治疗计划,而不必等待数周至数月,通过肿瘤体积的变化来确定治疗效果。经过一段时间的治疗后,病灶开始坏死液化,纤维化开始,最终形成瘢痕,此时代谢会进一步降低,直至与正常组织相差无几或在量化指标上无统计学意义。对肿瘤复发的评价,肿瘤的原位复发,主要表现为经过治疗的肿瘤组织上或旁边又出现与原来肿瘤组织一样的瘤灶,此时的表现为复发组织开始表现核素浓聚,标准摄取值(SUV)升高。在一项研究中,对放疗的Ⅰ～ⅢB期的非小细胞肺癌的患者利用FDG检测了残余病灶和复发性病灶,FDG的敏感性和阴性预测值为100%,特异性为92%。^{18}F-FDG具有非常高的阴性预测值和敏感性,因此可以作为检测放疗效应的重要检查措施。在另一个相似的研究中,放疗后FDG阴性结果结合双向放射摄影变化是预后良好的可靠指示剂。但有一种观念必须澄清,即肿瘤细胞FDG吸收量的降低不能与治疗后FDG摄入量完全消失的显像相混淆,肿瘤FDG摄入量的降低只能说明治疗部分有效,而FDG摄入量的正常化通常预示着良好的预后。治疗后FDG摄入完全阴性结果的患者能够生存至少2年,而50%的具有残余肿瘤高代谢的患者,无论FDG减少程度如何,他们在2年的时间内都会死亡。在回顾性对FDG在检测放疗后残余肿瘤的价值及非小细胞肺癌在化学治疗后重新分期的准确性研究中,结果表明,FDG对于检测放化疗残余病症的阳性预测值为98%。FDG过高评估肿瘤转移患者结节状况的概率为33%,低估的概率为15%,准确率为52%。

二、PET-CT 在肿瘤化疗计划系统中的应用

在化疗方面用于早期预测治疗反应时,显示疗效不佳时可更换更有效的治疗方法,从而使患者避免接受整个疗程的无效治疗,及时终止无效的治疗可避免药物的毒性;而通过挽救性治疗可降低肿瘤负荷,可能提高临床预后;当PET-CT用于评价治疗结束后的反应时如果显示治疗失败将需要在进一步的治疗中采用二线治疗,对最终疗效的评价可以在治疗后只做一次PET,而疗效的预测则需要治疗前后图像的对比。

(一)临床监测肿瘤化疗反应

1. 治疗反应的早期预测 Hoekstra等首先报道了FDG-PET用于淋巴瘤化疗早期显像以预测最终疗效,评价了26例淋巴瘤患者的FDG摄取情况。化疗两周期后显像转阴的患者最终均达到完全缓解,而持续高代谢的患者则疗效较差,持续低水平摄取的患者预后差异不一致。Romer等评价了11例高度恶性NHL患者的PET图像,比较了治疗前及化疗1～2周期后的FDG摄入常数、Ki及SUV,并与预后进行相关性分析。结果显示,第三次化疗前SUV高于2.5的4例患者均复发,而低于2.5的7例患者中6例持续缓解。2周期化疗后8例患者CT诊断残留,其中只有4例复发;3例CT未发现残留病灶,其中1例复

发,可见解剖影像在预测治疗反应方面价值不大。Jerusalem 等报道 28 例患者,治疗前和 3 周期化疗后进行 PET 显像,发现 5 例持续异常的患者 4 例均为达到完全缓解,而其余 21 例治疗后 PET 正常的患者则均能达到缓解,但预测最终复发的敏感性较低,21 例三周期化疗后 PET 正常的患者中 7 例最终复发。

这些研究提示如果在 2~3 个周期后 FDG - PET 发现持续异常,应更换化疗药物,如果 PET 转为正常,则治疗不用更改。遗憾的是,目前有关 PET - CT 在淋巴结化疗疗效预测的报道中例数均较少,在常规应用与指导临床治疗前应进行更大规模的研究以证实这些现象。

2. 评价治疗中的反应 ^{18}F - FDG - PET 在治疗前、重复治疗中或在第一个化疗周期结束后进行。此时定量评价的肿瘤代谢活性,可预测随后肿瘤的治疗反应,尤其是治疗反应轻微,残余灶仍有 ^{18}F - FDG 摄取时,定量分析尤为重要。治疗前、后 ^{18}F - FDG 摄取的变化可以预测肿瘤的缩小、组织病理反应及患者的生存时间。

3. 评价肿瘤在完整的化疗后的反应 通常,此时只需进行一次 PET 检查,在肿瘤治疗有反应时 ^{18}F - FDG 应降低至本底水平,局部可见的 ^{18}F - FDG 摄取常常是残余的活性肿瘤组织,此时可不需要定量分析。

(二)评价或预测肿瘤化疗反应的时间问题

当 ^{18}F - FDG - PET 显像在可治愈性肿瘤完整的化疗结束后进行时,如果有残余活性肿瘤组织存在时通过 ^{18}F - FDG - PET 区分"治疗有反应"和"治疗无反应"则比较困难。为了提高探测肿瘤残余灶的灵敏度,^{18}F - FDG - PET 应该在治疗结束后数周的时间进行是合理的,但有一定的局限性。

体外研究表明,化疗或放疗可以导致"代谢闪耀现象",这是一种治疗反应好转的征象,但其持续的时间及对 ^{18}F - FDG 代谢的影响均需加以考虑。转移性乳腺癌患者用他莫西芬治疗时,即可观察到治疗好转时 ^{18}F - FDG 代谢增高现象。

三、SPECT - CT 和 SPECT 肿瘤显像在肿瘤治疗计划系统中的应用

(一)SPECT - CT 显像在肿瘤治疗计划系统中的应用

SPECT - CT 可高精度精确地定位肿瘤病灶,并能评估肿瘤入侵周围组织及其功能代谢特征。SPECT - CT 能探测到甲状腺癌患者体内其他部位的转移灶,如果肿瘤已经转移,^{131}I SPECT 全身及断层显像可发现转移灶,CT 可定位转移灶,根据显像结果确定是否继续接受治疗。SPECT - CT 可显示出传统 SPECT 全身平面显像未能显示的转移灶,优化残留甲状腺组织的淋巴结转移灶、纵隔的肺转移灶和骨骼转移灶等对 ^{131}I 摄取的定位,并对病灶性质作出新的评价而调整部分患者的治疗计划。SPECT - CT 对于甲状腺癌患者 ^{131}I 治疗治疗方案的制定具有重要的临床价值。

^{99m}Tc - MIBI SPECT 显像是甲状旁腺腺瘤手术切除术前定位的主要影像方法,而 ^{99m}Tc - MIBI SPECT - CT 优于单独的 SPECT 显像,提高了显像的灵敏度(91%~96%),对甲状旁腺功能亢进症患者的甲状旁腺腺瘤定位和手术计划发挥了重要的作用,特别是异位甲状旁腺腺瘤的术前定位。通常,异位甲状旁腺腺瘤难以发现,尤其是在胸部很难找到其位于何处,SPECT - CT 可以很好地定位诊断。^{99m}Tc - MDP SPECT - CT 骨显像可较单纯的 SPECT 骨显像在骨转移灶的解剖定位方面提供依据,可改善检测恶性肿瘤骨转移的精确性,为治疗方案的制定和疗效观察提供依据。另外,SPECT - CT 影像在脑肿瘤、神经内分泌肿瘤和乳腺癌患者前哨淋巴结的定位检测等方面,可能彻底改变其疾病的诊断和治疗策略。总之,随着亲肿瘤显像剂的研究与发展,SPECT - CT 影像在肿瘤治疗计划系统中的应用具有潜在的独特的重要价值。

(二)SPECT 肿瘤乏氧显像显像在肿瘤治疗计划系统中的应用

应用乏氧组织显像剂探测缺血、缺氧组织是近年来研究的又一热点,归属于阳性显像。显像剂能选择性地滞留在乏氧组织或细胞中,是显像的基础,动物和人实体肿瘤中普遍存在乏氧细胞,故利用乏氧组织显像剂探测肿瘤是可行的。重要的是乏氧细胞对放疗和化疗都不敏感,而成为肿瘤难以治愈和容易复发的重要原因,对肿瘤患者治疗前后肿瘤氧水平进行检测,可评价疗效、有助于制订治疗方案。乏氧显像剂分为硝基咪唑类化合物及非硝基咪唑类。硝基咪唑类化合物进入细胞后,在硝基还原酶的作用下,有效基团(—NO_2)发生还原,在氧含量正常的细胞中,还原后的基团可重新被还原成原来的有效基团,当组织细胞乏氧时,还原后的基团不能被再氧化,此时还原物质即与细胞内物质不可逆结合,从而滞留在这

些组织中。使用放射性核素标记乏氧显像剂滞留在病灶部位,形成异常放射性浓集灶,可获得满意的图像。因此,开展乏氧组织显像剂探测肿瘤有意义。目前,^{99m}Tc - HL91 单光子乏氧显像和^{18}F - FMISO(氟硝基咪唑)已成功地应用于临床肿瘤显像,与^{18}F - FDG 对比,结果令人鼓舞,而且对预测肿瘤治疗效果有很大价值。在实体肿瘤中,肿瘤细胞的乏氧程度越高,肿瘤恶化的可能性越大,对放射治疗及某些抗癌药物的敏感性也越差。乏氧显像能探测乏氧组织的位置及数量,便于医生选择最佳治疗方案,提高放射治疗及某些化学治疗的成功率。

(金 刚)

第九节 肺栓塞核医学诊断的新观点

肺栓塞(pulmonary embolism,PE)是来自全身静脉系统或右心的内源性或外源性栓子阻塞肺动脉及其分支,引起肺循环和呼吸功能障碍的临床和病理生理综合征。肺栓塞最常见的类型是肺血栓栓塞症(pulmonary thromboembolism,PTE)。PTE 的血栓主要来源于深静脉血栓形成(deep venous thrombosis,DVT),PTE 与 DVT 是静脉血栓栓塞症(venous thromboembolism,VTE)在两个不同发病阶段、不同部位的临床表现形式,即 PTE 和 DVT 是同一种疾病。

肺灌注显像检测肺血管病变和肺内血流分布受损的灵敏度极高,与肺通气显像结合(ventilation/perfusion scintigraphy, V/Q scan)诊断 PTE 具有安全、无创、灵敏度高、特异度好、准确性高的优点,是 PTE 的确诊手段之一。鉴于 PTE - DVT 在发病上的一致性,联合双下肢静脉核素显像检测 DVT 可明显提高 PTE 诊断的准确性。

一、V/Q 显像诊断术语

在应用 V/Q 显像进行 PE 诊断前,必须熟悉和掌握下述基本概念。只有对这些概念具有清晰的认识,才能正确理解 V/Q 显像在 PTE 诊断中的价值和意义。

1. 匹配与不匹配(match versus mismatch) V/Q 匹配是指同一部位或多部位肺通气影像和肺灌注影像放射性分布改变的大小、形状、范围等方面基本一致。表明通气异常部位已丧失了肺组织的正常通气功能,常见于 COPD、胸腔积液、肺部感染、肿瘤等病变。

V/Q 不匹配是指肺灌注显像时影像出现放射性分布稀疏或缺损,而相同部位肺通气影像未见明显异常或异常部位范围和程度都小于肺灌注显像的改变。该概念也被用于肺灌注影像与 X 射线胸片的比较,对照方式同通气影像。之所以出现不匹配情况,是因栓子堵塞了肺动脉,而相对应肺部组织的气道是开放和畅通的。常见于 PTE、CTEPH、肺部肿瘤等病变。

2. 节段性缺损与非节段性缺损(segmental defect versus nonsegmental defect) 节段性缺损是指栓子堵塞肺动脉血管后,其远端血流终止,呈现为正常肺动脉树枝样分布的节段性血流灌注缺失改变。在肺灌注影像上表现为以外围胸膜为基底(pleura based)的楔形(wedge shaped)显像剂分布缺损区。

非节段性缺损是指肺灌注影像的显像剂分布缺损呈非节段性改变,无经典的楔形树枝样变化。常见于一些非栓塞性疾病,如肿瘤、胸腔积液、起搏器衰减伪影、外伤、出血等。

3. 缺损范围(size of defect)

1)大范围缺损(large):指显像剂分布缺损范围大于或等于单个肺段的 75%。

2)中等范围缺损(moderate):指显像剂分布缺损范围处于单个肺段的 25%～75%。

3)小范围缺损(small):指显像剂分布缺损范围小于单个肺段的 25%。

4. 节段当量(segmental equivalent) 为便于估算显像剂分布缺损的总节段容量,引进了"节段当量"概念。即两个中等范围缺损区相当于一个大范围缺损面积。

5. PTE 可能性(probability) 根据 V/Q 显像的异常模式、显像剂分布缺损的数量、范围以及 X 射线胸片结果将 PE 发生的概率分为以下几种,具体内容见诊断标准。

1)正常(normal):指灌注影像正常,无显像剂分布缺损区。

2)极低度可能性(very low probability):<10%。

3)低度可能性(low probability):10%～20%。

4)中度可能性(intermediate probability):20%～80%。

5) 高度可能性(high probability)：>80%。

二、诊 断 标 准

20世纪90年代美国国立卫生研究院(NIH)资助了多中心参与的大规模临床试验——肺栓塞诊断前瞻性研究(prospective investigation of pulmonary embolism diagnosis,PIOPED)。该研究是以肺动脉造影(pulmonary arteriography, PA)作为诊断PTE的参比手段,评价不同检查方法,尤其是肺通气/灌注显像的敏感性与特异性,由此提出了肺通气/灌注显像诊断标准。目前广泛采用的是1995年PIOPED重新修订的肺血流灌注结合肺通气显像或结合X射线胸片对PTE诊断标准：

1. 高度可能性 ① 大于或等于2个肺段的血流灌注稀疏、缺损区,同一部位的肺通气显像与X射线胸片均未见异常;或肺血流灌注缺损面积大于肺通气或X射线胸片异常的面积。② 1个较大面积(1个肺节段的75%以上)和2个以上中等面积(1个肺节段的25%～75%)的肺血流灌注稀疏、缺损区,同一部位的肺通气显像与X射线胸片检查正常。③ 4个以上中等面积肺血流灌注稀疏、缺损区,同一部位的肺通气显像和X射线胸片检查正常。

2. 中度可能性 ① 1个中等面积、2个以下较大面积的肺血流灌注稀疏、缺损区,同一部位的肺通气显像和X射线胸片检查正常。② 出现在肺下野的肺血流灌注、通气显像均为放射性分布减低、缺损区,与同一部位X射线胸片病变范围相等。③ 1个中等面积的肺血流灌注、通气缺损区,同一部位的X射线胸片检查正常。④ 肺血流灌注、通气显像均为放射性分布减低、缺损区,伴少量胸腔积液。

3. 低度可能性 ① 肺多发的"匹配性"稀疏、缺损区,同一部位X射线胸片检查正常。② 出现在肺上、中叶的肺血流灌注、通气缺损区,同一部位X射线胸片正常。③ 双肺血流灌注、通气显像均为放射性分布减低、缺损,伴大量胸腔积液。④ 肺血流灌注稀疏、缺损面积小于X射线胸片显示阴影的面积,肺通气显像正常或异常。⑤ 肺内出现条索状血流灌注稀疏、缺损,通气显像正常或异常。⑥ 4个以上面积较小(1个肺节段的25%以下)的肺血流灌注稀疏、缺损区,通气显像正常或异常,同一部位X射线胸片检查正常。⑦ 非节段性肺血流灌注缺损。

4. 极低可能性 3个以下面积较小的肺血流灌注稀疏、缺损区,同一部位通气显像正常或异常,X射线胸片正常。

5. 正常 肺血流灌注、通气及X射线胸片检查均未发现异常。

三、单纯肺灌注显像对 PTE 诊断及疗效评价的价值

单纯采用肺灌注显像诊断PTE也有一定价值。单个肺亚段灌注缺损,PTE可能性为33%;多个肺亚段灌注缺损,PTE的可能性可达88%;多个肺段灌注缺损,PTE的可能性达100%。对PTE患者抗凝、溶栓和手术治疗前后进行肺灌注显像,可以用于疗效的评价。评价指标为血运改善率。

血运改善率＝(治疗后血运改善的段数/治疗前血运受损的段数)×100%

① 明显改善：改善率≥50%;② 部分改善：改善率<50%;③ 无效：改善率为0。

肺灌注显像作为直接反映肺血流灌注的影像学检查,不仅针对性强,而且费用相对低廉,辐射剂量小,适合多次复查。可以用来评价抗凝、溶栓及手术的治疗效果,为制定科学的治疗方案提供了有价值的依据。

四、肺通气/灌注显像对肺栓塞的诊断价值及与其他检查方法的比较

1. 肺通气/灌注显像对肺栓塞的诊断价值 核素肺通气/灌注显像(V/Q显像)作为肺栓塞诊断的经典检查手段,虽然近年来许多新的影像学检查先后应用于肺栓塞的诊断,使其临床应用广泛程度有所下降,但大量临床资料证实：肺灌注显像结合肺通气显像或X射线胸片目前仍然是肺栓塞临床诊断、疗效观察和预后判断的重要影像学方法之一。其优点在于可以显示栓塞范围和程度、能对局部肺功能做出定量评价,同时,该检查也是一项无创性的诊断方法。V/Q显像是功能性检查,是依据肺动脉栓塞后继发的肺实质血流灌注缺损来间接诊断PTE,由于任何能影响肺血流灌注的心肺疾病、缺氧、肺血管外压等都可出现肺灌注缺损,因此V/Q显像灵敏度高,可以诊断亚肺段PTE,但其特异度相对低。PIOPED Ⅱ期研究显示高度可能性、中度可能性、低度可能性、极低度可能性及正常扫描结果的阳性预测值分别为

87.2%、30.9%、6.7%、5.8%、1.3%。排除 V/Q 扫描低度或中度可能性患者后,V/Q 扫描高度可能性(确诊肺栓塞)的灵敏度为 77.4%,极低度可能性或正常扫描结果(排除肺栓塞)的特异度为 97.7%,而仅有 26.5% 的患者为非诊断性结果(低度或中度可能性),73.5% 的患者 V/Q 扫描结果为高度可能性、极低度可能性或正常。因此,V/Q 扫描确诊肺栓塞(高度可能性)和排除肺栓塞(极低度可能性或正常)的灵敏度为 77.4%、特异度为 97.7%。结合临床可能性评估或 V/Q 断层显像可以提高 PTE 诊断的灵敏度和特异度,最新的 ESC 急性肺栓塞诊疗指南提出对于所有非高危疑诊患者,肺通气/灌注显像结果正常或极低可能性可以排除肺栓塞;对于临床评估呈低度可能性患者,V/Q 扫描结果低度或中度可能性可以排除肺栓塞。对临床评估呈中或高度可能性的患者,V/Q 扫描高度可能性可以确诊肺栓塞;但对于临床评估呈低度可能性患者,V/Q 扫描高度可能性的阳性预测值降低,因而可能要考虑更进一步的检查。在所有的其他 V/Q 扫描结果结合临床可能性患者中,需要做进一步的检查。结合 V/Q 扫描、临床可能性评估和下肢加压超声检查而未做肺动脉造影或 CT,99% 的患者可以得到安全的处理。

2. 与其他检查方法的比较

(1) 胸部平片:对于临床表现疑诊肺栓塞患者,胸部 X 射线平片检查是早期、基本的检查方法。该检查可对栓塞范围较大、影像表现典型的肺栓塞进行诊断。但胸部 X 射线平片检出率较低,而且主要为主观观察,缺乏客观的标准。X 射线胸片表现无特异性,敏感性低,甚至即使出现有生命危险的肺栓塞时,胸片仍然可以是正常。胸片对疑诊肺栓塞的主要作用是除外其他能与肺栓塞混淆的病变,如气胸、肺炎、肺水肿或肋骨骨折等。

(2) D-二聚体:D-二聚体(D-dimer)通常采用酶联免疫吸附法(ELISA)测定,D-二聚体界值为 500 μg/L。D-二聚体水平正常提示不大可能有肺栓塞或深静脉血栓形成,即 D-二聚体的阴性预测值(NPV)很高。另一方面,尽管 D-二聚体对纤维蛋白的特异度很高,对静脉血栓栓塞症纤维蛋白的特异度很低,因为在很多情况下可以产生纤维蛋白,如癌症、炎症、感染、组织坏死及主动脉夹层,D-二聚体的阳性预测值(PPV)也很低。因此,D-二聚体对确诊肺栓塞帮助不大。因此,对于非高危疑诊肺栓塞患者,第一步合理的做法是进行血浆 D-二聚体检测同时结合临床可能性评估,对于临床低或中度可能性的患者,D-二聚体呈阴性可以排除肺栓塞,这样有 30% 被排除而不需要进一步的影像学检查,D-二聚体阳性需要进一步的检查;对于临床高度可能性的患者,D-二聚体的阴性预测值很低,故需要做 D-二聚体检测,直接做进一步检查。因此,D-二聚体作为临床低或中度可能性患者的一线检查,其价值在于排除肺栓塞诊断,无确诊价值。

(3) 肺动脉造影:肺动脉造影(pulmonary arteriography,PA)仍是确诊肺栓塞的金标准,肺动脉造影对肺动脉主干及大分支栓塞的诊断准确率高,同时可以直接进行血流动力学的监测,也是介入治疗的手段,但对于肺段以下的肺动脉栓塞仍然有一定的限度,主要由于解剖上分支变异及前后结构重叠所致。因此,肺动脉造影检查对肺栓塞的诊断存在一定程度的假阳性和假阴性,但是目前尚无比较准确的数据,而且对于假阳性的评价很困难。此外,肺动脉造影即使由熟练的医生进行操作仍有一定危险性,其并发症发生率为 3%~5%,死亡率约 0.5%。同时其技术条件要求高、费用昂贵,因此在临床上并未得到广泛应用。肺动脉造影目前主要在无创检查结果不明确时使用。

(4) CTA 或 CTA-CTV:美国国立心肺血液研究所于 2001~2005 年资助的 PIOPED II 研究通过多种不同手段的联合应用确立肺栓塞的诊断,包括 V/Q 扫描、加压下肢静脉超声、CTA-CTV 和肺动脉造影数字血管减影(DSA),并以 V/Q 扫描作为参比确诊手段。此项多中心前瞻性研究的重点内容是对比单纯应用多层螺旋 CT 肺动脉造影(computed tomographic pulmonary angiography,CTA)与多层螺旋 CTA 联合盆腔和股静脉 CTV(CT venography,CTV)在肺栓塞诊断中的价值。单纯 CTA 诊断肺栓塞的灵敏度为 83%,特异度为 96%;CTA-CTV 诊断肺栓塞的灵敏度为 90%,特异度为 95%;而 V/Q 显像的灵敏度和特异度分别为 77%、98%。该研究证实 CTA 和 CTA-CTV 诊断肺栓塞的价值优于肺通气/灌注扫描。CTA 诊断 PTE 的直接征象是肺动脉内低密度充盈缺损,部分或完全包围在不透光的血流之间(轨道征),或者完全充盈缺损,远端血管不显影。CTA 或 CTA-CTV 具有安全省时快捷的优点,它不仅可以直接观察到栓子,而且可以观察到血管的形态和外周的变化,也可以显示肺及肺外的其他胸部疾病,同时具有无创性和高度精确的特点,并且可以一次性同时检查 PTE 和 DVT,目前已成为 PTE/DVT 患者的一线影像学检查手段。CTA 或 CTA-CTV 最大的局限性在于对亚肺段 PTE 的诊断不可靠,PIOPED II 研究显示 CTA 对于亚肺段血栓的阳性预测值仅 25%;CTA 需要注射造影剂,因此对造影剂过敏者禁用,对肾功能不全者慎用;此外,CTA 或 CTA-CTV 的辐射剂量较大。V/Q 显像属功能性检查,反映肺血流灌注;CTA 检查属解剖显像,以血栓造成管腔内充盈缺损或闭塞为诊断依据。栓子栓塞的部位及程度不同,会造成 CTA 与核素诊断结果的不一致。CTA 只能对肺段以上血管进行评价,对亚段及以下血管栓塞的诊断不敏感;而 V/Q 显像可以诊断亚肺段 PTE。因此,CTA 或 CTA-CTV 与 V/Q 显像联合应用,可以优势互补、相辅相成,起到决定性的诊断作用,并能更好地全面判断病情和评价疗效。

(5) 超声检查:床旁超声心动图(bedside echocardiography)对高危疑诊肺栓塞患者紧急处置决策有特别重要的价值,它具有无创性、可重复性及操作简便的优点,是高危疑诊肺栓塞最为有效的首选检查,可以鉴别诊断由其他原因引起的血流动力学不稳定(休克或低血压),如急性心肌梗死、主动脉夹层、心脏填塞等心脏危急症。经胸超声心动图(transthoracic echocardiography, TTE)或经食道超声心动图(transesophageal echocardiography, TEE)显示肺动脉血栓或右心血栓是肺栓塞的直接征象,右心室负荷过重或功能障碍及急性肺动脉高压是其间接征象。此外,超声心动图是高危肺栓塞患者最快捷的床旁评价治疗效果的手段。超声心动图对非高危肺栓塞患者的诊断不起主要作用,超声心动图的灵敏度有限(60%~70%)并且超声心动图阴性也不能排除肺栓塞,因此,超声心动图检查不推荐作为非高危疑诊肺栓塞患者诊断策略的一部分,其主要作用是对其进一步预后分层,把它分为中危或低危肺栓塞两类。

加压静脉超声成像(compression venous ultrasonography, CUS)主要用于发现下肢 DVT,CUS 结合 V/Q 显像和临床可能性评估对 PTE 的诊断具有非常重要的价值,对 99% 的患者可以得到安全的处理。CUS 诊断急性 DVT 的依据和特定征象是静脉腔内强弱不等的实心回声、静脉不能被压陷或静脉腔内无血流信号。CUS 的灵敏度超过 90% 而特异度约为 95%,发现 30%~50% 肺栓塞患者伴有 DVT,并且具有无创、廉价和可重复性的优点,已成为 DVT 的首选诊断方法。对于疑诊肺栓塞患者 CUS 阳性可以确诊 PTE 并进行抗凝治疗,CUS 还可用于危险度分层。CUS 的局限性在于对无症状的下肢近端或远端 DVT 灵敏度较低(分别为 62% 和 48%)。

(6) 磁共振血管造影:磁共振血管造影(magnetic resonance angiography, MRA)对肺段以上 PTE 诊断的灵敏度和特异度均较高,无碘造影剂的缺点和射线损害,是目前有发展前景的无创检查方法之一。MRA 诊断 PTE 的直接征象是肺动脉管腔内充盈缺损、肺动脉的完全或不完全截断、栓塞肺动脉远端肺实质灌注减低。MRA 和 CTA 一样对亚肺段 PTE 诊断有一定限度,且扫描时间长,重症患者不易耐受;同时吸气屏气时间长,MRA 局限于肺功能正常的患者。目前仅作为 PTE 诊断的二线检查方法。MRA 仅初步应用,经验比较有限,其在 PTE 诊断中的作用有待于进一步研究。

表 20-9-1 疑诊肺栓塞患者检查手段的优缺点比较

检查手段	优 点	缺 点
胸部平片	早期、基本的检查方法,可对栓塞范围较大、典型的肺栓塞进行诊断,可对其他肺部疾病鉴别诊断	检出率较低,而且主要为主观观察,缺乏客观的标准。无特异性,敏感性低
D-二聚体	灵敏度高,阴性结合临床可能性评估具有高度排除诊断价值	特异度低,不能确诊肺栓塞。对临床可能性评估呈高度的患者不能排除肺栓塞诊断
肺动脉造影	确诊肺栓塞的金标准,同时可以直接进行血流动力学的监测,也是介入治疗的手段	有创性检查,技术条件要求高、费用昂贵,对肺段以下肺栓塞有一定限度,临床上并未得到广泛应用
V/Q 显像	无创性、功能性检查方法,结果正常或极低可能可排除肺栓塞,结果高度可能可确诊肺栓塞,对亚肺段肺栓塞灵敏度较高且辐射较小	非诊断性结果(中度或低度)较多,需要进一步检查
CTA 或 CTA-CTV	灵敏度和特异度均很高,具有安全省时快捷、无创性和高度精确的特点	对亚肺段 PTE 的诊断不可靠,对造影剂过敏者禁用,对肾功能不全者慎用;辐射剂量较大
超声	超声心动图有无创性、可重复性及操作简便的优点,是高危疑诊肺栓塞最为有效的首选检查。CUS 是 DVT 的首选诊断方法。都可用于预后分层	超声心动图对非高危肺栓塞患者的灵敏度有限且阴性也不能排除肺栓塞。CUS 对无症状的下肢近端或远端 DVT 灵敏度较低
MRA	对肺段以上 PTE 诊断的灵敏度和特异度均较高,无碘造影剂的缺点和射线损害,是目前有发展前景的无创检查方法之一	对亚肺段 PTE 诊断有一定限度,且扫描时间长,重症患者不易耐受;同时吸气屏气时间长,MRA 局限于肺功能正常的患者。仅初步应用,经验比较有限,其临床价值有待于进一步研究

五、肺栓塞的诊断策略及流程图

　　根据危险指标——休克或低血压的存在与否将疑诊肺栓塞分为高危组和非高危组。高危疑诊肺栓塞和非高危疑诊肺栓塞的诊断策略不同。在疑诊肺栓塞患者中肺栓塞的发生率10%～35%，因此，应结合临床可能性评估、血浆 D-二聚体检测、超声心动图、CUS、V/Q 显像及 CTA 或 CTA-CTV 作出最终诊断，以避免做有创的肺动脉造影。

　　1. 高危疑诊肺栓塞　　高危疑诊肺栓塞的诊断主要基于超声心动图和急诊 CT。因为高危疑诊肺栓塞具有休克或低血压等血流动力学不稳定的表现，因此首选的检查方法为超声心动图（包括 TTE 和 TEE），它能鉴别心源性休克、急性瓣膜功能不全心包填塞及主动脉夹层动脉瘤等引起的血流动力学不稳定。如果血流动力学不稳定是由急性肺栓塞所引起，那么超声心动图通常将显示急性肺动脉高压及右室负荷过重的间接征象。经胸部超声心动图有时可以发现右心迁移性血栓。经食道超声心动图可以显示肺动脉血栓的直接征象。对于病情高度不稳定的患者或不具备其他检查时，超声心动图显示间接征象可以诊断肺栓塞，但患者病情稳定后，需要进一步检查以明确诊断。CT 通常能够确诊肺栓塞。应尽量避免做常规的肺动脉造影，因为它在病情不稳定的患者中有导致死亡的风险和增加出血引起血栓形成的风险（图 20-9-1）。

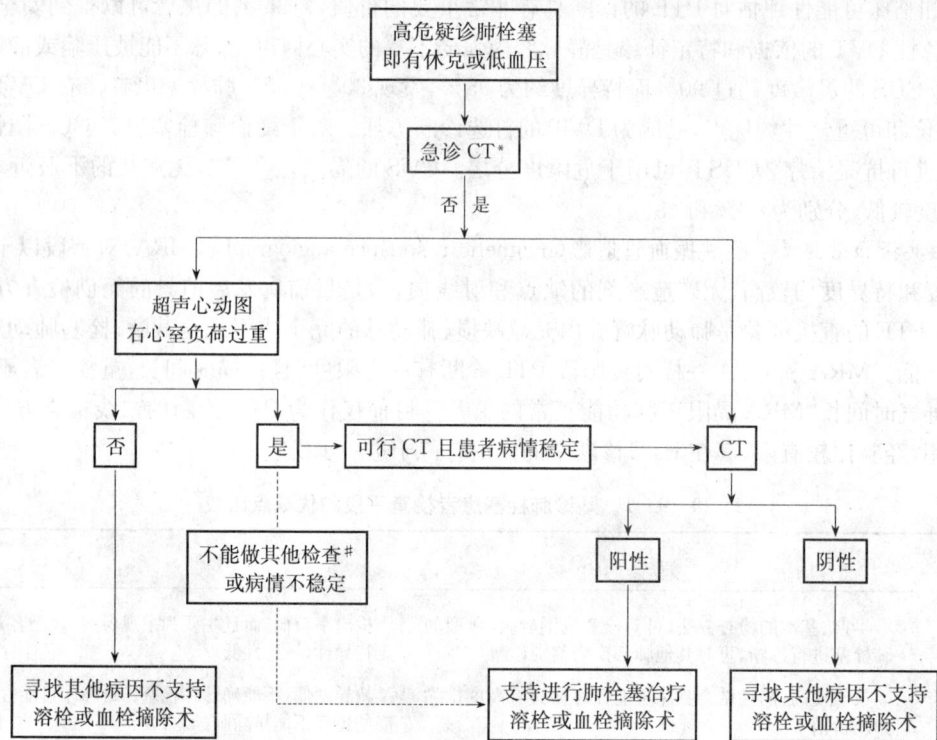

图 20-9-1　高危疑诊肺栓塞的诊断流程

　　＊病危患者只能行床旁做诊断检查，可以不考虑立即行 CT 检查；＃经食道超声心动图对相当部分的右心室负荷过重的肺栓塞患者可以检测到肺动脉血栓，CT 可以最终确诊。通过床旁 CUS 确诊 DVT 也有助最终诊断和治疗

　　2. 非高危疑诊肺栓塞　　非高危疑诊肺栓塞的诊断主要基于临床可能性评估、D-二聚体检测、CTA 或 CTA-CTV 及 V/Q 显像。因为大多数的疑诊肺栓塞患者没有肺栓塞，CTA 或 CTA-CTV 不应作为第一线的检查，以免患者接受大量射线。对非高危疑诊肺栓塞应根据临床评分表对其进行临床可能性评估，并进行 D-二聚体检测。如果临床可能性评估低或中度且 D-二聚体阴性，PTE 可排除。如果不能排除，建议施行 CTA-CTV。而对于临床可能性高度患者多层 CTA 可作为一线检查，其灵敏度和特异度均较高，阳性可以确诊肺栓塞，阴性有待进一步检查；临床可能性高度患者也可行 V/A 显像和CUS，对于 V/Q 显像结果呈高度可能、CUS 发现近端 DVT 可以确诊肺栓塞，V/Q 显像结果正常或极低可能、V/Q 显像中或低度可能且 CUS 阴性可排除肺栓塞（图 20-9-2）。

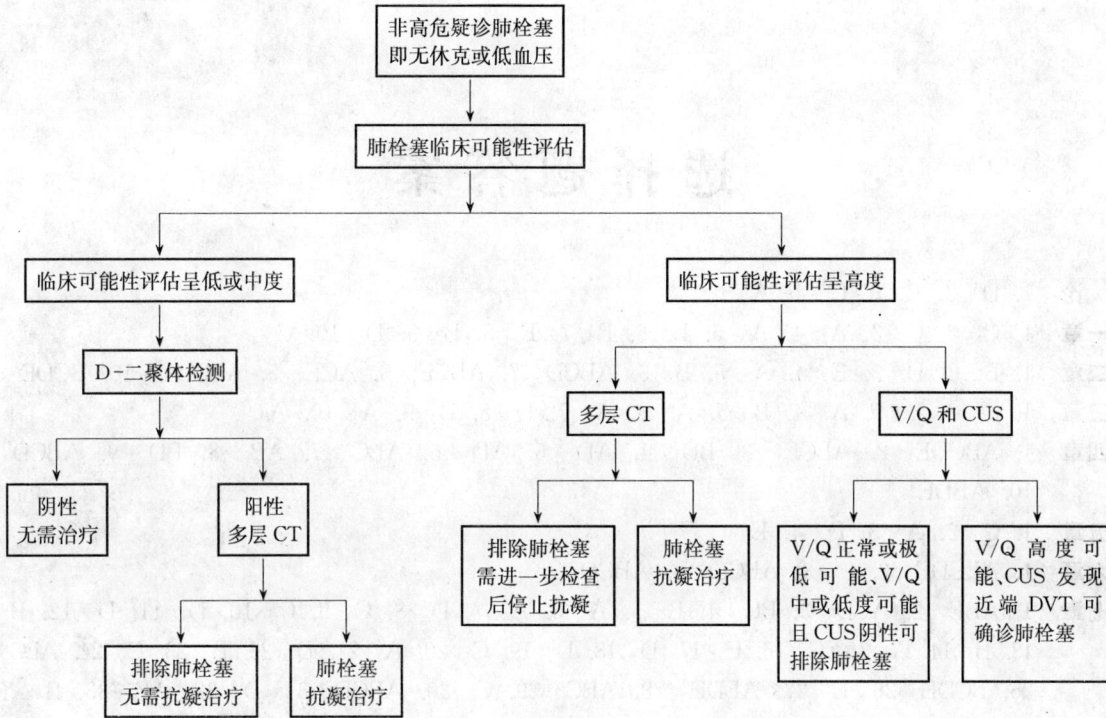

图 20-9-2 非高危疑诊肺栓塞的诊断流程

说明对于临床可能性评估呈高度的患者,可以先行 V/Q 和 CUS 后进行 CT,或者二选一。

(陈 萍)

选 择 题 答 案

绪　论　1. D　2. E　3. C　4. A

第一章　1. C　2. C　3. A　4. A　5. B　6. B　7. E　8. B　9. D　10. C

第二章　1. B　2. D　3. E　4. A　5. B　6. ABCD　7. ABCE　8. ACE　9. ABCDE　10. BCDE

第三章　1. C　2. B　3. A　4. B　5. A　6. A　7. D　8. B　9. A　10. A

第四章　1. ABCDE　2. ABCE　3. BD　4. AD　5. AD　6. ABC　7. AB　8. BD　9. ABCD
　　　　10. ABDE

第五章　1. C　2. A　3. D　4. E

第六章　1. ABCDE　2. C　3. ABCD　4. ABCD

第七章　1. ABE　2. ACD　3. BC　4. B　5. A　6. A　7. D　8. C　9. C　10. D　11. D　12. B
　　　　13. B　14. A　15. C　16. C　17. D　18. D　19. C　20. A　21. D　22. B　23. C　24. ABC
　　　　25. BCDE　26. E　27. ABDE　28. ABC　29. C　30. ABCD　31. D　32. AE　33. B

第八章　A型题1. D　2. A　3. B　4. D　5. D　6. B　7. C　8. E　9. A　10. D
　　　　B型题1. D　2. C　3. B　4. D　5. C　6. A　7. A　8. E　9. E

第九章　1. D　2. A　3. C　4. D　5. C　6. B　7. C　8. E　9. B　10. D　11. A　12. D

第十章　1. B　2. D　3. B　4. B

第十一章　1. A　2. C　3. D　4. D　5. C　6. D　7. A　8. E　9. D　10. B　11. ABC　12. ABCD
　　　　13. A　14. ACD　15. ABD　16. BCD

第十二章　1. B　2. D　3. B　4. C　5. B　6. C　7. A　8. C　9. C　10. D

第十三章　1. D　2. C　3. C　4. D　5. C　6. D　7. D　8. D　9. A　10. D

第十四章　1. A　2. ABDE　3. ABCDE　4. C

第十五章　1. B　2. C　3. A　4. E　5. C　6. D　7. E　8. B　9. C　10. D

第十六章　1. ABCDE　2. ACD　3. BE　4. ABCD　5. ABCD　6. D

第十七章　1. B　2. ABCD　3. AB　4. ABCD　5. ABCD　6. BCD　7. AB　8. C　9. A　10. B

第十八章　1. ABCDE　2. ABCDE　3. ACD　4. ABD　5. BDE　6. ABCD　7. ACD　8. ABCD
　　　　9. BCDE　10. BC

第十九章　二、单选题　1. B　2. D　3. A
　　　　三、多选题　1. ABCDE　2. ABDE　3. ABCE　4. ACD　5. AE　6. CE　7. CD